U0199327

腹部微创

外科手术图解

Illustration of minimally invasive abdominal surgery

主　编　王　伟　何军明　张北平

副主编　赵高峰　秦　有　王　静

主　审　陈志强　陈全福　万　进

编　委（按姓氏笔画排序）

刁竞芳　尹　晴　邝宇香　朱晓峰　刘添文　刘张苑珠　李　金　吴文斌
吴舒婷　张晓波　张海燕　陈　妍　林燕凤　罗仕娟　罗立杰　罗思静
郑志鹏　郑燕生　钟永红　徐钰婷　奚旭杰　黄采炀　黄海鹏　崔梓铭
彭建新　彭耀辉　熊文俊　薛玉玲

人民卫生出版社

·北　京·

图书在版编目（CIP）数据

腹部微创外科手术图解/王伟，何军明，张北平主编. —北京：人民卫生出版社，2021.9
ISBN 978-7-117-32060-3

Ⅰ.①腹… Ⅱ.①王…②何…③张… Ⅲ.①腹腔疾病-显微外科学-图解 Ⅳ.①R656-64

中国版本图书馆 CIP 数据核字(2021)第 189756 号

腹部微创外科手术图解

Fubu Weichuang Waike Shoushu Tujie

主　　编： 王　伟　何军明　张北平
出版发行： 人民卫生出版社(中继线 010-59780011)
地　　址： 北京市朝阳区潘家园南里 19 号
邮　　编： 100021
E - mail： pmph @ pmph.com
购书热线： 010-59787592　010-59787584　010-65264830
印　　刷： 北京顶佳世纪印刷有限公司
经　　销： 新华书店
开　　本： 889×1194　1/16　　**印张：** 14
字　　数： 444 千字
版　　次： 2021 年 9 月第 1 版
印　　次： 2021 年 10 月第 1 次印刷
标准书号： ISBN 978-7-117-32060-3
定　　价： 208.00 元

主编简介

王　伟

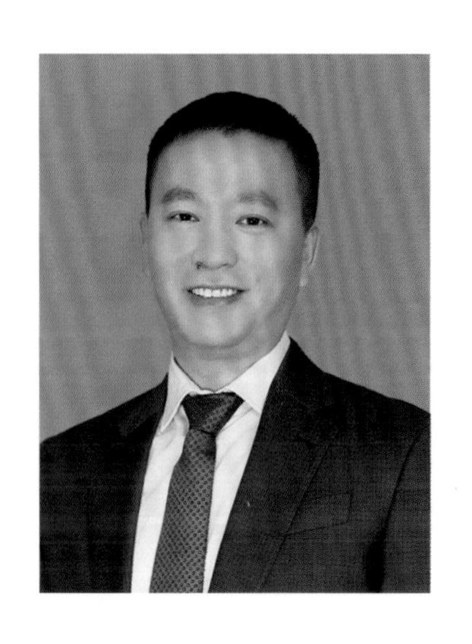

主任医师，博士研究生导师，广东省中医院胃肠外科主任。

美国埃默里大学、梅奥诊所、约翰斯·霍普金斯医院访问学者，美国外科学院会员（FACS），美国胃肠内镜外科医师学会会员（SAGES），美国临床肿瘤学会会员（ASCO），通过美国腹腔镜外科学基础（FLS）项目认证。

广东省中西医结合学会胃肠外科专业委员会主任委员，广东省基层医药学会中西医结合胃肠外科专业委员会主任委员，广东省中医药学会微创胃肠外科专业委员会主任委员，中国抗癌协会康复会副主任委员，中华结直肠癌 MDT 联盟副主席，《中华胃肠外科杂志》通讯编委。

何军明

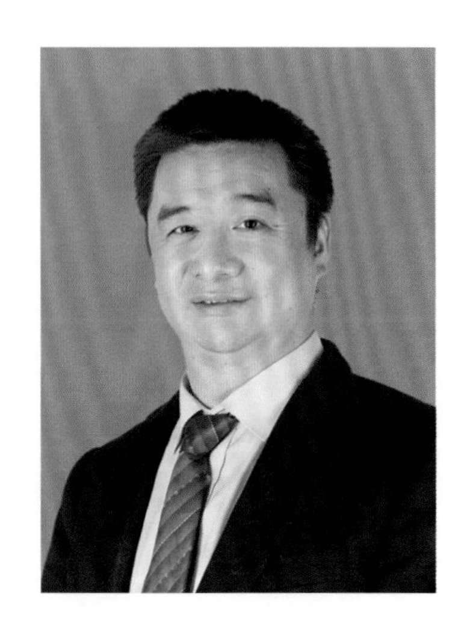

主任医师，研究生导师，广东省中医院肝胆外科主任。

广东省基层医药学会中西医结合肝胆外科专业委员会主任委员，广东省中医药学会微创肝胆外科专业委员会主任委员。

主编简介

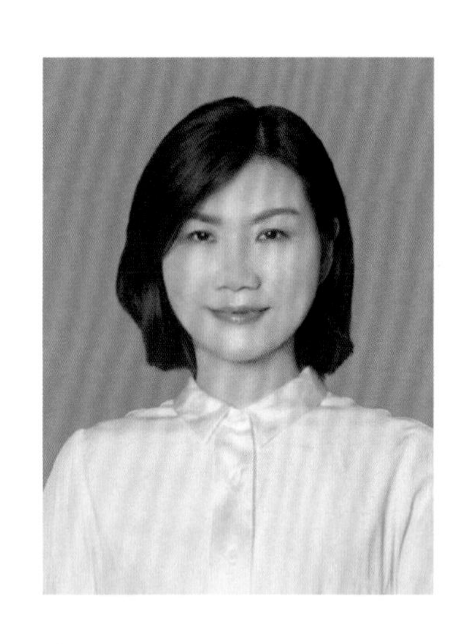

张北平

医学博士，主任医师，博士研究生导师，广东省中医院脾胃病大科暨消化内镜中心行政主任，国家中医重点专科脾胃病科学科带头人，日本北里大学病院研修医学。

中国中西医结合学会消化内镜学专业委员会大肠早癌专家委员会主任委员，广东省中医药学会消化道肿瘤防治专业委员会主任委员，广东省保健协会脾胃健康分会主任委员，微系统医疗器械国家地方联合工程研究中心国家胶囊内镜研究中心副主任委员。

序 一

自1991年我国第一台腹腔镜胆囊切除术至今,微创外科在我国的发展已历经30年,近10年来更是突飞猛进。微创外科的发展和升华,不仅需要理念的推广和技术的普及,也离不开有心人编写的一本本图文并茂的专著。

腹部微创手术,既是一项技术,也是一门艺术。规范的外科理念和娴熟的微创技术,是手术高质量的保证,但微创技术的掌握,非一朝一夕之功,需要反复观摩,勤加练习,不断提高。《腹部微创外科手术图解》一书,是广东省中医院腹部微创外科团队智慧的结晶。它不仅涵盖胃肠外科、肝胆外科和内镜外科的内容,还涉及围术期管理,以及对适应证和禁忌证的把握。通过图解方式,将目前腹部外科常见的微创技术,特别是规范化肿瘤手术,进行步骤分割和详尽注解,将操作难点与术者体会融为一体,对初学者开展相关微创手术和掌握操作技巧提供了很好的范例。

我本人是在年近半百时,才手持"戳卡"开展微创手术,尽管在实践初期也遇到过这样或那样的问题,但微创手术能使患者显著获益,这鞭策着我在微创之路上不断前行。谨以此序与我们年轻的外科同道共勉,希望更多的外科医生加入微创外科的实践行列,为我国微创外科事业的发展添砖加瓦,更好地为病人解除疾患。

汪建平

2021年5月

序　二

中国腹腔镜微创外科从萌芽到发展、从发展到成熟历经30年，外科已经发生了从传统开腹到腹腔镜微创手术的范式变革。然而我国腹腔镜技术发展不均衡，不少基层医院仍不能熟练开展腹腔镜手术，特别是规范化肿瘤微创手术。目前大多腹腔镜手术专著是聚焦于某种疾病甚至是某个脏器，但基层医院的腹部外科往往专科化不明显，他们的实际临床工作仍需要处理不同专科疾病，过于专科化的手术图谱对于基层外科医生的帮助有限。随着国家粤港澳大湾区发展规划的推进，强调医院间协同发展和基层医生培训，一本讲解细致、内容实用的微创外科手术图解成为基层腹部外科医生发展的现实需求。

广东省中医院腹部微创外科团队，是一支对技术精益求精、执着追求的优秀团队。他们倾力打造这部《腹部微创外科手术图解》，我细心品读后认为这本书具有如下特点：①全面性：该书涵盖了胃肠外科、肝胆外科、消化内镜多个学科，也介绍了麻醉管理、手术操作、护理配合、并发症处理等相关内容，详述了腹部微创外科围术期的方方面面，对于年轻的腔镜外科医生了解、掌握并最终实践一门手术技能有很好的指导作用；②实用性：编者们采用图文并茂的方式，事无巨细地分享了自己的手术步骤、操作技法和配合体会，每章结尾还结合自身经验及循证医学证据，真诚而细致地向读者讲解每种术式的优劣和注意要点，有较好的可操作性和重复性，对于青年医生尤其有帮助；③权威性：编委会成员在全国性手术视频大赛中屡夺桂冠，术式规范，书中的很多手术方式源于他们的改进和创新，具有鲜明的个人特色，从中不仅可以学习到他们高超的腹腔镜外科技术，也能了解优秀外科医生的成长经历与独特品质，值得腔镜外科医生借鉴。

江山代有才人出，外科医生的成长和蜕变需要不断学习、创新，我相信这本书一定能够解答很多青年医生在微创探索之路上的困惑和迷茫。我乐意将这部优秀的作品推荐给大家，希望年轻的外科同道共同努力，为我国各级医院腹腔镜外科事业共同繁荣而努力，为更好地保障广大人民群众的卫生健康而奋斗！

李国新

2021年5月

前　言

近年来，腹部微创外科手术在我国迅猛发展，在胃肠外科、肝胆外科及内镜外科领域，微创技术均能解决许多腹部消化系疾病，同时具有疼痛轻、创伤小、恢复快等优势。在大型三甲医院的腹部外科，微创技术已经应用于许多复杂手术，如腹腔镜胃肠肿瘤根治术，腹腔镜肝脏、胆道手术，腹腔镜胰十二指肠切除术等。然而，许多地市级医院和基层医院，仍然没有普及这些技术，也不能规范开展。

目前，国内关于腹部微创外科技术的专著不少，但大多比较专科化，均是专注于某个病或者某个脏器的腹腔镜手术。然而，地市级和基层医院的腹部外科大多以普通外科杂合的方式存在，既需要处理胃肠外科疾病，也需要处理肝胆外科疾病。本书主要以基层腹部外科医师为读者对象，内容涵盖胃肠外科、肝胆外科和内镜外科相关技术及部分扩大根治手术，旨在为腹部外科医师学习和开展腹腔镜微创技术提供技术参考和操作规范。本书具有以下特点：①实用性：将复杂的腹部外科微创手术分步描述，规范手术流程，重点讲解各手术的要点、难点和手术技巧；②生动性：采用高清图像，图文并茂，栩栩如生；③专业性：多项技术受邀到国际会议展示，多个腹部外科腹腔镜手术比赛全国冠军参编，业界认可度高，确保技术质量。

值此书出版之际，感谢全体编委在本书编写过程中的辛勤付出，感谢汪建平教授、李国新教授在百忙之中为本书作序。

在编写本书过程中，虽然我们竭尽全力仔细编写，但由于时间和能力有限，书中难免有疏漏或错误，恳请广大读者批评指正。

王伟　何军明　张北平

2021 年 5 月

目　录

第一章

腹腔镜手术麻醉管理

第一节 腹腔镜手术围术期管理

一、术前评估及准备

（一）术前评估

高龄、肥胖、高血压、糖尿病、冠心病以及存在肺部疾患的患者，应在术前进行充分检查，并对并存疾病进行有效治疗，以调整到最佳状态。对较严重的心肺疾病（严重慢性阻塞性肺疾病、肺动脉高压、严重贫血、过度肥胖、凝血功能障碍、心脏衰竭、酸碱失衡等）且内科治疗不满意的患者，术中可能难以耐受气腹导致的呼吸循环改变，应考虑实行剖腹手术。先天性心脏病存在右向左分流患者禁忌行人工气腹腹腔镜手术。

无论计划选择何种麻醉，均应使用喉镜对患者进行术前气道评估，常用的喉镜有 Storz C-MAC 喉镜、便携式可视喉镜及一次性可视喉镜（图 1-1-1），术前进行气道评估可帮助发现 90%的困难气道，从而有助于提早进行设备和人员的准备。

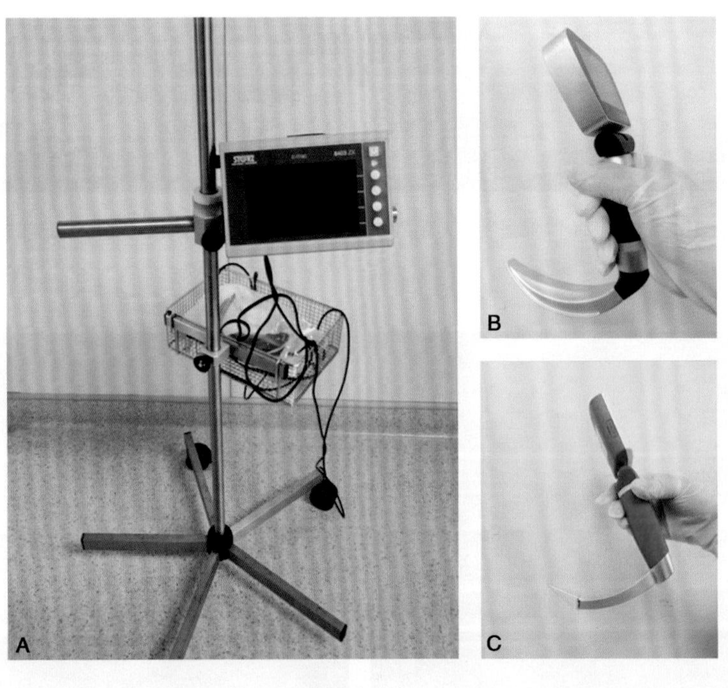

图 1-1-1
A. Storz C-MAC 喉镜；B. 便携式可视喉镜；C. 一次性可视喉镜

反流误吸是围术期严重并发症，近年来逐渐应用于临床的床旁胃部超声检查，无创、方便、费用低廉，可用于术前患者胃内容物的快速评估。通过床旁胃部超声，可以评估患者空腹，饮清饮料后即刻、1h、2h，进固体食物后即刻、2h、4h、6h 的胃内情况（图 1-1-2~图 1-1-9）。

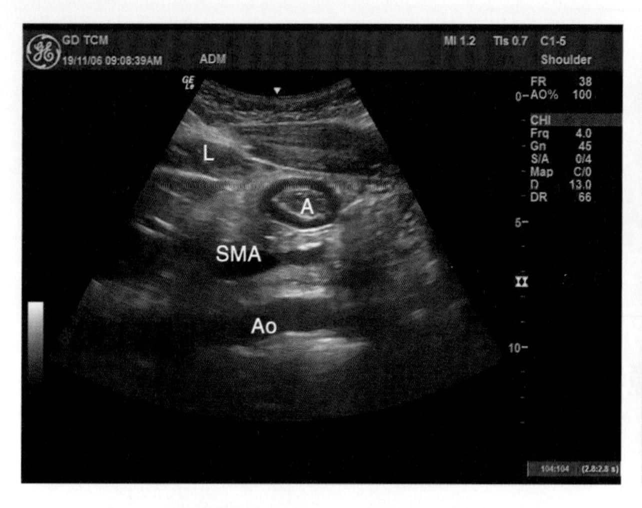

图 1-1-2　空腹胃部超声(空胃呈特征性“牛眼征”; A-antrum 胃窦,L-liver 肝左叶,SMA-superior mesenteric artery 肠系膜上动脉,Ao-aorta 腹主动脉)

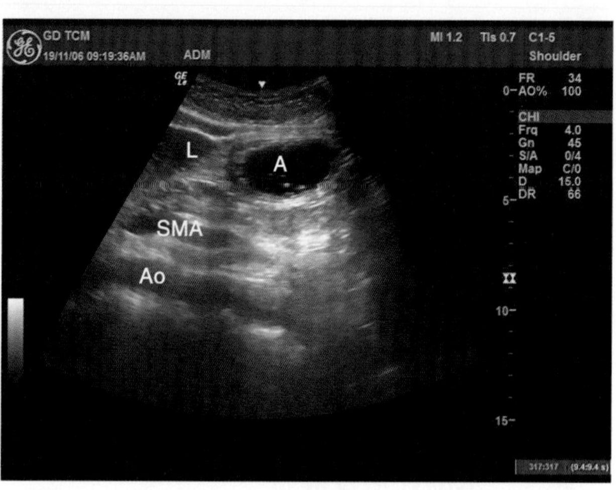

图 1-1-3　饮清饮料后即刻胃部超声(胃部呈“满天星”特征)

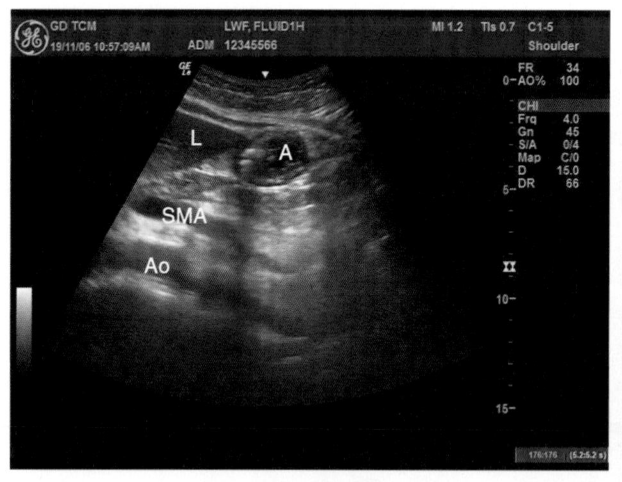

图 1-1-4　饮清饮料后 1h 胃部超声(胃部呈“满天星”特征)

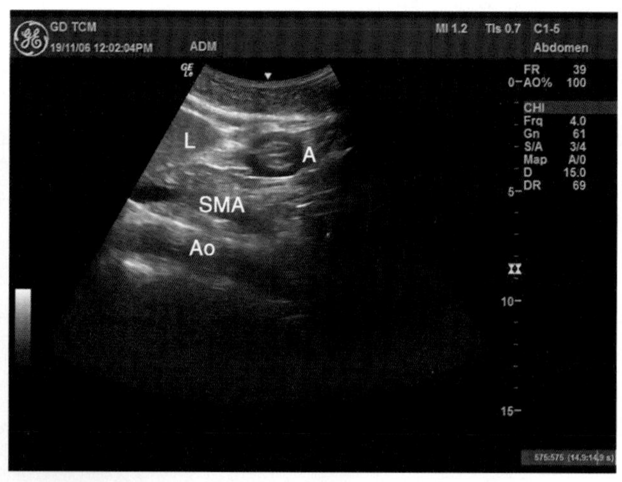

图 1-1-5　饮清饮料后 2h 胃部超声(胃部呈“牛眼征”)

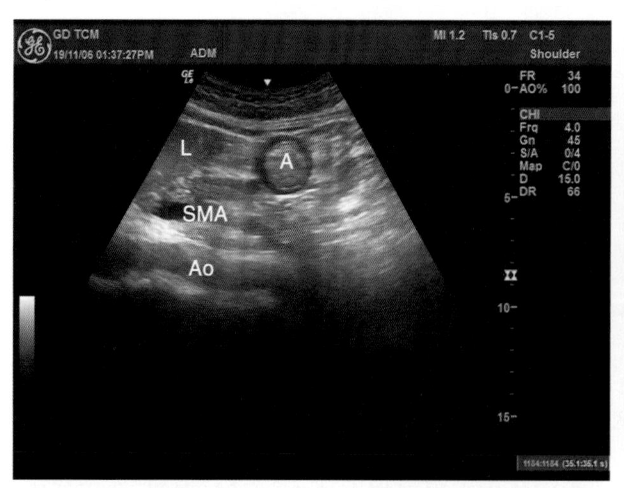

图 1-1-6　进固体食物后即刻胃部超声(胃部呈高回声,毛玻璃样改变)

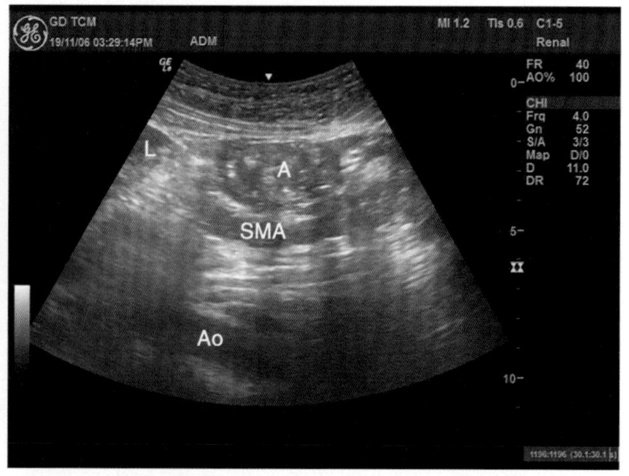

图 1-1-7　进固体食物后 2h 胃部超声(胃部呈混合性回声,毛玻璃样改变)

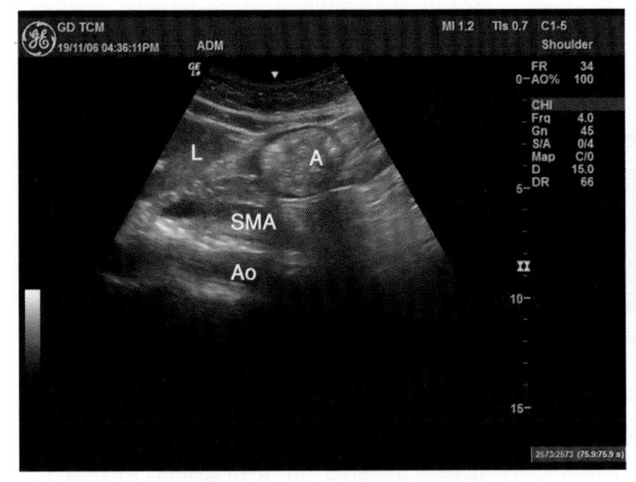

图 1-1-8　进固体食物后 4h 胃部超声（胃部呈混合性回声）

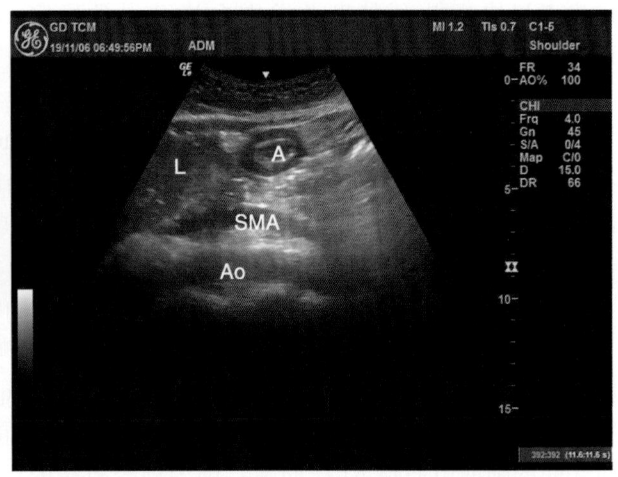

图 1-1-9　进固体食物后 6h 胃部超声（胃部残留少量食物，基本恢复“牛眼征”）

（二）术前用药及准备

1. 患者进入手术室前应检查呼吸机，并准备好气管插管用物、急救药品等。
2. 放置至少一条静脉导管用于静脉给药及液体补充。
3. 自术前起实时监测麻醉期间患者生命体征变化。

二、麻醉方式选择及实施

（一）气管插管全身麻醉

气管插管全身麻醉是上腹部以及长时间的腹腔镜手术的首选麻醉方式。

1. **肌松作用**　良好的肌松作用可增加腹腔内部的顺应性，增大操作空间，改善术野。但在短小手术以及腹膜外手术中，肌松并非是必要的，还有可能延长术后苏醒时间，增加术后并发症。当腹腔镜手术切口缝合时，肌松作用尚未消退，也可使用舒更葡糖钠等拮抗剂进行逆转。

2. **通气策略**　CO_2 气腹建立以及腹腔镜手术特殊的体位，容易导致患者 CO_2 潴留、高碳酸血症，近年来，肺保护性通气策略受到了广泛关注，并应用于腹腔镜手术中。

（1）小潮气量（6~8ml/kg）复合高呼吸频率。

（2）肺复张：在动脉血压允许的情况下，维持气道峰压在 30cmH$_2$O 20~30s，每 30 分钟一次。肺复张策略后给予 PEEP＝5cmH$_2$O。

（3）允许性高碳酸血症（有颅内压升高或升高倾向的患者禁用）。

（4）采用等比或反比呼吸模式。

（5）压力控制容量保证通气。

（6）设置潮气量应参考肺顺应性变化而不是患者的理想体重。

（二）喉罩全身麻醉

新型喉罩如 Supreme 双管喉罩与 i-gel 喉罩不仅具有普通喉罩的优点，还具有独立的胃液引流通道，在腹腔镜手术中的应用呈现持续增加的趋势（图 1-1-10）。

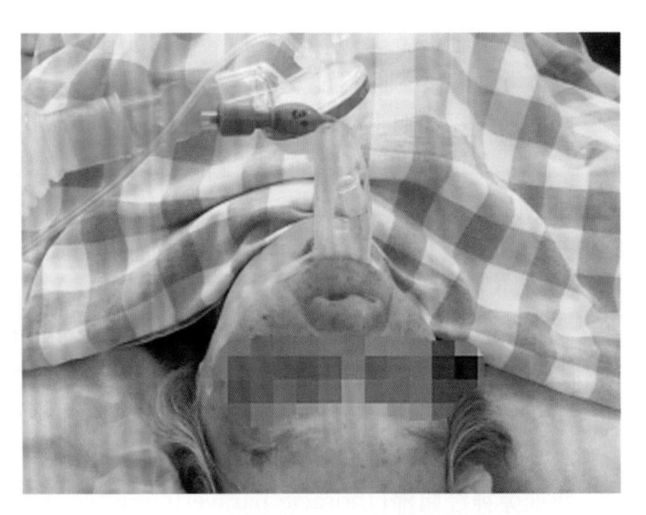

图 1-1-10　双管喉罩在腹腔镜手术中的应用

（三）椎管内麻醉

椎管内麻醉在腹腔镜手术中多与全身麻醉联合使用，用于减少术中全麻药物用量，促进患者尽快苏醒；维持患者术中血流动力学稳定，减轻应激反应；留置的硬膜外导管也可用于术后镇痛。

（四）神经阻滞

1. 腹横肌平面阻滞（transversus abdominis plane block，TAPB）

（1）由 Petit 三角进行 TAPB：这种操作方法下局部麻醉药可扩散至 T7～L1 范围，阻滞上腹部和下腹部腹壁区域。随着目前超声在神经阻滞中应用的开展，该方法已较少应用。

（2）超声引导下 TAPB

1）髂嵴上 TAPB：该入路可在脐下腹部起到明确的镇痛效果，应用于腹腔镜阑尾切除术、腹腔镜妇科手术等。患者仰卧位，高频超声探头横置于肋缘与髂嵴之间、腋前线或腋中线附近，横向滑动探头，至腹外斜肌（EO-external oblique）、腹内斜肌（IO-internal oblique）和腹横肌（TA-transversus abdominis）三块肌肉及腹腔（PC-peritoneal cavity）全部清晰显示。穿刺针从前/内方穿刺，逐层进针至针尖位于腹内斜肌和腹横肌之间的强回声筋膜下（横筋膜），即为神经阻滞的最佳部位。注入局部麻醉药，可见到局部麻醉药扩散形成一个低回声梭形影（图 1-1-11）。

2）肋缘下 TAPB：该入路可阻滞前腹壁 T_6～T_{12} 平面，用于腹腔镜胆囊切除术、胃切除术、肝脏手术等脐上及脐周腹部手术。超声探头平行放置于肋缘下方，朝向剑突方向，从外侧向内侧扫描，至清晰显影腹外斜肌、腹内斜肌和腹横肌。从靠近剑突部位以平面内进针进行穿刺，超声引导下穿刺针针尖至腹横肌平面，注入局部麻醉药，可见到局部麻醉药扩散形成一个低回声梭形影（图 1-1-12）。

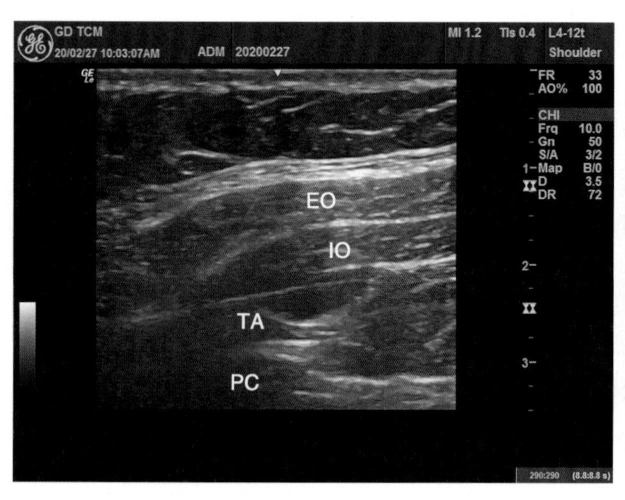

图 1-1-11　**超声引导下髂嵴上入路 TAPB**

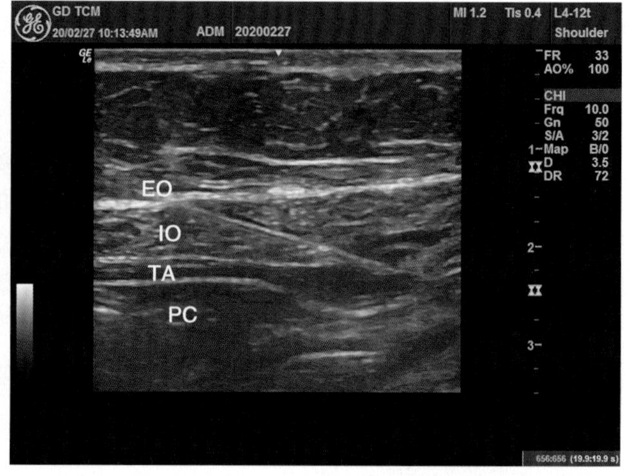

图 1-1-12　**超声引导下肋缘下入路 TAPB**

（3）腹腔镜辅助下 TAPB：在腹腔镜下，利用钝针从腹壁内侧进针，穿过腹膜、腹横肌感受到突破感，将局部麻醉药注入腹横肌平面。

2. 腹横筋膜平面阻滞（transversalis fascia plane block，TFP）　患者仰卧位，线性或曲线型超声探头横向定位在髂前上棘和肋缘之间的外侧腹部，扫描找到腹外斜肌，腹内斜肌和腹横肌成像，探头逐渐向后方扫描，腹横肌的锥形末端是施行 TFP 阻滞的重要躯体标志。由前向后平面内技术进针，针尖最终置于腹横肌深筋膜的下方-腹横肌后鞘的下方，缓慢注入局部麻醉药，超声下可见随局部麻醉药注入横筋膜与横肌分离（图 1-1-13）。

3. 髂腹下/髂腹股沟神经阻滞（iliohypogastric/ilioinguinal nerve block，IINB）　主要复合全身麻醉用于腹股沟区手术。高频线阵探头垂直放置于阻滞侧的髂前上棘内侧腹壁，在腹内斜肌和腹横肌之间可见两个椭圆形结构组织，即髂腹下神经和髂腹股沟神经。针尖到达腹内斜肌和腹横肌之间筋膜层的神经周围后，注入局部麻醉药（图 1-1-14）。

4. 胸椎旁神经阻滞（thoracic paravertebral blockade，TPVB）

（1）体表标志下 TPVB：患者坐位或侧卧位，脊柱弯曲。在拟阻滞的脊柱水平正中线外侧 2.5cm 处标

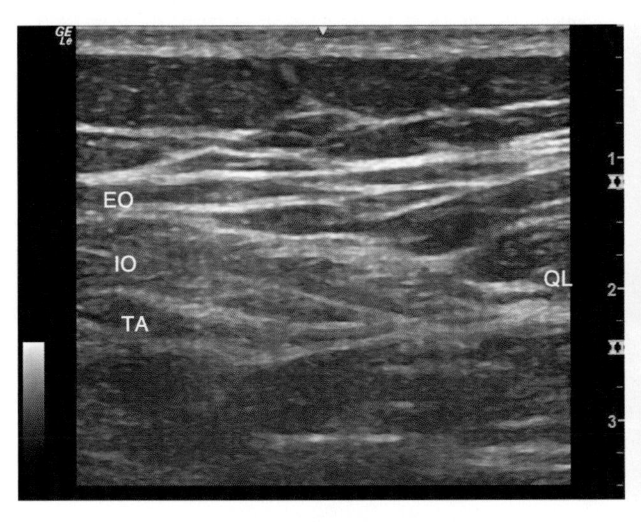

图 1-1-13　超声引导下 TFP

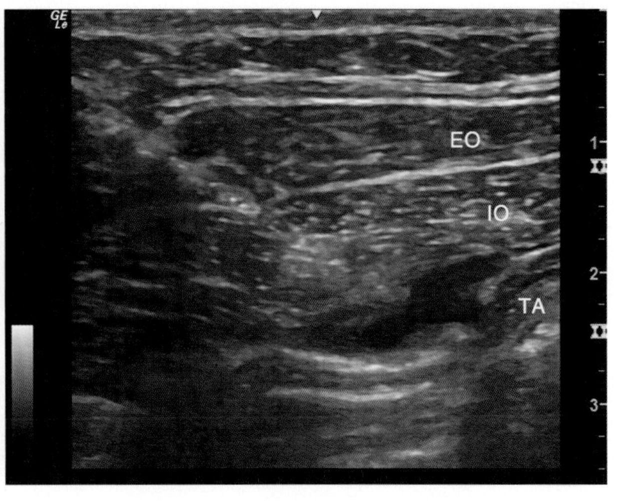

图 1-1-14　超声引导下 IINB 穿刺

记穿刺点，穿刺针垂直皮肤刺入并稍微朝向外侧，以避免气胸和椎管内注射。在 2～4cm 的深度触及横突；稍退针，然后将针尖朝向颅侧或尾侧以避开横突继续进针。穿刺针应超过横突 1cm；突破上位肋横突韧带时可有阻力消失感，但这种感觉较微弱且并非总是可靠。注入局部麻醉药 5ml 或置入导管。按需在其他水平重复实施，从而在多个皮区实现阻滞。也可以每次 5ml 分次注入局部麻醉药 15～20ml，实施较大体积的局部麻醉药单次注射，通常可覆盖 4～5 个皮区。

(2) 超声引导下 TPVB：探头垂直放置于阻滞平面正中线旁，探头内侧放在相应的棘突上，长轴沿肋间隙上下移动扫描，可见内侧表现为城垛样伴声影强回声为横突，外侧斜坡样高回声影为胸膜，嘱患者深呼吸可见脏层和壁层胸膜滑动产生的胸膜滑动征。探头外侧 1cm 处平行于超声平面向内向里进针，至针尖进入胸椎旁间隙，超声影像可见随局部麻醉药在胸椎旁间隙中扩散，胸膜压低(图 1-1-15)。

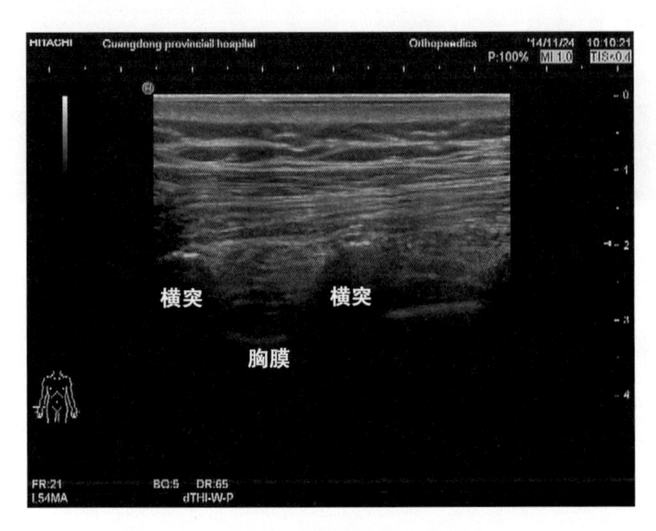

图 1-1-15　超声引导下 TPVB

5. **腰椎旁神经阻滞(体表标志下腰椎旁神经阻滞)**

(1) 患者俯卧位、坐位或屈膝侧卧位。沿阻滞平面棘突上缘画横线，中线旁开 3～4cm 与这些横线交点处为每一阻滞节段的穿刺点。

(2) 22G 穿刺针向头侧偏 10°～30°刺入。当进针深度为 2.5～5cm 时，穿刺针将碰到横突，如果在预定的深度没有碰到横突，穿刺针可向头侧和足侧做小范围扇形探查，触及横突后，记下此时的穿刺深度。

(3) 将穿刺针退回皮下，重新以接近垂直皮肤且稍向内侧的方向进针(相对第一次进针方向更偏向于足侧)，进到超过横突下缘 2cm 的深度时，可能碰到椎体。

(4) 在此深度固定穿刺针注入 5～10ml 局部麻醉药。

6. **竖脊肌平面阻滞(erector spinae plane block，ESPB)**　可提供背侧以及腹侧的感觉阻滞。患者坐位、侧卧位或俯卧位，高频线阵超声探头纵向置于 T5 棘突旁开 3cm 水平，找到由浅及深的斜方肌、菱形肌、竖脊肌以及横突。穿刺针由头侧向尾侧进针，针尖触到 T5 横突后，抵住横突，将局部麻醉药注入到与横突相对应的矢状旁平面的竖脊肌深处，超声影像下可见随局部麻醉药在竖脊肌的腹筋膜下扩散，竖脊肌的背侧移位离开横突(图 1-1-16)。

7. **腰方肌阻滞(quadratus lumborum block，QLB)**　可用于各年龄段的各种腹部手术的镇痛。患者

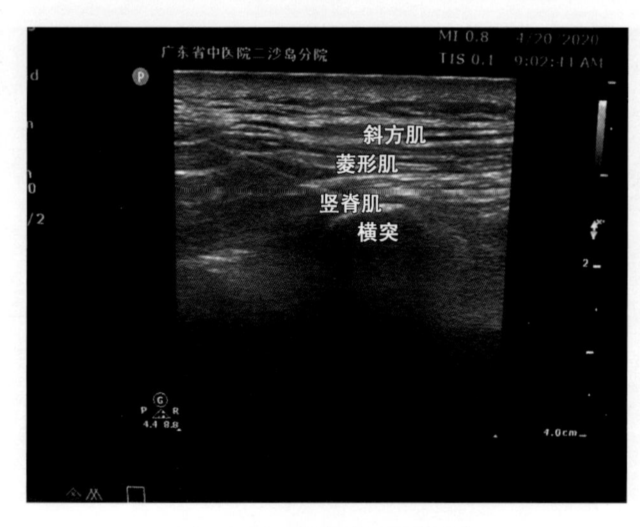

图 1-1-16　**超声引导下 ESPB**

侧卧位，低频凸形探头垂直放置于患者髂嵴上方腋后线位置可以看到腰方肌（QL-quadratus lumborum）。穿刺针由探头后边缘向前中方向穿过腰方肌平面内进针，至针尖位于腰大肌与腰方肌之间，随局部麻醉药（LA-local anesthetic）注入腰大肌与腰方肌之间筋膜平面，超声影像中可见腰大肌被压低（图 1-1-17）。

8. **前锯肌平面阻滞（serratus anterior plane block，SAPB）**　前锯肌平面阻滞通过阻断肋间神经的外侧皮支及前后分支产生镇痛作用，操作较简单、并发症少。高频线阵探头放置于腋中线第 7、8 肋，由浅及深辨识背阔肌（LD-latissimus dorsi）、前锯肌（SA-serratus anterior）以及肋骨和胸膜。以腋中线第 7、8 肋间为穿刺点，向头侧进针，穿过背阔肌及前锯肌，至前锯肌深面肋骨表面，抵住肋骨表面，将局部麻醉药注射在前锯肌深面（图 1-1-18）。

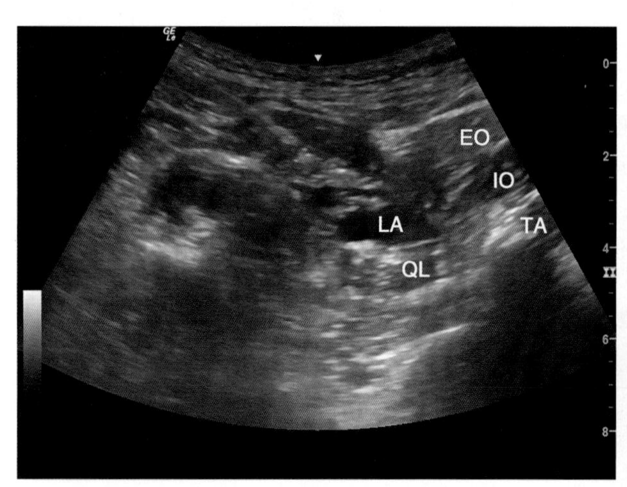

图 1-1-17　**超声引导下 QLB**

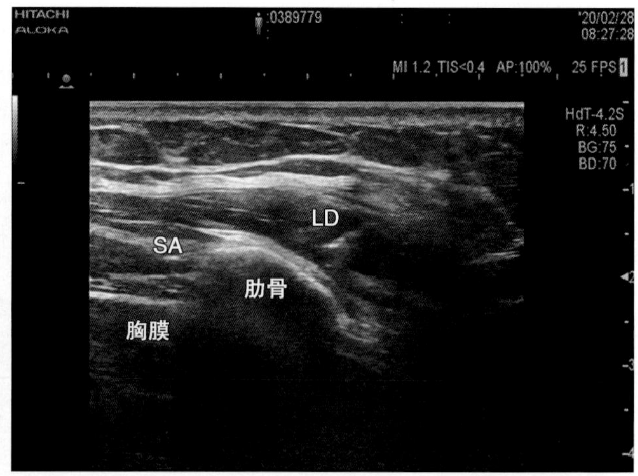

图 1-1-18　**超声引导下低位 SAPB**

（五）局部麻醉药浸润麻醉

局部麻醉药浸润麻醉在腹腔镜手术患者中最常用单次切口浸润麻醉或持续切口浸润麻醉模式，此外还包括腹膜、腹腔、脏器表面浸润等。

三、术中监测

（一）呼吸、循环、神经肌肉传导功能监测

通过呼吸、循环监测患者脉搏血氧饱和度（SpO_2）、呼气末二氧化碳分压（$P_{ET}CO_2$）、心电图、无创血压，这些是腹腔镜手术基本监测项目，预计术中血流动力学不稳定的患者还需进行有创动脉血压监测，肌电图监测可反映神经、肌肉兴奋及传递功能（图 1-1-19A）。Vigileo 监测仪可用于术前合并心脏疾病、术中血流动力学不稳定、手术时间长、预计术中失血量较多患者的心排量监测（图 1-1-19B）。血气分析仪可对高龄、有慢性肺部疾患、手术时间长、腹膜外或腹膜后手术患者，进行血气分析（图 1-1-19C）。

（二）麻醉深度

麻醉深度监测方面，脑电双频指数监护仪可以反映麻醉镇静药血药浓度的变化和镇静催眠深度的渐变过程（图 1-1-20A）。脑电意识监测仪可以通过 ABCDEF 级别反映镇静程度（图 1-1-20B）。

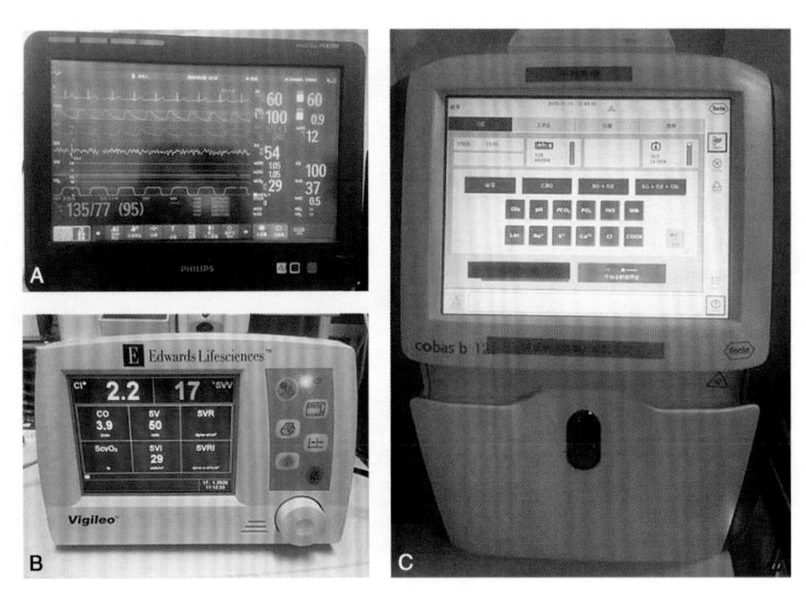

图 1-1-19
A. 呼吸、循环监测；B. Vigileo 监测仪；C. 血气分析仪

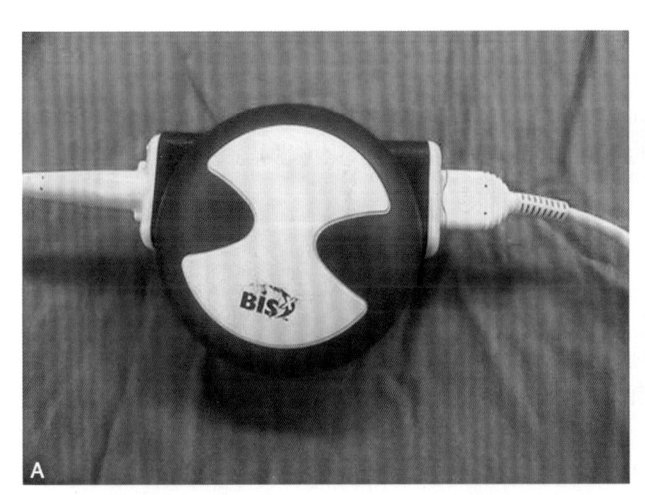

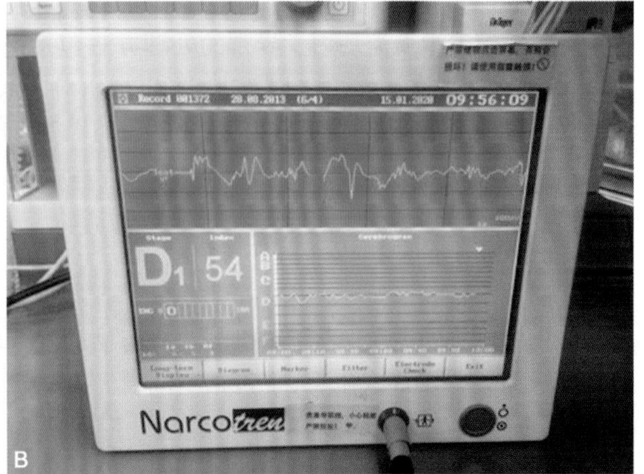

图 1-1-20
A. 脑电双频指数监护仪；B. 脑电意识监测仪

此外，麻醉深度的监测指标还有熵指数及听觉诱发电位。

（三）体温

围术期应重视对患者核心温度的监测。临床常用的核心温度监测部位包括直肠、食管、鼓膜以及鼻咽。常用的体温监测仪包括：水银体温计、电子体温计、红外体温计、无创体温监测系统。

第二节　腹腔镜手术中麻醉相关并发症及处理

一、围术期低氧血症和高碳酸血症

腹腔镜 CO_2 气腹下，腹腔内压力、CO_2 经腹膜吸收以及手术体位等原因，可导致围术期低氧血症以及高碳酸血症，术中应持续监测 $P_{ET}CO_2$、SPO_2、气道压力，必要时进行血气分析。CO_2 吸收所导致的高碳酸血症为可逆性，可根据 $P_{ET}CO_2$ 水平调节呼吸机参数，增加患者通气，维持 $PaCO_2$ 在正常范围。

二、血流动力学异常

腹腔镜手术过程中，CO_2 气腹建立会导致窦缓、房性早搏（图 1-2-1A、B），如大量 CO_2 入血会引起高碳

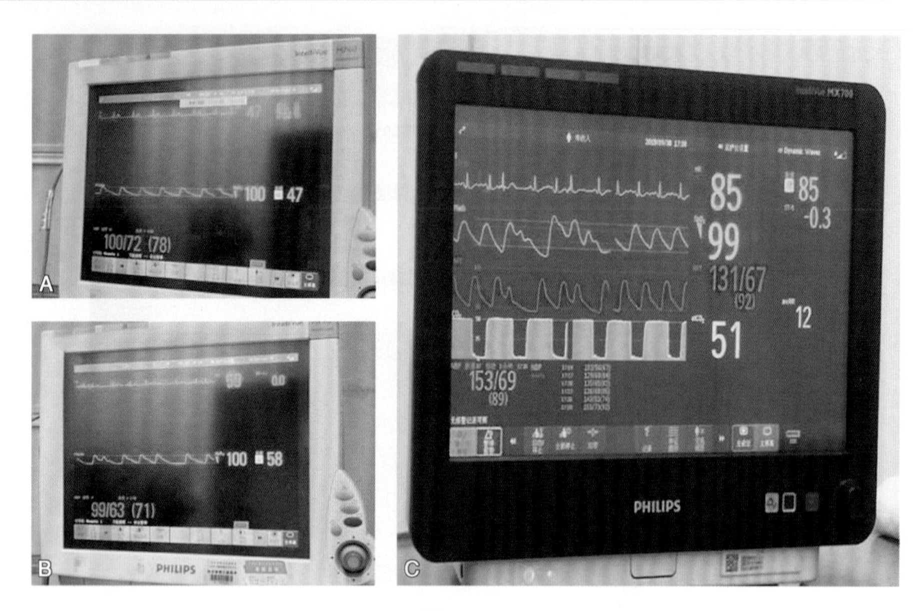

图 1-2-1
A. 气腹建立致窦缓;B. 气腹建立致房性早搏;C. 高碳酸血症致心律失常

酸血症致心律失常(图 1-2-1C)。

腹腔镜手术中血流动力学异常的处理方法包括:确认腹腔内压力是否控制在 2.6kPa 以内;排除可治疗的原因;进行支持性治疗,例如减少麻醉和补液;对于低血压和心动过缓,可给予麻黄碱和阿托品;必要时可暂时释放气腹,待循环功能稳定后再缓慢充气;如果严重的心肺功能损害持续存在,则应考虑改用开腹手术。

三、术后疼痛

腹腔镜手术的术后疼痛可通过口服镇痛药、肌注药物、静脉药物、椎管内镇痛、神经阻滞、局部浸润、透皮贴剂等途径进行。

多模式镇痛:包括不同作用机制镇痛药物的联合应用,从而实施多靶点镇痛并显著减少单一类药物用量及降低相关并发症发生率;也包括不同镇痛方法及镇痛时间的联合应用,从而防止痛觉敏化,取得覆盖术前、术中、术后的有效镇痛。

患者自控镇痛(patient controlled analgesia,PCA):PCA 克服了镇痛药物的药代动力学和药效动力学的差异,由患者参与镇痛,从而做到按需给药。

智能镇痛系统:近年来,基于无线技术的智能镇痛系统可实现患者自控镇痛的信息化规范化管理,实时将患者使用情况反馈到管理终端,方便对镇痛的个体化管理,保证镇痛工作安全、高效开展,更好满足患者舒适化医疗的需求。

四、充入 CO_2 相关并发症

(一) 皮下气肿

皮下气肿预防的关键在于尽量减少 CO_2 气体沿戳孔处缝隙进入皮下组织,因此气腹针需正确穿入腹腔内,避免反复穿刺。轻度的皮下气肿一般无须特殊处理,可在数日内自行吸收。严重广泛的皮下气肿(图 1-2-2),需立即停止手术,密切观察病情,进行相应处理,可将气体从 Trocar 孔处按压推出并加强机械性通气过度换气以尽量排出 CO_2。

(二) 纵隔气肿

单纯性纵隔气肿不需治疗,数日内可自行吸收。但纵隔气肿范围广泛时,应立即停止手术、撤除气腹、局部排气,密切观察病情,并注意预防和控制感染。

(三) 气体栓塞

CO_2 气体栓塞应重视预防:正确放置气腹针,确保气腹针已进入到腹腔后再开始充气,充气之前应回抽有无回血,充气速度先慢后快。应注意有腹腔或盆腔手术史的患者,以防分解粘连过程中气体进入破裂的

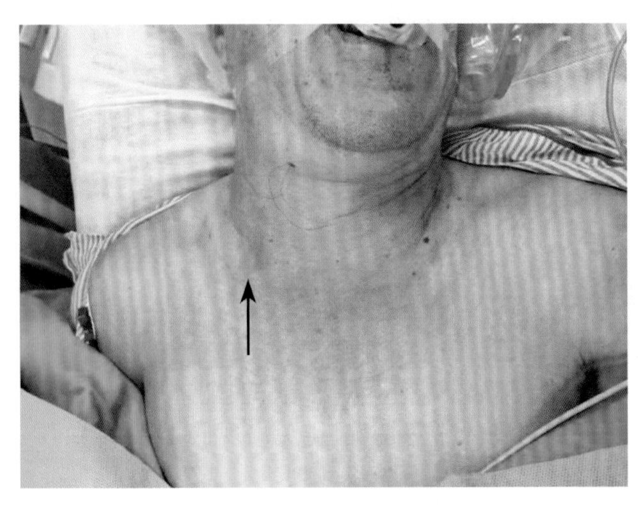

图 1-2-2　**皮下气肿**

血管。治疗中以缓解临床症状、稳定生命体征、停止气体输入和控制气体扩散为主要原则，可采取的具体措施包括：

1. 立即停止手术，停止充气和解除气腹。
2. 吸入纯氧。
3. 患者取左侧头低卧位，以减少气体进入肺循环。
4. 通过中心静脉插管抽出中央静脉、右心房以及肺动脉内气体。
5. 高压氧治疗，促进气体吸收，缩小气泡体积，提高缺血组织的氧分压。
6. 紧急情况下可行右心房穿刺，抽出气泡。
7. 如果病情严重，患者发生心脏停搏，应按心肺复苏进行处理（心脏按压、除颤、静脉注射肾上腺素等）。

五、恶心呕吐

（一）术后恶心呕吐（postoperative nausea and vomiting，PONV）的预防

1. 术前评估，识别发生 PONV 的中危和高危人群，对中危以上人群制订适宜麻醉用药方案，及时给予有效预防。
2. 不过多移动患者。
3. 减少对清醒患者的咽部刺激。
4. 减少胃胀气并避免过度胃胀：对术中胃胀的患者，手术结束前放入大口径胃管，并在抽吸后拔除胃管以减少胃管刺激和反流。
5. 维持呼吸循环稳定，维持围术期循环稳定，确保充分氧合，避免低血压以及低血氧导致的 PONV。
6. 适当镇痛，对患者的围术期镇痛应权衡利弊，选择适宜的给药途径及镇痛药物。

（二）术后恶心呕吐的处理

PONV 常用的预防及治疗药物主要为氟哌利多、昂丹司琼、甲泼尼龙。

1. **氟哌利多**　丁酰苯类药物，常用剂量 0.25~0.3mg，静脉注射后 5~8min 起效，药效持续时间 3~6h。可产生低血压、锥体外系反应。

2. **昂丹司琼**　5-HT_3 受体阻滞剂，常用剂量 4mg，起效较氟哌利多慢，半衰期为 3.5h。不良反应较少，主要为头疼、便秘。

3. **甲泼尼龙**　糖皮质激素类药物，临床防治 PONV 剂量为 20~40mg/d。如使用氢化可的松，剂量为 50~100mg/d。地塞米松起效时间长，应在术前给予。

目前，没有任何一种措施或药物能完全预防 PONV 的发生。无论预防或治疗，具有不同作用机制的 PONV 药物联合使用都具有加和作用，但副作用不相加，优于单一用药。没有 PONV 危险因素的患者，可不进行预防性用药；中低危患者可采用以上一线防治药物中的一种或两种进行预防；高危 PONV 患者，推荐使用两到三种药物联合预防。

六、其他

（一）全麻苏醒期躁动（emergence agitation，EA）

1. 术前与患者进行良好沟通，消除其紧张和恐惧心理，对于幼儿，应做好患儿和家长的安抚工作。
2. 充分了解患者既往史及本次手术情况，制订个体化麻醉方案，尽量避免术前用药不当引起 EA，并选择适宜的诱导及维持用药。
3. 根据肌松药的作用时间、手术时间及药物间相互作用合理使用肌松药，必要时使用拮抗剂。

4. 做好围术期全程镇痛，尽量减少疼痛、气管导管、尿管等不良刺激。

5. 保证氧供及呼吸道通畅，严密监测呼吸循环功能。

6. 及时处理围术期低氧血症、高碳酸血症、电解质紊乱等并发症。

7. 术后出现躁动表现时，首先应排除脑卒中等意外。

8. 做好患者安全防护，防止患者自行拔除导管、坠床等意外情况。

9. 必要时给予丙泊酚镇静处理。

（二）苏醒延迟

1. 预防

（1）术前详细了解病史，制订个体化麻醉管理方案。

（2）做好术前心理疏导，建立与患者的信任关系，及时缓解患者紧张、焦虑等不良心理情绪。

（3）加强术中管理，及时纠正酸碱失衡、电解质紊乱、血糖异常等情况，避免出现低体温、低血压、低氧血症等。

（4）根据药物作用时间、手术时间、药物间相互作用以及患者情况，拟定用药剂量及停药时间。

（5）术毕及时使用拮抗药物消除麻醉药残余效应。

2. 处理

（1）如存在麻醉药残余效应，及时给予拮抗药物。

（2）积极处理原发病和其他并发症。

（三）术中知晓

1. 检查挥发罐等麻醉气体通路和静脉麻醉药通路的完整性及通畅性。

2. 术前预防性应用苯二氮䓬类药物防止术中知晓的发生。

3. 术中应用 BIS 等监测麻醉深度，监测呼气末麻醉药浓度>0. 7MAC。

4. 术中有知晓危险状态时，追加镇静药，意外出现意识状态时，及时给予遗忘作用药物。

（四）低体温

围术期低体温的防治

1. 首先应重视体温的监测，并进行涵盖整个围术期的动态监测。尤其应重视鼻咽部、鼓膜等核心温度的监测。

2. 手术室温度应以 21~25℃为宜，并可采用变温水毯、充气式加温毯等保温用具进行围术期升温、保温。

3. 术中需要大量输血输液或大量冲洗的患者，可在输注及冲洗前给予液体加温。

4. 术中给予地塞米松、曲马多、哌替啶等药物可预防或缓解围术期寒战。

（五）神经损伤

1. 特殊体位的手术，应先进行体位安置，患者无不适后再进行全身麻醉。

2. 满足手术需要的前提下，尽量避免患者四肢过度外展外旋，以减少术中神经损伤及术后不适的风险。

3. 长时间的手术中，受压点放置衬垫，避免外周神经及骨性隆起部位损伤。

4. 轻度神经损伤通常可在解除压迫后自愈。具有手术指征的严重受损应视神经损伤的具体情况及早行松解术、修复术甚至移植术。

5. 骨筋膜室综合征确诊后应立即切开筋膜减压，以防止肌肉及神经发生缺血性坏死。

（六）眼损伤

术前已存在眼内压过高时，应尽量选择非气腹腹腔镜手术，如使用气腹，应选择合理的气腹压，并密切监测眼内压，尽量缩短气腹及特殊体位时间；全身麻醉后，使用输液胶贴轻轻闭合患者上下眼睑，以防止眼睑闭合不良引起的眼部充血水肿。

参考文献

1. 俞卫锋，缪长虹，董海龙. 麻醉与围术期医学[M]. 上海：世界图书出版上海有限公司，2018.

2. 佘守章. 微创手术麻醉学[M]. 北京：人民卫生出版社，2008.

3. 马纪，王海云. 腹腔镜手术中肺保护通气策略研究进展及右美托咪定在其中的应用[J]. 麻醉安全与质控，2018，2(5)：297-301.

第二章

胃 外 科

第一节 腹腔镜远端胃癌 D2 根治术

（一）适应证

1. 原发病灶位于胃中、下 1/3 区域(幽门管、胃窦、胃体下部)的进展期胃癌。

2. 术前、术中分期为ⅠB、Ⅱ、Ⅲ期者。

（二）禁忌证

1. 肿瘤广泛浸润周围组织;淋巴结转移融合并包绕重要血管。

2. 急诊手术(出血、穿孔等)。

3. 既往腹部手术史,腹腔广泛粘连者,为相对禁忌证。

4. 全身情况不良和(或)合并严重心、肺、肝、肾疾病不能耐受手术者。

5. 妊娠期。

6. 不能耐受 CO_2 气腹。

（三）术前准备及评估

1. **肠道准备** 术前 1 天口服泻药。

2. **肿瘤学评估** 术前胃镜明确病理诊断,胸腹部 CT 平扫+增强扫描,明确肿瘤分期,注意关注肿瘤与十二指肠、胰腺、横结肠及肝脏的关系。

3. **全身评估** 心、肺、肝、肾功能,合并症(高血压、糖尿病、营养不良等)。

（四）术者站位和 Trocar 布局

患者平卧分腿位,术者先站于患者两腿之间,助手位于右侧,扶镜手站于助手右侧(图 2-1-1);完成胃左侧脾门区域淋巴结清扫后,术者站于患者左侧,扶镜手站于患者两腿之间,助手位置不变(图 2-1-2)。根据患者体型情况,亦可手术全程按第二种站位完成。采用五孔法,脐下 1cm 放置 10mm Trocar 为观察孔,

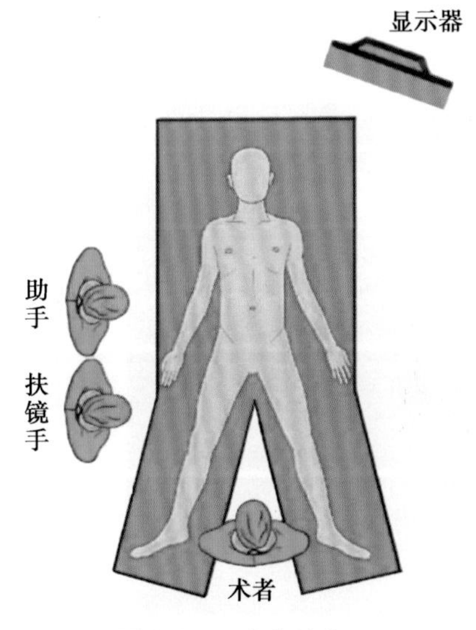

图 2-1-1 **术者站位一**

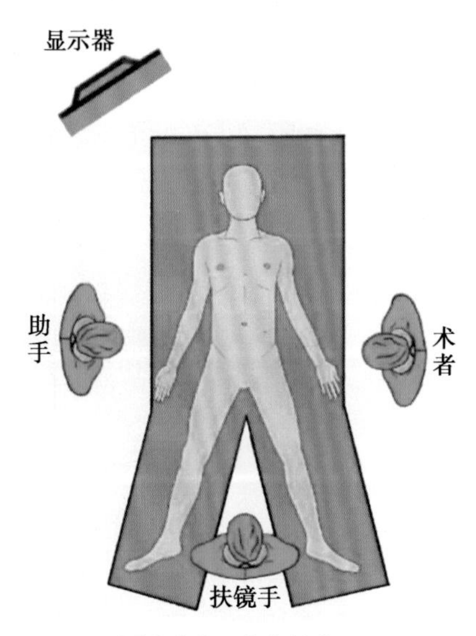

图 2-1-2 **术者站位二**

左侧腋前线肋缘下 2cm 置入 12mm Trocar 为术者主操作孔，左侧锁骨中线平脐水平放置 5mm Trocar 为副操作孔；右侧腋前线肋缘下 2cm、右侧锁骨中线平脐水平分别置入 5mm Trocar 为助手操作孔，如行全腔镜下吻合，右侧锁骨中线脐水平可用 12mm Trocar(图 2-1-3)。各操作孔之间保持至少 8~10cm 的间距，避免操作过程中相互影响。

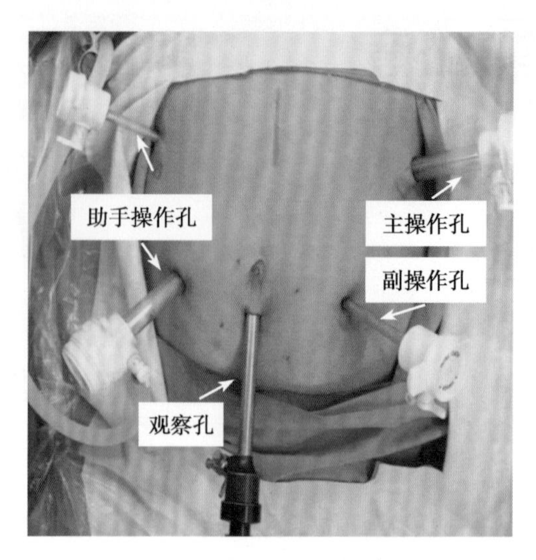

图 2-1-3 Trocar 布局

（五）手术范围

标准远端胃癌 D2 根治术切除范围：非浸润性肿瘤（Borrmann Ⅰ型及Ⅱ型）近端切缘距肿瘤至少 3cm，浸润性肿瘤（Borrmann Ⅲ型及Ⅳ型）远端、近端切缘距离肿瘤至少 5cm，确保切缘 1cm 以内无肿瘤浸润。远切缘通常在幽门前静脉以远 2cm 以上的十二指肠球部，若肿瘤位于幽门管，需行术中冰冻保证切缘阴性。淋巴结清扫范围：No. 1、No. 3、No. 4sb、No. 4d、No. 5、No. 6、No. 7、No. 8a、No. 9、No. 11p、No. 12a 淋巴结。

（六）手术步骤

1. **悬吊肝脏** 气腹压力维持在 12~13mmHg（1mmHg=0. 133kPa）。首先常规探查腹腔，排查腹膜、网膜和脏器表面有无转移病灶，然后探查原发病灶，再次明确肿瘤部位，决定手术方式。用荷包线悬吊肝脏（图 2-1-4），若患者左肝外叶肥厚，可选用特制的蛇形挡肝器悬吊（图 2-1-5）。

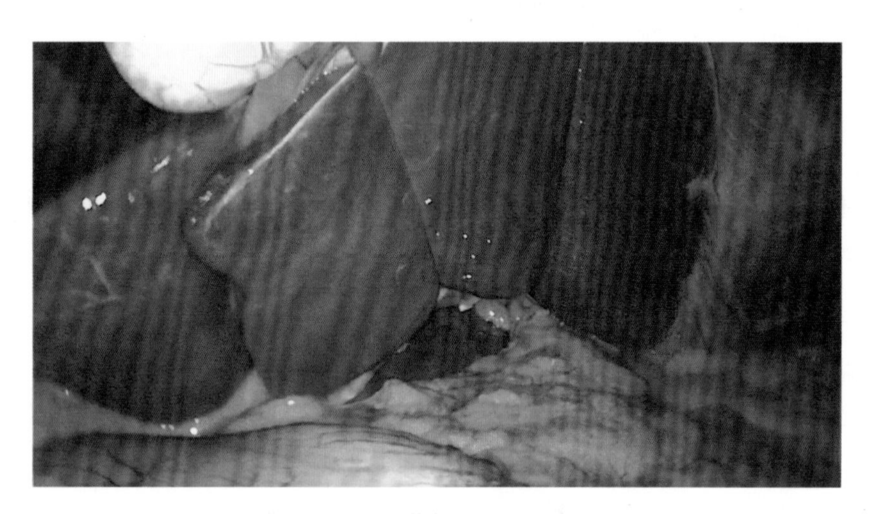
图 2-1-4 荷包线悬吊肝脏

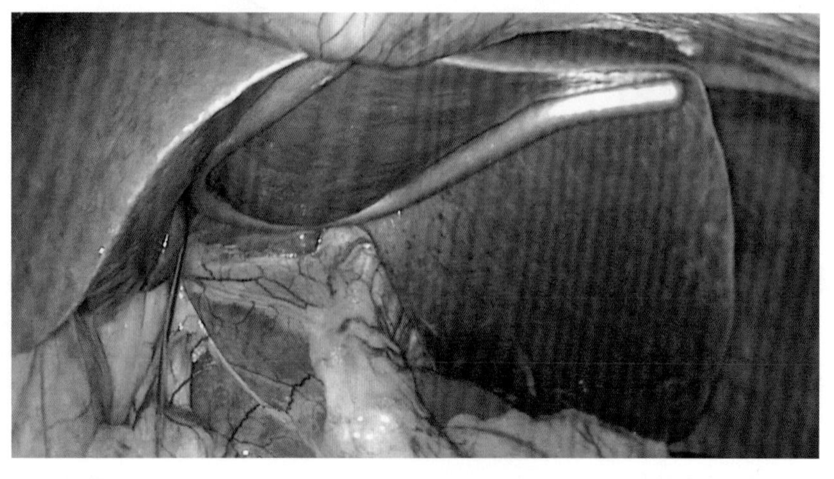
图 2-1-5 蛇形挡肝器悬吊肝脏

2. **左上区域淋巴结清扫** 患者头高足低右倾体位，术者立于患者两腿之间，助手站于患者右侧，扶镜手站于助手右侧。助手将大网膜向头侧翻起，术者左手向下牵拉横结肠，形成三角牵拉，保持一定张力（图2-1-6），右手用超声刀于横结肠上缘中部偏左切开胃结肠韧带无血管区域，进入网膜囊（图2-1-7）；继续向左离断胃结肠韧带至结肠脾曲；助手向腹侧提起脾胃韧带，术者左手向下牵拉横结肠系膜及胰腺下缘，充分暴露胰尾及脾胃韧带（图2-1-8），分离前优先离断“罪恶韧带”，避免牵拉引起脾脏撕裂出血（图2-1-9）。超声刀分离脾胃韧带，以胃网膜左血管投影为中心，超声刀分别在其内侧和外侧分离，逐层显露脾动静脉及胃网膜左血管根部；助手左手轻轻提起胃网膜左血管，右手显露并张紧脾胃韧带，术者用超声刀分离其周围脂肪淋巴组织，裸化胃网膜左血管后予根部离断，清扫No. 4sb淋巴结（图2-1-10）。注意保留脾血管最下极支，避免脾脏缺血（图2-1-11）。继续向上，根据肿瘤位置及胃切除范围离断1~2根胃短血管（图2-1-12）；将胃放回原位，助手向腹侧提起胃体大弯侧的网膜组织，张紧胃大弯侧，术者左手反向牵拉胃大弯侧（图2-1-13），超声刀紧贴胃大弯侧无血管区域分离网膜及血管分支，完成胃壁大弯侧的裸化。

3. **幽门下区域淋巴结清扫**

（1）患者头高足低体位（15°~30°），术者站于患者左侧，扶镜手站于两腿之间，助手位置不变。助手将大网膜向两侧提起，术者左手反向牵拉横结肠，右手用超声刀沿结肠上缘无血管区域继续向右离断胃结肠韧带，直至结肠肝曲（图2-1-14）。随后，助手向上提起胃窦大弯侧及大网膜，术者左手向下牵拉横结肠系膜，形成一定张力，显露胃系膜与结肠系膜之间的融合筋膜间隙。超声刀采用钝锐性相结合方式，充分

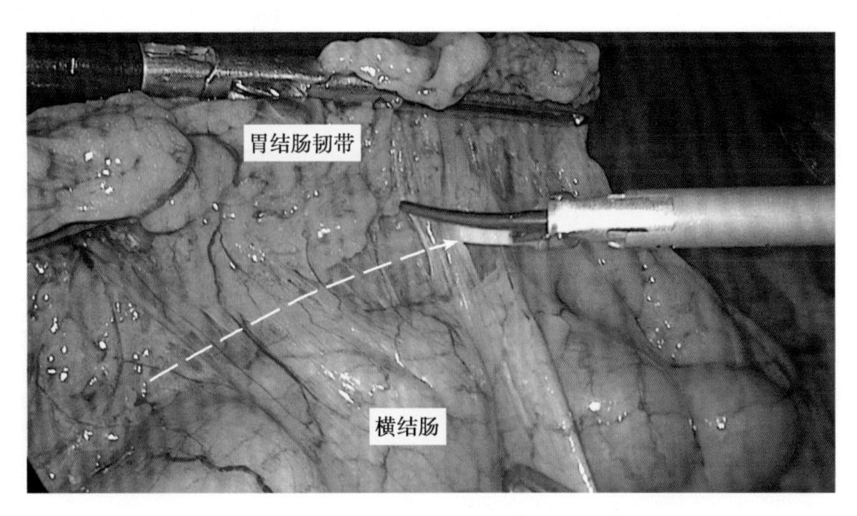

图2-1-6 **胃结肠韧带切开线**

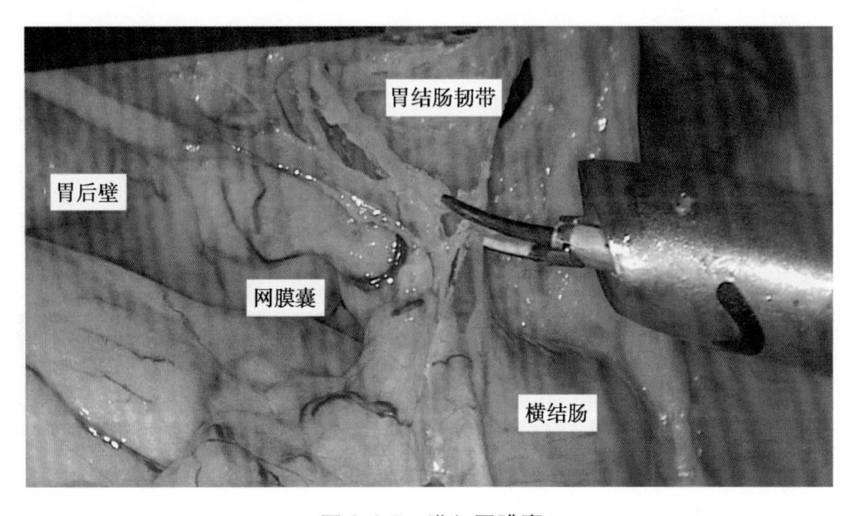

图2-1-7 **进入网膜囊**

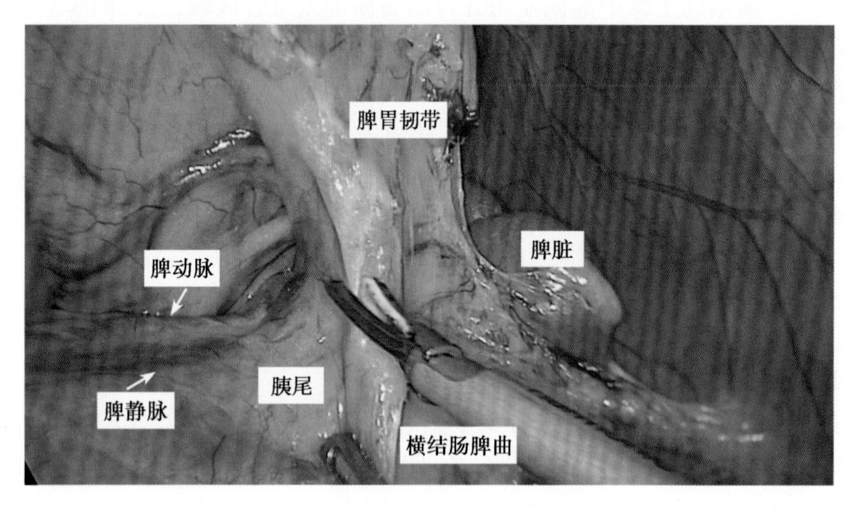

图 2-1-8 暴露胰尾及脾胃韧带

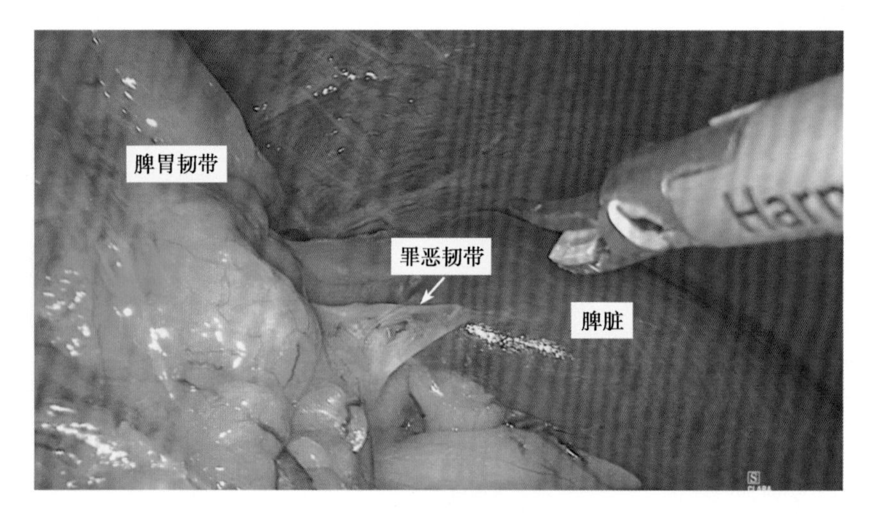

图 2-1-9 罪恶韧带

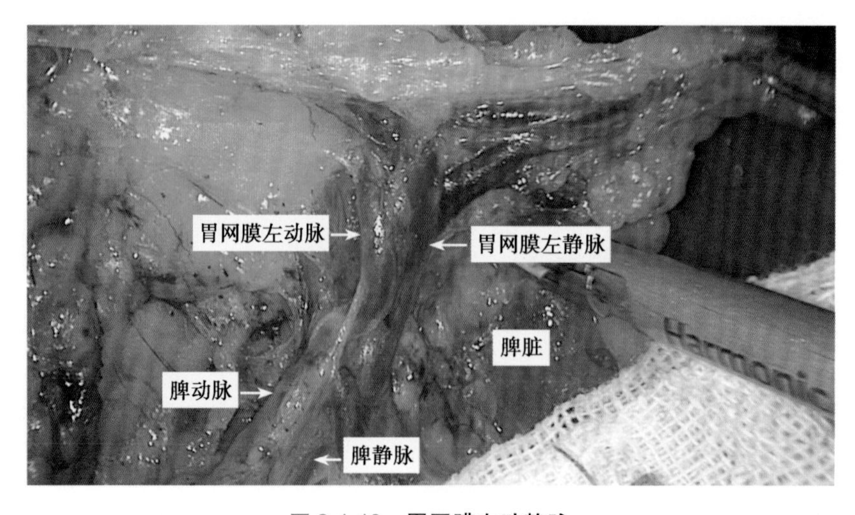

图 2-1-10 胃网膜左动静脉

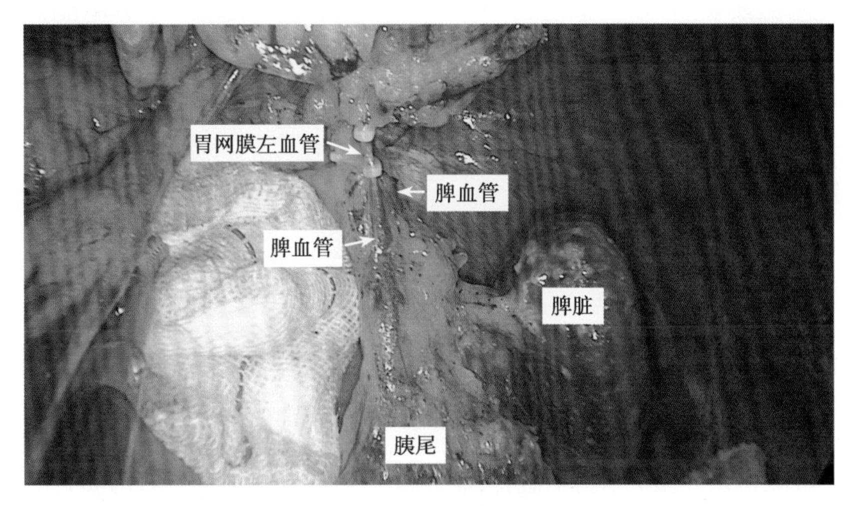

图 2-1-11 脾下极血管

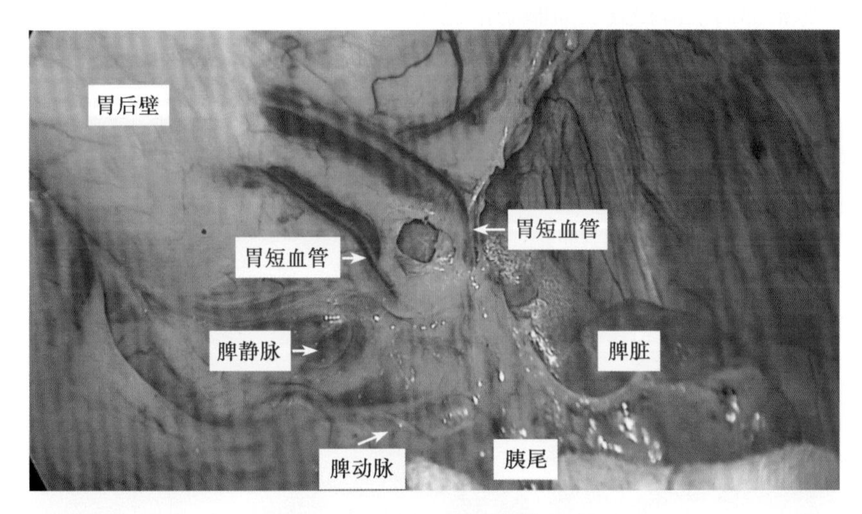

图 2-1-12 胃短血管

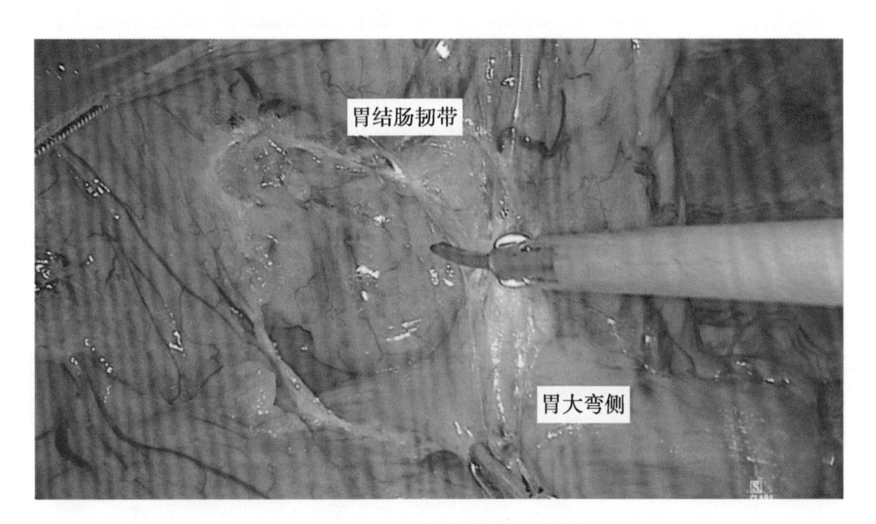

图 2-1-13 裸化胃壁大弯侧

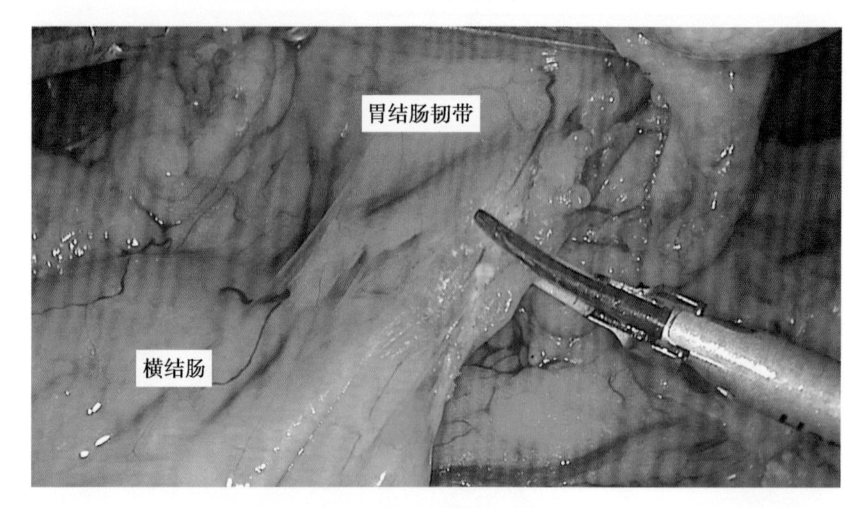

图 2-1-14 继续向右离断胃结肠韧带

拓展融合筋膜间隙，注意辨识并保护结肠中血管，显露胰十二指肠上前静脉、胃网膜右静脉，向右分离至十二指肠降部（图 2-1-15）。助手左手将胃窦部向头侧翻转（注意避免触碰肿瘤），右手提起分离的淋巴脂肪组织，于胃网膜右静脉根部向上清扫其表面脂肪淋巴组织，于胰十二指肠上前静脉汇入前，结扎离断胃网膜右静脉（图 2-1-16），清扫 No. 6v 淋巴结，注意保护胰腺舌状叶。助手右手牵引十二指肠球部后方保持张

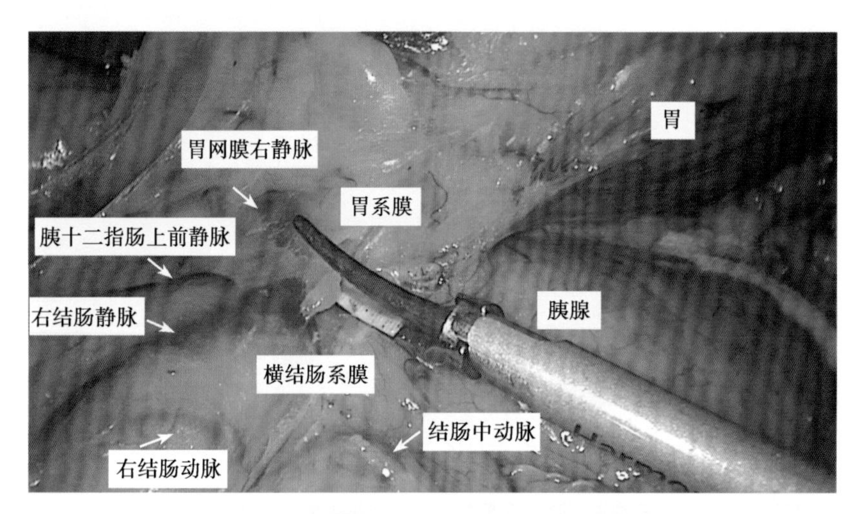

图 2-1-15 分离胃系膜与结肠系膜的融合筋膜间隙

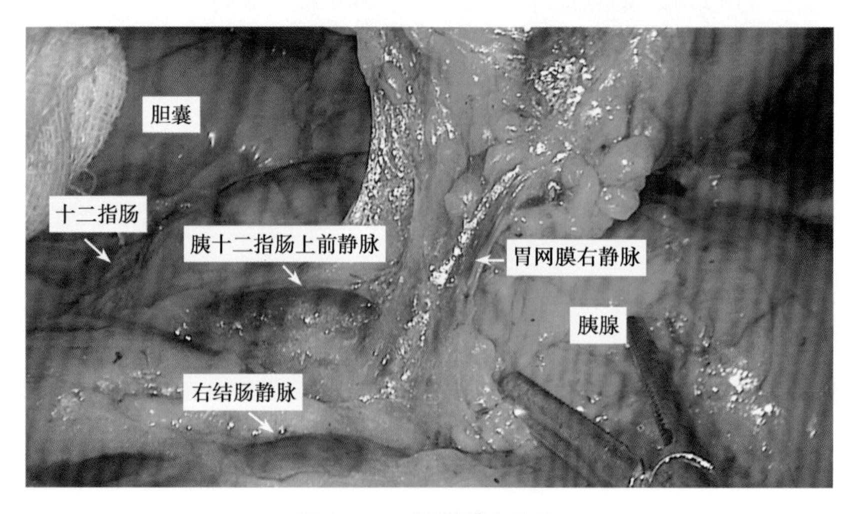

图 2-1-16 胃网膜右静脉

力，显露胃十二指肠动脉及胃网膜右动脉根部，解剖裸化并根部离断胃网膜右动脉及幽门下动脉，清扫周围淋巴脂肪组织（图 2-1-17）。通常幽门下动脉由胃十二指肠动脉发出，如实施保留幽门手术，需注意避免损伤和离断（图 2-1-18）。紧贴十二指肠壁向近端方向裸化十二指肠球部，完成 No. 4d 和 No. 6 淋巴结的清扫，至此，幽门下区域淋巴结清扫已完成（图 2-1-19）。

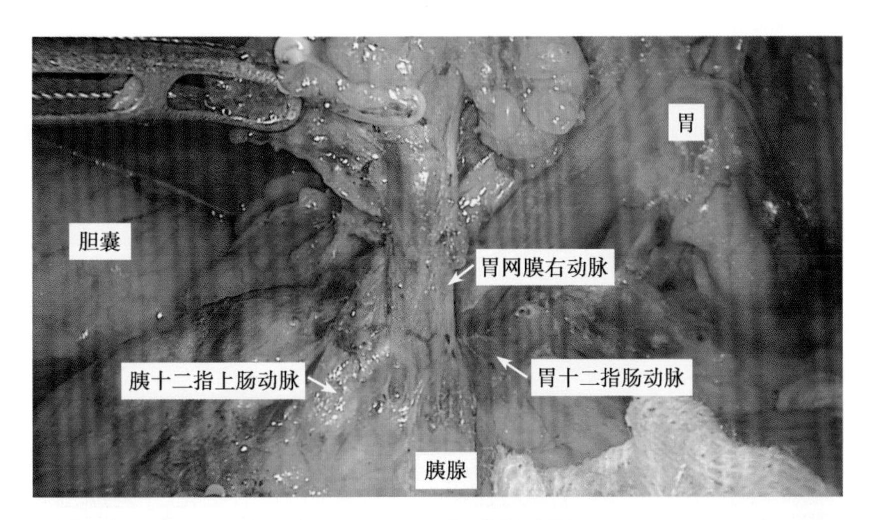

图 2-1-17　胃网膜右动脉

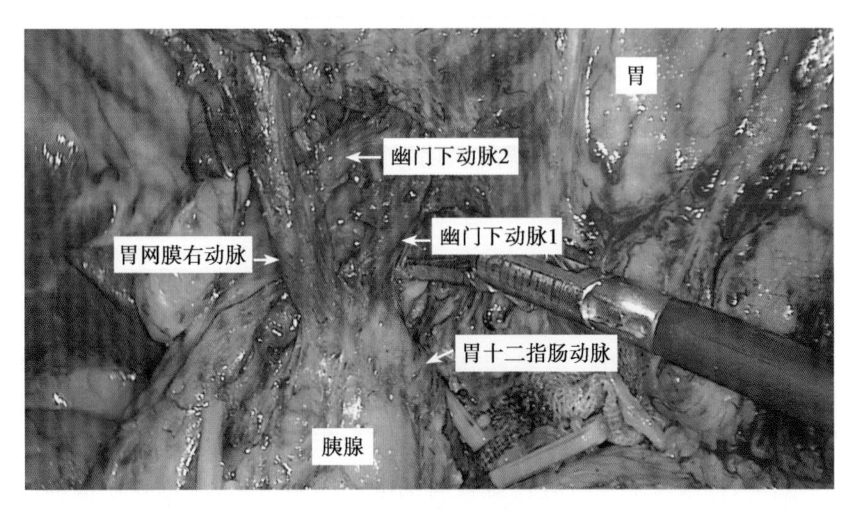

图 2-1-18　幽门下动脉

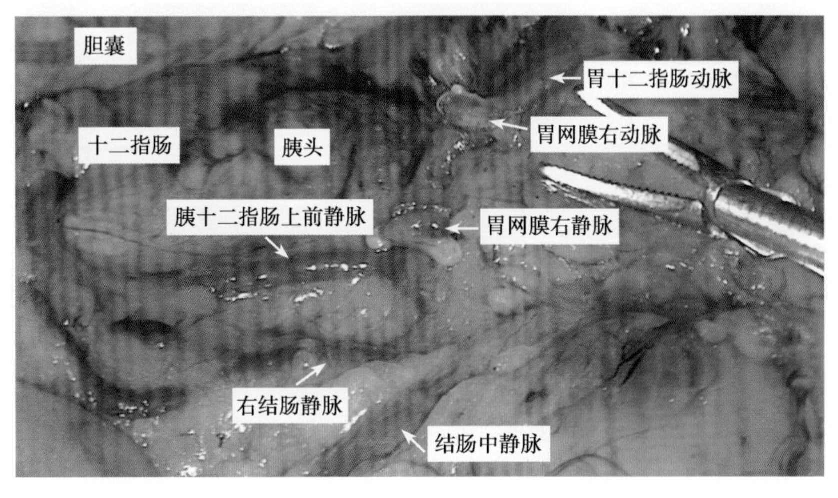

图 2-1-19　幽门下淋巴结清扫后

（2）循胃十二指肠动脉向头侧解剖至十二指肠上缘，于十二指肠球部后上方放置小纱布以作标记。翻至十二指肠前方，助手提起肝十二指肠韧带，超声刀靠近十二指肠前上壁切开肝十二指肠韧带，离断十二指肠上动静脉，充分游离十二指肠球部，距幽门足够 2cm 切缘处用直线切割闭合器离断十二指肠（图 2-1-20）。如十二指肠离断位置比较低，需注意辨认避免损伤胆总管。若肿瘤位于胃中、下部，且临床分期Ⅲ期，幽门下淋巴结阳性患者，必要时行 No. 14v 淋巴结清扫。

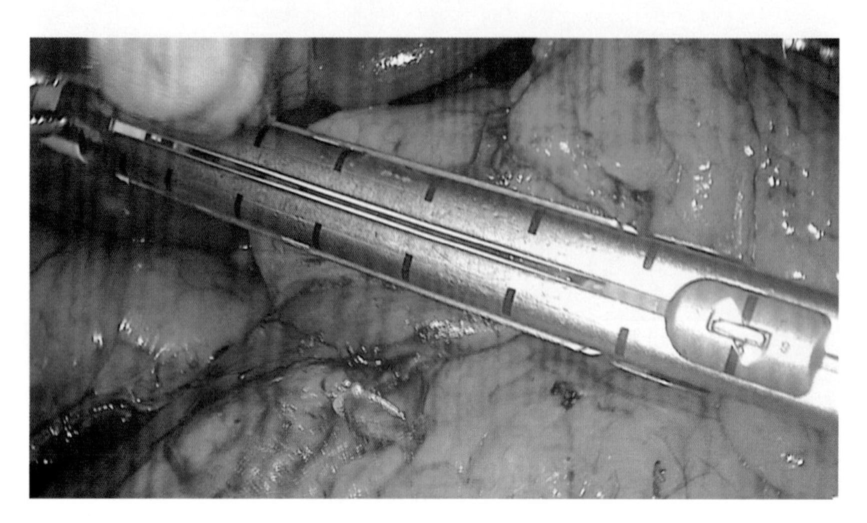

图 2-1-20 离断十二指肠

4. **胰腺上缘淋巴结清扫**

（1）助手左手向左上方牵拉胃幽门，右手用吸引器并暴露手术术野。术者左手夹持纱布或钝性钳轻压胰腺，右手持超声刀分离肝十二指肠韧带，解剖裸化肝固有动脉及胃右动脉，根部裸化并离断胃右动静脉（图 2-1-21）；沿肝固有动脉继续向上清扫其周围淋巴脂肪组织，并显露门静脉左侧壁（图 2-1-22），完成 No. 5、No. 12a 淋巴结清扫。

（2）助手左手向腹侧垂直牵拉胃左血管，右手紧张胰腺被膜，术者左手用一小纱块于胰腺表面最高处向下轻压，显露胃胰襞（图 2-1-23）。超声刀沿胰腺上缘切开胃胰襞进入胃系膜与肾前筋膜的融合筋膜间隙，显露腹腔动脉及其分支（胃左动脉、肝总动脉、脾动脉）。助手提起肝总动脉表面的筋膜，超声刀沿肝总动脉表面由根部向右侧分离其前方和上方的淋巴脂肪组织至胃十二指肠动脉和肝固有动脉分叉处，完成 No. 8a 淋巴结清扫。

（3）沿脾动脉起始部，往腹腔干方向清扫血管周围淋巴脂肪组织，裸化并在根部离断胃左动脉根部及与其伴行的胃左静脉（冠状静脉）（图 2-1-24），清扫腹腔干周围淋巴结缔组织，完成 No. 7、No. 9 淋巴结

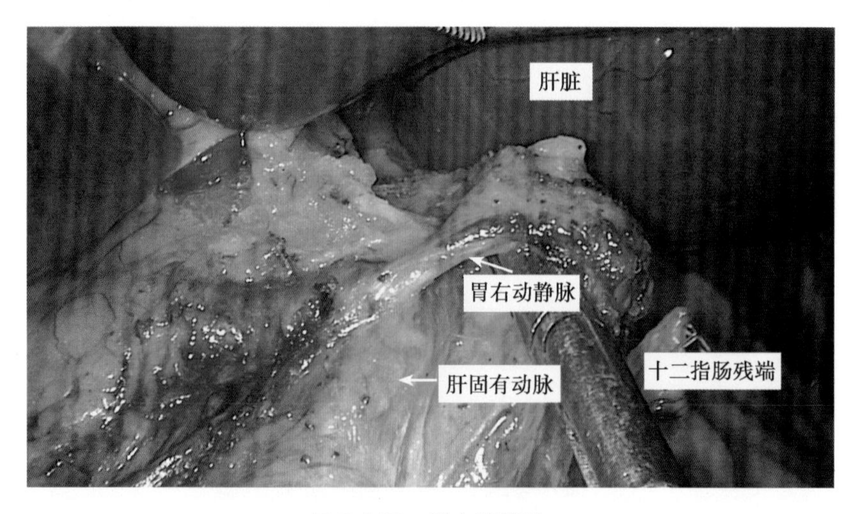

图 2-1-21 胃右动静脉

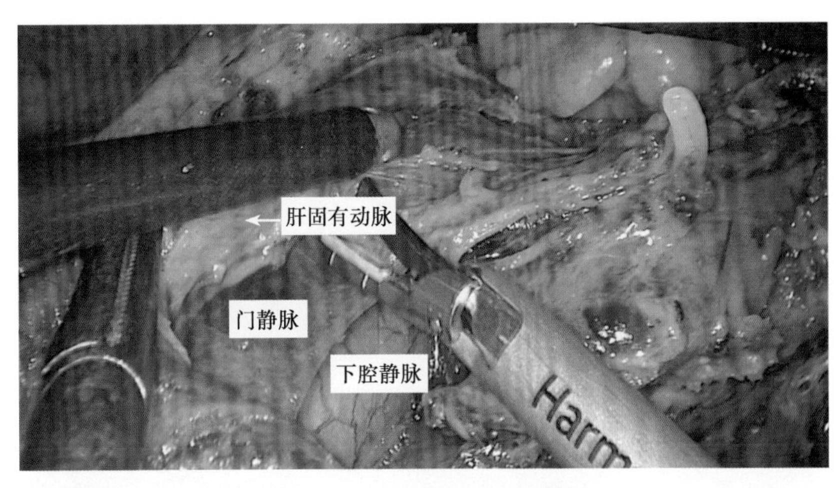

图 2-1-22 显露门静脉左侧壁

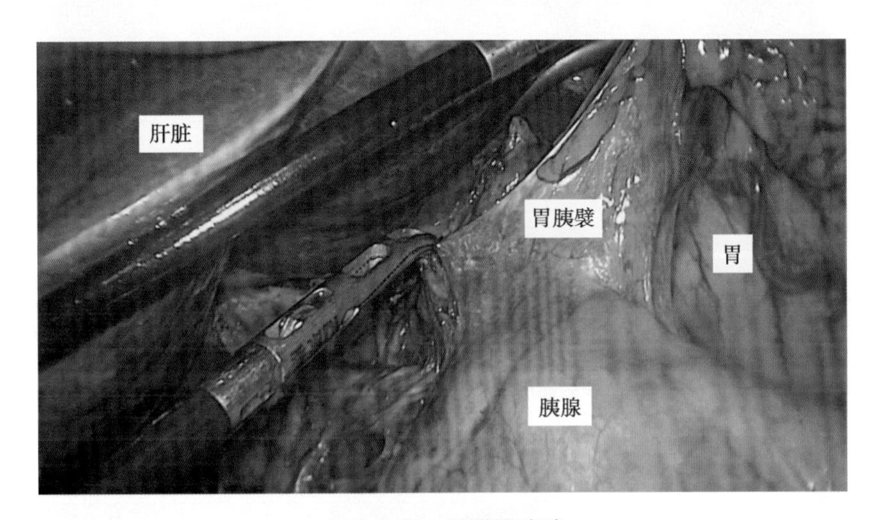

图 2-1-23 显露胃胰襞

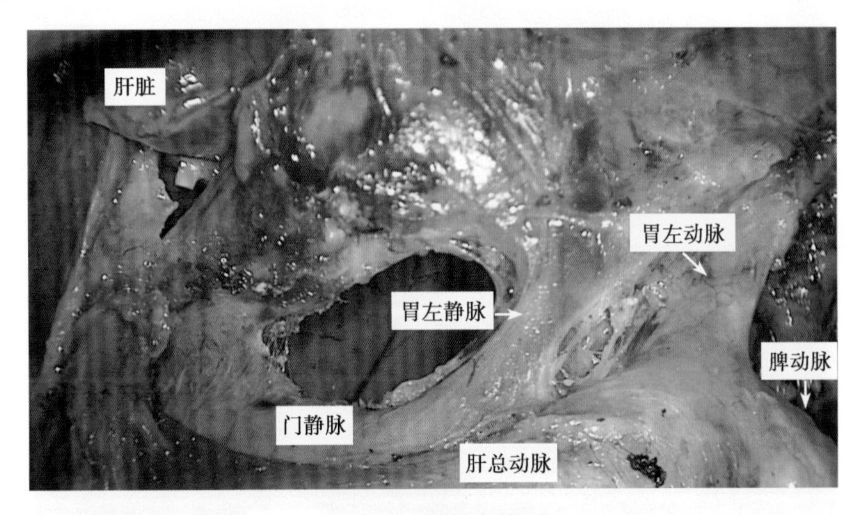

图 2-1-24 胃左动静脉

清扫。沿脾动脉由近及远，清扫脾动脉周围组织至胃后动静脉（图 2-1-25），并显露脾静脉主干，完成 No. 11p 淋巴结清扫。至此，胰腺上缘淋巴结清扫已完成（图 2-1-26，图 2-1-27）。

（4）门静脉优先入路：肝总动脉、胃十二指肠动脉与胰腺上缘之间存在一无血管区，我们称之为“门静脉优势三角区”（图 2-1-28），于此三角区采用钝锐性相结合的方式，极易显露门静脉主干及部分汇入此区域的冠状静脉根部，利于胰腺上缘淋巴结清扫，避免损伤门静脉（图 2-1-29）。

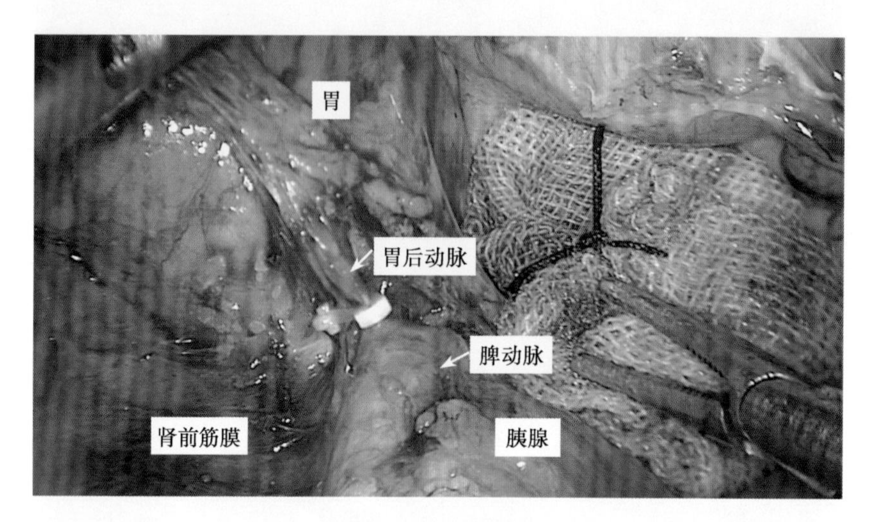

图 2-1-25 胃后动脉

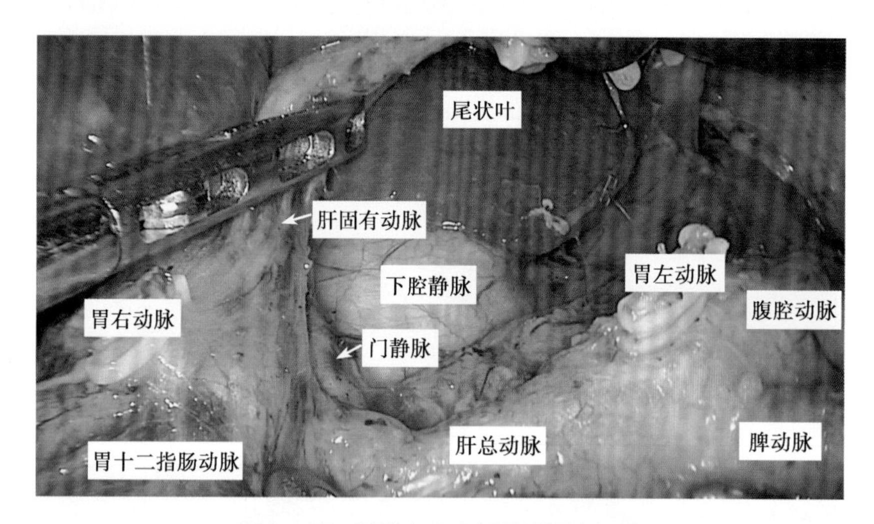

图 2-1-26 胰腺上缘右侧淋巴结清扫后

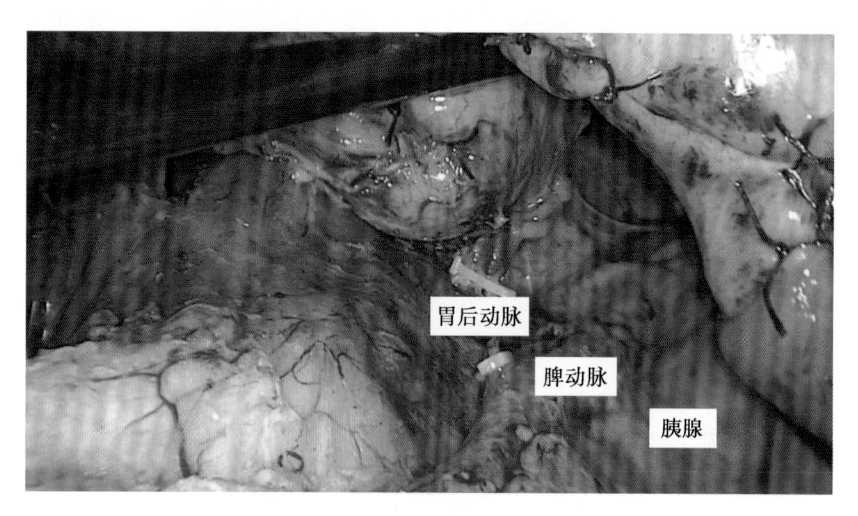

图 2-1-27 胰腺上缘左侧淋巴结清扫后

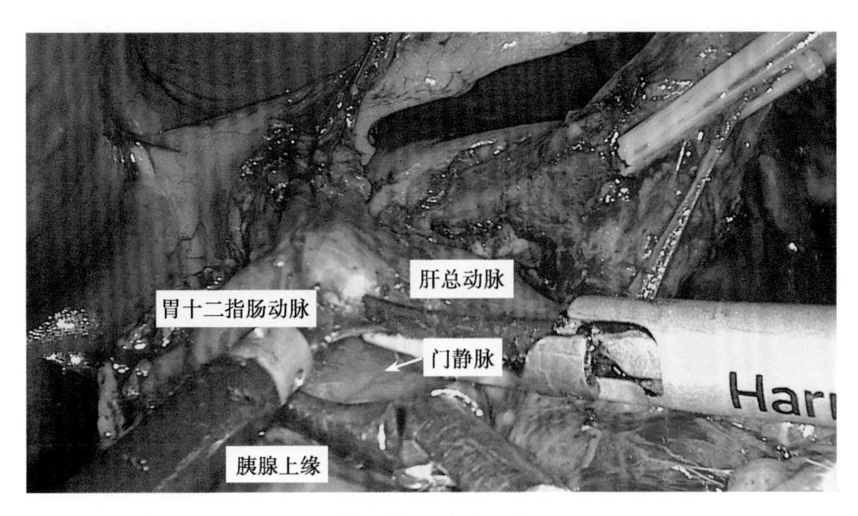

图 2-1-28 门静脉优势三角区

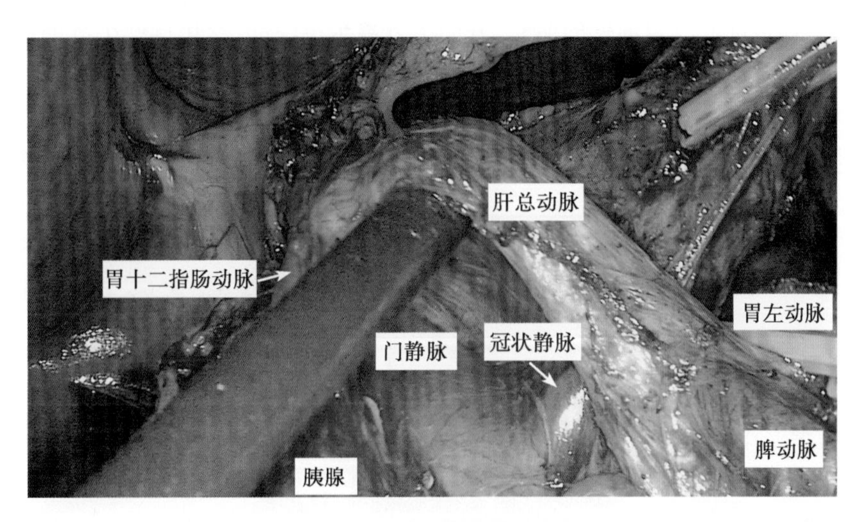

图 2-1-29 门静脉优先入路

5. **贲门区域淋巴结清扫** 助手向上牵拉胃体后壁，循融合筋膜间隙分离，显露两侧的膈肌脚，分离至食管裂孔处(图 2-1-30)；随后反向牵拉胃上部小弯侧后壁两侧，术者左手向下牵拉胃体后壁，超声刀紧贴胃壁，沿胃小弯侧后方离断肝胃韧带后叶及胃后壁的血管，并向近端分离至贲门部，裸化胃壁小弯侧后方(图 2-1-31)；翻至胃小弯侧前壁，助手牵拉肝胃韧带前壁腹膜，术者反向牵拉胃壁，超声刀紧贴胃壁，沿胃

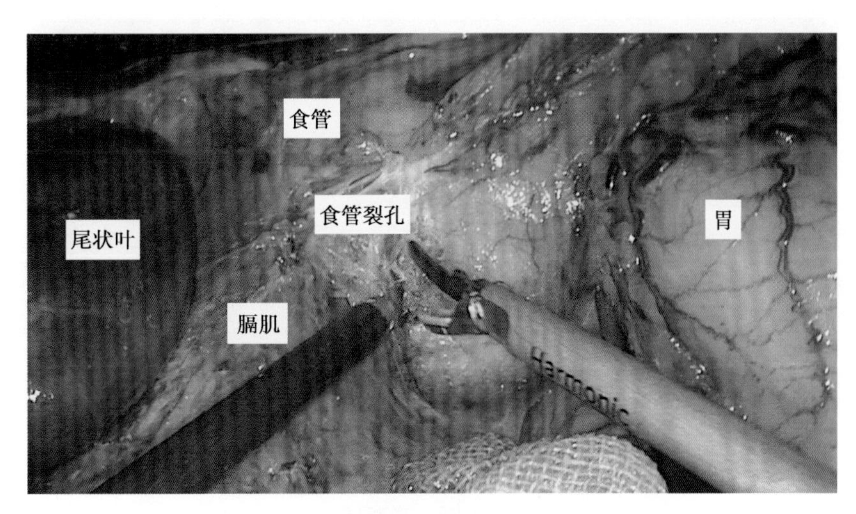

图 2-1-30 离断胃膈韧带至食管裂孔处

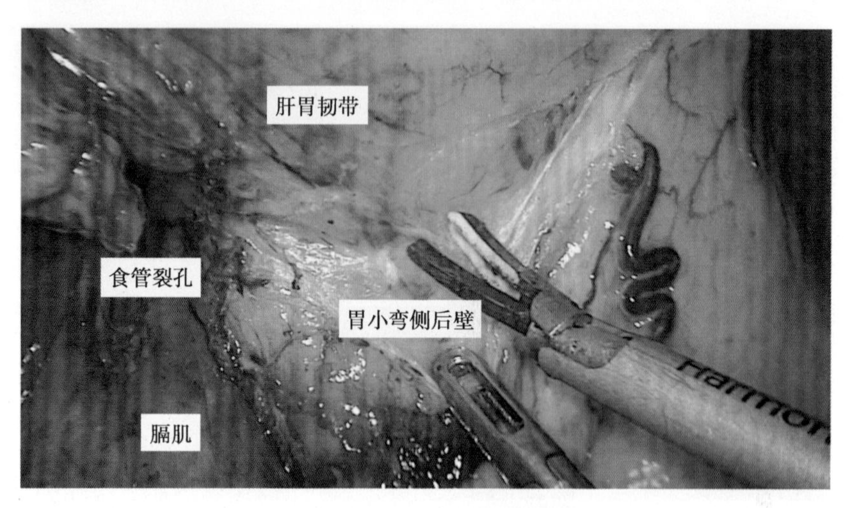

图 2-1-31 **裸化胃壁小弯侧后方**

小弯侧前方离断肝胃韧带前叶及胃前壁的血管，并向上分离至贲门部，裸化胃壁小弯侧前方直至与后方贯通（图 2-1-32），完成 No. 1、No. 3 淋巴结的清扫。

6. **消化道重建** 距离肿瘤近端 5cm 处用直线切割闭合器离断胃（图 2-1-33），标本置入标本袋。对于肿瘤局部分期偏晚的患者，建议行辅助吻合，对于分期偏早的患者，可行全腔镜吻合。若行小切口辅助消化道重

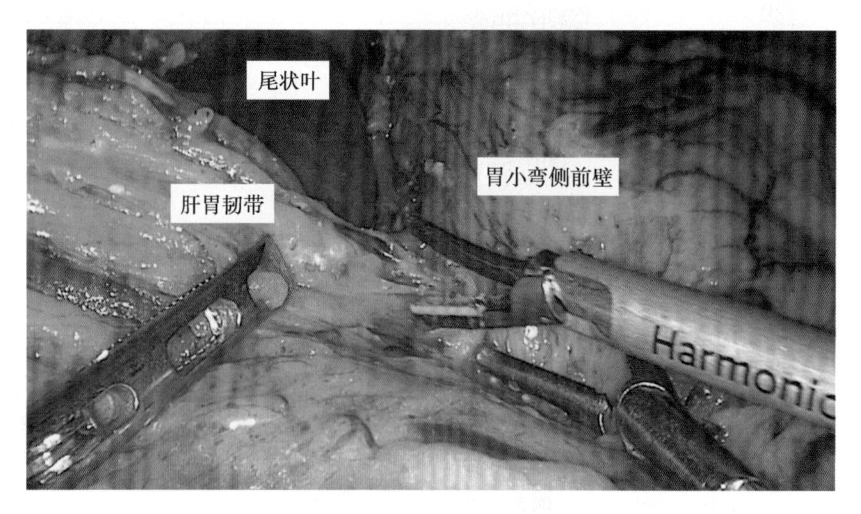

图 2-1-32 **裸化胃壁小弯侧前方**

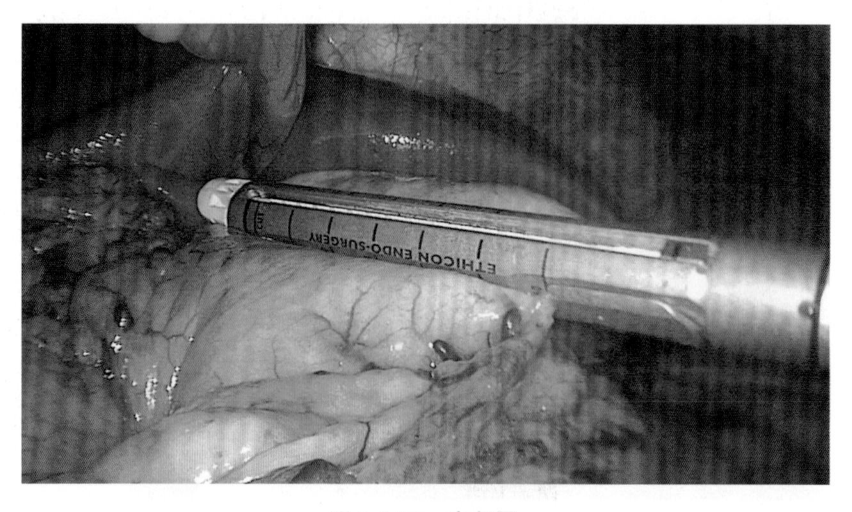

图 2-1-33 **离断胃**

建，则取上腹部正中切口，取出标本，行 Billroth Ⅰ吻合、Billroth Ⅱ吻合或 Roux-en-Y 吻合。若行完全腹腔镜下消化道重建，先行 Billroth Ⅰ吻合（图 2-1-34）、Billroth Ⅱ（图 2-1-35）吻合或 Roux-en-Y 吻合（图 2-1-36），然后扩大脐下弧形切口至 3cm，取出标本。腹腔镜下冲洗，检查创面，放置引流管。

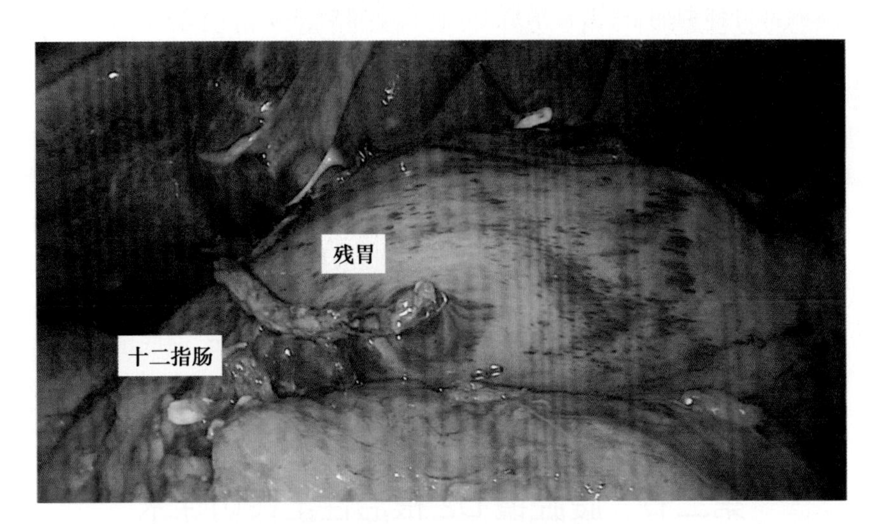

图 2-1-34 Billroth Ⅰ三角吻合

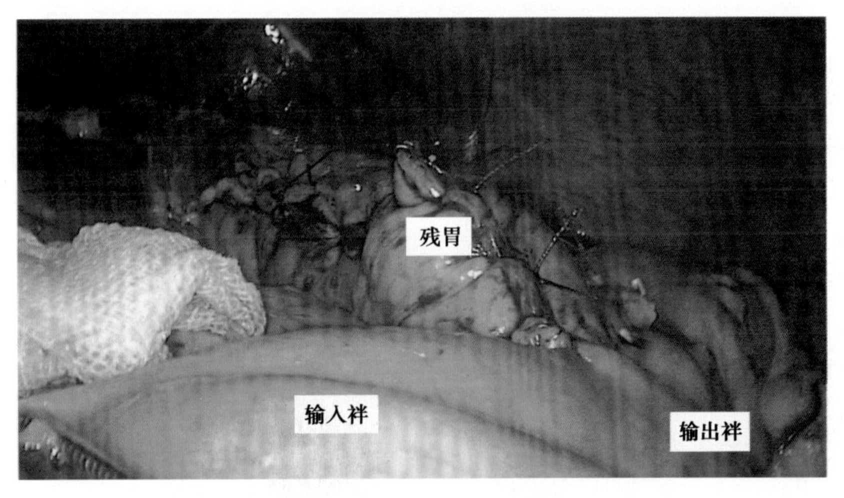

图 2-1-35 Billroth Ⅱ吻合

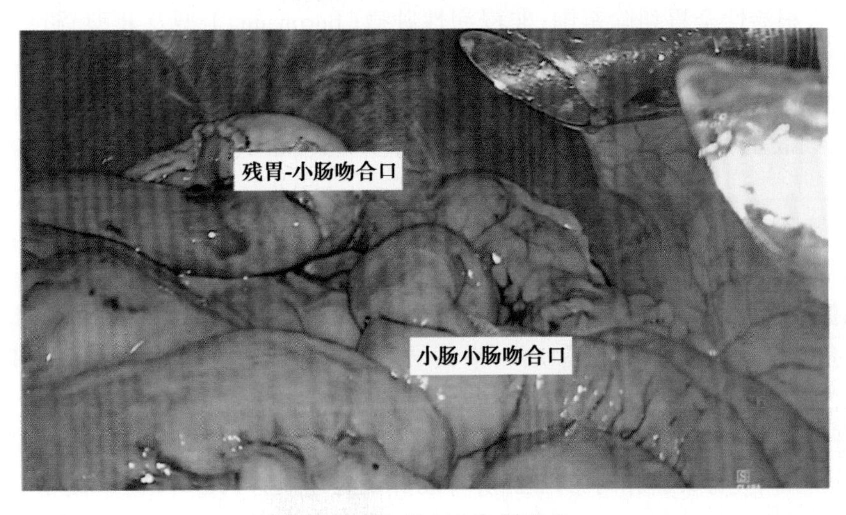

图 2-1-36 Roux-en-Y 吻合

（七）术者寄语

在我国，局部进展期远端胃癌占大多数（70.8%），腹腔镜远端胃癌 D2 根治术已在国内广泛开展，CLASS-01 研究也为腹腔镜远端胃癌 D2 根治术提供了有力证据。

术者对开展此术式部分体会如下：①悬吊肝脏，有利于术野的暴露。②初始站位及第一刀落点：术者在患者两腿之间，第一刀落在胃结肠韧带中部偏左位置切开，可以避免胃与横结肠系膜的粘连区域，能够简单快速进入网膜囊，顺势将左侧区域处理完毕（包括后文全胃切除术方法也与此相同）。同时，相对于站在患者左侧处理，能明显降低术者右手的不适感。③"罪恶韧带"优先处理：我们首先提出了"罪恶韧带"的概念，在处理脾胃韧带及脾结肠韧带时，优先处理"罪恶韧带"，能有效避免术中脾脏的损伤。④处理幽门下区域时，应优先找到胃系膜和结肠系膜的融合筋膜间隙，充分拓展间隙，将整个胰头和十二指肠降段显露后，再处理血管、清扫淋巴结。⑤优先离断十二指肠，解放助手的右手，助手可持吸引器操作，使术野保持清晰，利于胰腺上缘及贲门区的淋巴清扫。⑥门静脉优先入路：胰腺上缘清扫是手术难点，采用门静脉优先入路，显露门静脉主干及冠状静脉，可更好地避免门静脉损伤，彻底清扫 No. 8、No. 9、No. 12 组淋巴结。⑦胃小弯侧的裸化，注意分层解剖，往往优先处理后壁，可降低出血的风险。⑧辅助切口取上腹部正中，可方便使用线型切割闭合器进行消化道重建，同时可利用此切口进行十二指肠残端的关闭。

第二节 腹腔镜 D2 根治性全胃切除术

（一）适应证

1. 胃上部或食管胃结合部进展期腺癌（Siewert Ⅲ型及部分 Siewert Ⅱ型）。

2. 胃体癌，行近端胃切除术或远端胃切除术均无法达到安全切缘者。

3. 远端胃切除术可切除原发肿瘤，但已明确 No. 4sb 淋巴结转移的胃体大弯 T2 期及以上肿瘤需行全胃切除+脾切除或保留脾脏的脾门淋巴结清扫术。

4. 术前、术中诊断分期为ⅠB、Ⅱ、Ⅲ期者。

（二）禁忌证

详见本章第一节。

（三）术前准备及评估

详见本章第一节。

（四）术者站位和 Trocar 布局

详见本章第一节。

（五）手术范围

标准腹腔镜 D2 根治性全胃切除范围：非浸润性肿瘤（Borrmann Ⅰ型及Ⅱ型）近端切缘距肿瘤至少 3cm，浸润性肿瘤（Borrmann Ⅲ型及Ⅳ型）远端、近端切缘距离肿瘤至少 5cm。远切缘通常在幽门前静脉以远 2cm 以上的十二指肠球部；对于食管侵犯的肿瘤，建议切缘 3~5cm 或术中冰冻切片确保 R0 切除。淋巴结清扫范围：No. 1、No. 2、No. 3、No. 4sa、No. 4sb、No. 4d、No. 5、No. 6、No. 7、No. 8a、No. 9、No. 11、No. 12a、（+No. 10）淋巴结。

（六）手术步骤

1. 悬吊肝脏 详见本章第一节。

2. 左侧脾门区域淋巴结清扫

（1）通过三角牵拉，展平张紧胃结肠韧带，沿横结肠上缘左侧部分切开胃结肠韧带，进入网膜囊，解剖裸化胃网膜左血管，清扫 No. 4sb 淋巴结，方法同远端胃癌 D2 根治术。

（2）离断胃网膜左血管后，助手左手牵拉胃底体后壁向右头侧翻转，右手显露并张紧脾胃韧带，术者左手用纱块轻压胰尾部，充分暴露脾门区，显露脾叶动脉及胃短血管（图 2-2-1）。助手右手向上垂直牵拉胃短血管，术者左手继续下压脾门区，进一步显露胃短血管根部，超声刀非工作刀头紧贴胃短血管，解剖裸化并根部离断胃短血管，清扫其周围淋巴结缔组织，完成 No. 4sa 淋巴结清扫。

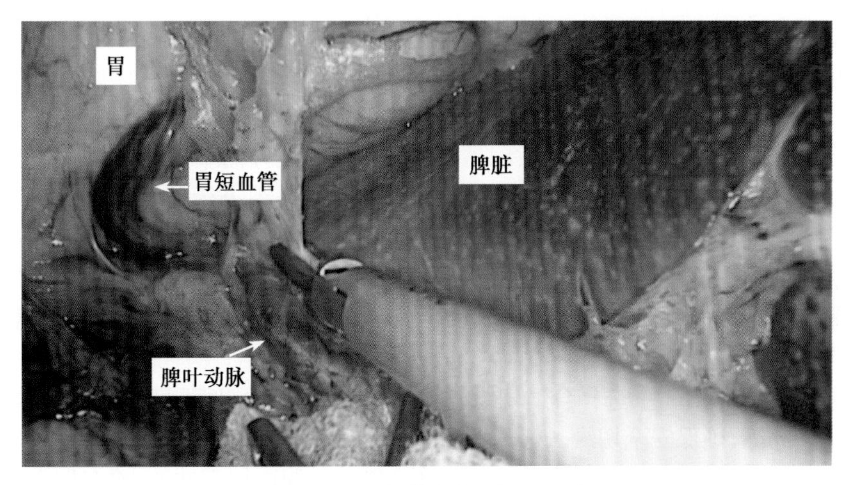

图 2-2-1　**脾叶动脉及胃短血管**

（3）原发肿瘤>6cm，位于大弯侧，且分期为 T3 或 T4 的中上部胃癌，建议行 No. 10 脾门前方淋巴结清扫，详见本章第四节，腹腔镜全方位脾门淋巴结清扫术。

（4）术者左手继续按压胰腺，显露脾动脉主干，助手右手提起脾动脉表面的淋巴脂肪组织，超声刀从脾叶动脉往脾动脉近端方向，沿脾动脉表面的解剖间隙清扫周围组织，直至胃后动静脉（图 2-2-2）；随后助手牵起胃后动脉，术者解剖裸化并根部离断胃后血管，完成 No. 11d 淋巴结清扫。至此，脾门区淋巴结清扫已完成（图 2-2-3）。

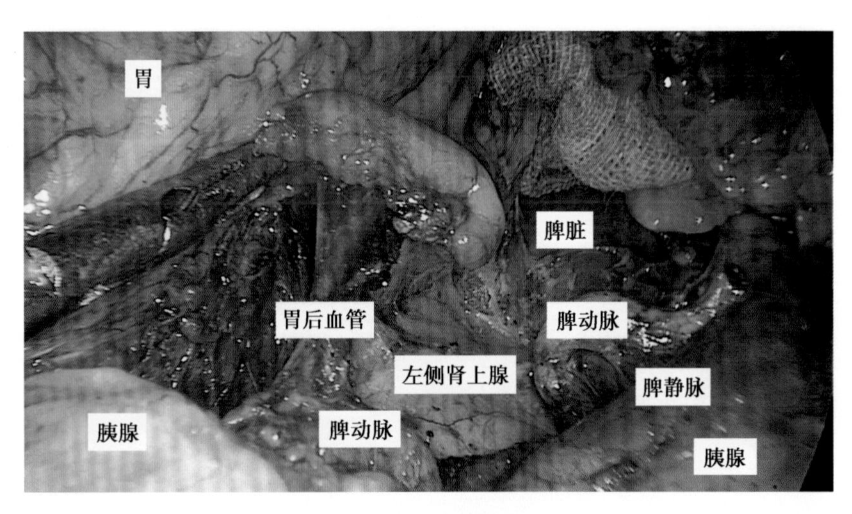

图 2-2-2　**胃后血管**

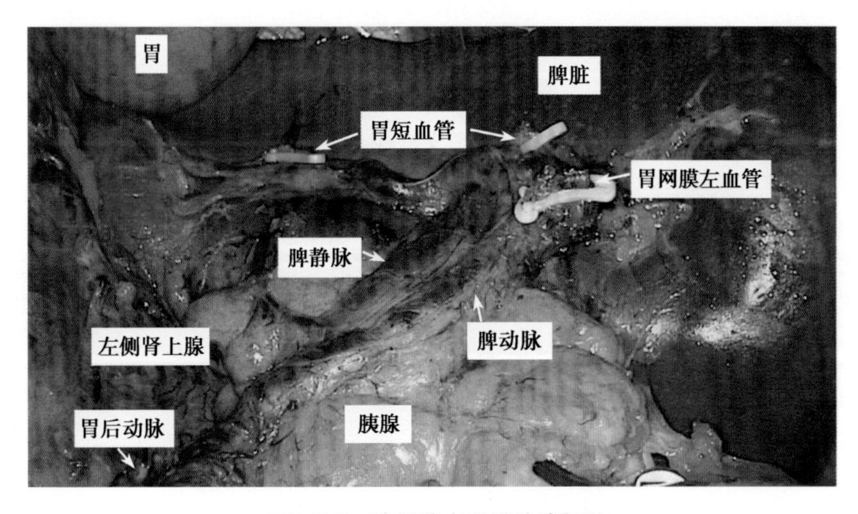

图 2-2-3　**脾门前方淋巴结清扫后**

3. **幽门下区域淋巴结清扫** 详见本章第一节。

4. **胰腺上缘区域淋巴结清扫** 详见本章第一节。

5. **贲门区域淋巴结清扫** 助手向腹侧牵拉胃体后壁,术者轻压胰腺上缘,显露右侧胃膈韧带,超声刀向上离断胃膈韧带至食管裂孔处;暴露右侧贲门区,术者向左下腹方向牵拉胃体,紧贴肝下缘离断肝胃韧带至胃贲门(图 2-2-4),完成 No. 1、No. 3 淋巴结的清扫。助手向右下方牵拉胃底体,从脾上极沿膈肌向食管裂孔方向离断左侧胃膈韧带,显露左侧膈肌脚及左膈下动脉,清扫左侧食管贲门处的淋巴结缔组织,离断左膈下动脉发出的贲门食管支(图 2-2-5),完成 No. 2 淋巴结清扫。至此,完成贲门区淋巴结清扫(图 2-2-6)。若肿瘤侵犯食管胃结合部,则视具体情况继续行下纵隔淋巴结清扫,详见本章第三节胸腔单孔辅助腹腔镜 D2 根治性全胃切除术。

6. **消化道重建** 根据肿瘤位置,选择合适切缘,于贲门上方用直线切割闭合器离断食管(图 2-2-7),切缘较近时,需常规行术中冰冻,确保安全切缘。标本置入标本袋,取上腹部正中切口,移除标本,行小切口辅助消化道重建,或完全腹腔镜下食管空肠 Roux-en-Y 吻合(图 2-2-8)。腹腔镜下冲洗,检查创面,放置引流管。

(七)术者寄语

腹腔镜 D2 根治性全胃切除术手术难度大,其难点包括淋巴结清扫和消化道重建。淋巴清扫方面,特别是脾门区域的淋巴结清扫是难点,JCOG0110 研究建议,非大弯侧的胃中上部癌,不推荐行脾门淋巴结清扫。因此,第五版《日本胃癌治疗指南》中 D2 根治性全胃切除术已不包括 No. 10 淋巴结清扫。既往回顾性分析 53 例进展期中上部胃癌,发现脾门前方淋巴结转移率为 9.4%,脾门后方淋巴结转移率为 1.9%,因此,目前仍坚持全胃切除术行脾门前方淋巴结清扫,脾门后方如发现明显肿大淋巴结时,则一并清扫。

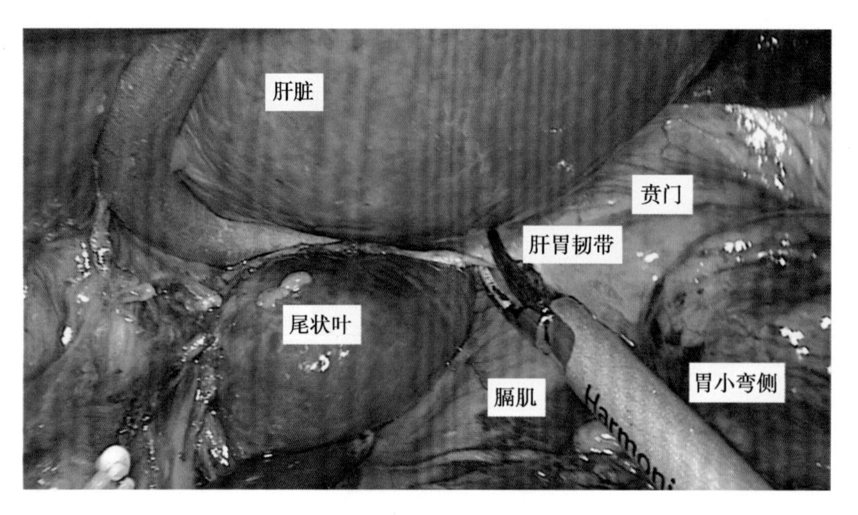

图 2-2-4 离断肝胃韧带

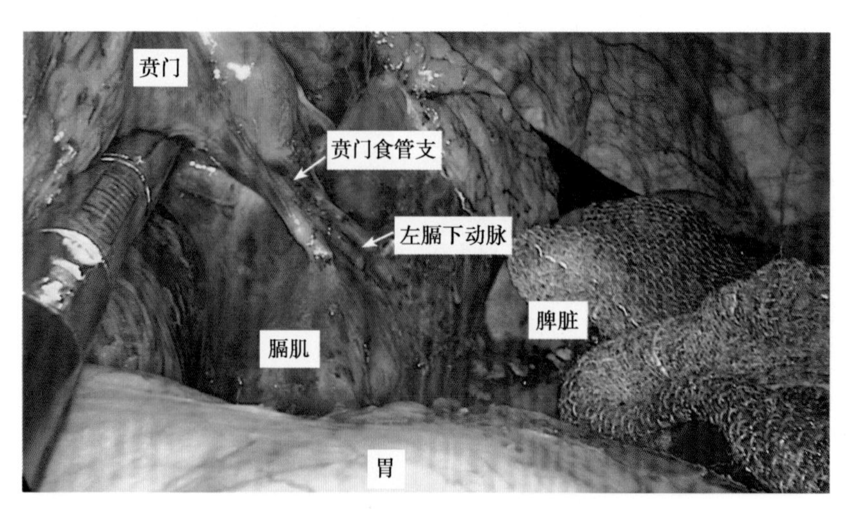

图 2-2-5 左膈下动脉发出的贲门食管支

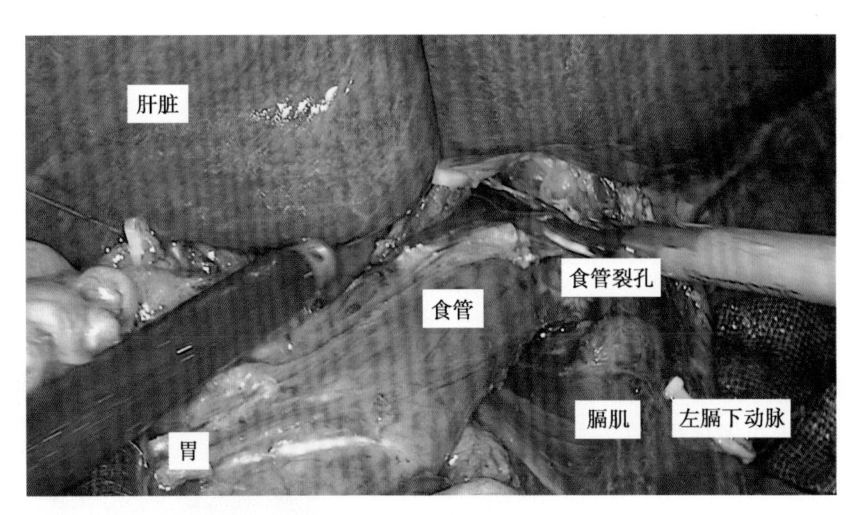

图 2-2-6 贲门区淋巴结清扫后

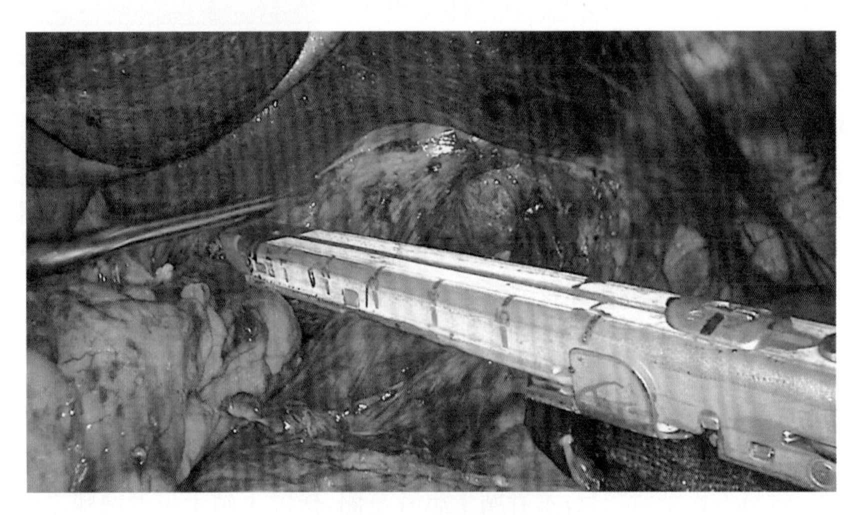

图 2-2-7 离断食管

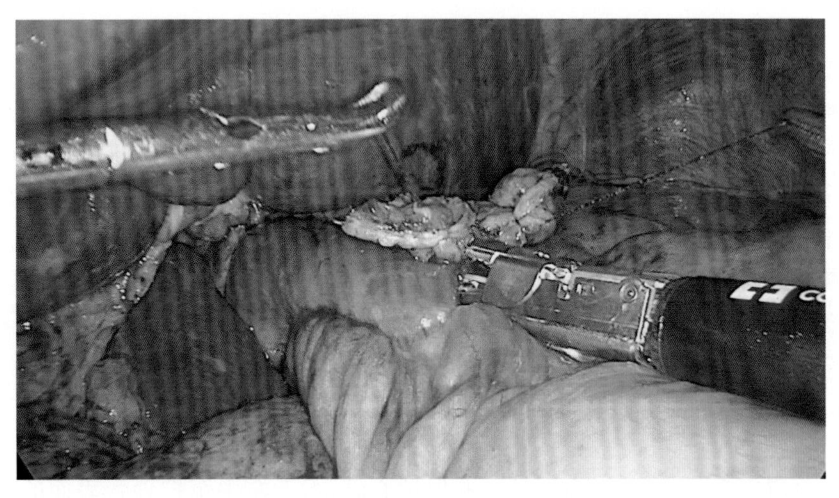

图 2-2-8 食管空肠 Roux-en-Y 吻合

第三节 胸腔单孔辅助腹腔镜 D2 根治性全胃切除术

(一) 适应证

1. Siewert Ⅱ型和部分Ⅰ型进展期食管胃结合部腺癌。

2. 术前、术中分期为Ⅱ、Ⅲ期者。

(二) 禁忌证

详见本章第一节。

(三) 术前准备及评估

详见本章第一节。

(四) 术者站位和 Trocar 布局

1. **术者站位和腹部 Trocar 布局** 详见本章第一节。

2. 胸部 Trocar 根据患者体型,在左侧腋前线第 6~8 肋间隙置入 12mm Trocar,作为胸腔主操作孔(图 2-3-1)。

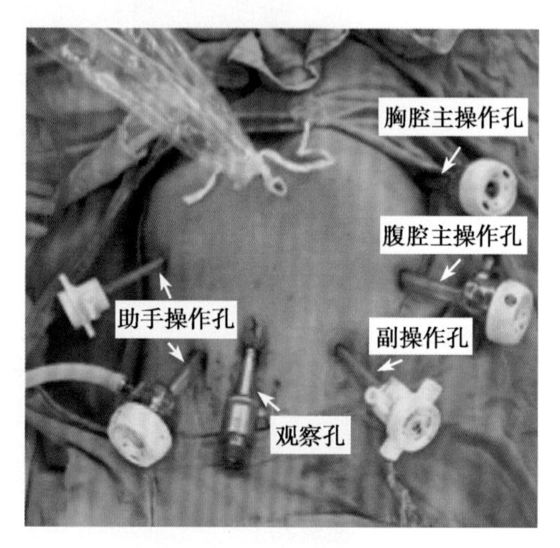

图 2-3-1 Trocar 布局

(五) 手术范围

标准胸腔单孔辅助腹腔镜 D2 根治性全胃切除术切除范围:非浸润性肿瘤(Borrmann Ⅰ型及Ⅱ型)远端、近端切缘距肿瘤至少 3cm,浸润性肿瘤(Borrmann Ⅲ型及Ⅳ型)远端、近端切缘距离肿瘤至少 5cm。远切缘通常在幽门前静脉以远 2cm 以上的十二指肠球部;近端切缘建议距离肿瘤 3~5cm 或术中冰冻切片检查争取 R0 切除。淋巴结清扫范围:No. 1、No. 2、No. 3、No. 4sa、No. 4sb、No. 4d、No. 5、No. 6、No. 7、No. 8a、No. 9、No. 10、No. 11、No. 12a 及 No. 19、No. 20、No. 110、No. 111。

(六) 手术步骤

1. **悬吊肝脏或挡肝器挡肝** 详见本章第一节。

2. **腹腔清扫** 患者取头高足低右倾体位,术者先站于患者两腿之间,助手位于右侧,扶镜手站于助手右侧;完成胃左侧脾门区域淋巴结清扫后,术者站于患者左侧,扶镜手站于患者两腿之间,助手位置不变,按腹腔镜 D2 根治性全胃切除术,常规依次清扫 No. 4sb、No. 4sa→No. 10、No. 11、No. 2→No. 6→No. 7、No. 8a、No. 9→No. 5、No. 12a→No. 1、No. 3(详见本章第一、二节);其中 No. 10 仅行脾门前方淋巴结清扫(详见本章第四节)。

3. **食管裂孔旁及胸腔清扫**

(1) 完成腹腔 D2+No. 10 淋巴结清扫后,斜行切开左侧膈肌 5~7cm 进入下纵隔及左侧胸腔(图 2-3-2),离断左侧下肺韧带,清扫膈上淋巴结(图 2-3-3),此时左肺因腹腔气腹压力而自然塌陷。助手左手将胃向右下方牵拉,右手牵拉膈肌,暴露术区,术者利用腹腔主操作孔继续分离食管、胸主动脉及左下肺之间的淋巴结缔组织,注意避免损伤胸主动脉及左下肺(图 2-3-4);完成食管裂孔旁膈下淋巴结清扫。于左侧腋前线第 6~8 肋间隙置入 12mm Trocar,作为胸腔主操作孔;助手持续将下段食管及胃向右下方牵引,同时左手注意保护及挡开心脏。术者继续分离食管后方、胸主动脉及左下肺之间的淋巴结缔组织,超声刀非工作刀头紧贴胸主动脉前方,由远及近将胸主动脉前方彻底裸化,上至左下肺静脉水平,注意显露并保护左下肺静脉,清扫周围淋巴结缔组织,完成下纵隔左侧及后方大部分淋巴的清扫(图 2-3-5)。

(2) 助手左手将胃向左下方牵拉,右手挡开并保护心脏,术者左手牵拉食管表面的淋巴结缔组织,继续利用胸腔操作孔分离心包与食管之间的淋巴结缔组织(图 2-3-6),裸化心包后壁,上至左下肺静脉,右至右侧胸膜(图 2-3-7),前后结合,进一步清扫下纵隔前方、右侧及后方淋巴结。注意心包的保护,尽量避免

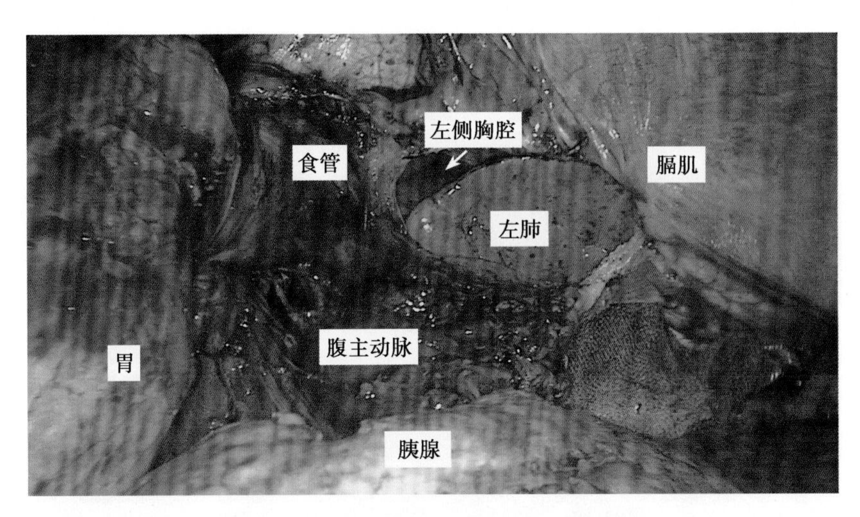

图 2-3-2 打开左侧膈肌及进入左侧胸腔

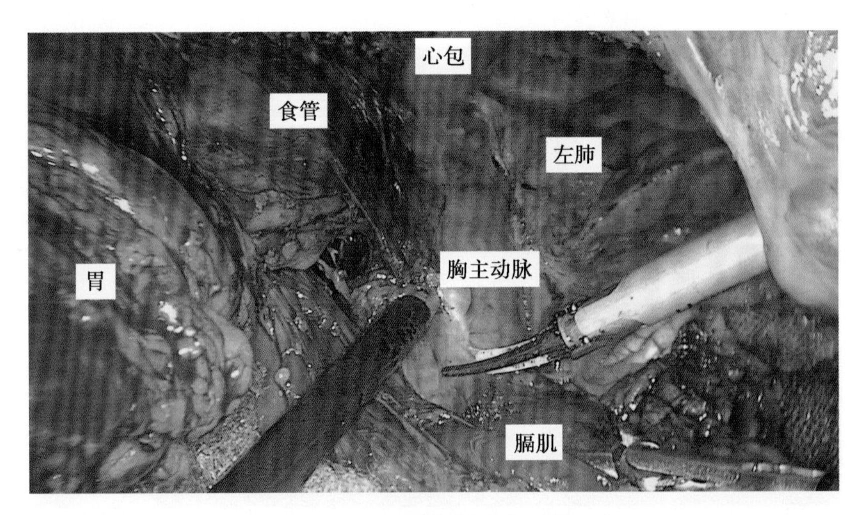

图 2-3-3 清扫膈上淋巴结

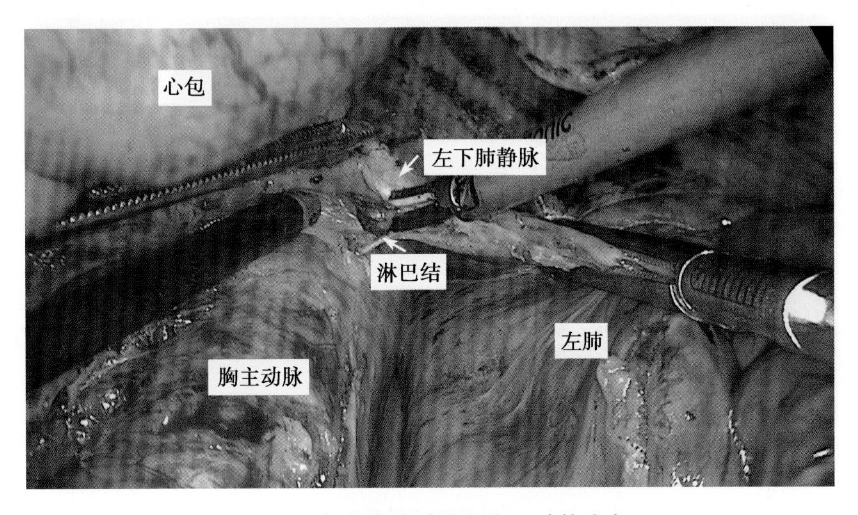

图 2-3-4 裸化胸主动脉至左下肺静脉水平

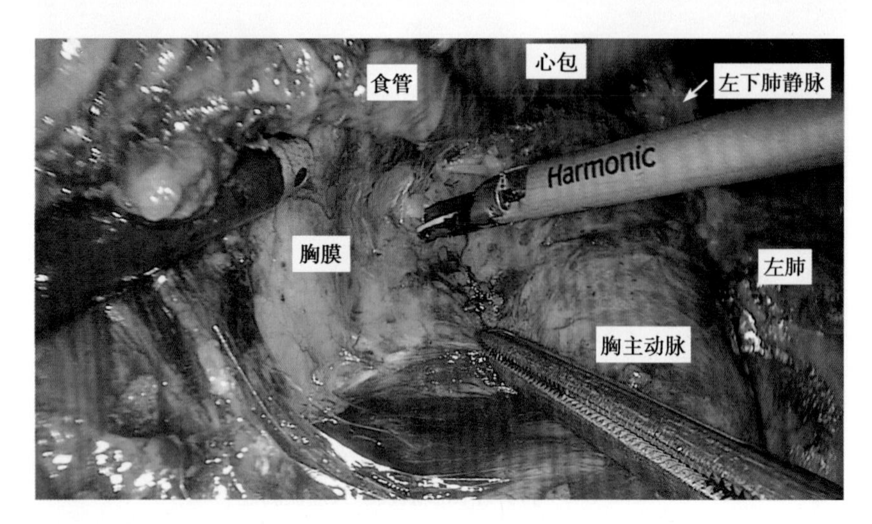

图 2-3-5 下纵隔左侧及后方淋巴清扫

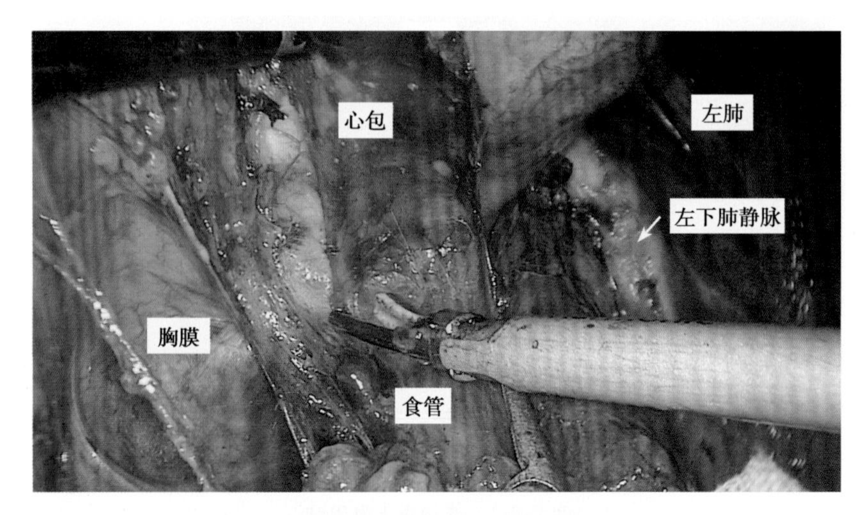

图 2-3-6 裸化心包后方、清扫下纵隔前方淋巴结

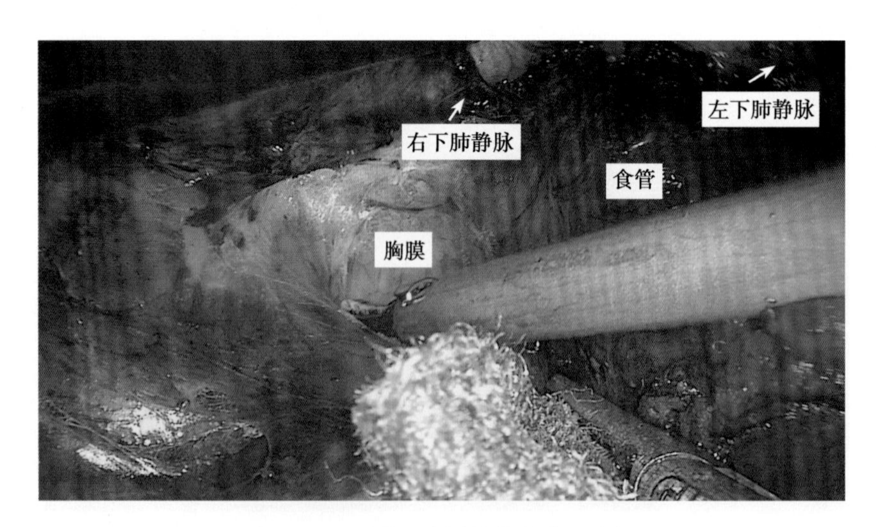

图 2-3-7 下纵隔右侧及前方淋巴清扫

损伤右侧胸膜，进入右侧胸腔。将附着在食管上的淋巴结缔组织，由左下肺静脉水平，由头侧向腹侧裸化下段食管，充分游离食管下段至肿瘤近端至少 5cm（图 2-3-8），至此将 No. 19、No. 20、No. 110 及 No. 111 淋巴结整块切除（图 2-3-9，图 2-3-10）。

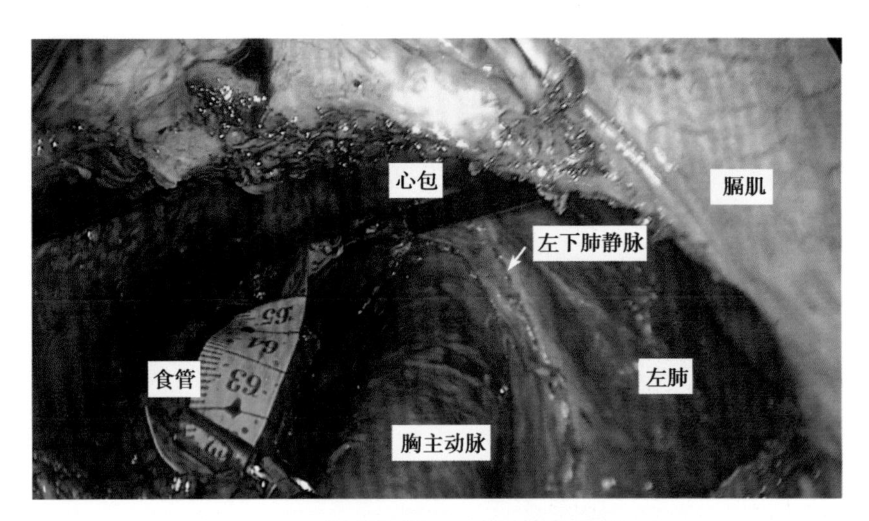

图 2-3-8 **由头侧至腹侧裸化下段食管至肿瘤上方 5cm**

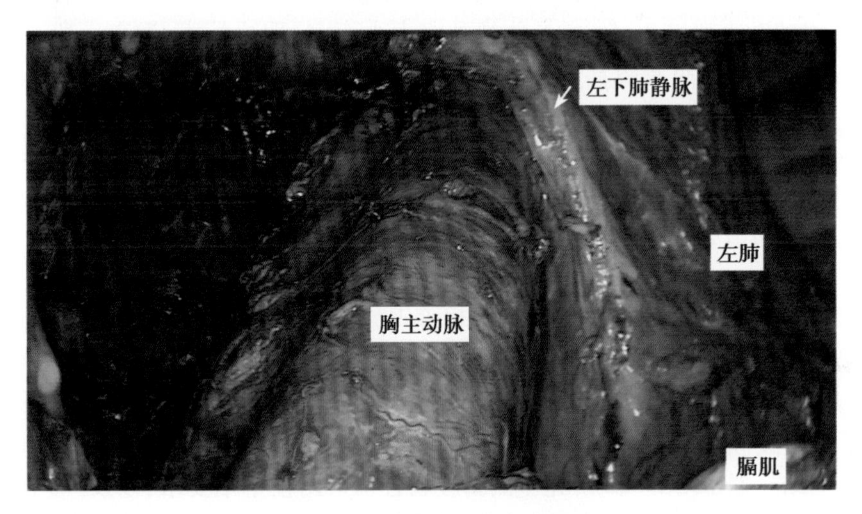

图 2-3-9 **胸主动脉前方清扫后**

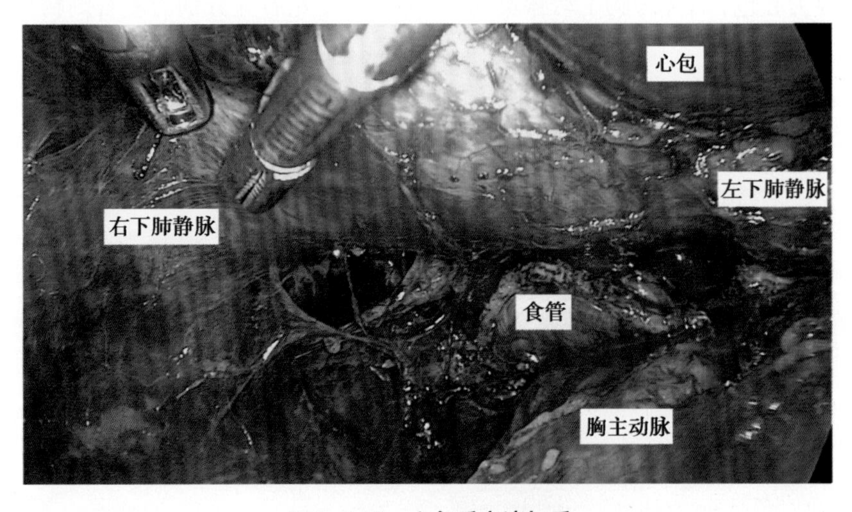

图 2-3-10 **心包后方清扫后**

4. **消化道重建**

（1）经胸腔主操作孔置入直线切割闭合器，于肿瘤近端5cm离断食管（图2-3-11）。经腹腔主操作孔离断十二指肠。

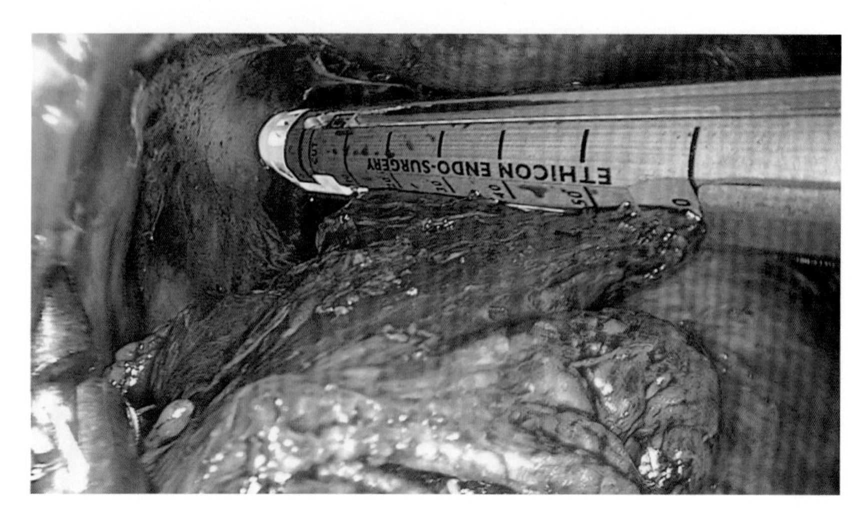

图2-3-11 **离断食管**

（2）取上腹正中辅助小切口3～5cm（具体视肿瘤大小而定）取出标本，游离一段Roux-en-Y肠袢，体外完成空肠-空肠侧侧吻合（同腹腔镜食管空肠吻合术体外部分），同时等待术中冰冻病理证实食管切缘阴性。

（3）采用Overlap法完成腹腔镜食管空肠顺蠕动侧侧吻合术（图2-3-12），推荐使用45mm线形切割闭合器，经胸腔主操作孔用3-0倒刺线连续缝合关闭共同开口（图2-3-13）。完成消化道重建后，经胸腔操作孔放置F28号胸腔闭式引流管。用1-0倒刺线连续缝合关闭膈肌切口（图2-3-14），完成手术。

（七）术者寄语

食管胃结合部腺癌的外科治疗是目前的热点和难点之一，其中尤以Siewert Ⅱ型的外科治疗争议较大，无论在手术入路、切除范围、淋巴结清扫，还是消化道重建等各方面均存在较多难点和争议。基于日本JCOG9502研究结果，Siewert Ⅱ、Ⅲ型AEG行根治术时推荐经腹食管裂孔入路。但无论第5版日本《胃癌治疗指南》还是“中国腹腔镜胃癌根治术质量控制专家共识（2017版）”建议，肿瘤侵犯食管，需清扫No. 110、No. 111淋巴结。据JCOG9502研究左侧胸腹联合切口路径手术要求，以及“食管癌胸部淋巴结清扫中国专家共识”规范，No. 110淋巴结的上界在左侧下肺静脉水平。故下纵隔淋巴结清扫的界限：上界为左侧下肺静脉，前界为心包，后界为胸主动脉及胸段下腔静脉，左右界分别为左右侧胸膜。无论腹腔镜还

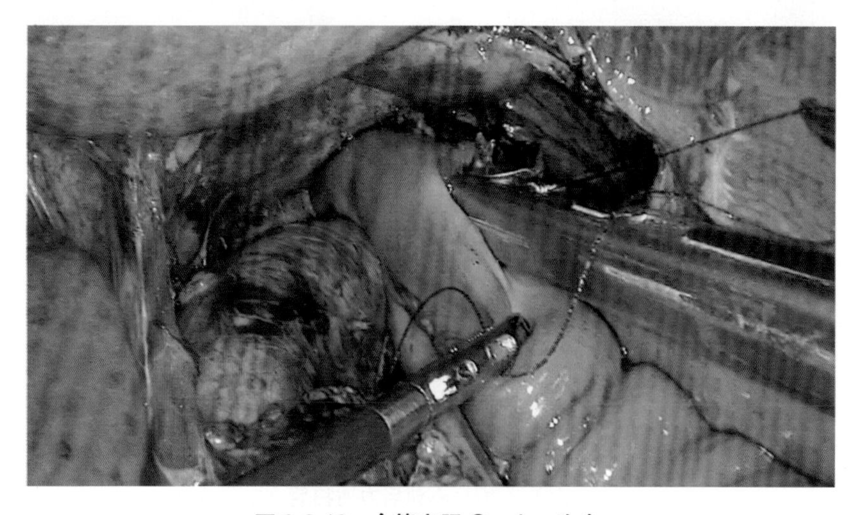

图2-3-12 **食管空肠Overlap吻合**

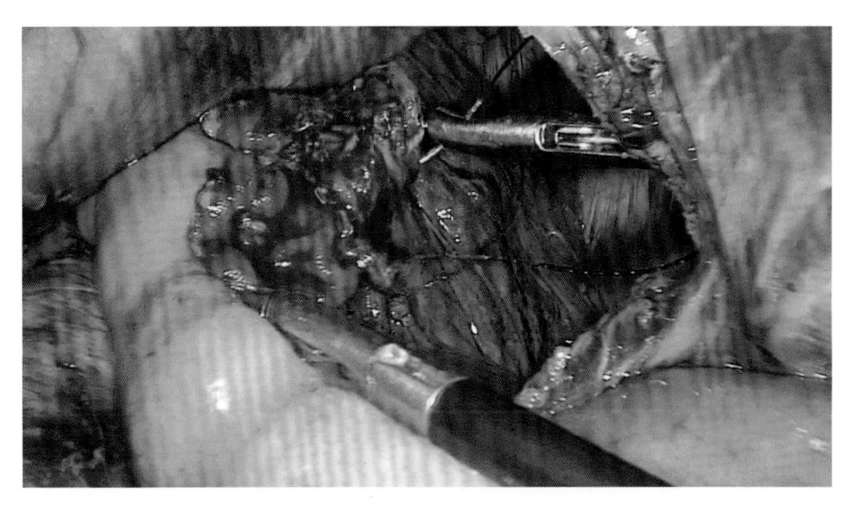

图 2-3-13 **经胸腔主操作孔关闭共同开口**

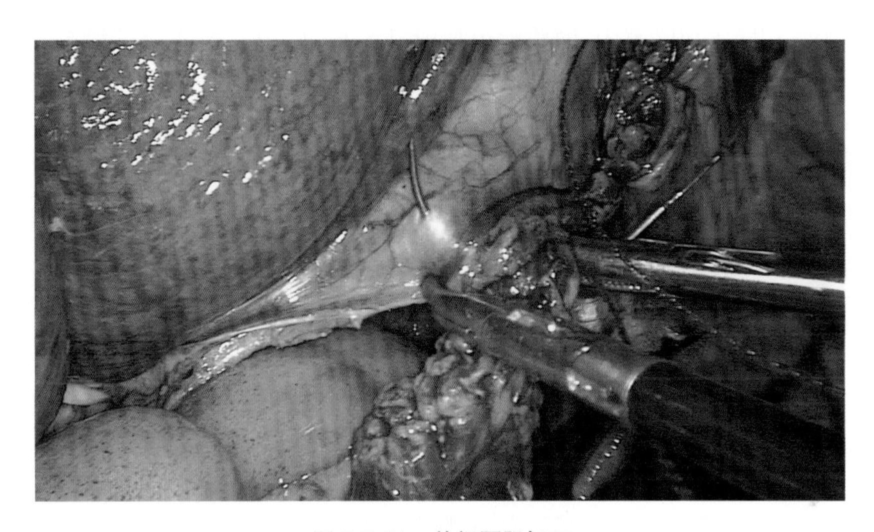

图 2-3-14 **关闭膈肌切口**

是开腹手术，仅从食管裂孔路径难以到达彻底清扫 No. 110 淋巴结的目的。右胸腹两切口（Ivor-Lewis 径路）或胸腹腔镜联合路径虽然可以方便彻底清扫下纵隔淋巴结，但为达到“无瘤”及“整块切除”原则，需术中变更体位 3 次，增加了手术步骤，延长了手术时间。

术者团队首创“胸腔单孔辅助下腹腔镜 Siewert Ⅱ 型进展期食管胃结合部腺癌根治术”有效地解决了这个难题。本术式具有以下特点：①提前并充分使用胸腔闭式引流管切口，能有效缓解筷子效应；②切开膈肌，进入左侧胸腔，充分显露下纵隔区域，视野开阔；③腹腔镜联合胸腔单孔操作，类似腹腔镜及胸腔镜，具备经胸下纵隔淋巴结清扫及经腹腹腔淋巴结清扫两者的优势；④可在术中不变更体位的情况下，遵从无瘤及整块切除原则，显露及清扫至左侧下肺静脉水平，达到彻底清扫下纵隔淋巴结的目的；⑤能在完全腹腔镜下进行消化道重建食管空肠（管胃）吻合术，使吻合更方便及安全。至于全胃切除和近端胃切除选择的考量，结合术中探查，由肿瘤分期、大小以及患者小肠系膜的肥厚长短综合判断。一般我们以根治性全胃切除为主，但如果肿瘤体积较小，或者患者小肠系膜短且肥厚，估计离断 Roux-en-Y 肠袢小肠长度难以到达胸腔行消化道重建者，予以行近端胃切除并管胃制作。

AEG 的外科治疗，安全的食管切缘非常重要，我们可以利用辅助切口行小肠吻合、Roux-en-Y 肠袢（或管胃制作）时送冰冻活检证实。部分病例，因肿瘤黏膜下浸润，食管离断平面高，甚至达至左侧下肺静脉水平，此时，可行食管残端空肠或残胃端侧手工缝合吻合。如果仍切缘阳性，则请胸外科行右胸路径手术。

第四节 腹腔镜胃癌扩大根治术

一、腹腔镜完整网膜囊切除术

（一）适应证

中上部胃后壁 T3～T4a 的局部进展期胃癌。

（二）禁忌证

详见本章第一节。

（三）术前准备及评估

详见本章第一节。

（四）术者站位和 Trocar 布局

详见本章第一节。

（五）手术范围

标准的完整网膜囊切除术切除范围：网膜囊包括前、后、左、右、上、下，2“界”和 4 个“壁”。网膜囊上界位于肝尾叶，下界位于十二指肠上部；上壁为膈下方及肝尾叶的腹膜；下壁为大网膜的前、后叶反折部；前壁内由上向下依次为小网膜、胃后壁腹膜和大网膜前叶；后壁由下向上依次为大网膜后叶，横结肠及其系膜及覆盖胰、左肾、左肾上腺等处的腹膜。淋巴结清扫范围和顺序：No. 4sb、No. 4d、No. 10、No. 4sa、No. 11、No. 7、No. 8a、No. 9、No. 5、No. 12a、No. 6、No. 1、No. 2、No. 3 淋巴结。

（六）手术步骤

1. 囊外左侧入路

（1）术者站于患者两腿之间，助手位于患者右侧，扶镜手站于助手右侧。将患者置于头高脚低 15°～30°，右倾 20°，将小肠、大网膜等腹腔内容物移至右侧，充分暴露左上腹手术区域。

（2）助手左手提起左侧大网膜，向头侧、腹侧牵拉，右手提起降结肠，向内侧牵拉，暴露左侧结肠系膜与左侧腹膜的 Monk 白线（此处大网膜多与左侧腹壁、结肠脾曲及脾脏有生理性粘连，需先松解粘连）（图 2-4-1）。术者左手向内侧牵拉结肠，右手持腔镜下彭氏刮吸电刀（PMOD），利用 PMOD 推、刮、吸、切、凝等功能，切开 Monk 白线，进入左侧 Toldt' s 间隙，向头侧拓展至胰腺下缘。循此囊外间隙分离左侧横结肠系膜前叶及胰体尾胰腺被膜（图 2-4-2，图 2-4-3），进入胰腺被膜与胰腺间隙，利用 PMOD 轻轻推开胰腺被膜，进一步拓展间隙。显露胰腺上缘，暴露脾动静脉，沿脾动、静脉主干，向脾门方向拓展囊外间隙，对血管表面结缔组织结合采用刮、吸、推、凝等动作，裸化血管，细小血管直接凝闭，于胰尾处根部离断胃网膜左动静脉，并清扫 No. 4sb 淋巴结（图 2-4-4）。继续沿血管表面，由干到支，裸化脾门前方脾叶血管，根部离断胃短血管，彻底清扫 No. 10 前、后方淋巴结及 No. 4sa 淋巴结（图 2-4-5）。

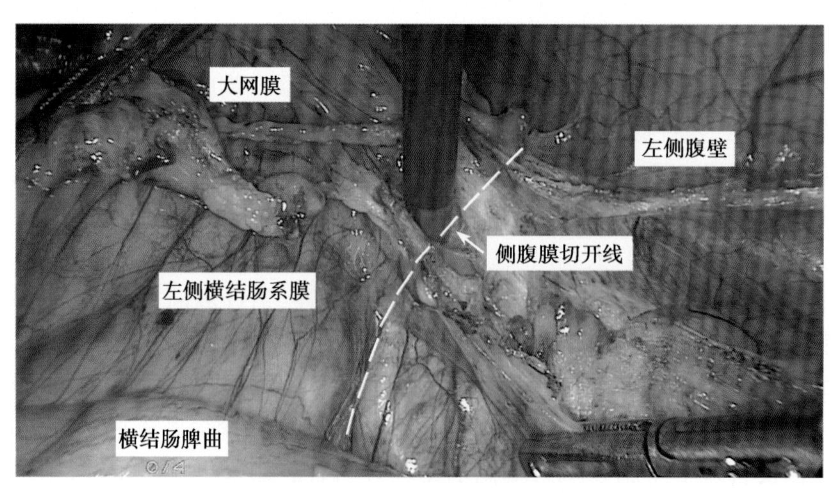

图 2-4-1 囊外左侧入路

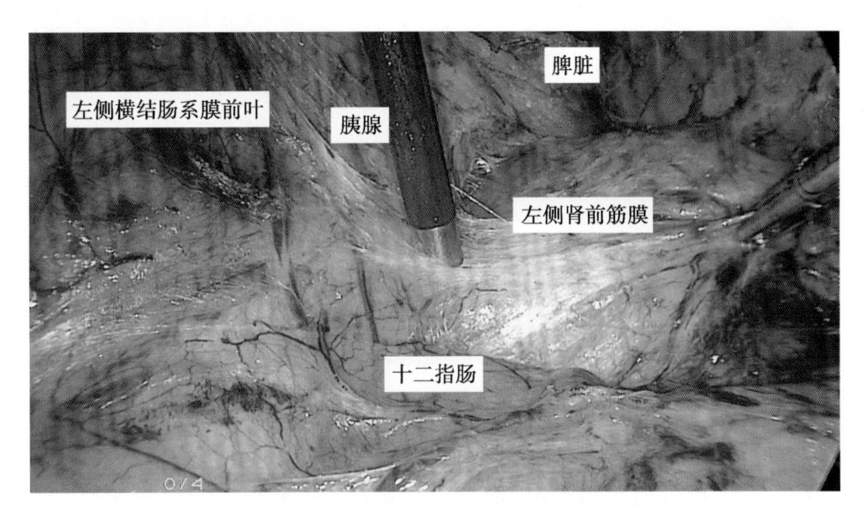

图 2-4-2 分离左侧横结肠系膜前叶

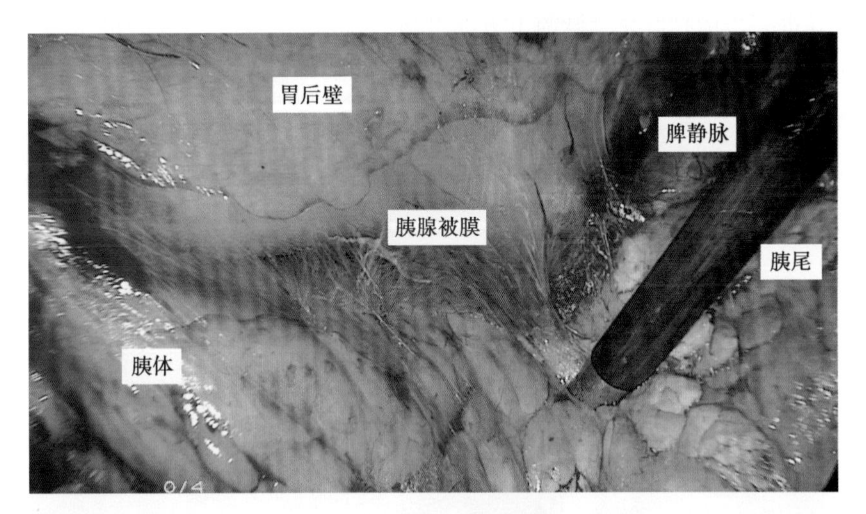

图 2-4-3 剥离胰腺被膜

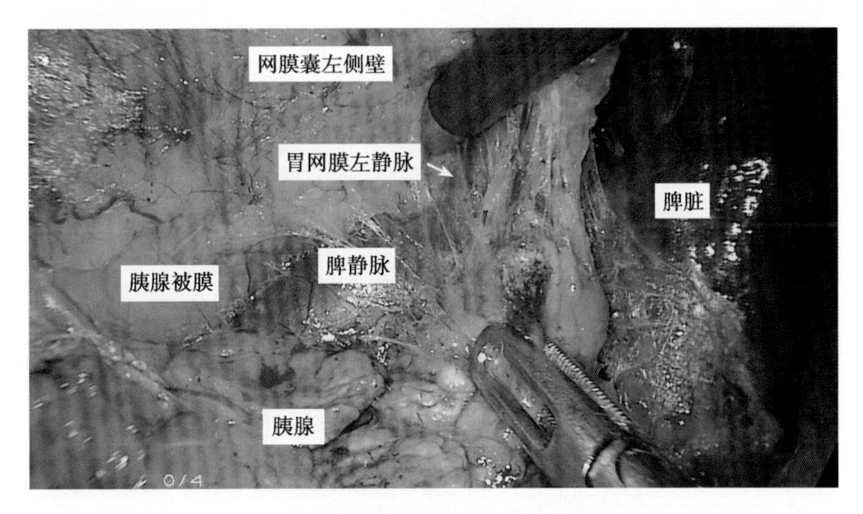

图 2-4-4 显露胰腺上缘，清扫 No. 4sb 淋巴结

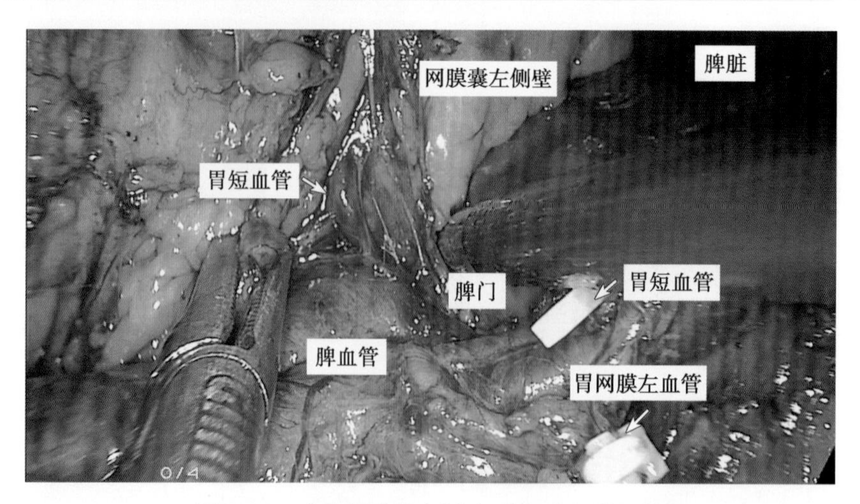

图 2-4-5 分离网膜囊左侧壁，清扫脾门淋巴结

（3）助手持续提起网膜囊左后壁向右侧牵拉，保持张力，并避免网膜囊后壁撕破。下至胰腺下缘，上至膈下，自左向右循囊外间隙推剥网膜囊后壁，离断胃后血管（图 2-4-6），彻底清扫 No. 11 淋巴结。剥离左侧肾上腺、腹主动脉前方的后腹膜即网膜囊后壁（图 2-4-7）。显露并清扫腹腔干及其分支周围淋巴结缔组织，离断胃左血管，并进一步清扫肝总动脉前上方淋巴结，并将胰腺上方、肝下及肝十二指肠韧带内侧区域后腹膜切除，将 No. 7、No. 8a、No. 9 淋巴结彻底清扫（图 2-4-8）。

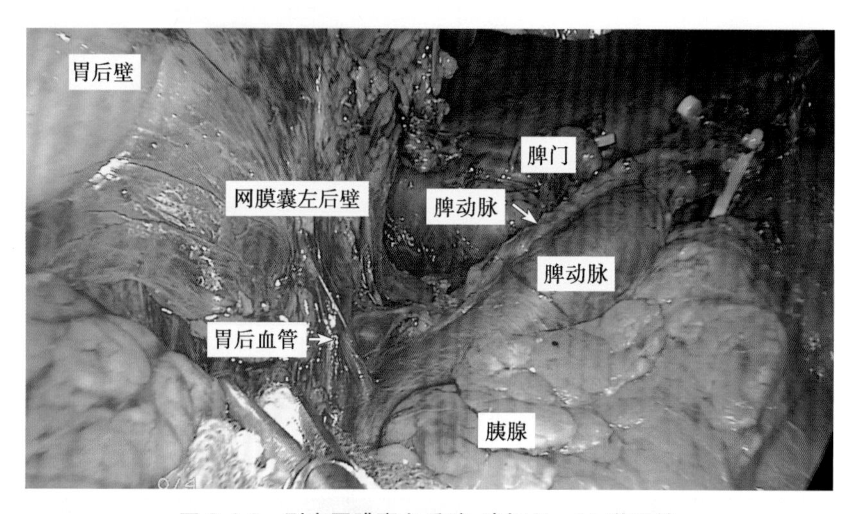

图 2-4-6 剥离网膜囊左后壁，清扫 No. 11 淋巴结

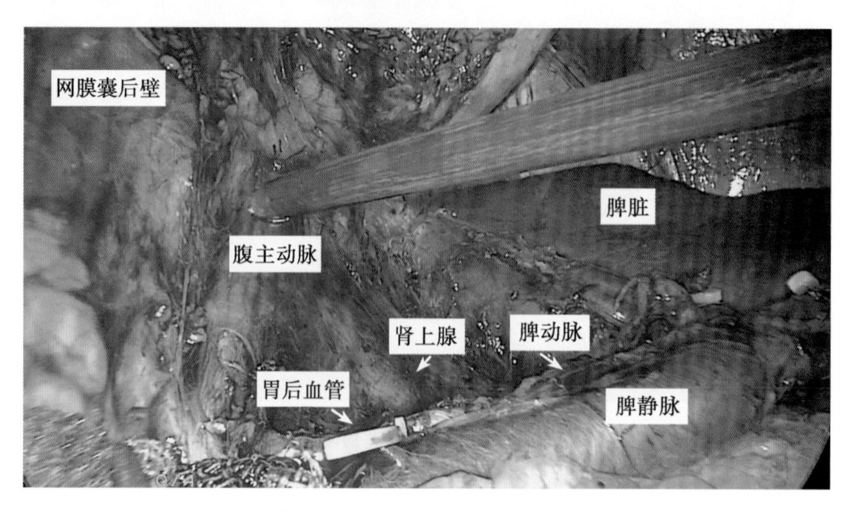

图 2-4-7 下至胰腺下缘，上至膈下，自左向右剥离网膜囊后壁

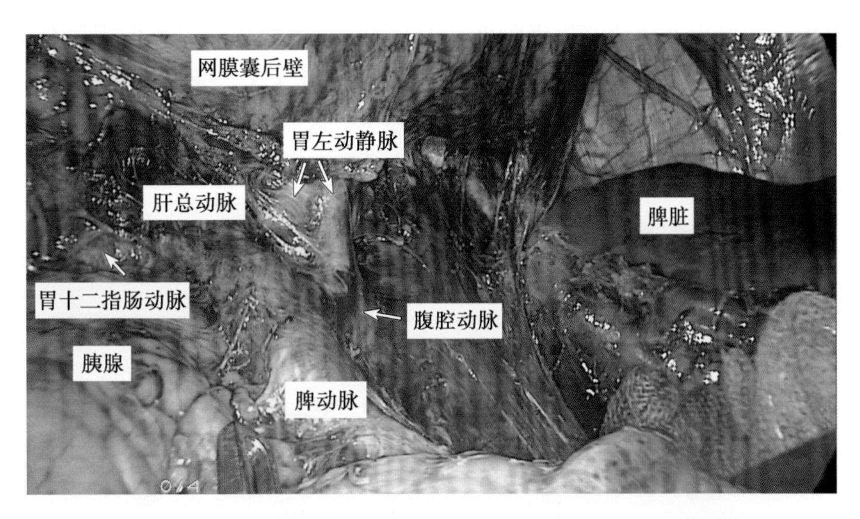

图 2-4-8 剥离网膜囊后壁，清扫 No. 7、No. 8a、No. 9 淋巴结

（4）术者移至患者左侧，扶镜手站于患者两腿之间。继续向右侧剥离网膜囊至十二指肠后方，显露肝固有动脉和胃十二指肠动脉，离断胃右血管，采用“门静脉优先入路”显露门静脉（详见本章第一节），清扫 No. 5、No. 12a 淋巴结（图 2-4-9，图 2-4-10）。于十二指肠后方垫纱布指引，至此，完成左侧囊外入路步骤。

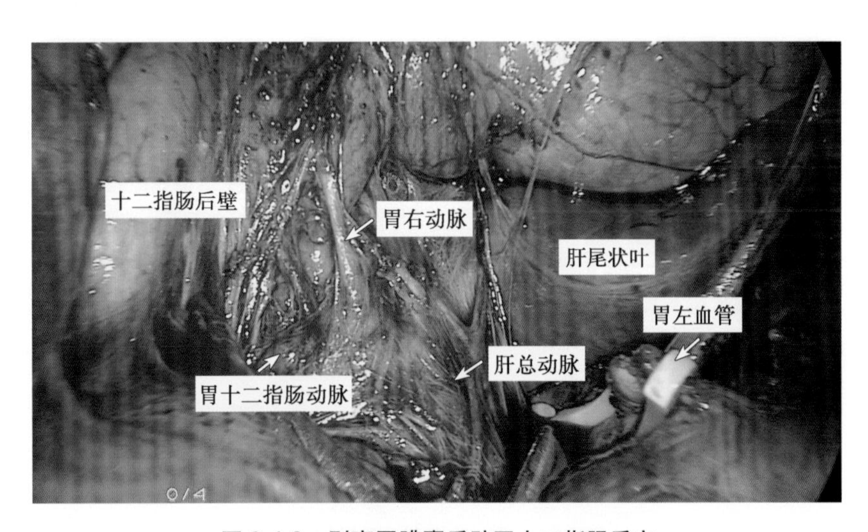

图 2-4-9 剥离网膜囊后壁至十二指肠后方

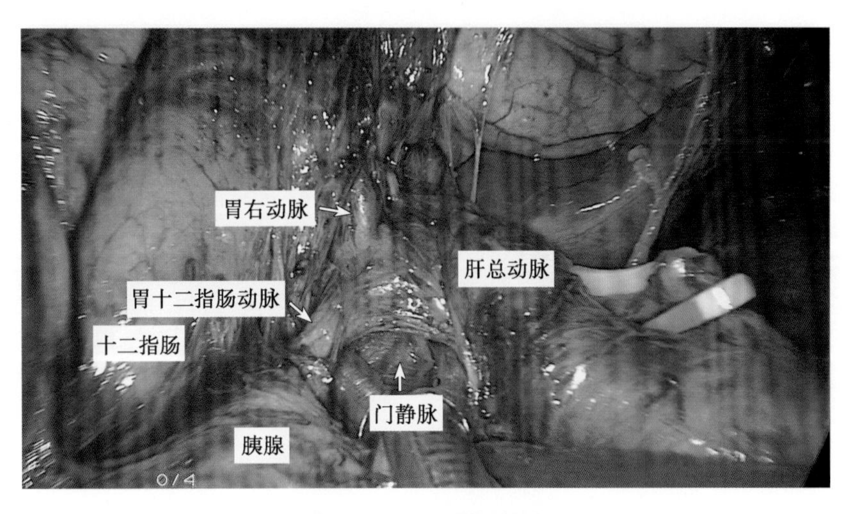

图 2-4-10 显露门静脉

2. **囊外右侧包抄** 恢复患者体位至头高脚低位 15°~30°，视野转至右侧，助手提起右侧大网膜及横结肠系膜前叶，术者用 PMOD 沿囊外间隙分离右侧横结肠系膜前叶至十二指肠及胰头（图 2-4-11），显露胃网膜右血管，清扫 No. 6 和 No. 4d 淋巴结（图 2-4-12）。剥离胰头被膜至十二指肠后方，可看到预先垫好的指引纱布，与已分离的左侧囊外间隙贯通（图 2-4-13）。以胰腺为指引，循横结肠系膜血管表面间隙，向横结

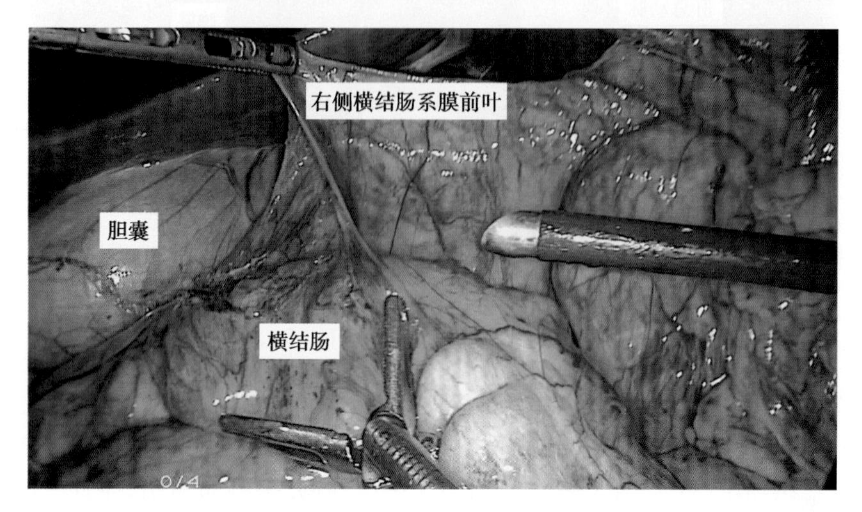

图 2-4-11 分离右侧横结肠系膜前叶

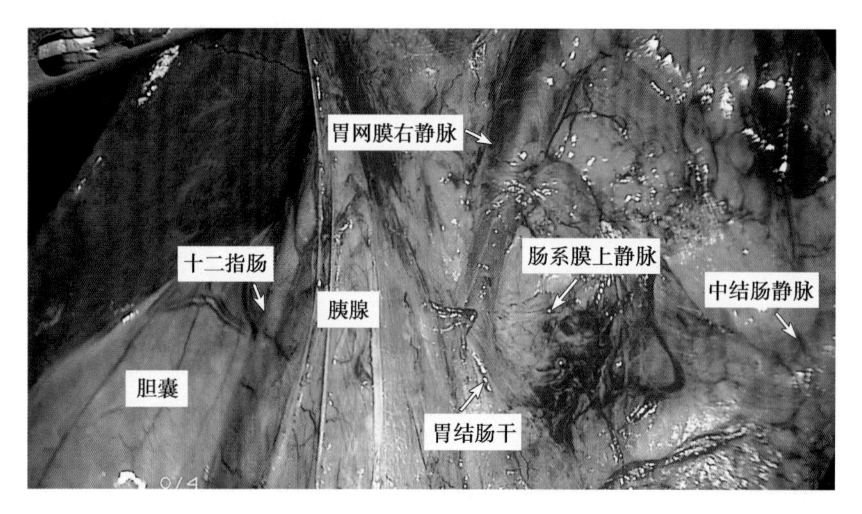

图 2-4-12 清扫 No. 6 淋巴结

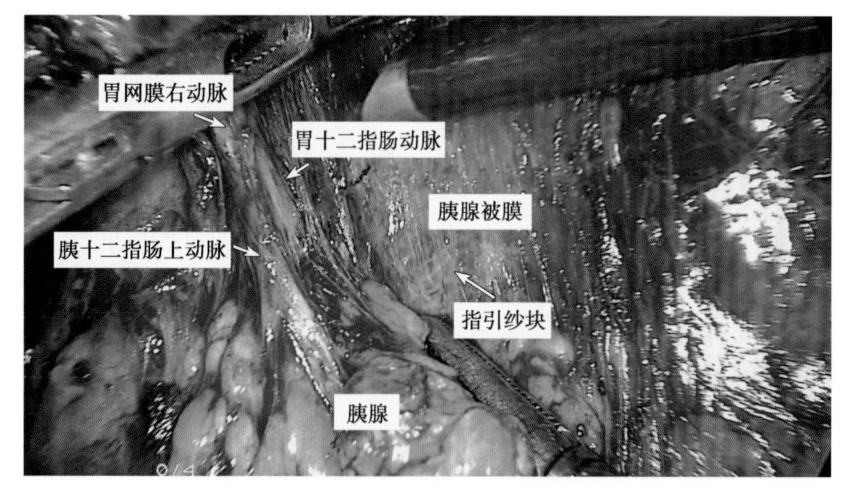

图 2-4-13 与左侧已分离胰腺前方囊外间隙贯通

肠方向，沿横结肠系膜前后叶反折线，采用推、刮方法分离横结肠系膜前叶中间部分，将左右侧已分离横结肠系膜前叶向中间贯通，完成横结肠系膜前叶完整剥离（图 2-4-14）。

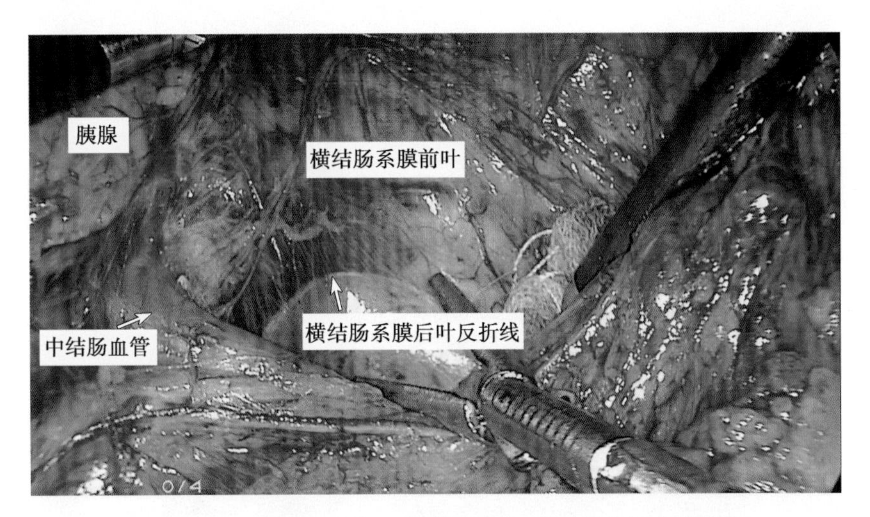

图 2-4-14 以胰腺为指引，循囊外间隙，完成横结肠系膜剥离

3. **分离小网膜囊** 转至小网膜囊前方，助手左手牵开肝左外叶（已悬吊肝脏则暴露更容易），暴露肝胃韧带（小网膜囊前壁），继续清扫幽门上及肝十二指肠韧带处 No. 5、No. 12a 淋巴结。紧贴肝脏下缘由右往左至贲门右侧缘离断肝胃韧带，裸化贲门及食管下段，清扫 No. 1、No. 2 和 No. 3 淋巴结。离断十二指肠及食管下段，至此，胰腺上下区域网膜囊后壁完整剥除（图 2-4-15～图 2-4-17），完成全胃及完整网膜囊切除（图 2-4-18）。

4. **消化道重建** 取上腹正中辅助小切口 3～5cm（具体视肿瘤大小而定）取出标本，在腹腔镜下完成消化道重建，行食管空肠 Roux-en-Y 吻合术，详见本章第五节食管空肠吻合术。

（七）术者寄语

基于 JCOG1001 初步研究结论，第 5 版日本《胃癌治疗指南》不推荐将网膜切除作为标准的 cT3/T4 期胃癌的手术方式。但是，网膜囊切除有广义和狭义之分。在解剖学上，网膜囊包括前、后、左、右 4 个“壁”及上下 2“界”，完整的网膜囊切除实际上是将这 4“壁”和 2“界”完整切除。因此，只有在全胃切除术中，才能尽可能达到完整网膜囊切除。此外，由于网膜囊上壁有肝尾状叶的存在，无法达到真正意义上的网膜囊封闭式切除，目前临床上指的完整网膜囊切除，其实是指网膜囊的半封闭式切除。

日本《胃癌治疗指南》建议施行的网膜囊切除仅包括横结肠系膜前叶和胰腺被膜，实际上属于“狭义的网膜囊切除”。而且，目前关于网膜囊切除的临床研究都有纳入远端胃切除，包括 JCOG1001 研究，其胰

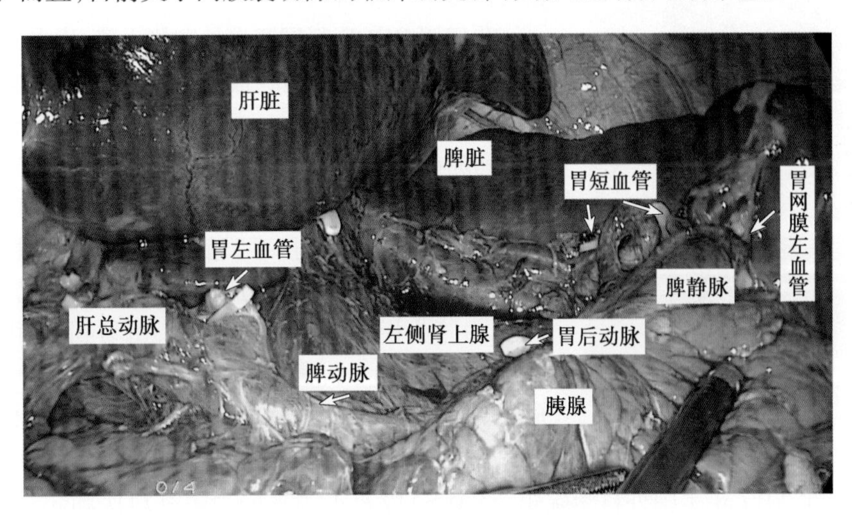

图 2-4-15 胰腺上区网膜囊后壁切除后

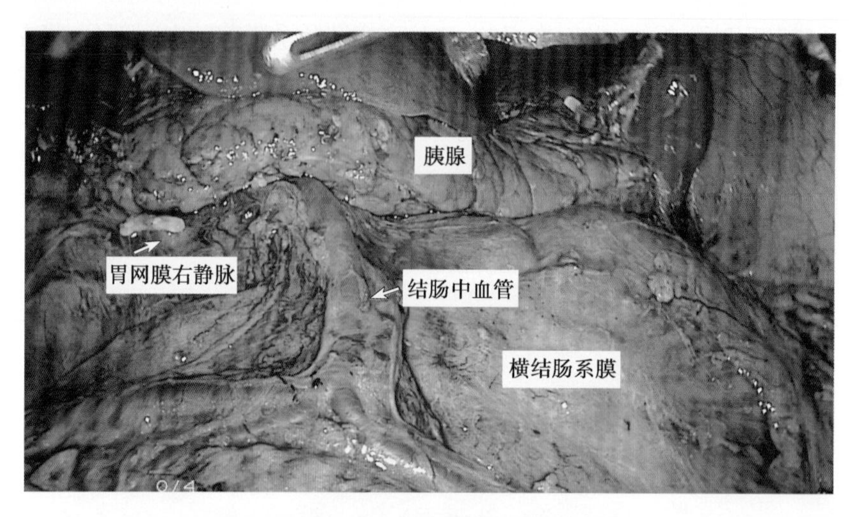

图 2-4-16 **胰腺下区网膜囊后壁切除后**

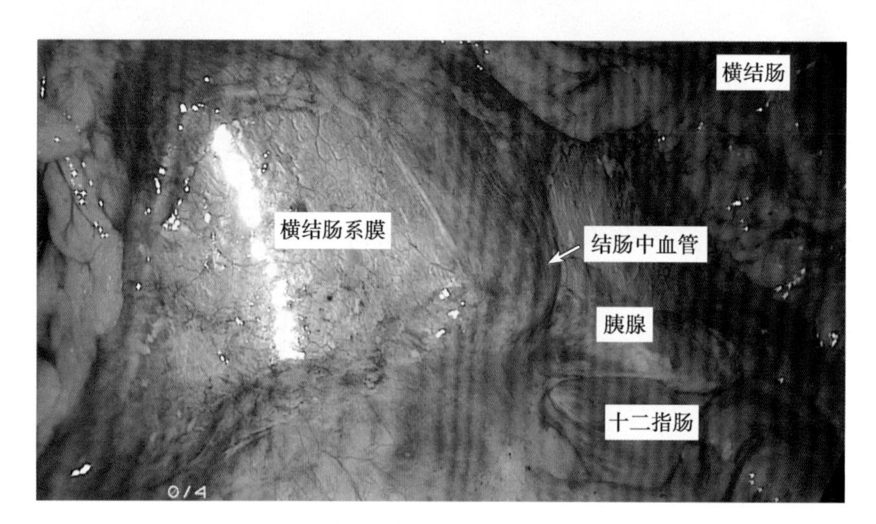

图 2-4-17 **胰腺下区网膜囊后壁切除后正面观**

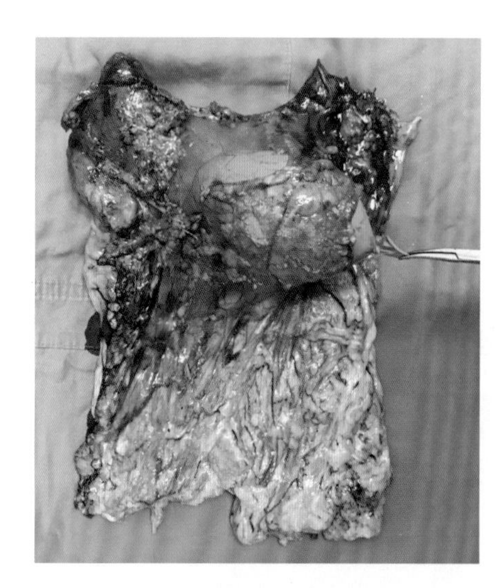

图 2-4-18 **全胃及完整网膜囊切除后标本**

腺包膜的切除仅仅为脾动脉起始部至胰尾 1/2 处近端被膜，这并不能真实地评估网膜囊切除的有效性。因此，对于中上部胃后壁 T3～T4a 胃癌患者，全胃切除联合完整网膜囊切除的临床意义值得进一步研究。

我们用 PMOD 行网膜囊外左侧入路，优先分离疏松的左侧横结肠系膜前叶及左侧胰腺被膜，将网膜囊后壁完整向右侧"翻页式"剥离至十二指肠后方。再从右侧分离横结肠系膜前叶与左侧囊外间隙在胰腺表面贯通。最后分离紧密的横结肠系膜前叶中间部分时，以胰腺为中心，依靠已分离的囊外间隙为指引，循结肠系膜血管表面，由横结肠系膜前叶胰腺下缘附着处向横结肠方向分离拓展，以达到横结肠系膜前叶的完整剥离。该入路以胰腺为中心，血管为指引，左右两路包抄，由易到难，由深到浅，遵循横结肠系膜前叶平面、胰腺包膜、后腹膜三个平面进行囊外分离，充分展现了腹腔镜技术的特点和优势。我们也利用腔镜下 PMOD 的推、刮、吸、切、凝等手法，保持术野清晰，钝、锐性分离相结合，完成腹腔镜下完整网膜囊切除术。

该项技术分别在 2017 年美国外科学院年会（ACS）以及美国胃肠内镜外科医师年会（SAGES）大会上发言展示。

二、腹腔镜全方位脾门淋巴结清扫术

（一）适应证

1. 进展期胃中上部的恶性肿瘤。

2. T2~T4 期肿瘤且未侵犯胃大弯、未直接侵犯胰腺或脾脏或无明显脾门淋巴结转移的患者行保留脾脏的脾门淋巴结清扫。

3. 2018 年 CSCO 指南建议原发肿瘤>6cm，位于大弯侧，且术前分期为 T3 或 T4 的中上部胃癌，行脾门淋巴结清扫。

（二）禁忌证

详见本章第一节。

（三）术前准备及评估

详见本章第一节。

（四）术者站位和 Trocar 布局

详见本章第一节。

（五）手术范围

全方位脾门区淋巴清扫术切除范围：以脾动脉为界，清扫 No. 10、No. 11d 前方和后方淋巴结，No. 10 前后方淋巴结定义如下。

（1）No. 10a（脾门前上方淋巴结）：胰尾末端远侧的脾动脉前方、上方，还包括胃短动脉根部及胃网膜左动脉的胃大弯第一支根部淋巴结（图 2-4-19）。

（2）No. 10p（脾门后方淋巴结）：胰尾末端远侧脾动脉后方的淋巴结（图 2-4-20）。

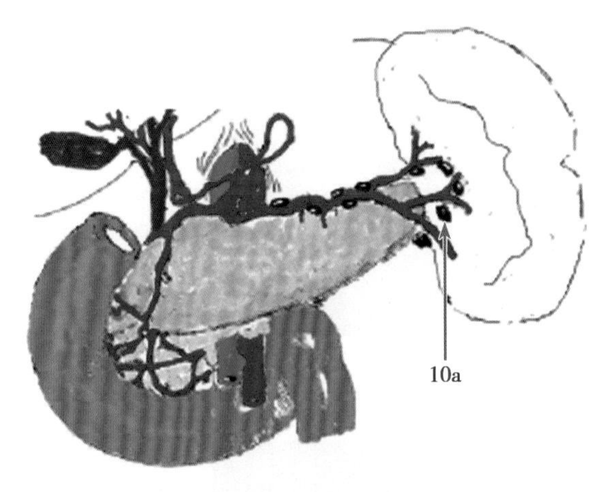

图 2-4-19 No. 10a（脾门前上方淋巴结）

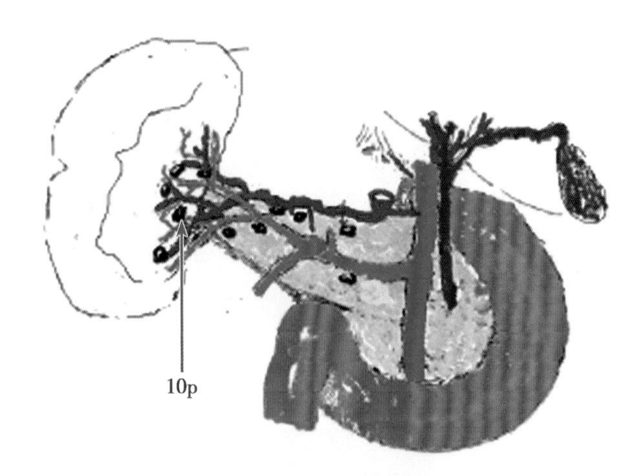

图 2-4-20 No. 10p（脾门后方淋巴结）

（六）手术步骤

1. 术者立于患者左侧，助手站于患者右侧，扶镜手站于患者两腿之间，按腹腔镜 D2 根治性全胃切除术常规依次清扫 No. 4sb、No. 4d、No. 6、No. 7、No. 8a、No. 9、No. 11p 前方、No. 5、No. 12a、No. 1 淋巴结及根部离断相应血管。

2. **清扫 No. 10 和 No. 11d 前方淋巴结** 患者头低脚高右倾体位，术者转至患者两腿之间，扶镜手转至患者及助手的右侧。优先处理“罪恶韧带”，将左侧大网膜完整切除。将大网膜翻至胃右上方，助手左手提起胃网膜左血管蒂，右手挡胃后壁或牵拉胃左系膜。在胰腺上缘，循脾动脉主干由近及远，清扫脾动脉前上方淋巴结（No. 11p、No. 11d 前方）（图 2-4-21）。展平张紧脾胃韧带，裸化并根部离断胃网膜左动静脉，清扫 No. 4sb 淋巴结。通过助手的牵拉，保持脾血管表面组织的张力，用超声刀非工作刀头沿脾动脉终末支及脾静脉属支表面的疏松间隙，小心、细致地钝锐性分离相结合，推剥及切割交替，“顺藤摸瓜”地解剖分离脾血管及胃短血管，将脾门区各血管分支前方完全裸化，在根部离断胃短血管各分支，彻底地清扫脾门区前方浅层的脂肪、结缔组织和淋巴结（No. 10 前方、No. 4sa）（图 2-4-22）。至此，已完成脾门前方组淋巴结的清扫（图 2-4-23）。

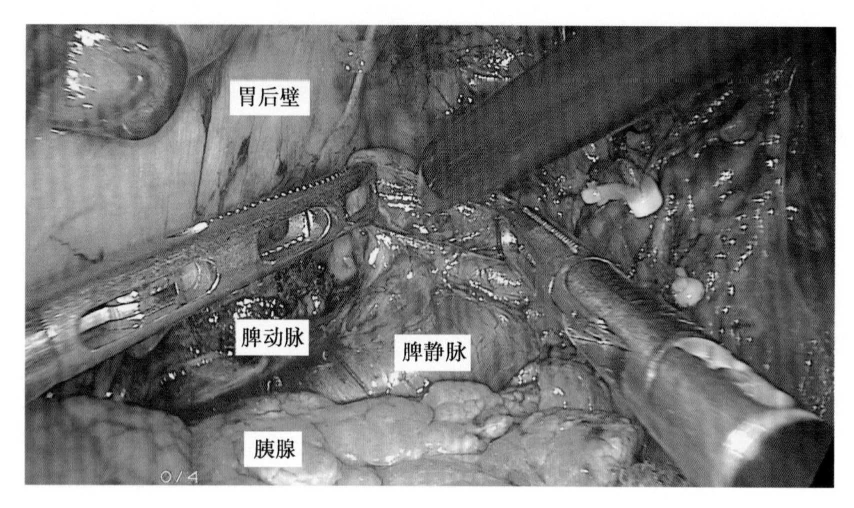

图 2-4-21 脾动脉前上方淋巴结清扫

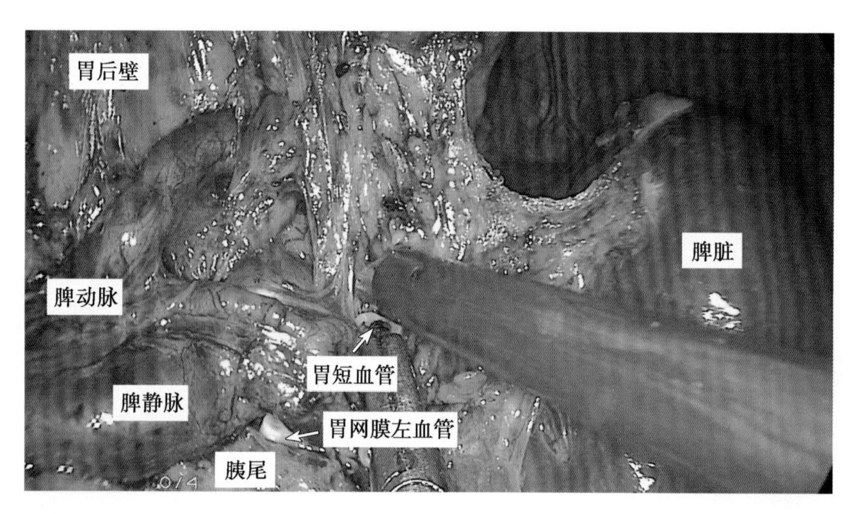

图 2-4-22 脾门区淋巴结清扫

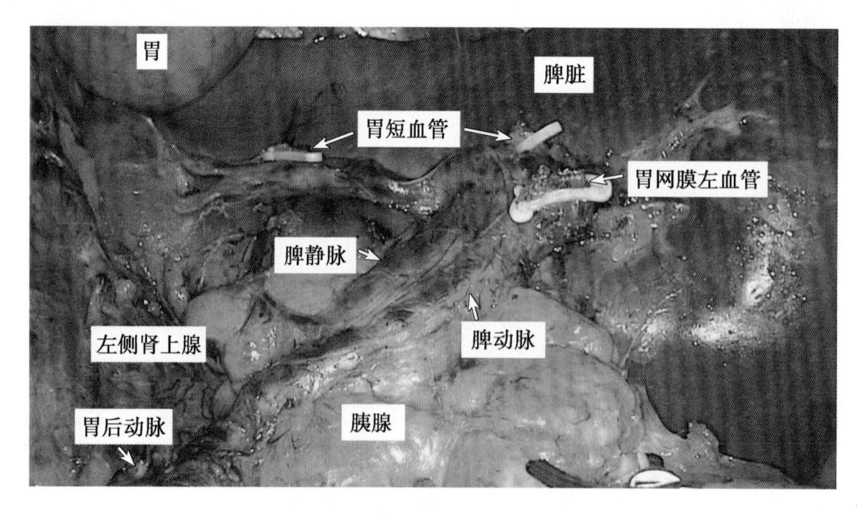

图 2-4-23 脾门前方淋巴结清扫后

3. **清扫 No. 10 和 No. 11 后方淋巴结**

（1）离断食管下段、十二指肠，上腹部正中小切口取出标本。

（2）术者转至患者右侧，助手转至患者左侧，扶镜手在患者两腿之间。助手左手将横结肠系膜向尾侧牵拉，右手持吸引器保持术野清晰，术者左手将胰腺向头侧牵引，保持张力，右手持超声刀打开胰腺下缘与横结肠系膜之间间隙，进入胰腺后方，将胰腺完全游离。

（3）显露脾静脉主干，从肠系膜上静脉与脾静脉交汇处开始由中间向外侧游离脾静脉主干。脾静脉胰支往往有 3~13 支，保留肠系膜下静脉。由主干到分支，由近及远，从中间往脾脏方向，采用后方、上方相结合方法，通过撑、挑、吸、刮、牵等方法，彻底裸化脾动、静脉主干，尽量保留脾动脉的分支，如胰大动脉、胰尾动脉等。

4. **脾门部的处理**

（1）需注意胰尾与脾门的距离以及脾叶动脉的解剖情况，胰尾抵及脾门的约占 50%，胰尾距脾门 1~3cm 的约占 50%；脾叶动脉有 1 支、2 支、3 支及多支型情况，其中以 2 支为多。

（2）由干到支、由近到远、由中间向外侧，以血管为指引，逐步向脾门游离脾动静脉主干，将脾动、静脉彻底脉络化，完整清除脾静脉、脾动脉及脾门淋巴结（图 2-4-24），完成脾门后方淋巴结清扫（图 2-4-25）。至此，脾门淋巴结得以全方位清扫（图 2-4-26）。

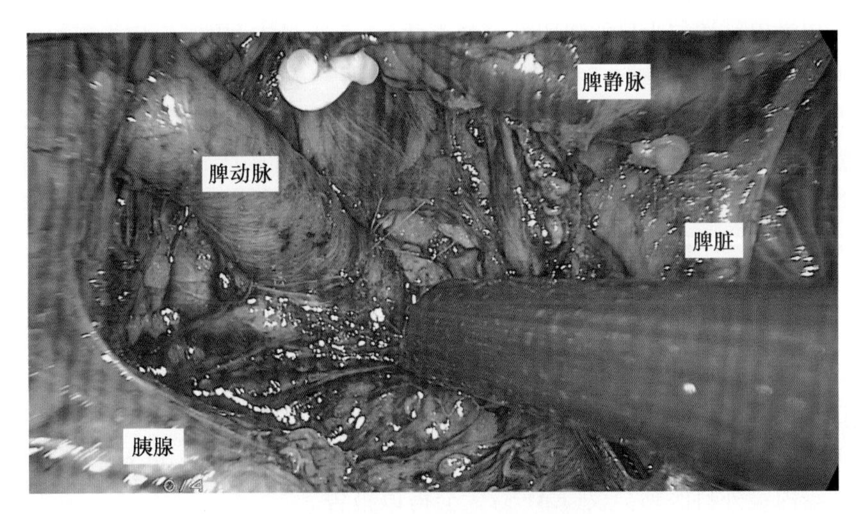

图 2-4-24 **脾门后方淋巴结清扫**

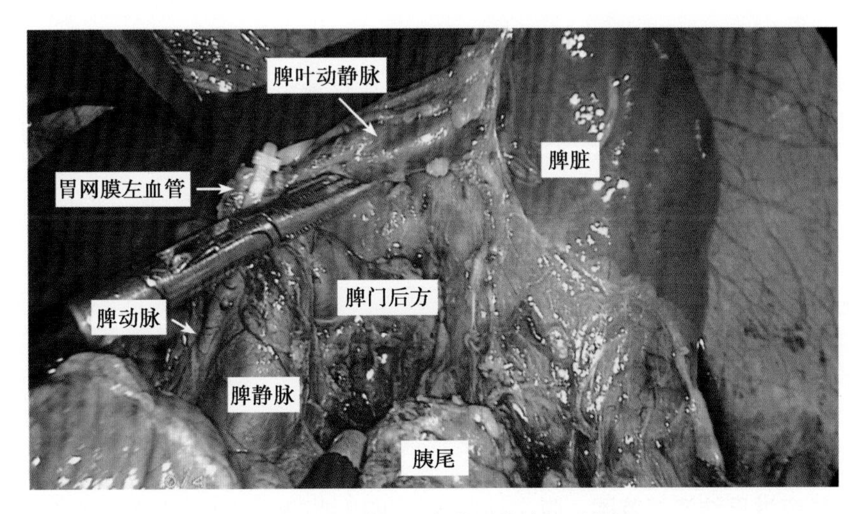

图 2-4-25 **脾门后方淋巴结清扫后场面**

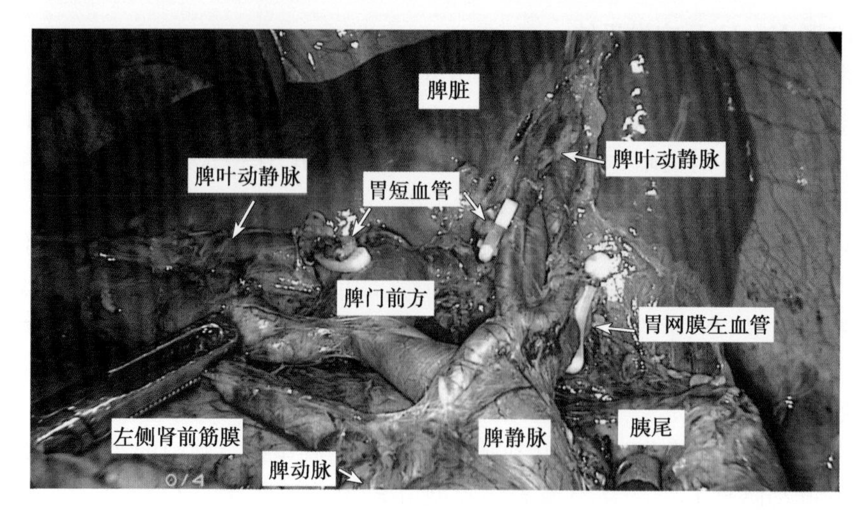

图 2-4-26 **全方位脾门淋巴结清扫后场面**

（七）术者寄语

JCOG0110 研究结论，非大弯侧近端胃癌行联合脾切除术全胃切除术，增加手术并发症，不能提高患者的远期生存，故不推荐以淋巴结清扫为目的脾切除。基于此，第 5 版日本《胃癌治疗指南》中 D2 根治性全胃淋巴结清扫范围也剔除了 No. 10 淋巴结。对于大弯侧近端进展期胃癌，预防性脾门淋巴结清扫（No. 10）的意义需进一步研究。国内关于腹腔镜保留脾脏脾门淋巴结清扫安全性全国多中心研究 CLASS-04 研究（局部进展期胃上部癌腹腔镜保脾 No. 10 淋巴结清扫临床疗效的多中心、前瞻性临床研究）的结论尚在期待中。

我们在开展腹腔镜脾门淋巴结清扫的研究过程中，提出了脾门后方淋巴结的概念，并分别在开腹及腹腔镜手术中讨论技术的可行性和安全性。我们总结临床经验，认为做好全方位脾门清扫术需注意以下几点：①手术医师应具备熟练的腹腔镜技术和扎实的腹腔镜解剖学基础；②行脾血管主干脉络化时，术者立于患者的右侧，更有利于手术的进行；③操作中要注意避免超声刀工作刀头接触脾血管及胰腺组织；④要善于使用有牵引作用的橡皮筋或牵引带等。

“No. 10、No. 11 后方淋巴结清扫在中上部进展期胃癌根治术中的临床意义”“腹腔镜下全方位脾门淋巴结清扫术”被 2015 年巴西世界胃癌大会（IGCC）以壁报展示，并在 2016 年世界内镜外科大会（WCES）及 2016 年亚太腹腔镜与内镜外科医师会议（EAES）大会得以报告。

三、腹腔镜腹主动脉旁淋巴结清扫术

（一）适应证

进展期胃癌腹主动脉旁淋巴结（No. 16a2/b1）单一远处转移，且排除其他无法根治因素，经新辅助化疗后评估疗效为部分缓解（partial response，PR），经多学科综合治疗组（multi-disciplinaryteam，MDT）讨论，可达到 R0 切除。

（二）禁忌证

详见本章第一节。

（三）术前准备及评估

详见本章第一节。

（四）术者站位和 Trocar 布局

详见本章第一节。

（五）手术范围

腹腔镜腹主动脉旁淋巴结清扫范围 腹主动脉周围淋巴结（No. 16）分为 No. 16a1：主动脉裂孔（膈肌脚包绕的 4~5cm 范围）至腹腔动脉根部上缘的腹主动脉周围淋巴结；No. 16a2：腹腔动脉根部上缘至左肾静脉下缘高度的腹主动脉周围淋巴结；No. 16b1：左肾静脉下缘至肠系膜下动脉根部上缘的腹主动脉周围

淋巴结;No. 16b2:肠系膜下动脉根部上缘至腹主动脉分歧部高度的腹主动脉周围淋巴结。以主动脉裂孔、腹主动脉分歧部高度为上下界,No. 16a 以左肾上腺、下腔静脉右侧缘为左右界,No. 16b 以两侧输尿管或生殖血管为左右界。清扫顺序:No. 16a1、No. 16a2、No. 16b2、No. 16b1。

(六)手术步骤

1. 腹腔镜胃癌 D2 根治术 根据肿瘤位置,行胃癌 D2 根治术,依次清扫 No. 4sb、No. 4sa(全胃)、No. 11(全胃)、No. 4d、No. 6、No. 5、No. 12a、No. 7、No. 8a、No. 9、No. 11p、No. 1、No. 3、No. 2(全胃)淋巴结,对于胃大弯侧进展期肿瘤或脾门淋巴结肿大者加行 No. 10 清扫,离断食管或远端胃,取出标本。

2. 腹腔镜腹主动脉旁淋巴结清扫 患者头高脚低体位,术者站于患者左侧,助手站于患者右侧,扶镜手站于患者两腿之间。

(1)清扫 No. 16a1 淋巴结:在胰腺上缘,助手左手挡开肝脏尾状叶,显露腹主动脉、下腔静脉、门静脉、腹腔动脉及其分支,右手持吸引器提起血管分离的淋巴结缔组织,术者持纱块轻压胰体,进一步暴露术区;超声刀沿血管表面间隙由下及上,由左至右,分离裸化腹腔干、肝总动脉、腹主动脉及下腔静脉,清扫腹腔干至膈肌脚、下腔静脉右侧缘至左侧肾上腺之间的淋巴结缔组织,完成 No. 16a1 淋巴结清扫(图 2-4-27)。

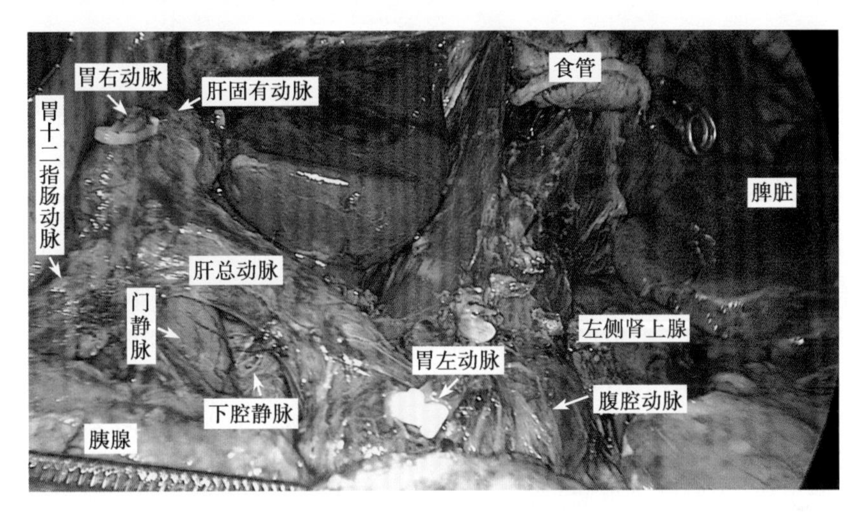

图 2-4-27 No. 16a1 淋巴结清扫后

(2)清扫 No. 16a2 组淋巴结

1)助手向头侧牵拉张紧胰腺,术者左手向下牵拉横结肠系膜前叶,暴露胰腺下缘与横结肠系膜之间的附着点,由胰颈处由右及左切开横结肠系膜前叶胰腺下缘附着点(图 2-4-28),进入胰后间隙,注意避免

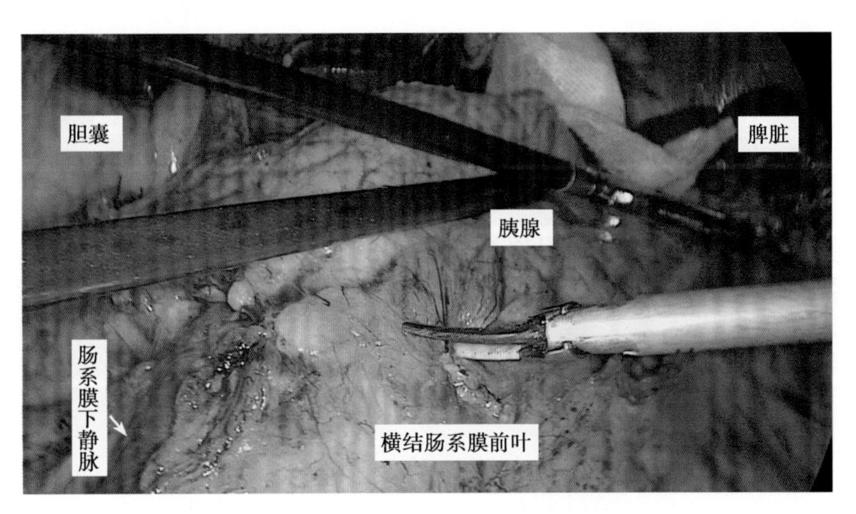

图 2-4-28 切开横结肠系膜前叶胰腺下缘附着点

误伤胰腺、脾动静脉及肠系膜下静脉；助手将胰体向上挑起，继续游离胰腺后间隙，与前方胰腺上缘贯通，显露肠系膜上动脉及腹腔干；采用上下相结合的方式，分离裸化腹腔干至肠系膜上动脉之间的淋巴结缔组织，注意保护胰腺、左侧肾上腺、左侧肾上腺血管、脾动静脉及肠系膜下静脉，清扫 No. 16a2 中间及左侧淋巴结（图 2-4-29）。

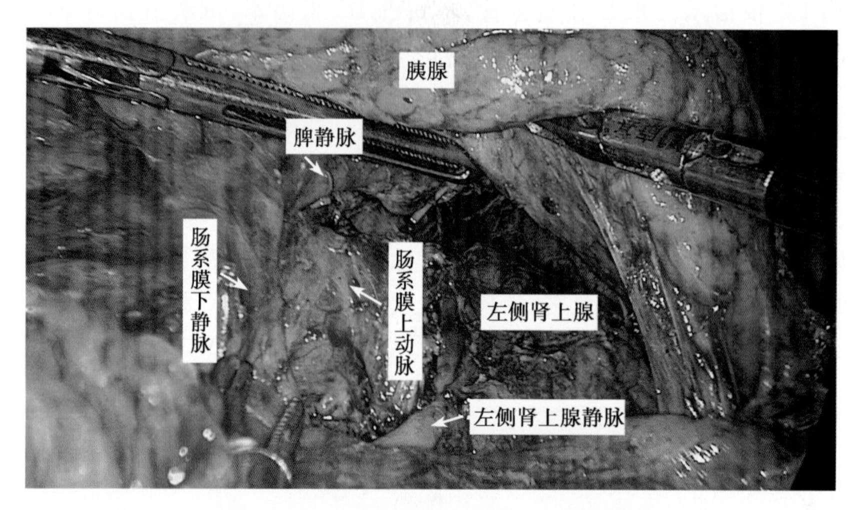

图 2-4-29 完成 No. 16a2 中间及左侧淋巴结清扫

2）进入右侧 Toldt' s 间隙、显露广泛后腹膜区域，清扫 No. 16a2 右侧淋巴结。采用类似尾侧入路右半结肠切除术，调整体位，患者头低足高左倾体位 15°~30°，将小肠、网膜等腹腔内容物置左上腹，显露右下腹术区。助手左手提起小肠系膜内侧缘，右手提起回盲部肠系膜或阑尾，切开小肠系膜与后腹膜的黄白交界线，进入右侧 Toldt' s 间隙（图 2-4-30），注意保护右侧输尿管及生殖血管；需要注意的是，尾侧入路右半结肠切除术是进入胰十二指肠前间隙，腹主动脉旁淋巴结清扫需将整个右半结肠、十二指肠降部、水平部、胰头掀起，暴露左肾静脉、下腔静脉及腹主动脉等广泛后腹膜区域。助手左手向头侧牵拉十二指肠，术者左手向下牵拉后腹膜，采用钝锐性相结合的方式，分离胰十二指肠后间隙（图 2-4-31）及右侧 Toldt' s 间隙，上至结肠肝曲和胰腺上缘、小肠系膜根部，与之前分离的胰后间隙相贯通。助手将胰十二指肠向上方掀起，显露下腔静脉、腹主动脉、肠系膜上动脉、左肾静脉；清扫肠系膜上动脉右侧缘与下腔静脉、左肾静脉与肠系膜上静脉之间的淋巴脂肪组织，完成 No. 16a2 右侧的清扫（图 2-4-32）。

（3）清扫 No. 16b1、b2 淋巴结

1）经腹部小切口取出标本，置入大纱块（棉垫），将小肠、右半结肠和胰十二指肠挡向左上腹，充分暴露术区，显露腹主动脉、下腔静脉、肠系膜下动静脉、双侧输尿管及生殖血管，左、右髂总动脉静脉及左肾静

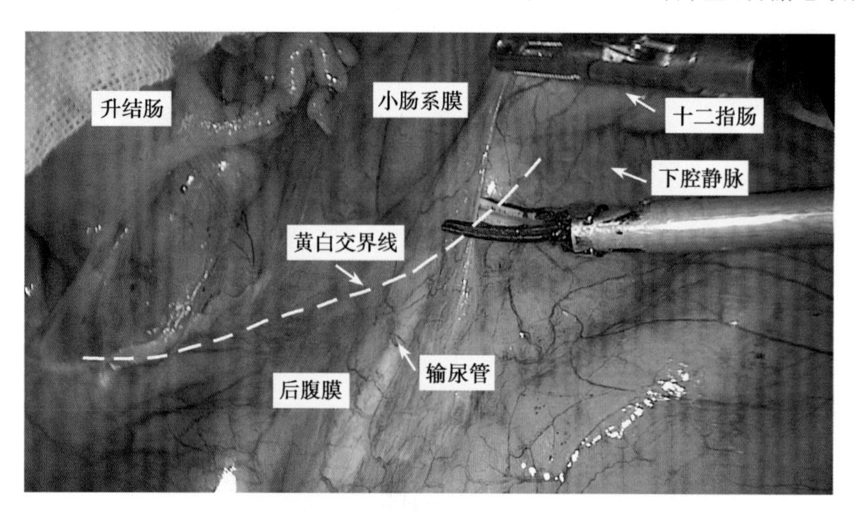

图 2-4-30 切开小肠系膜与后腹膜的黄白交界线

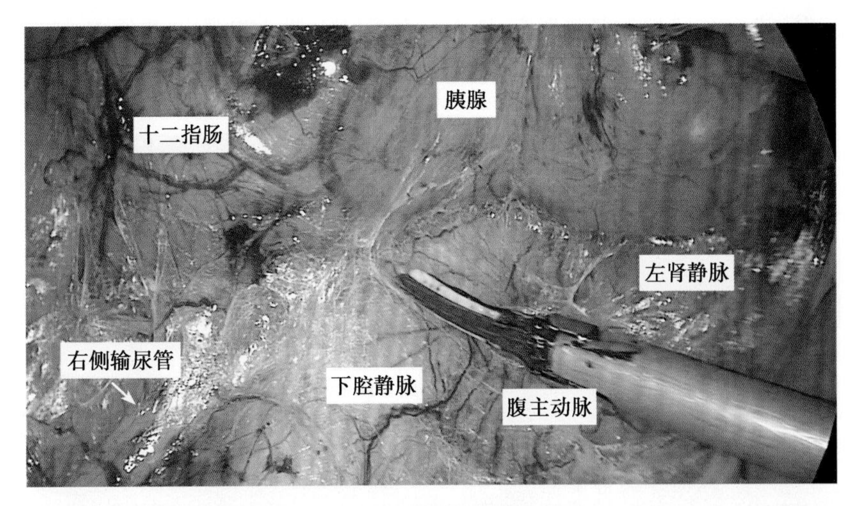

图 2-4-31 分离胰十二指肠后间隙

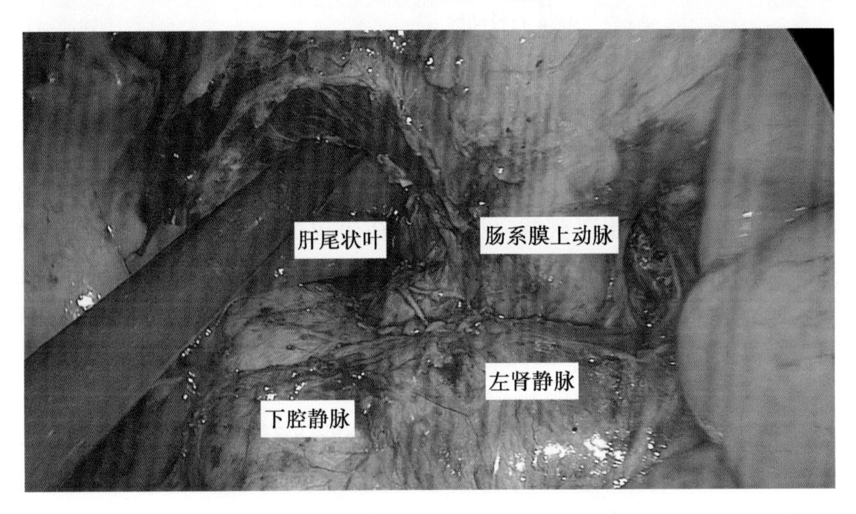

图 2-4-32 完成 No. 16a2 右侧淋巴结清扫

脉。术者由下向上、由左向右，清扫下至髂动脉分叉处，上至左肾静脉水平，左至左侧输尿管，右至右侧输尿管之间的淋巴结缔组织，途中注意保护肠系膜下动静脉、输尿管、生殖血管、髂总动静脉及双肾动脉，沿途所见淋巴管、血管予以结扎离断，完成 No. 16b1、b2 淋巴结清扫（图 2-4-33）。

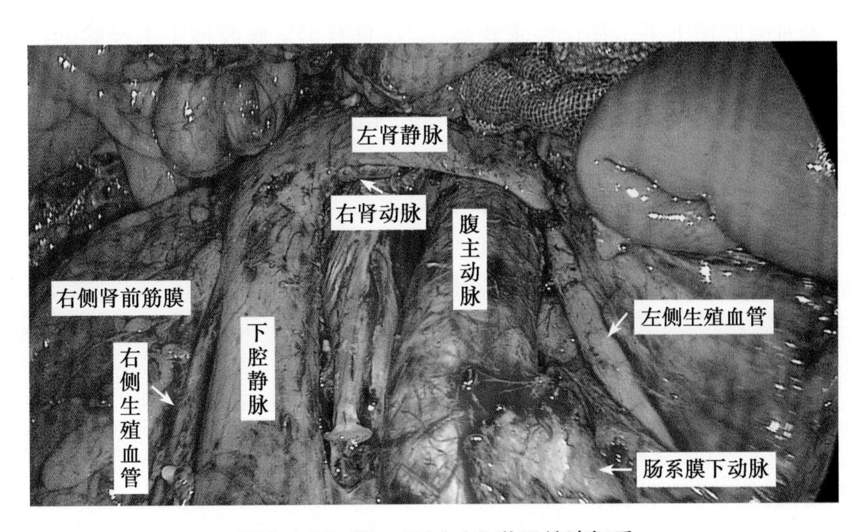

图 2-4-33 No. 16b1、b2 淋巴结清扫后

2）挑起左肾静脉，进一步清扫左肾静脉后方及上方至肠系膜上动脉水平的 No. 16a2 淋巴结，彻底清扫 No. 16a2 淋巴结，将腹膜后淋巴结缔组织完整移除（图 2-4-34）。

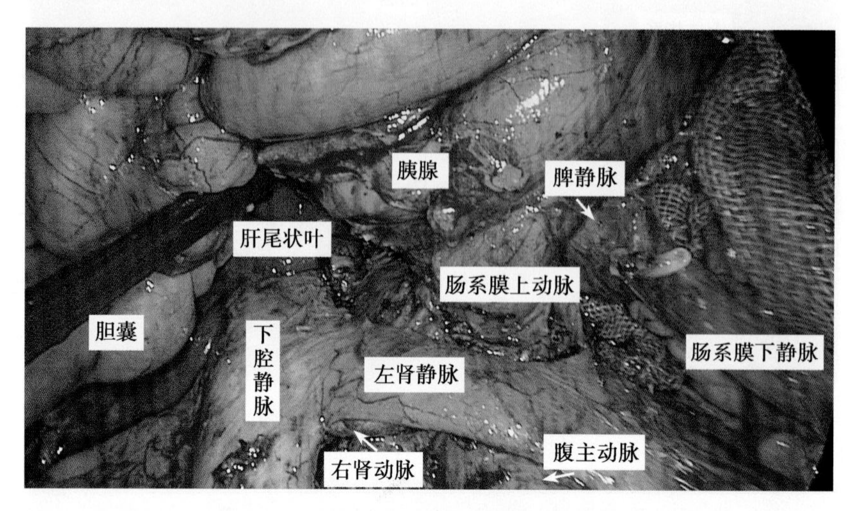

图 2-4-34 **彻底完成 No. 16a2 淋巴结清扫**

（七）术者寄语

JCOG9501 研究否定了预防性腹主动脉旁淋巴结清扫（para-aortic lymph node dissection，PAND）的意义，但治疗性 PAND 能否给患者带来生存获益，目前仍存在争议。腹主动脉旁淋巴结位置深、周围血管组织分布复杂，清扫难度大、风险高，腹腔镜治疗性腹主动脉旁淋巴结清扫术，术者需具备扎实的解剖功底和腔镜技巧，充分利用大血管为导向，精细操作，以避免血管、脏器及神经等损伤。由于转移患者多被视为肿瘤晚期，加之手术创伤大，因而治疗性 PAND 能否带来更好的生存获益，仍有待继续研究。

第五节 远端胃癌根治术完全腹腔镜消化道重建

一、全腹腔镜下胃十二指肠三角吻合（Delta 吻合）

（一）适应证

1. 早期或较早的局部进展期的远端胃癌，且癌灶距离幽门>2cm。
2. 胃切除后有足够的残胃体积，保证吻合后无张力。
3. 三角吻合技术对腹腔镜下手术操作要求较高，应在具有丰富腹腔镜手术经验的医疗中心开展。

（二）禁忌证

1. 较晚的进展期胃癌如累及胃体、幽门或十二指肠，无法保证安全切缘。
2. 腹腔广泛粘连，难以在腹腔镜下良好显露。
3. 出现远处转移和种植播散，无法进行根治性切除。
4. 患者无法耐受腹腔镜手术。

（三）术前准备及评估

详见本章第一节。

（四）术者站位和 Trocar 布局

详见本章第一节。

（五）手术步骤

1. **远端胃淋巴结清扫** 详见本章第一节。
2. **消化道重建**

（1）离断十二指肠：离断十二指肠前，术者将十二指肠逆时针旋转 90°，术者通过主操作 12mm Trocar

孔置入直线切割闭合器，由十二指肠后壁向前壁方向离断十二指肠（图 2-5-1）。尽量游离十二指肠上段以提供足够长的肠管以备吻合（图 2-5-2）。

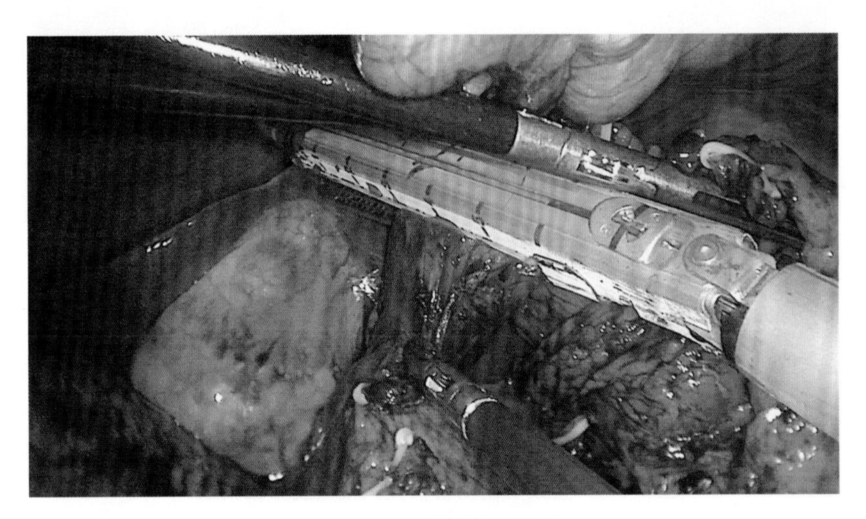

图 2-5-1 **离断十二指肠**

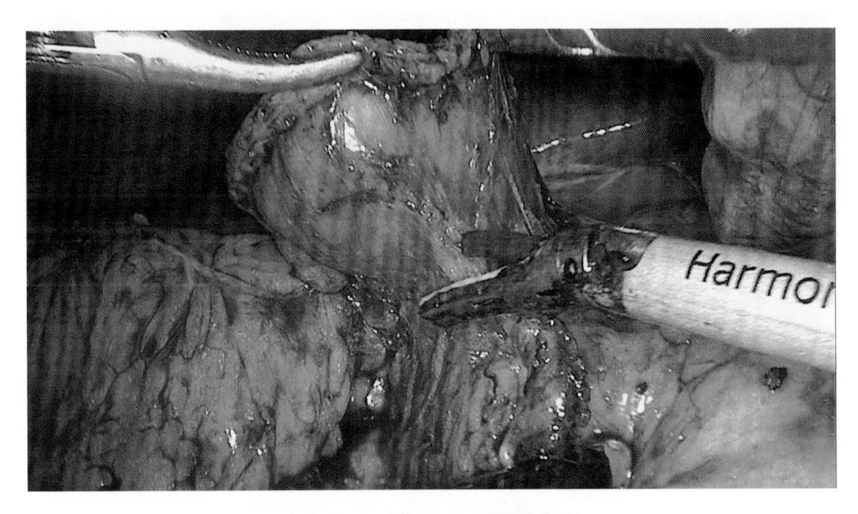

图 2-5-2 **游离十二指肠上段**

（2）胃十二指肠三角吻合（Delta 吻合）：分别于残胃大弯侧后壁顶点及十二指肠后壁顶点戳孔，先将直线切割闭合器厚臂插入残胃，将残胃向左侧翻转后暂时夹闭，将残胃向十二指肠靠拢后，术者将十二指肠沿纵轴套入直线切割器薄臂（图 2-5-3），而不是将直线切割器插入十二指肠，避免损伤十二指肠。之后将十二指肠残端向右侧翻转，完成残胃后壁与十二指肠后壁之间的斜行吻合（图 2-5-4）。如此不仅确保吻合口足够大，又保证了吻合口的血运不被破坏，降低发生吻合口瘘的风险。斜行吻合也为最终完成功能性端端吻合奠定基础，并且预留出足够肠段来关闭共同插入孔。吻合后借助共同开口检查吻合处是否有出血、十二指肠黏膜是否有损伤（图 2-5-5）。

（3）关闭共同开口：闭合共同开口时，术者左手的钳子夹住共同开口的下端，助手左手的钳子夹住外端将其展平，术者右手持直线切割闭合器含住共同开口将其对合。在闭合共同开口前，助手右手的钳子将十二指肠断缘的盲角提起，置于直线切割闭合器内，助手左右手的钳子互相协调以更好地对位。击发闭合器将共同开口闭合，同时将十二指肠盲端完整切除（图 2-5-6），使传统三角吻合后存在的胃与十二指肠切缘和共同开口切缘的 2 个交角变为仅留下 1 个胃切缘和共同开口切缘的交角。共同开口闭合缘的方向必须与胃的切缘垂直，避免吻合口狭窄。检查吻合口张力及吻合质量，若发现吻合口渗血，可在渗血处加固缝合。完成腔镜下的消化道重建，改良三角吻合术后的吻合后外观呈倒“T”形（图 2-5-7）。

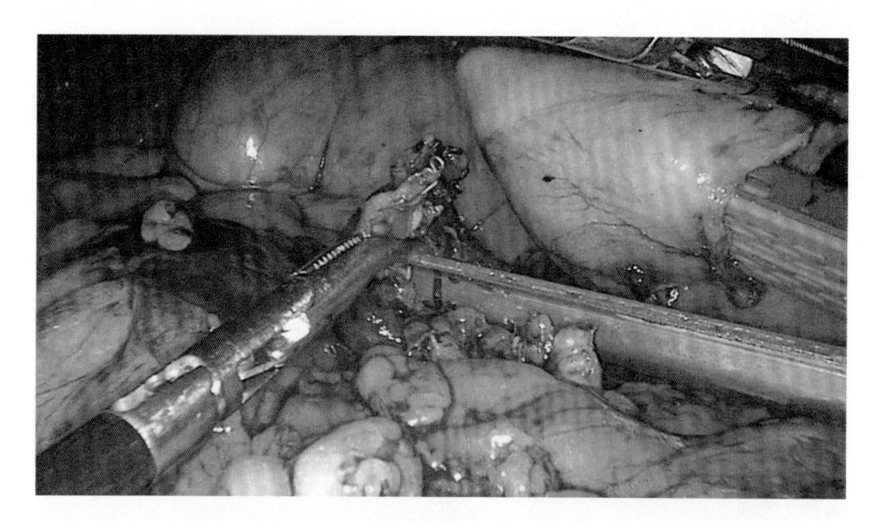

图 2-5-3　直线切割闭合器置入残胃及十二指肠

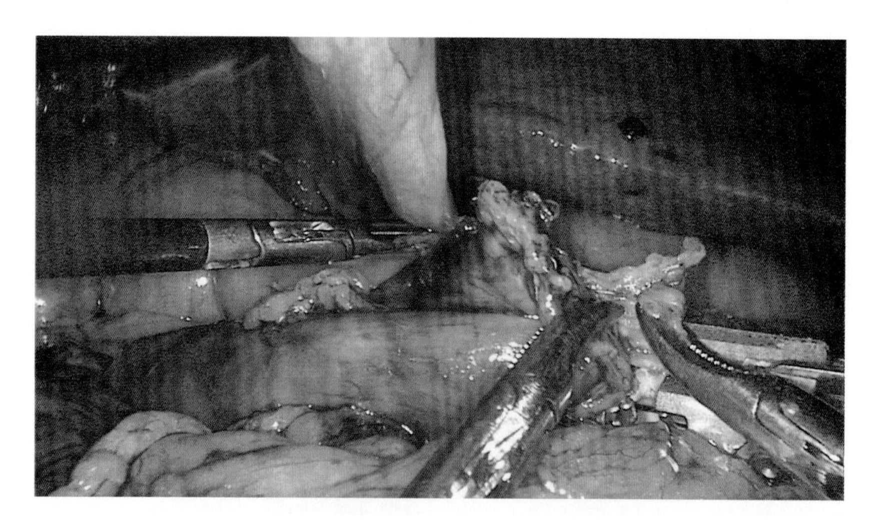

图 2-5-4　残胃后壁与十二指肠后壁斜行吻合

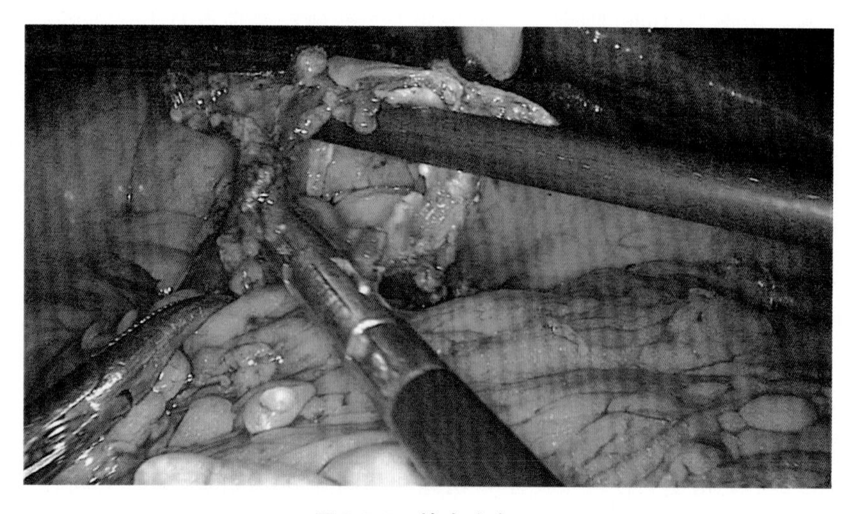

图 2-5-5　检查吻合口

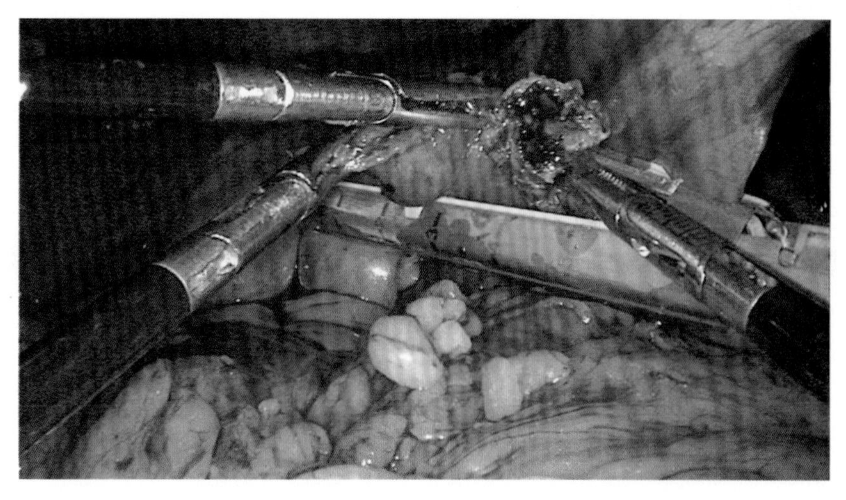

图 2-5-6 关闭共同开口

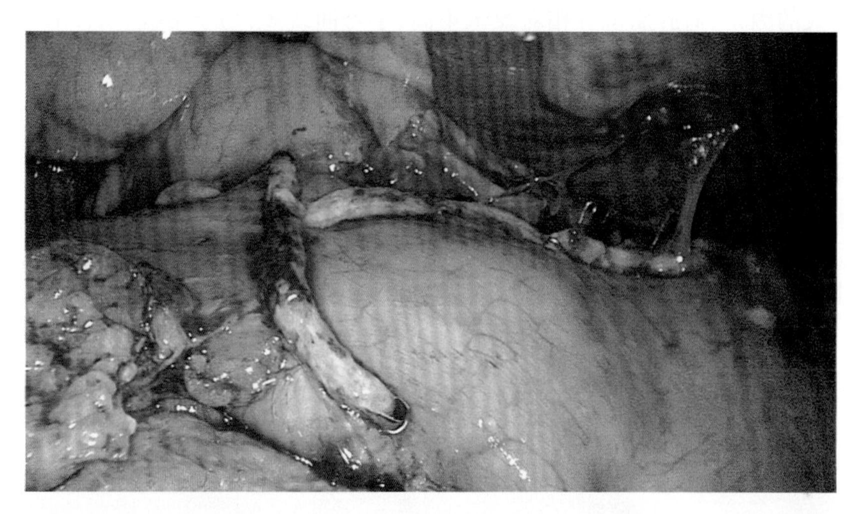

图 2-5-7 改良三角吻合术后的吻合后外观

（六）术者寄语

随着微创外科理念的发展和腹腔镜操作技术的进步，全腔镜消化道重建越来越被外科医师重视；胃十二指肠三角吻合（Delta 吻合）可提供良好的视野及较大的操作空间而日益受到青睐。

术者对开展此术式部分体会如下：①Trocar 放置：因全腔镜吻合需要，右下腹应放置 12mm Trocar。②在胃癌幽门下区淋巴结清扫时注意十二指肠血运的保护，尤其应注意胰十二指肠血管的保留。为了减少吻合张力，十二指肠外侧缘的游离也应充分。十二指肠离断时应保留 2~3cm 的残端，便于与胃行侧侧吻合。③全腹腔镜下对于病期较早的肿瘤难以定位，可采用术中胃镜定位的方法以保证安全切缘。④在进行十二指肠和残胃后壁吻合时，使残胃顺时针旋转而十二指肠逆时针旋转，以保证血供并可以避免食物过快通过吻合口而导致的倾倒综合征。⑤关闭共同开口时，可将十二指肠残端前壁切缘一并切除，以避免前壁钉合线交汇角缺乏血供。

二、胃空肠 Billroth-Ⅱ式吻合

（一）适应证

详见本章第一节。

（二）禁忌证

详见本章第一节。

（三）术前准备及评估

详见本章第一节。

（四）术者站位和 Trocar 布局

详见本章第一节。

（五）手术步骤

1. **远端胃淋巴结清扫** 详见本章第一节。

2. **消化道重建** 上提距 Treitz 韧带 12～15cm 的近端空肠，通常输入袢对胃大弯以利于顺蠕动。用超声刀或电钩分别在拟作吻合的空肠对系膜缘和残胃后壁或大弯侧开一个小口（图 2-5-8、图 2-5-9），分别伸入直线切割闭合器的两臂并使两者靠拢对齐（图 2-5-10），然后击发形成宽大的胃肠侧侧吻合口，通过共同开口检查是否有吻合口出血，最后使用直线切割闭合器或手工缝合关闭共同开口（图 2-5-11），注意检查避免空肠狭窄。吻合口及胃残端间断缝合加固，完成消化道重建（图 2-5-12）。

（六）术者寄语

Billroth-Ⅱ式吻合通过残胃后壁和空肠吻合，更容易关闭共同开口，其在腹腔镜下的操作简便，且无需考虑吻合口张力过大的因素，对肿瘤位置相对要求不高，学习曲线短，易于掌握，所以目前在许多医院中被广泛应用。

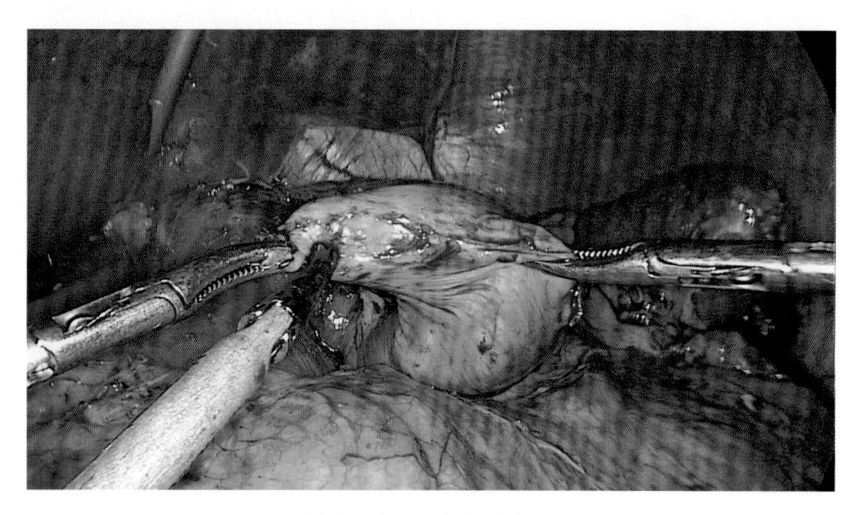

图 2-5-8 **胃大弯侧凿孔**

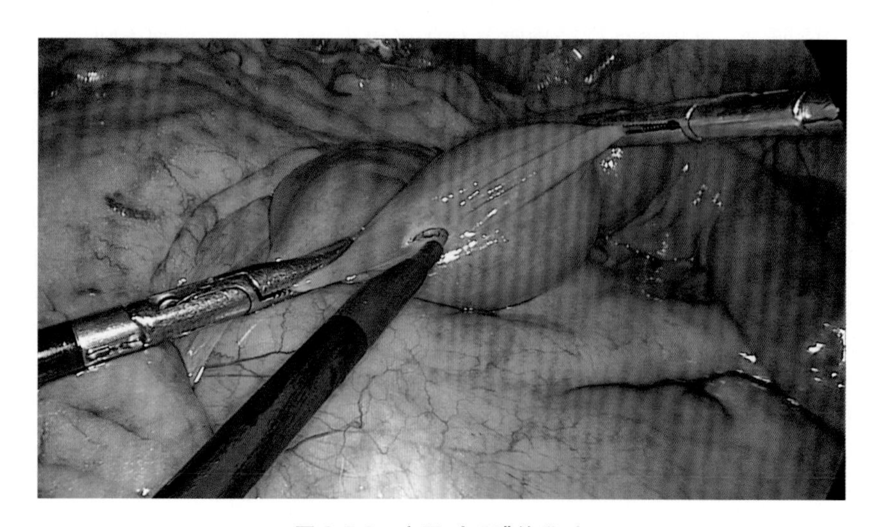

图 2-5-9 **空肠对系膜缘凿孔**

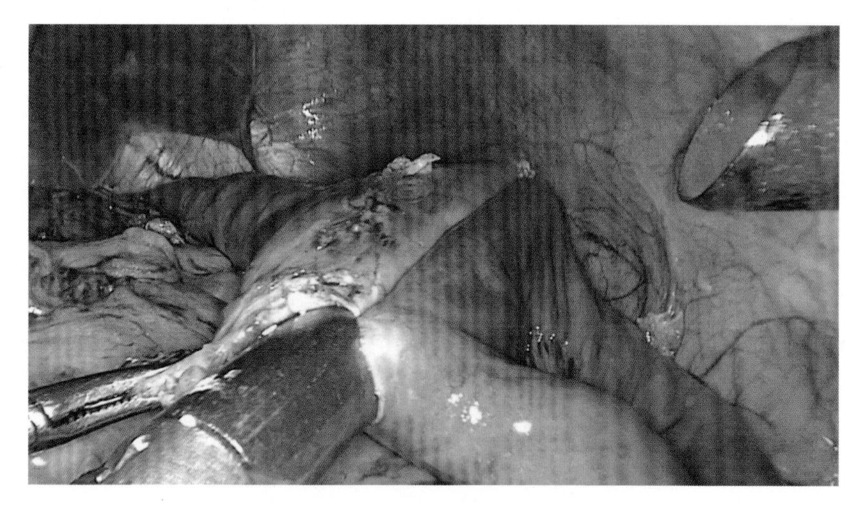

图 2-5-10　**残胃后壁空肠侧侧吻合**

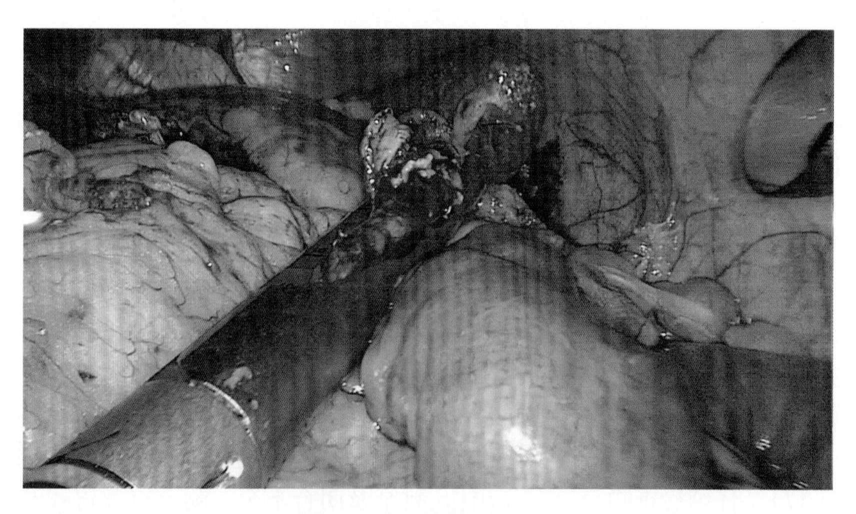

图 2-5-11　**关闭共同开口**

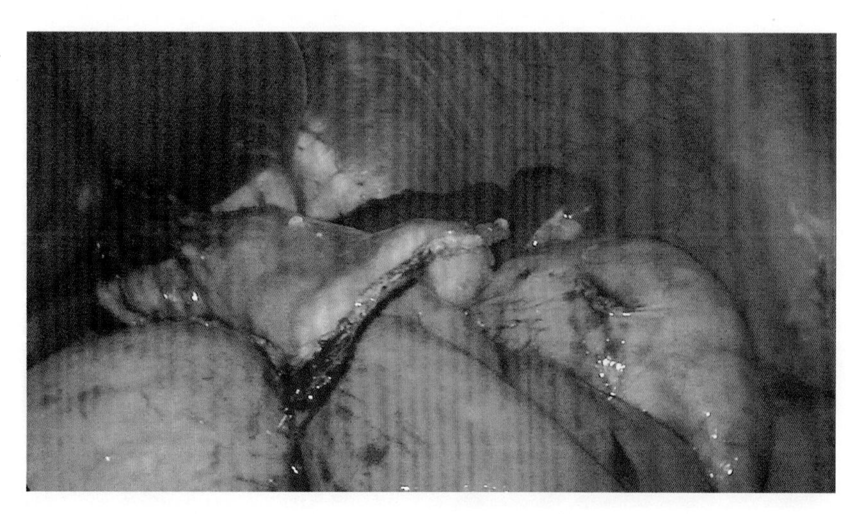

图 2-5-12　**消化道重建完成图**

术者对开展此术式部分体会如下:①Billroth-Ⅱ式胃空肠吻合术中应特别注意输入袢和输出袢所对开口方向,所留肠管长度,有无狭窄、扭转等情况。②吻合口可以置于大弯侧或胃后壁,置于胃后壁时应注意胃后壁两条切割线间胃壁有无缺血表现。③关闭共同开口前应常规检查吻合口有无活动性出血等情况。④Billroth-Ⅱ式吻合改变了正常胃肠道功能相关的并发症,有术者在距胃-空肠吻合口10~15cm处加行侧侧吻合(Brown吻合),可在一定程度上减少反流性胃炎的发生,并减轻十二指肠内的压力,降低十二指肠残端瘘的发生率。

三、Uncut Roux-en-Y吻合

(一)适应证

1. 早期或较早的局部进展期的远端胃癌。

2. Uncut Roux-en-Y吻合技术对于腹腔镜下手术操作要求较高,应在具有丰富腹腔镜手术经验的医疗中心开展。

(二)禁忌证

较晚的进展期胃癌。

(三)术前准备及评估

详见本章第一节。

(四)术者站位和Trocar布局

详见本章第一节。

(五)手术步骤

1. **远端胃淋巴结清扫** 详见本章第一节。

2. **Uncut Roux-en-Y吻合** 上提距Treitz韧带25~30cm的近端空肠,通常输入袢对胃大弯以利于顺蠕动。用超声刀或电钩分别在拟作吻合的空肠对系膜缘和残胃后壁或大弯侧开一个小口,分别伸入直线切割闭合器的两臂,并使两者靠拢对齐,然后击发形成宽大的胃肠侧侧吻合口(图2-5-13),通过共同开口检查是否有吻合口出血,然后使用直线切割闭合器或3-0倒刺线缝合关闭共同开口(图2-5-14),注意检查避免空肠狭窄。在距胃空肠吻合口10~15cm处的输入袢和距此30cm的输出袢空肠对系膜缘凿一小孔,用直线切割闭合器行空肠侧侧Braun吻合(图2-5-15),且用直线切割缝合器或3-0倒刺线缝合关闭共同开口(图2-5-16),注意检查避免空肠狭窄。距胃空肠吻合口5cm左右处的输入袢空肠用不带切割的闭合器闭合输入袢(图2-5-17)。仔细检查吻合口有无出血、狭窄及闭合不全。吻合口及胃残端间断缝合加固,完成消化道重建。

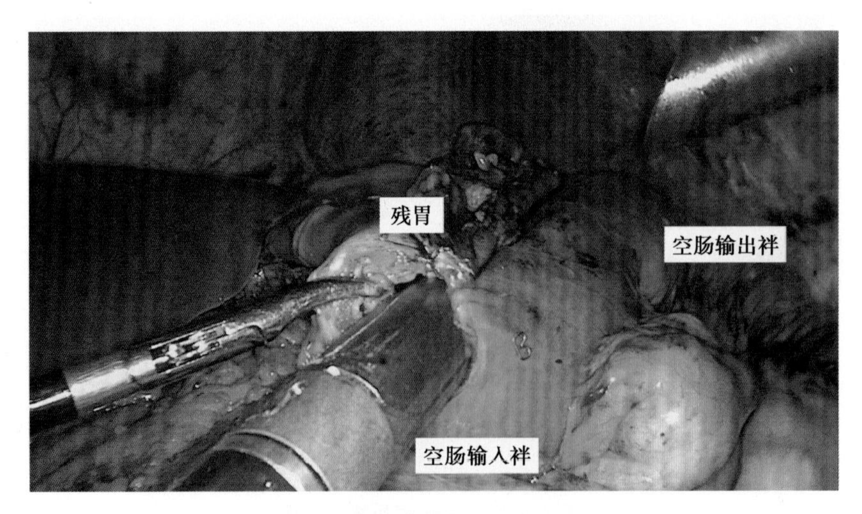

图2-5-13 **残胃空肠侧侧吻合**

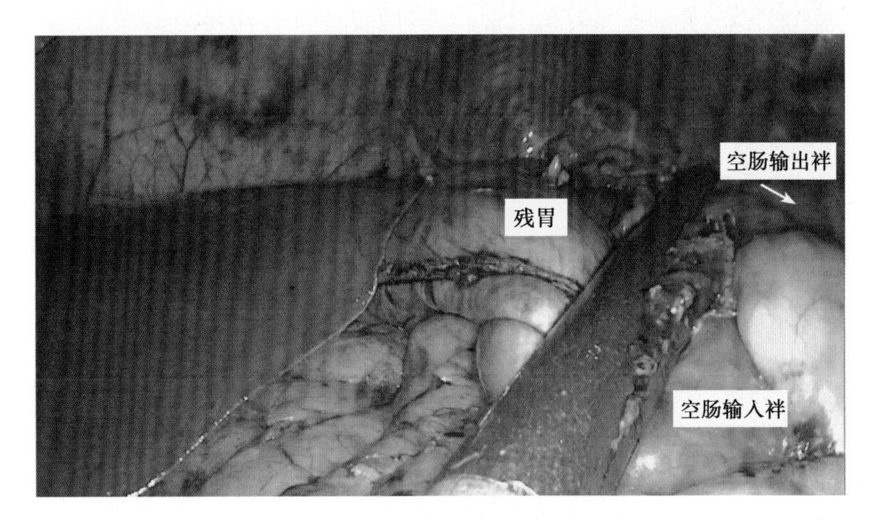

图 2-5-14 **关闭残胃空肠侧侧吻合口**

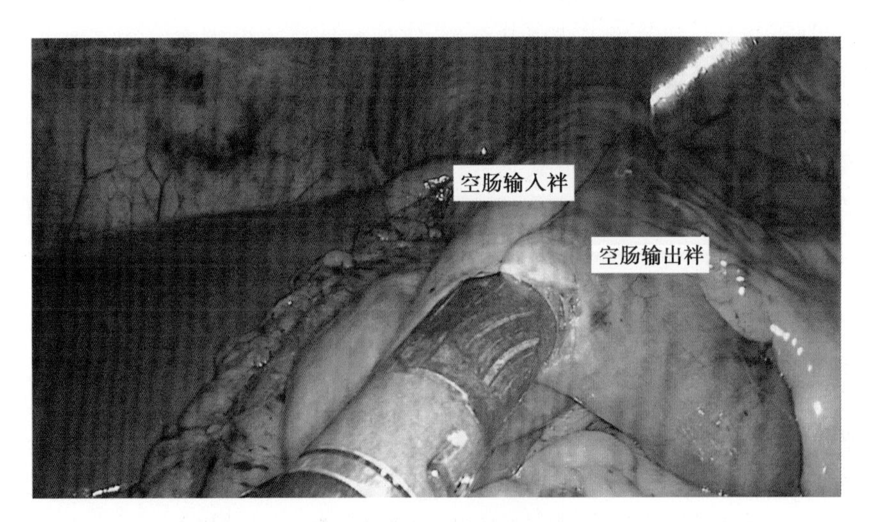

图 2-5-15 **空肠侧侧吻合**

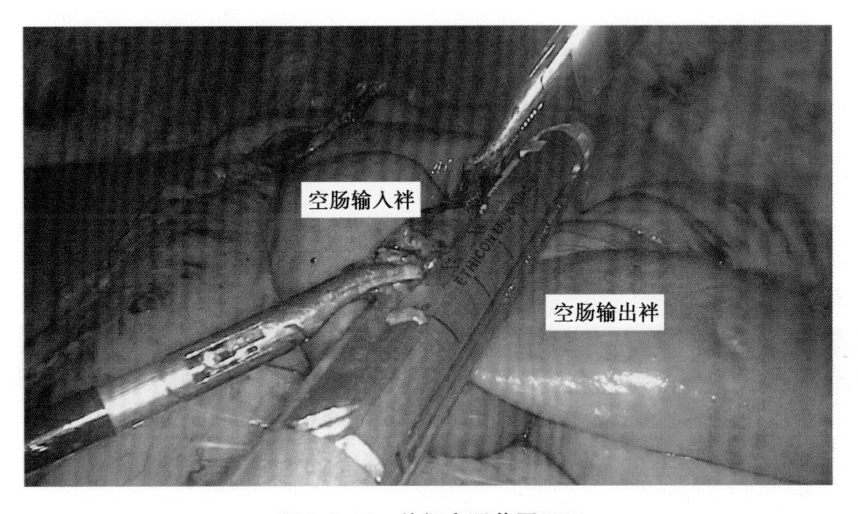

图 2-5-16 **关闭空肠共同开口**

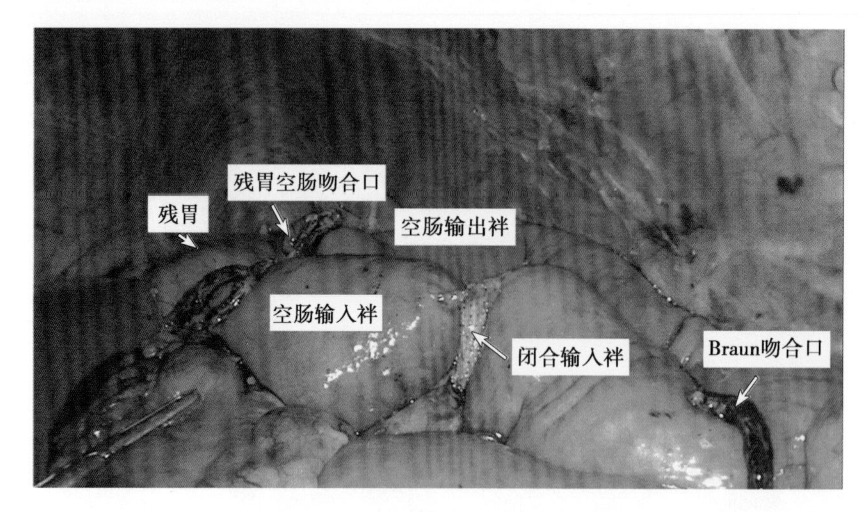

图 2-5-17 Uncut Roux-en-Y 吻合完成后

（六）术者寄语

Uncut Roux-en-Y 源于 Billroth Ⅱ+Brauns 与 Roux-en-Y 的改良术式，Uncut Roux-en-Y 吻合术有以下优点：①闭合近端空肠，防止胆汁、胰液进入残胃及食管，降低碱性反流发生率。②不离断近端空肠，保留肠道肌电传导完整性，防止空肠传输紊乱和肠道异位起搏点产生，降低 Roux 滞留综合征发生率。③减少离断空肠系膜这一步骤，从而减少术中出血，节约手术时间，也减少了系膜血管损伤，从而减少术后吻合口愈合不良及狭窄的发生。④相较于 Billroth-Ⅱ式吻合，Uncut Roux-en-Y 降低十二指肠残端的压力，减少发生十二指肠残端瘘的可能。可作为全腹腔镜远端胃癌根治术消化道重建推荐术式之一。但目前关于 Uncut Roux-en-Y 吻合术的几个关键操作点与 Treitz 韧带的距离，以及闭合口处理方式尚无共识。

第六节 完全腹腔镜全胃切除术后消化道重建

一、腹腔镜食管空肠手工缝合

（一）适应证

详见本章第二节。

（二）禁忌证

详见本章第一节。

（三）术前准备及评估

详见本章第一节。

（四）术者站位和 Trocar 布局

详见本章第一节。

（五）手术步骤

1. 淋巴结清扫 详见本章第一、二节。

2. 消化道重建

（1）术中左手以无损伤钳向尾侧牵拉食管远端，右手以“哈巴狗”血管钳于食管近端紧贴膈肌裂孔处夹闭、固定食管，防止食管回缩（图 2-6-1）。随后用直线切割闭合器离断食管，在保证安全切缘的前提下，尽量保留足够多的腹段食管以便后续的手工缝合。标本置入标本袋，取上腹部正中辅助小切口 3~5cm，取出标本。

（2）利用辅助小切口，在直视下，距离 Treitz 韧带 15cm 处裁剪空肠系膜，以直线切割闭合器离断空肠，于距离远端空肠吻合口 45~60cm 处的远端空肠及近端空肠对系膜缘分别凿孔，以直线切割闭合器将两者行侧侧吻合，采用 3-0 倒刺缝线或直线切割闭合器关闭共同开口，完成“Y”袢的制作。

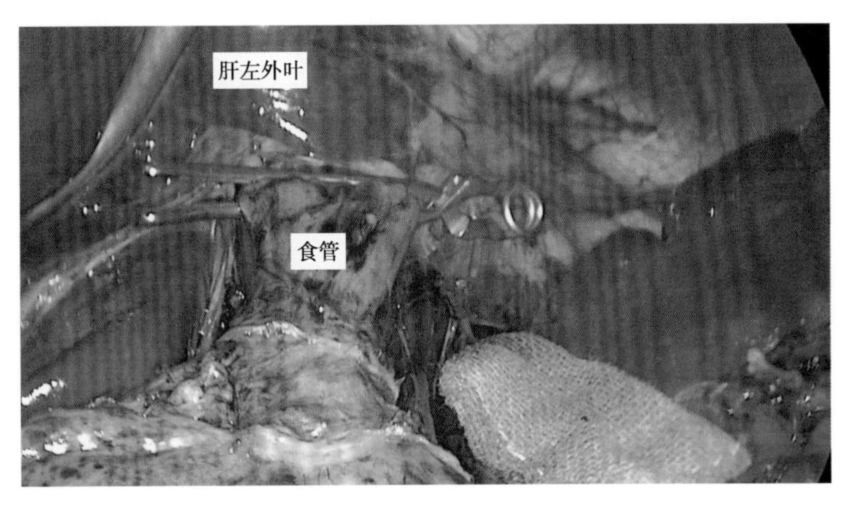

图 2-6-1 **固定食管**

(3) 丝线连续荷包缝合关闭远端空肠残端，距远端空肠残端 2~3cm 对系膜缘处纵行切开空肠全层，长度根据术中食管残端大小决定(图 2-6-2)。用丝线将打开的小肠壁全层缝合，固定黏膜层与浆肌层，完成空肠切口的制作(图 2-6-3)。将小肠回纳腹腔，重建气腹，冲洗腹腔，快速冰冻证实食管切缘阴性后开始消化道重建。用超声刀离断食管(图 2-6-4)。

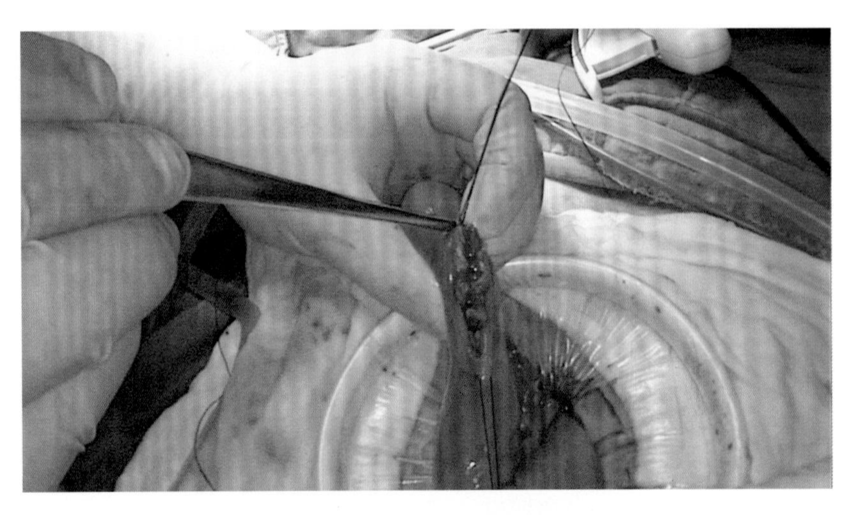

图 2-6-2 **纵行切开小肠全层**

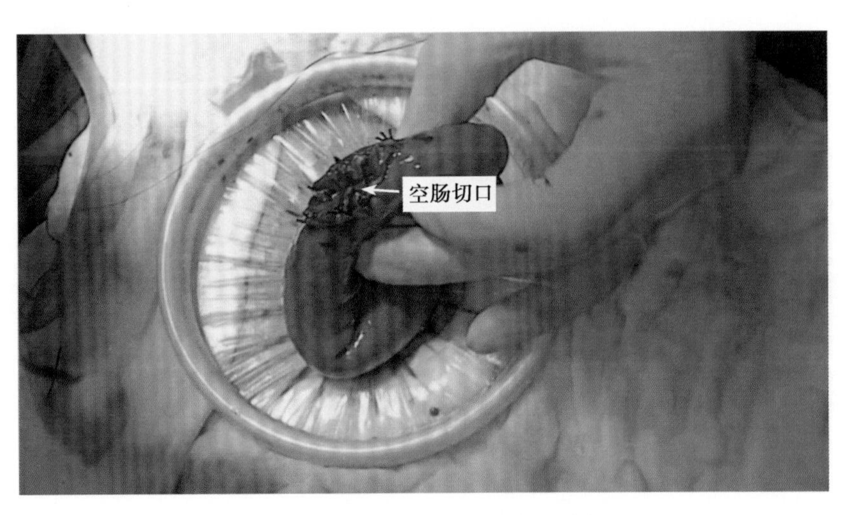

图 2-6-3 **缝合固定小肠黏膜层与浆肌层**

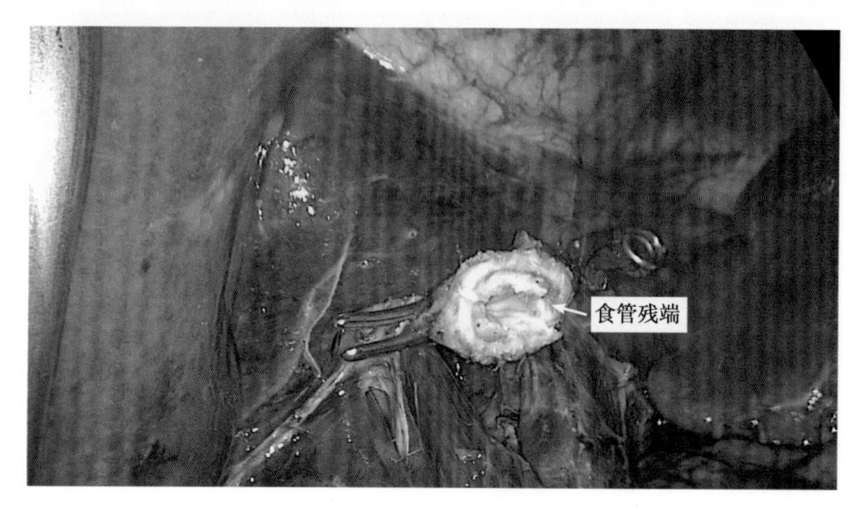

图 2-6-4 **切开食管残端**

（4）食管空肠吻合：上提空肠切口，保证空肠系膜无张力。以 3-0 倒刺线从食管后壁浆膜层进针（图 2-6-5），空肠后壁浆膜层出针（图 2-6-6），自吻合口右侧向左（或左侧向右侧）完成食管空肠吻合口后壁全层连续缝合（图 2-6-7）。将缝线自吻合口左侧（或右侧）由吻合口后壁转至吻合口前壁空肠侧浆膜层进针（图 2-6-8），吻合口前壁食管侧浆膜层出针（图 2-6-9），自左向右（自右向左）、自下而上完成食管空肠前壁

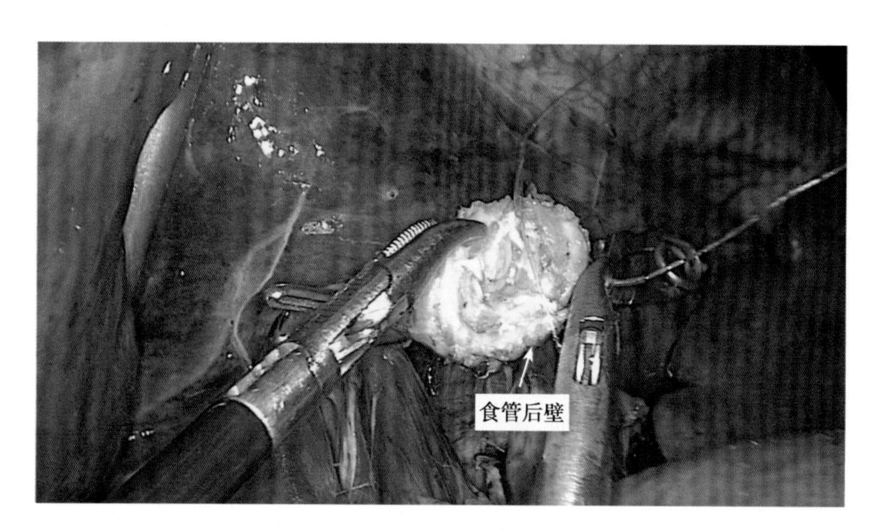

图 2-6-5 **食管后壁浆膜层进针**

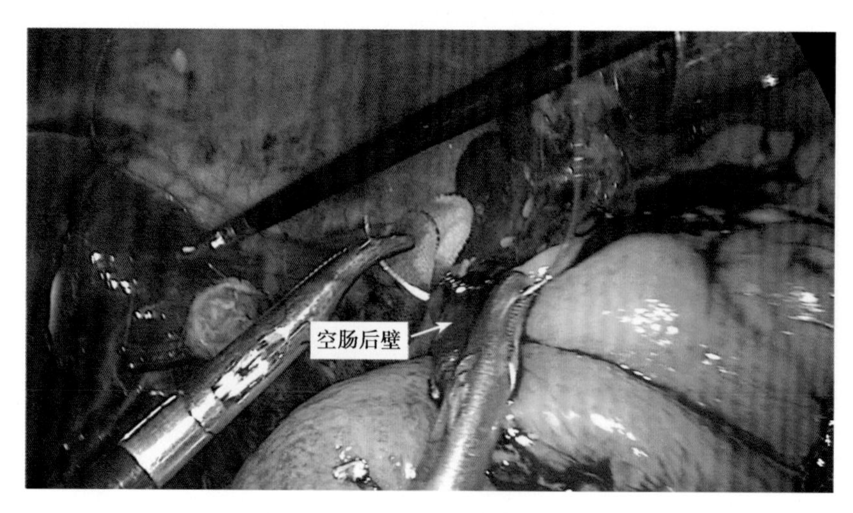

图 2-6-6 **空肠后壁浆膜层出针**

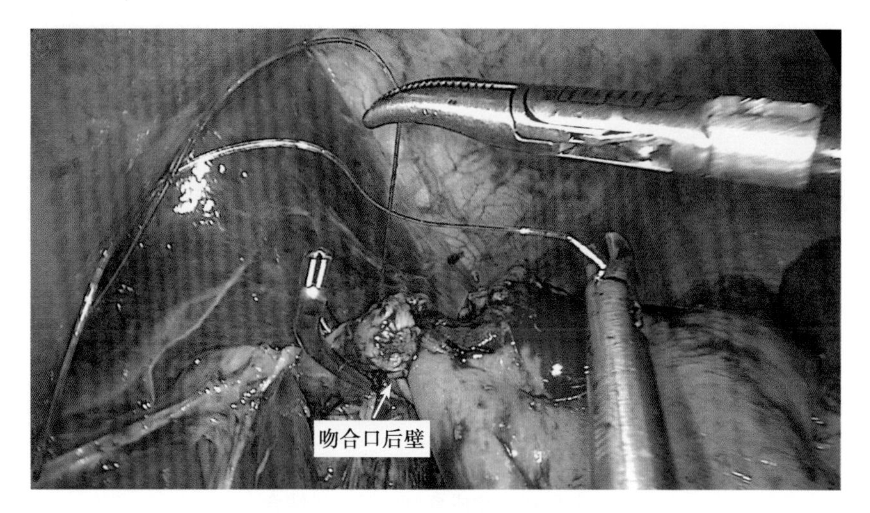

图 2-6-7 完成吻合口后壁缝合

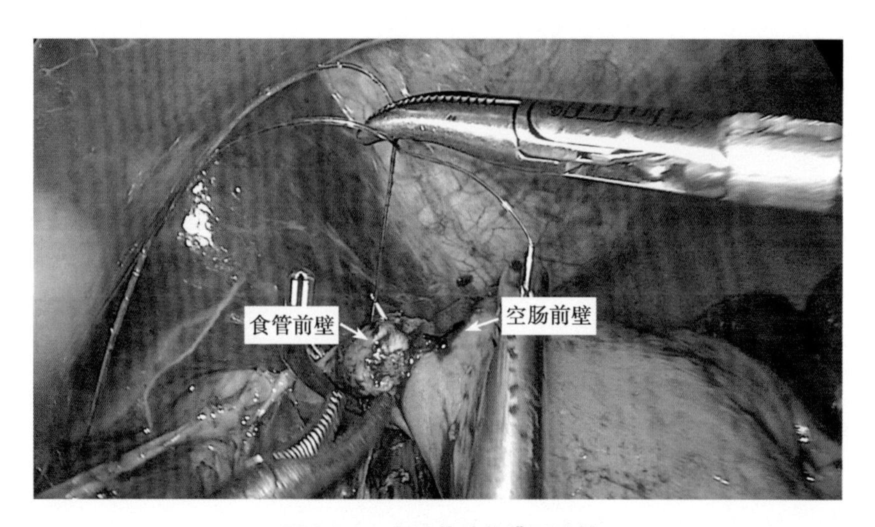

图 2-6-8 空肠前壁浆膜层进针

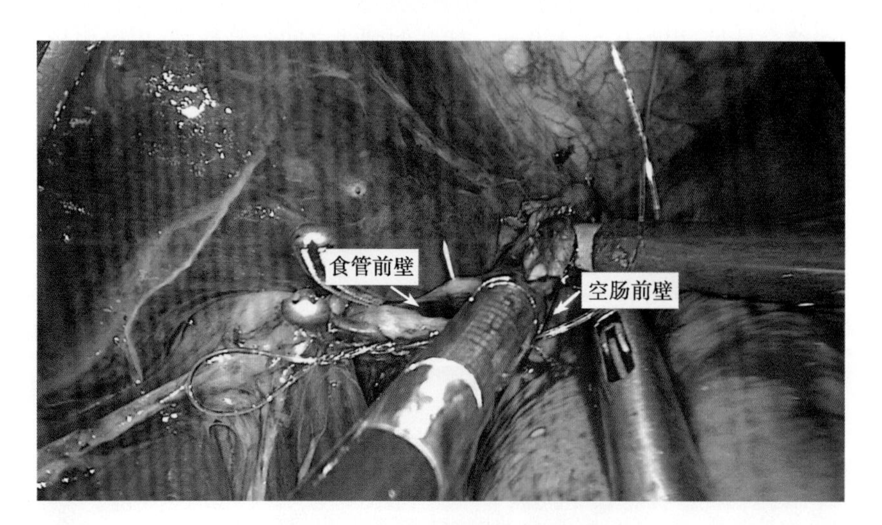

图 2-6-9 食管前壁浆膜层出针

全层连续缝合(图 2-6-10),再以一根倒刺线沿吻合口浆肌层包埋一圈,注气试验阴性后完成食管空肠 Roux-en-Y 吻合术。缝合关闭肠系膜裂孔。

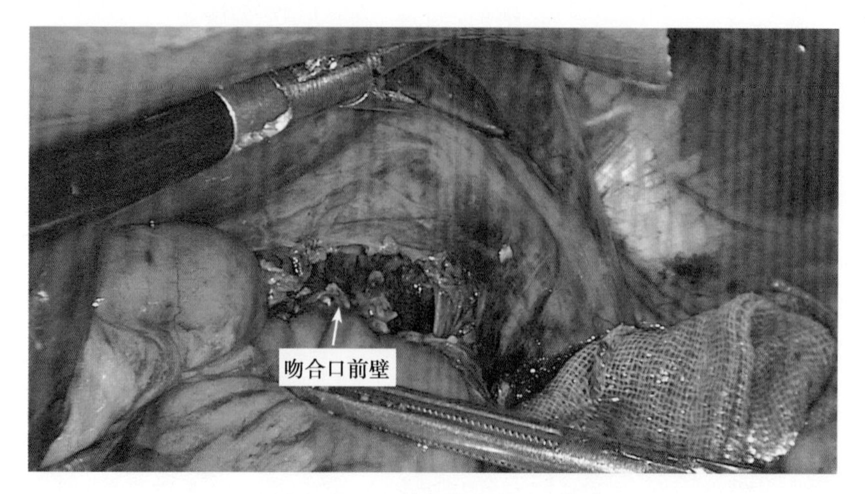

图 2-6-10 完成食管空肠手工缝合

二、腹腔镜双倒刺线牵引食管空肠 Overlap 吻合

(一) 适应证

详见本章第二节。

(二) 禁忌证

详见本章第一节。

(三) 术前准备及评估

详见本章第一节。

(四) 术者站位和 Trocar 布局

详见本章第一节。

(五) 手术步骤

1. **淋巴结清扫** 详见本章第一、二节。

2. **消化道重建**

(1) 游离出足够长度的腹段食管以备吻合。用直线切割闭合器离断食管,不需要刻意旋转。食管残端两侧用 2 根倒刺线缝合悬吊,相距 0.5~1.0cm。切开倒刺线之间食管残端,胃管引导协助确认食管全层打开(图 2-6-11)。标本置入标本袋,取上腹部正中辅助小切口 5cm,取出标本。

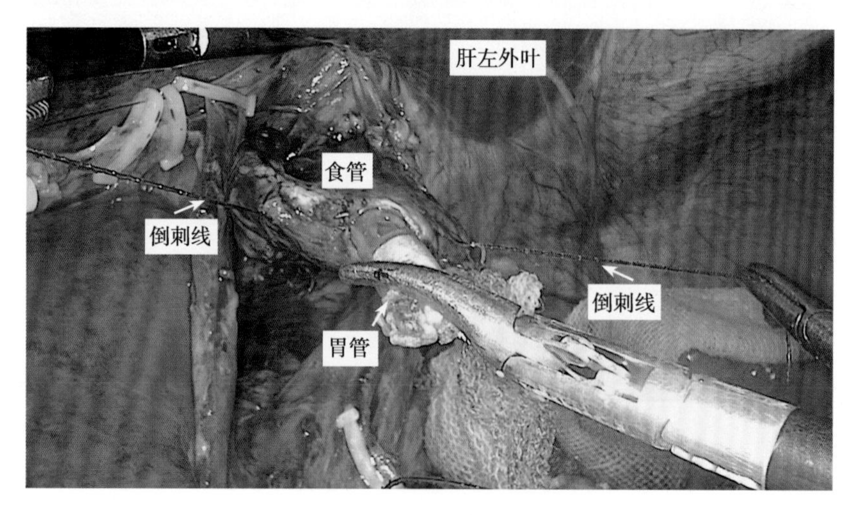

图 2-6-11 双倒刺线悬吊

（2）利用辅助小切口，在直视下，距离 Treitz 韧带 15cm 处裁剪空肠系膜，以直线切割闭合器离断空肠，于距离远端空肠吻合口 45~60cm 处的远端空肠及近端空肠对系膜缘分别凿孔，以直线切割闭合器将两者行侧侧吻合，采用 3-0 倒刺缝线或直线切割闭合器关闭共同开口，完成"Y"袢的制作。

（3）丝线连续荷包缝合关闭远端空肠残端，用超声刀在距空肠残端 6cm 对系膜缘处戳一小孔作为空肠吻合口，并用丝线将打开的小肠壁全层缝合，固定黏膜层与浆肌层（图 2-6-12），防止在后续的牵拉过程中撕裂，造成共同吻合口过大。并将直线吻合器的厚臂置入空肠吻合口，测量空肠吻合口的长度及大小是否适宜（图 2-6-13）。将小肠回纳腹腔，重建气腹，冲洗腹腔，快速冰冻证实食管切缘阴性后开始消化道重建。

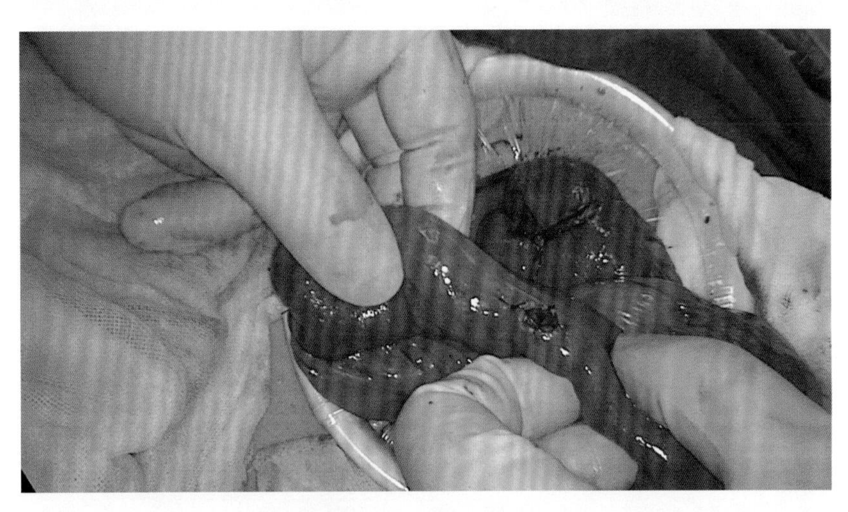

图 2-6-12　**空肠吻合口**

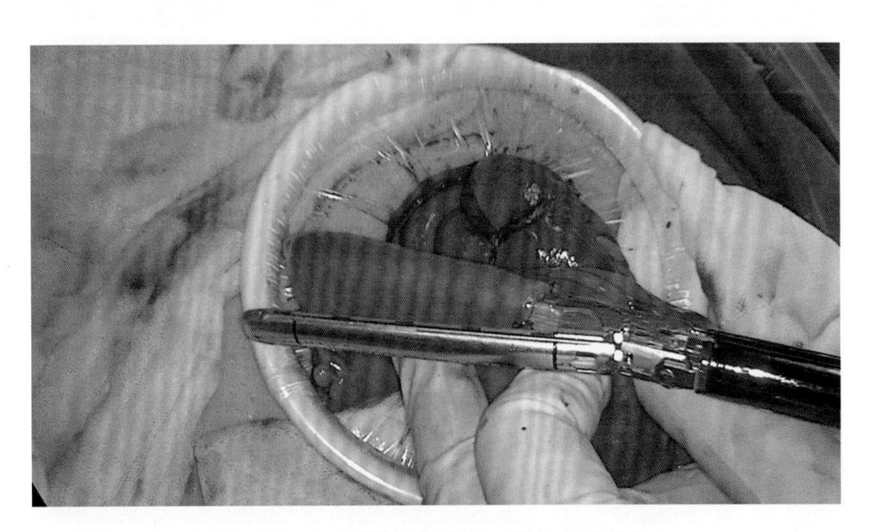

图 2-6-13　**测量空肠吻合口的长度及大小**

（4）食管空肠吻合：腹腔镜直视下上提空肠以备吻合，用力适度避免损伤空肠，保证空肠系膜无扭转、无张力。术者、助手以倒刺线牵拉食管断端，胃管引导下将直线切割闭合器的薄臂置入食管腔（图 2-6-14），注意避免误夹膈肌、胃管等，同时检查食管避免直线切割闭合器臂进入假腔（图 2-6-15）。检查无误后行食管空肠侧侧吻合（图 2-6-16），检查吻合口是否出血等，将胃管置入空肠。以倒刺线双层缝合关闭共同开口（图 2-6-17），注气试验阴性后完成食管空肠 Overlap 吻合术（图 2-6-18）。缝合关闭肠系膜裂孔。

三、腹腔镜线系抵钉座直接置入法食管空肠吻合

（一）适应证

详见本章第二节。

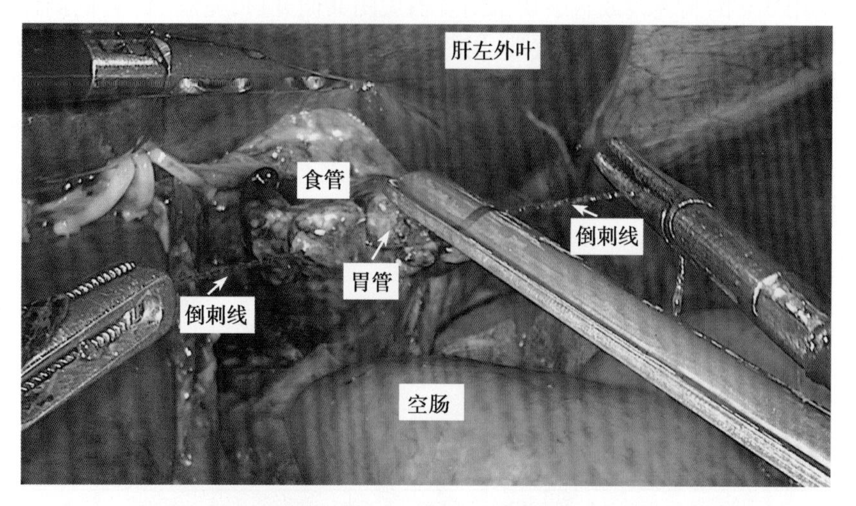

图 2-6-14 **胃管引导下将直线切割闭合器的薄臂置入食管腔**

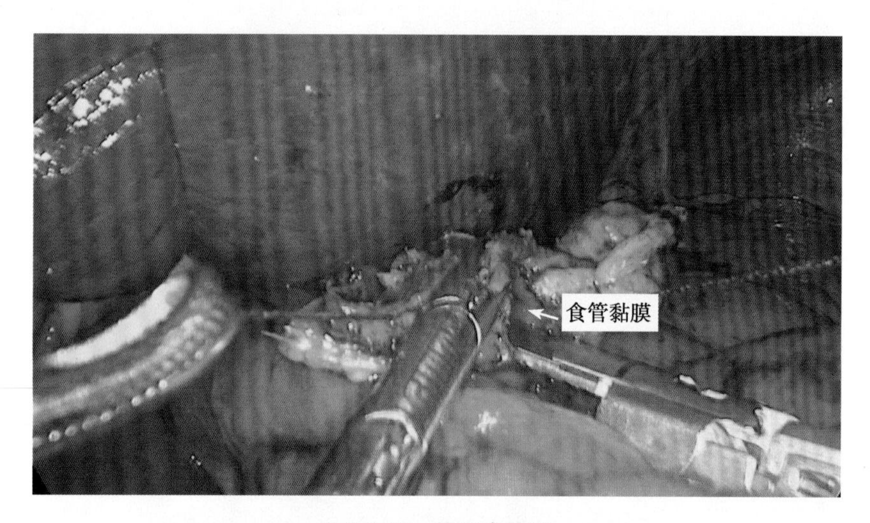

图 2-6-15 **检查食管腔**

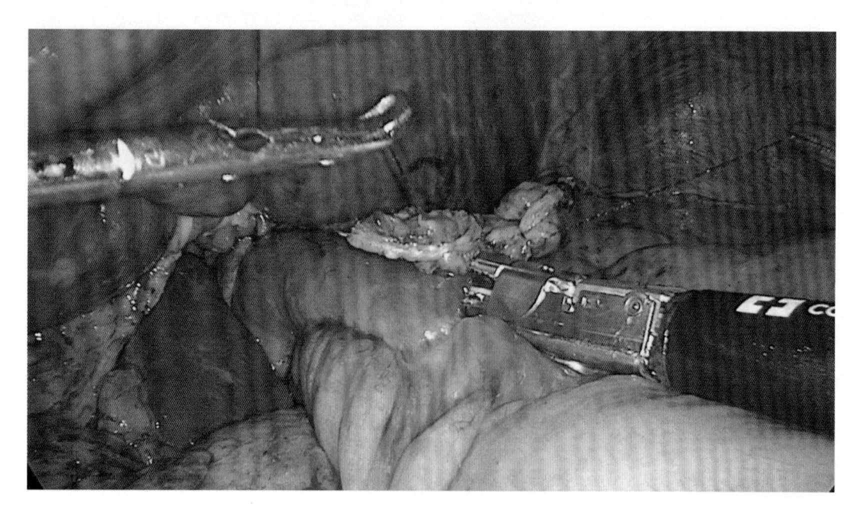

图 2-6-16 **食管空肠侧侧吻合**

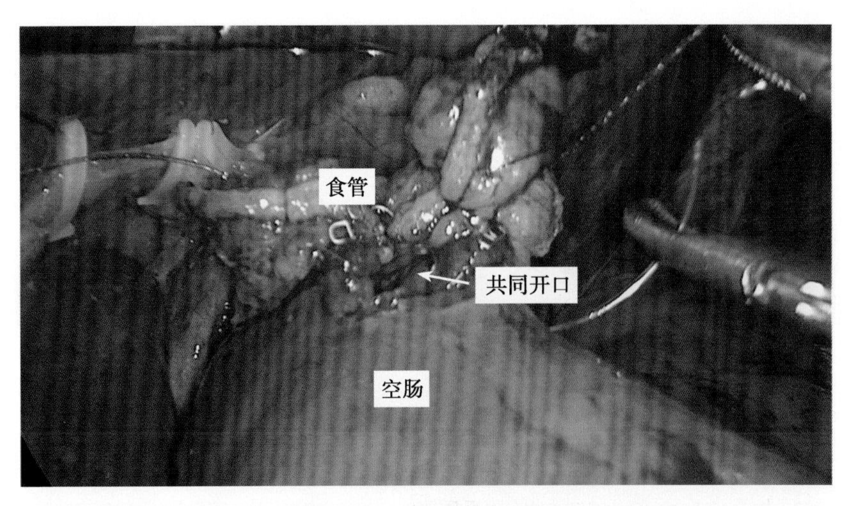

图 2-6-17 **关闭共同开口**

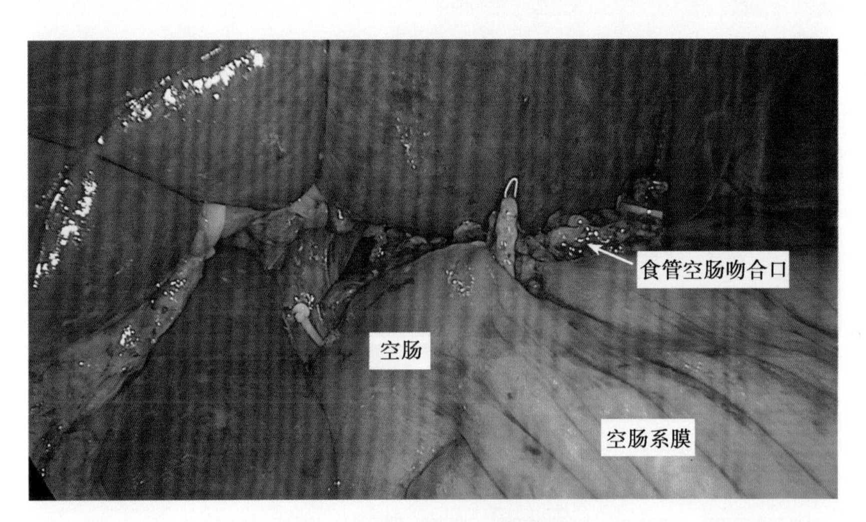

图 2-6-18 **食管空肠侧侧吻合后**

（二）禁忌证

详见本章第一节。

（三）术前准备及评估

详见本章第一节。

（四）术者站位和 Trocar 布局

详见本章第一节。

（五）手术步骤

1. 淋巴结清扫 详见本章第一、二节。

2. 消化道重建

（1）将术者主操作的 12mm Trocar 孔扩大至 3cm，置入切口保护圈，放置吻合器抵钉座进入腹腔。预先在抵钉座后方连接杆尖端小孔内穿入 7#丝线，并打结固定，作为牵引线（图 2-6-19）。于贲门处前壁向头侧纵向切开 2～3cm 食管（图 2-6-20），注意勿完全切断食管，以利于牵引，并使切开处最高点位于预切断线处；将线系抵钉座完全置入食管（图 2-6-21），丝线于食管切开处最高点牵引出食管；保留抵钉座丝线脱出处 0.3～0.5cm 食管缺口，使用可旋转线型切割闭合器于预切断线处离断食管（图 2-6-22），将抵钉座自预留食管缺口处用丝线拖出，完成全腔镜下抵钉座置入（图 2-6-23）。将标本置入标本袋，经扩大的主操作孔切口拖出腹腔。

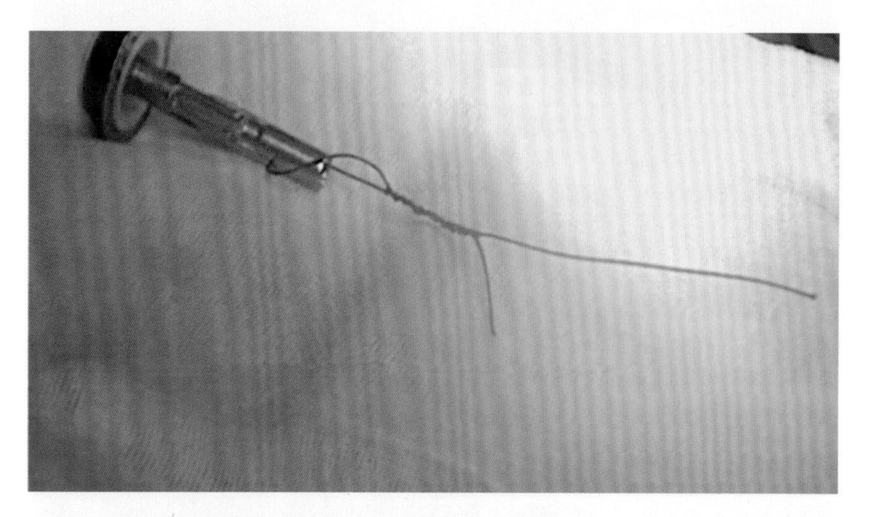

图 2-6-19 制作线系抵钉座

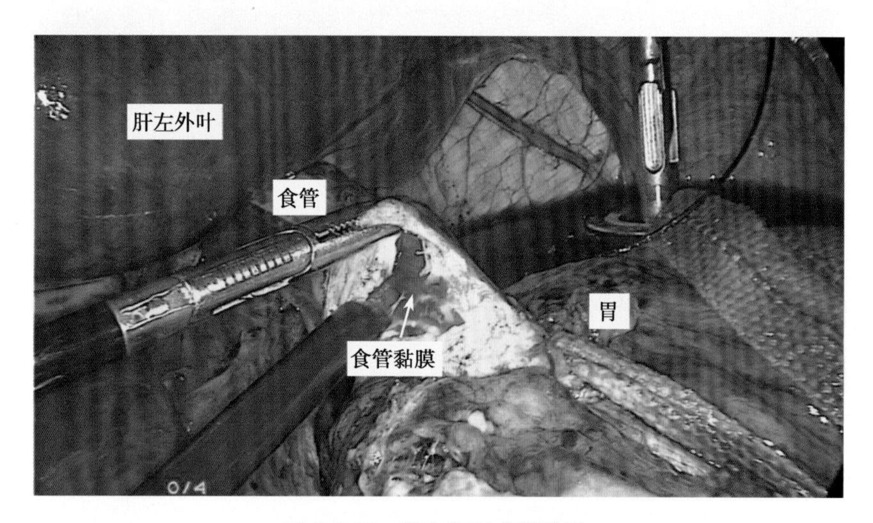

图 2-6-20 纵向切开食管前壁

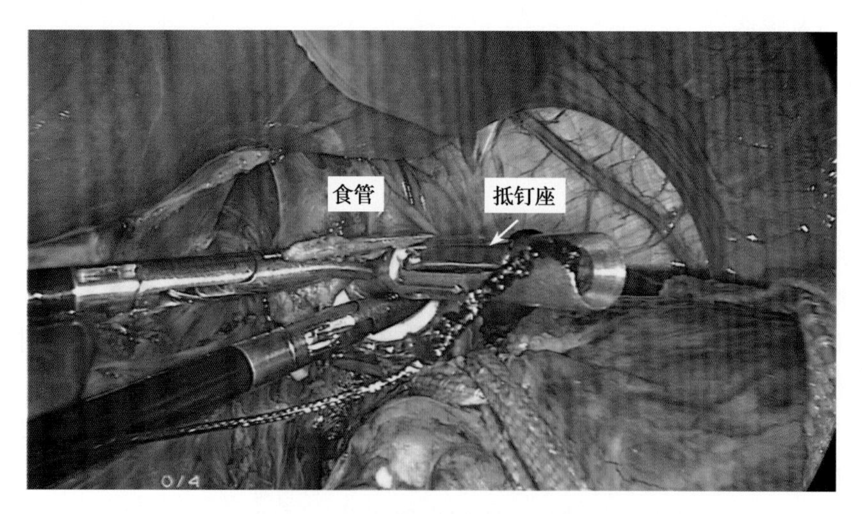

图 2-6-21 将线系抵钉座置入食管

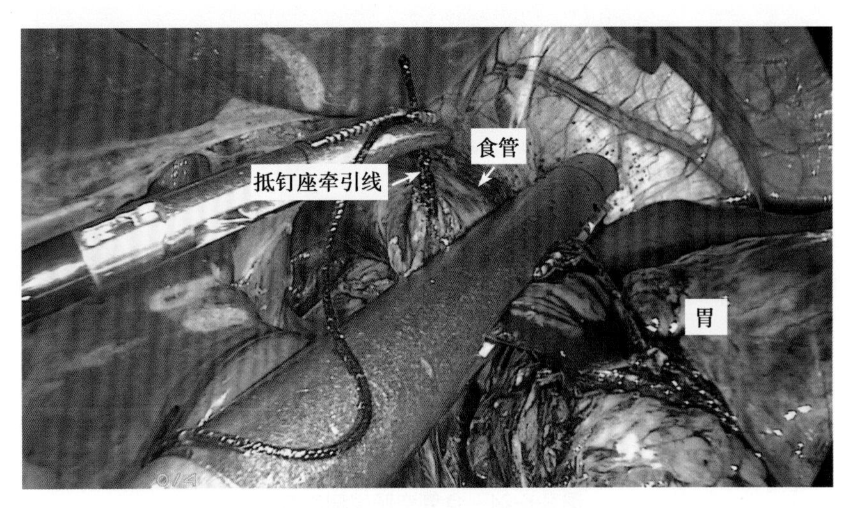

图 2-6-22 **预切断线处离断食管**

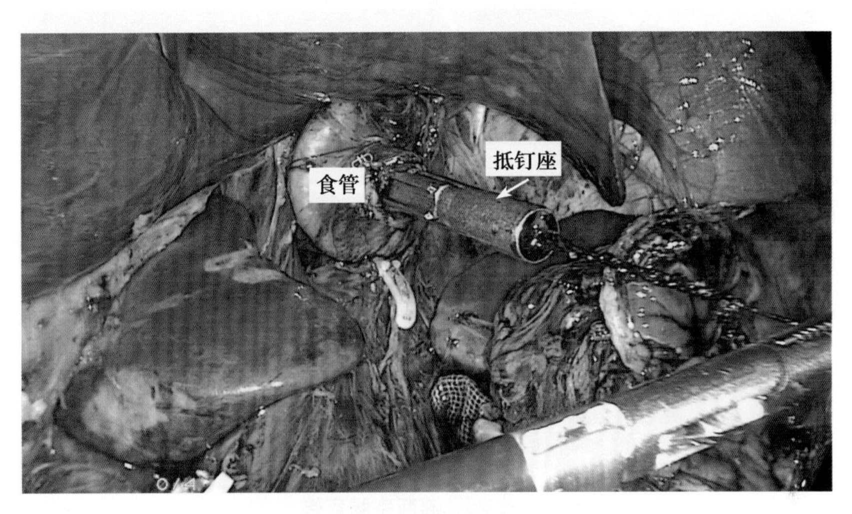

图 2-6-23 **预留食管缺口处拖出抵钉座**

（2）腹腔镜下距离 Treitz 韧带 15cm 处裁剪空肠系膜，用直线切割闭合器离断空肠，于距离远端空肠吻合口 45～60cm 处的远端空肠及近端空肠对系膜缘分别凿孔，以直线切割闭合器将两者行侧侧吻合，采用 3-0 倒刺线或直线切割闭合器关闭共同开口，完成“Y”袢的制作。

（3）腹腔镜下切开空肠远端，管型吻合器杆经主操作孔放入腹腔，将保护圈包绕吻合器并旋转、向外提拔，避免气腹漏气；远端空肠置入管型吻合器主体，上提与食管下端的钉砧座对接吻合，注意避免吻合器脱出空肠及牵拉所致的副损伤。检查系膜无扭转后可击发，完成食管空肠端侧吻合（图 2-6-24），空肠盲端用直线切割闭合器闭合（图 2-6-25），采用 3-0 倒刺线加固吻合口及空肠残端，关闭系膜裂孔，完成消化道重建。

四、术者寄语

食管空肠吻合术是腹腔镜全胃切除术的重点和难点，目前主要分为圆形吻合器吻合术和直线切割闭合器吻合术两大类。前者主要包括经口置入吻合器钉砧座装置（OrVil™）法、荷包缝合器法、手工吻合法、反穿刺置入法等；后者主要包括食管空肠侧侧吻合术和 Overlap 侧侧吻合术。各种吻合方式均存在各自优势及局限性，尚无标准推荐方式。就安全性而言，对于非高位肿瘤，Overlap 侧侧吻合术更优；而对于高位肿瘤，经口置入吻合器钉砧座装置（OrVil™）法具有其他吻合方式难以企及的优势，可在不适合线性吻合的高位肿瘤中尝试采用。本章主要介绍了食管空肠手术缝合术、Overlap 侧侧吻合术和反穿刺置入法。

手术缝合虽然可以减少手术器械的使用，降低手术费用；但手工缝合过程繁琐、耗时长、难度大，对术

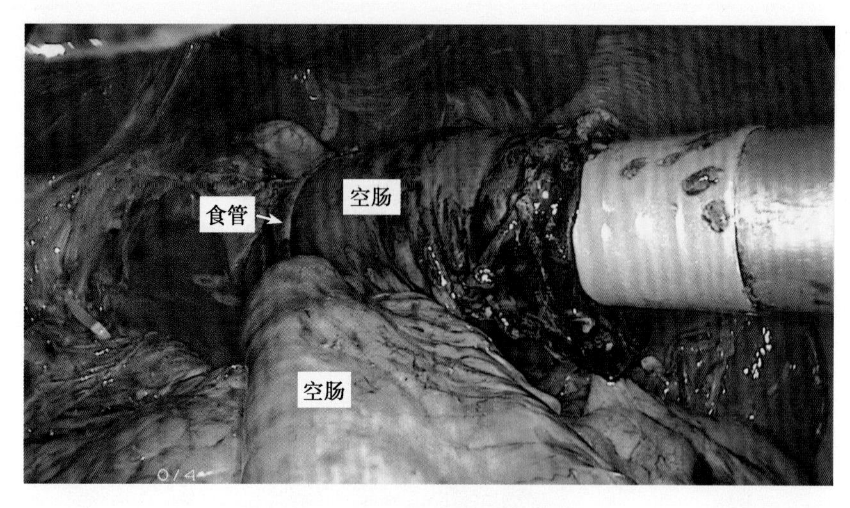

图 2-6-24 **食管空肠端侧吻合**

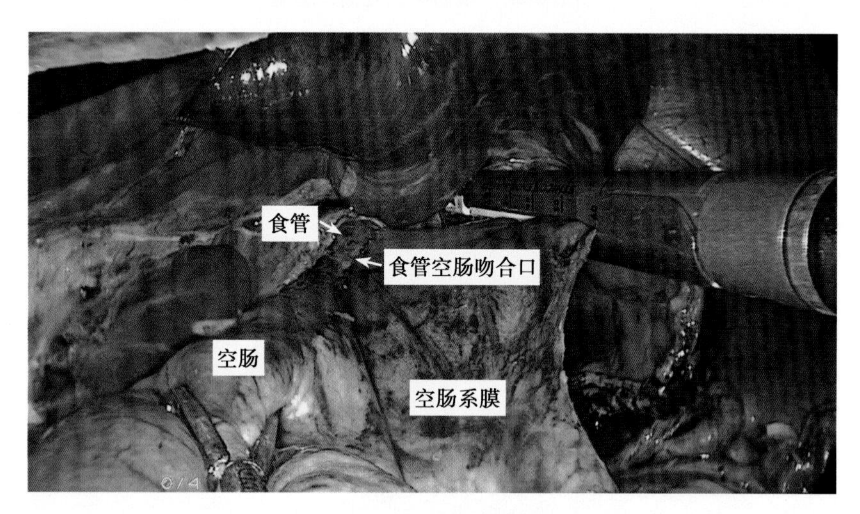

图 2-6-25 **离断空肠盲端**

者腹腔镜操作技术要求较高，并且食管离断后会向胸腔内回缩，缝合操作难度较大。完成腹腔镜下手工缝合，首先要有良好的显露，术前常规悬吊左肝外叶悬吊，充分显露食管下端。其次在离断食管前，用腹腔镜血管钳"哈巴狗"在拟定切线近端1cm处夹闭、固定食管，或将食管与膈脚间断缝合3~4针。再次，在缝合过程中，助手密切配合提拉牵引线，有助于显露，避免缝线松弛。采用免打结的"倒刺线"可降低缝合难度，降低对助手的要求，缩短手术时间。此外，在开展此技术的初期，可通过胃管注入亚甲蓝溶液，检测吻合密闭性，以提高手术的安全性。

Overlap 吻合是腹腔镜食管空肠线形吻合的主要代表之一。改良双倒刺线牵引下食管空肠 Overlap 吻合的技术特点为：双倒刺线悬吊利于食管断端牵引，双倒刺线同时用于共同开口关闭。在开展 Overlap 手术过程中需注意：①夹闭吻合器前应及时将胃管后退，夹闭后检查是否夹闭胃管。操作流程中注重手术团队的整体配合，在吻合、闭合等重要操作前要有必要的提醒。②充分离断系膜血管弓以避免系膜张力过大，闭合器厚壁置入空肠，拟吻合前试将空肠上提至食管残端上方预判系膜张力大小，闭合器击发前要确认小肠系膜有无扭转。③注意食管开口的位置方向，吻合过程中结合胃管引导，避免吻合时黏膜下假道形成，击发前再次通过胃管引导判断排除黏膜下假性隧道形成，若是线性闭合器已击发后形成黏膜下假性隧道，可在腹腔镜下切开此处黏膜，彻底止血，从而避免开腹重建吻合。

反穿刺技术在全胃根治术全腔镜下消化道重建中的应用主要为：①高 BMI 且考虑行管状吻合；②肿瘤位于贲门或侵及食管下段。术中要准确定位肿瘤上缘，以便明确食管预切断线。纵向切开贲门近端食管前壁，更便于确定肿瘤上缘。

结合笔者的经验，应用圆形吻合器进行消化道重建须注意以下几点：①经腹置入钉砧座，肿瘤近端捆绑，符合无瘤原则。②通过扩大左上腹主操作孔，置入吻合器杆，角度较顺，距离短，操作更顺利。③食管空肠吻合，需理顺输出段空肠，并反方向牵拉，吻合后检查确保空肠输出袢无重叠闭合。④选择合适的吻合钉，盲端注意彻底止血。

参考文献

1. Hu Y, Huang C, Sun Y, et al. Morbidity and mortality of laparoscopic versus open D2 distal gastrectomy for advanced gastric cancer: a andomized controlled trial[J]. Journal of Clinical Oncology, 2016, 34(12): 1350-1357.
2. Yu J, Huang C, Sun Y, et al. Effect of laparoscopic vs open distal gastrectomy on 3-year disease-free survival in patients with locally advanced gastric cancer: the CLASS-01 randomized clinical trial[J]. JAMA, 2019, 321(20): 1983-1992.
3. 王伟，熊文俊，李金，等."罪恶韧带"在腹腔镜胃癌手术中预防脾损伤的临床价值[J]. 中华胃肠外科杂志，2017(8): 887-880.
4. 中国腹腔镜胃肠外科研究组(CLASS)中国抗癌协会胃癌专业委员会，中华医学会外科分会腹腔镜与内镜外科学组. 腹腔镜局部进展期远端胃癌 D2 根治术标准操作流程：CLASS-01 研究共识[J]. 中华胃肠外科杂志，2019，22(9)：807-811.
5. 中国医师协会内镜医师分会腹腔镜外科专业委员会，中国研究型医院学会机器人与腹腔镜外科专业委员会，中国腹腔镜胃肠外科研究组. 中国腹腔镜胃癌根治手术质量控制专家共识(2017 版)[J]. 中华消化外科杂志，2017(16)：547.
6. 国际食管疾病学会中国分会(CSDE)食管胃结合部疾病跨界联盟，中国医师协会内镜医师分会腹腔镜外科专业委员会，中国医师协会外科医师分会上消化道外科医师专业委员会，等. 食管胃结合部腺癌外科治疗中国专家共识(2018 年版)[J]. 中华胃肠外科杂志，2018，21(9)：961-975.
7. 郑民华，臧潞，马君俊，等. Siewert Ⅱ 型食管胃结合部腺癌腔镜手术治疗中国专家共识(2019 版)[J]. 中国实用外科杂志，2019，39(11)：1129-1135.
8. Kurokawa Y, Takeuchi H, Doki Y, et al. Mapping of lymph node metastasis from esophagogastric junction tumors: A prospective nationwide multicenter study[J]. Annals of surgery, 2021, 274(1): 120-127.
9. 王伟，熊文俊，易小江，等. 胸腔单孔辅助腹腔镜 Siewert Ⅱ 型进展期食管胃结合部腺癌根治术的临床应用[J]. 中华胃肠外科杂志，2018，21(9)：1065-1068.
10. 王伟，郑燕生，熊文俊，等. 腹腔镜全胃切除术后不同食管空肠吻合方法临床应用探讨[J]. 中国实用外科杂志，2016，36(9)：981-984.
11. Fujita J, Kurokawa Y, Sugimoto T, et al. Survival benefit of bursectomy in patients with resectable gastric cancer: interim analysis results of a randomized controlled trial[J]. Gastric Cancer, 2012, 15(1): 42-48.
12. 罗立杰，熊文俊，万进，等. 囊外左侧入路在中上部胃后壁癌腹腔镜根治性全胃切除联合网膜囊切除术的临床疗效分析[J]. 消化肿瘤杂志(电子版)，2018，10(2)：91-96.
13. 王伟，熊文俊，万进. 胃癌根治术网膜囊切除的是与非[J]. 消化肿瘤杂志(电子版)，2017，9(1)：22-26.
14. 李平，郑朝辉，黄昌明. 全腹腔镜根治性全胃切除术中"黄氏三步法"腹腔镜保脾的脾门淋巴结清扫术[J]. 中华外科杂志，2019，57(1)：52-54.
15. 王伟，刘志伟，熊文俊，等. 完全腹腔镜全方位脾门淋巴结清扫术治疗胃中上部癌 11 例[J]. 中华胃肠外科杂志，2015，18(5)：505-507.
16. Huang CM, Chen QY, Lin JX, et al. Huang' s three-step maneuver for laparoscopic spleen-preserving No. 10 lymph node dissection for advanced proximal gastric cancer[J]. Chinese Journal of Cancer Research, 2014, 26(2): 208-210.
17. Wang W, Liu ZW, Xiong XJ, et al. Totally laparoscopic spleen-preserving splenic hilum lymph nodes dissection in radical total gastrectomy: an omnibearing method[J]. Surgical Endoscopy, 2015, 30(5): 2030-2035.
18. Sasako M, Sano T, Yamamoto S, et al. D2 lymphadenectomy alone or with para-aortic nodal dissection for gastric cancer[J]. The New England Journal of Medicine, 2008, 359(5): 453-462.
19. 王伟，易小江，万进. 胃癌腹主动脉旁淋巴结清扫的临床意义[J]. 中国普通外科杂志，2018，27(4)：391-395.
20. Tanizawa Y, Bando E, Tokunaga M, et al. Efficacy of surgical treatment for responders to chemotherapy for gastric cancer with para-aortic lymph node metastasis[J]. European Journal of Surgical Oncology, 2016, 42(9): S89-S90.
21. Tokunaga M, Ohyama S, Hiki N, et al. Can super extended lymph node dissection be justified for gastric cancer with pathologically positive para-aortic lymph nodes? [J]. Annals of Surgical Oncology, 2010, 17(8): 2031-2036.

22. 王楠，乔庆，吴涛，等. 三角吻合在完全腹腔镜远端胃癌根治术中的应用研究[J]. 中华胃肠外科杂志，2014，17(11)：1111-1114.

23. 黄昌明，郑朝辉，陆俊. 完全腹腔镜胃癌手术消化道重建专家共识及手术操作指南(2018 版)[J]. 中国实用外科杂志，2018，38(8)：833-839.

24. 黄昌明，李子禹，臧潞，等. 全腹腔镜远端胃癌根治术消化道重建方式选择——Billroth-Ⅰ式、Billroth-Ⅱ式还是 Roux-en-Y 吻合？[J]. 中国实用外科杂志，2016，36(9)：953-954+957.

25. 黄玉琴，史友权，汤东，等. 非离断式 Roux-en-Y 吻合术在远端胃癌根治术后消化道重建的应用进展[J]. 中华消化外科杂志，2016，15(9)：943-946.

26. Zang YF，Li FZ，Ji ZP，et al. Application value of enhanced recovery after surgery for total laparoscopic uncut Roux-en-Y gastrojejunostomy after distal gastrectomy[J]. World Journal of Gastroenterology，2018，24(4)：504-510.

27. Jeong O，Park YK. Intracorporeal circular stapling esophagojejunostomy using the transorally inserted anvil (OrVil) after laparoscopic total gastrectomy[J]. Surgical Endoscopy，2009，23(11)：2624-2630.

28. Chen K，Pan Y，Cai JQ，et al. Intracorporeal esophagojejunostomy after totally laparoscopic total gastrectomy：A single-center 7-year experience[J]. World Journal of Gastroenterology，2016，22(12)：3432-3440.

29. So KO，Park JM. Totally laparoscopic total gastrectomy using intracorporeally hand-sewn esophagojejunostomy[J]. Gastric Cancer，2011，11(4)：206-211.

30. 杨闯，钱锦，汪洋，等. 手工吻合在全腹腔镜下全胃切除术食管空肠吻合中的应用[J]. 中华胃肠外科杂志，2018，21(9)：1068-1070.

31. Inaba K，Satoh S，Ishida Y，et al. Overlap method：novel intracorporeal esophagojejunostomy after laparoscopic total gastrectomy[J]. Journal of the American College of Surgeons，2010，211(6)：25-29.

第三章

结直肠外科

第一节　腹腔镜根治性右半结肠切除术

一、尾内侧入路联合中间翻页式清扫

（一）适应证

1. 阑尾、盲肠、升结肠、结肠肝曲及肝曲远端 10cm 以内的横结肠恶性肿瘤。
2. 术前诊断分期为Ⅰ、Ⅱ、Ⅲ期，或Ⅳ期的局部根治术。

（二）禁忌证

1. 肿瘤广泛浸润周围组织；淋巴结转移融合并包绕重要血管。
2. 急诊手术（梗阻、出血、穿孔等）。
3. 既往腹部手术史，腹腔广泛粘连者，为相对禁忌证。
4. 全身情况不良和（或）合并严重心、肺、肝、肾疾病不能耐受手术者。
5. 妊娠期。
6. 不能耐受 CO_2 气腹。

（三）术前准备及评估

1. **肠道准备**　术前 1 天口服泻药。

2. **肿瘤学评估**　术前肠镜明确病理诊断，胸腹部 CT 平扫+增强扫描，明确肿瘤分期，注意关注肿瘤与十二指肠、肝及右侧泌尿系的关系。

3. **全身评估**　心、肺、肝、肾功能，合并症（高血压、糖尿病、营养不良等）。

（四）术者站位和 Trocar 布局

患者平卧分腿位，术者站于患者左侧，助手位于右侧，扶镜手站于两腿之间（图 3-1-1）。采用五孔法，脐下 3~5cm 放置 10mm Trocar 为观察孔，左侧锁骨中线肋缘下 3cm，置入 12mm Trocar 为主操作孔，反麦氏点放置 5mm Trocar 为副操作孔，右侧对称点分别置入两个 5mm Trocar 作为助手的操作孔（图 3-1-2）。

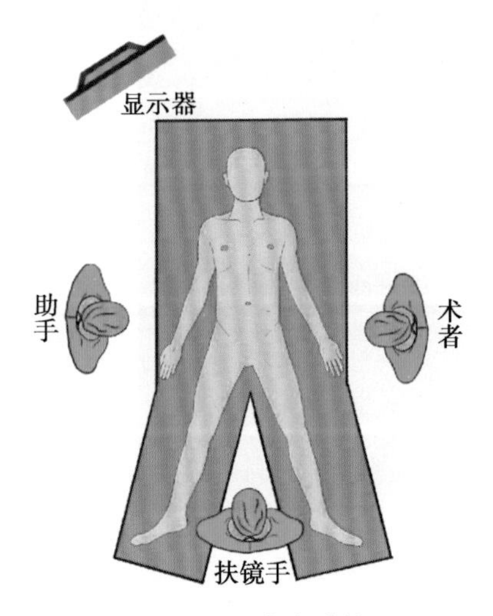

图 3-1-1　术者站位

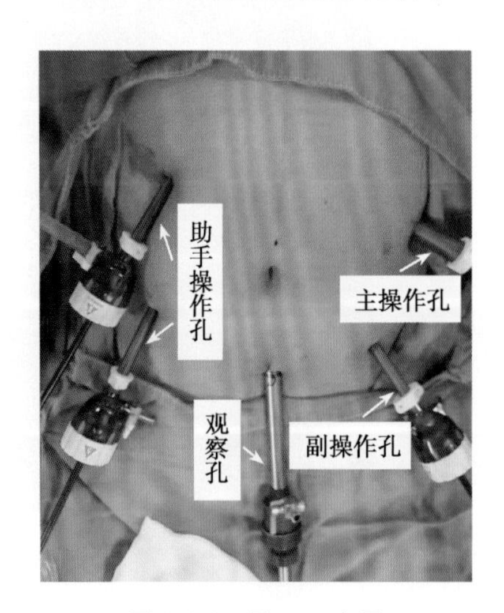

图 3-1-2　Trocar 布局

（五）手术范围

1. 肿瘤位于阑尾、盲肠和升结肠，切除范围包括右半横结肠、升结肠、盲肠和 10~15cm 的末段回肠及其对应的系膜和血管；清扫 No. 203、No. 213 和 No. 223 淋巴结。

2. 肿瘤位于结肠肝曲和肝曲远端 10cm 以内的横结肠，除上述范围外，须切除横结肠、胃网膜血管弓内大网膜和清扫幽门下淋巴结。

（六）手术步骤

1. **尾内侧入路** 通过尾内侧入路，优先分离胰十二指肠前间隙和部分右结肠后间隙。患者头低足高左倾体位，将小肠、网膜等腹腔内容物置于左上腹，显露右下腹术区。助手左手提起小肠系膜内侧缘，右手提起回盲部肠系膜或阑尾，显露肠系膜根与后腹膜形成的"膜桥"（图 3-1-3），切开"膜桥"，进入右侧 Toldt' s 间隙（图 3-1-4）。遵循完整结肠系膜切除（complete mesocolic excision，CME）原则，由内向外，采用钝锐性分离相结合的方式，在脏壁层腹膜之间，分离右结肠后间隙（图 3-1-5）和胰头十二指肠前间隙（图 3-1-6），内侧至肠系膜上静脉（superior mesenteric vein，SMV）左侧缘，外侧至升结肠内侧缘，头侧至十二指肠降段，显露胰头，避免触碰和挤压肿瘤。注意保护输尿管、生殖血管和胰头十二指肠前筋膜，避免损伤胰十二指肠下前静脉。

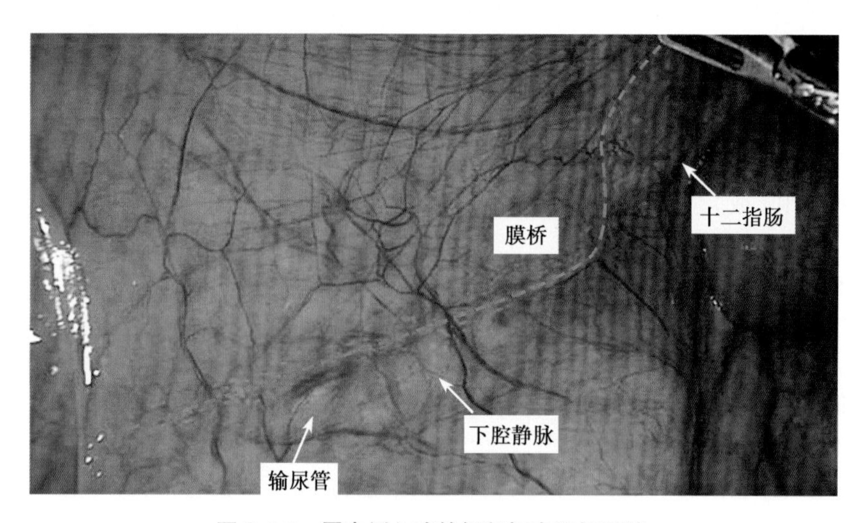

图 3-1-3 尾内侧入路的解剖标志和切开线

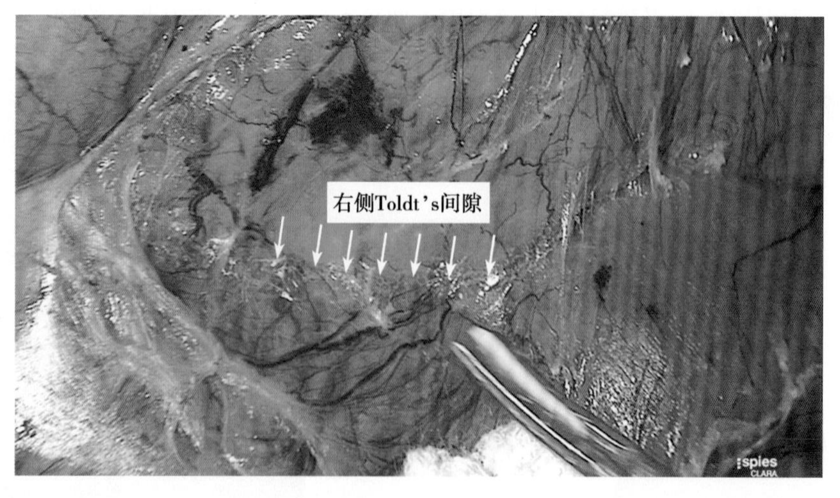

图 3-1-4 解剖分离右侧 Toldt' s 间隙

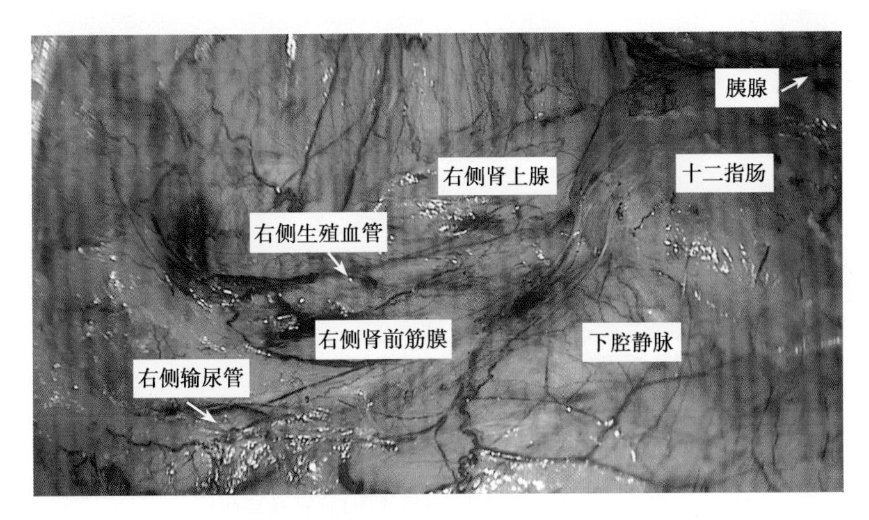

图 3-1-5　右结肠后间隙

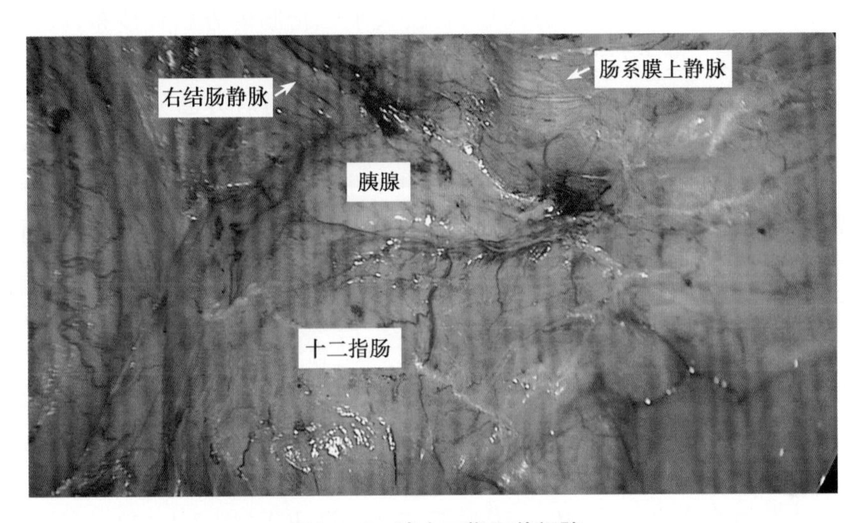

图 3-1-6　胰十二指肠前间隙

2. **中间"三点一线"翻页式清扫**　以肠系膜上血管为主线，自尾侧向头侧解剖显露肠系膜上血管，分别显露回结肠静脉(ileocolonic vein，ICV)汇入节点、Henle's 干汇入节点和胰腺下缘节点(图 3-1-7，图 3-1-8)。

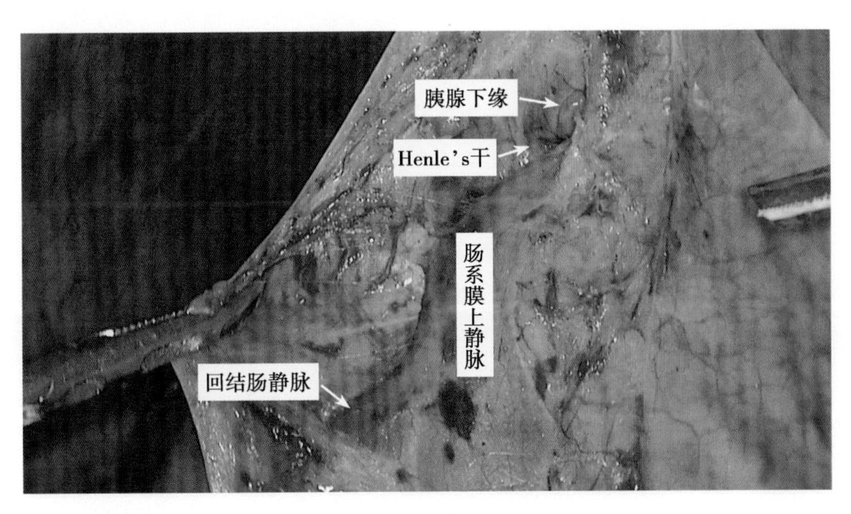

图 3-1-7　"三点一线"翻页式清扫(静脉导向)

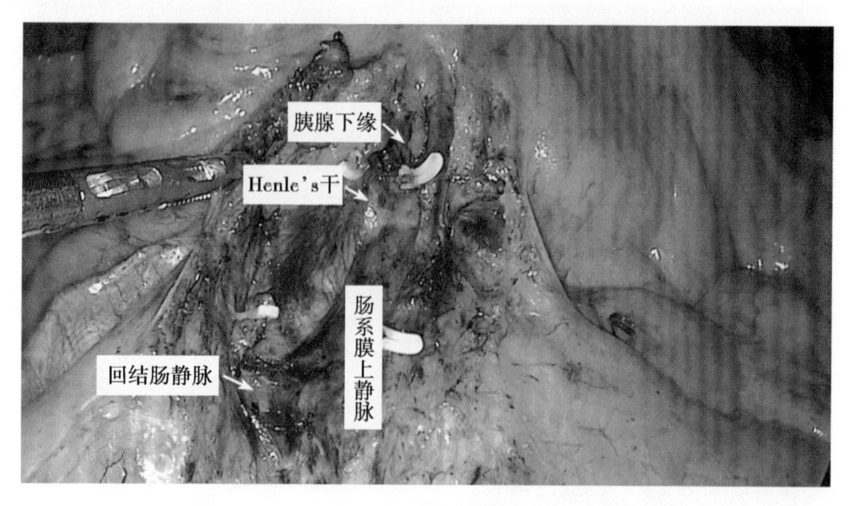

图 3-1-8 "三点一线"翻页式清扫(动脉导向)

(1) 解剖显露SMV:完成尾内侧层面分离后,在胰头十二指肠前方放置纱布,改变体位至头高脚低15°~30°,翻转至肠系膜前方。助手左手提起结肠中血管蒂,右手提起回结肠血管蒂,展平张紧SMV表面腹膜。在右结肠系膜与小肠系膜的自然皱褶处切开系膜前叶,与后方已分离的右侧Toldt's间隙贯通(图3-1-9)。在ICV汇入节点下方2cm处,沿SMV左侧缘[动脉导向:肠系膜上动脉(superior mesenteric artery,SMA)前方]切开腹膜,进入SMV血管鞘内(图3-1-10,图3-1-11)。自尾侧向头侧解剖显露SMV,并显露ICV、右结肠静脉(right colic vein,RCV)、Henle's干、中结肠静脉(middle colic vein,MCV)及胰腺下缘,将中间清扫的内侧界全层打开后,循SMV血管鞘内分离,向右侧翻页式清扫至SMV右侧与后方的胰十二指肠前间隙贯通,可透过血管鞘膜,看到后方预先放置的纱布。分离过程中,助手左手始终提起结肠血管蒂,右手持续跟进,牵拉SMV前方的系膜,始终保持SMV血管鞘的张力。"三点一线"翻页式分离,预先将胰腺水平以下的SMV全程解剖并显露,为后续处理ICV、RCV、Henle's干及MCV做铺垫。

(2) 离断回结肠血管:助手右手继续提起回结肠血管蒂,保持张力,超声刀非工作刀头循SMV鞘内分离,进入ICV鞘内,解剖分离前上方系膜,然后助手将回结肠血管稍向内侧牵拉,暴露ICV后方的系膜并分离切除,全方位裸化约1cm长ICV,于根部结扎离断ICV(图3-1-12),同法完成回结肠动脉分离(图3-1-13),清扫No. 203淋巴结。回结肠动静脉的位置关系多变,然而需重点把握的是回结肠动脉是从SMV前方还是后方跨过,如从前方跨过,可在解剖SMV时离断,如从后方跨过,则可在离断ICV后再处理回结肠动脉。

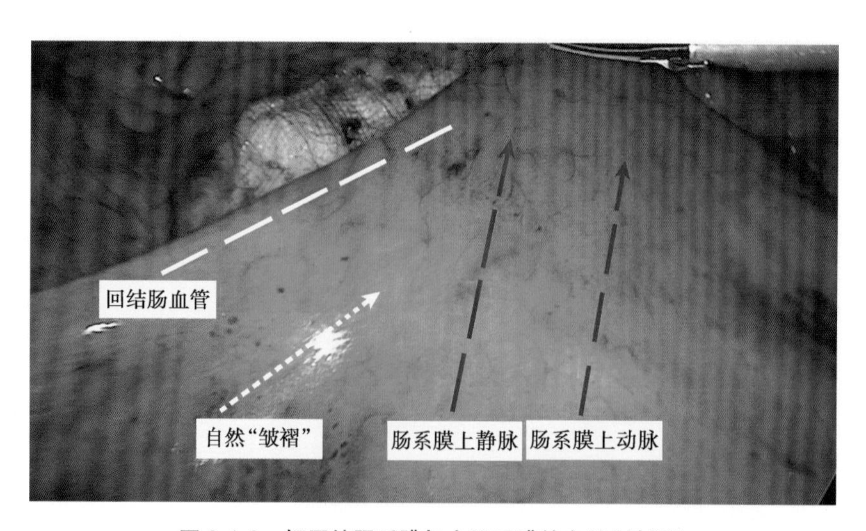

图 3-1-9 切开结肠系膜与小肠系膜的自然"皱褶"

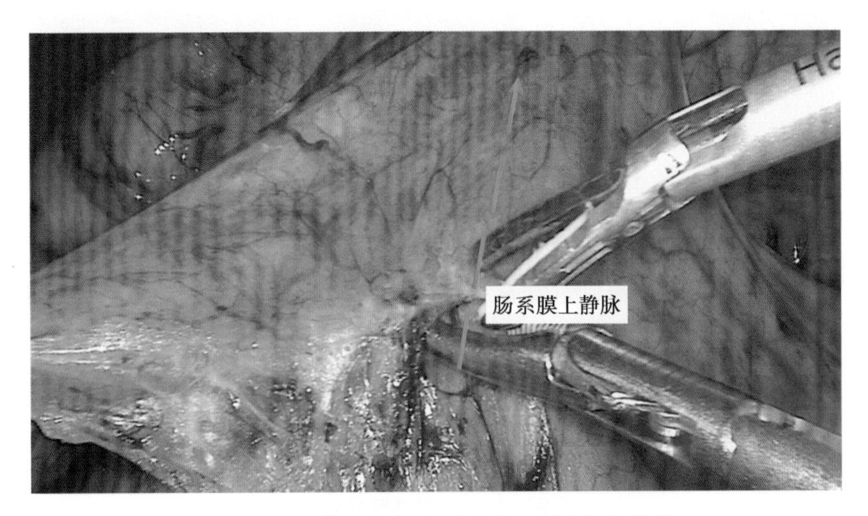

图 3-1-10　静脉导向:沿 SMV 左侧缘切开腹膜

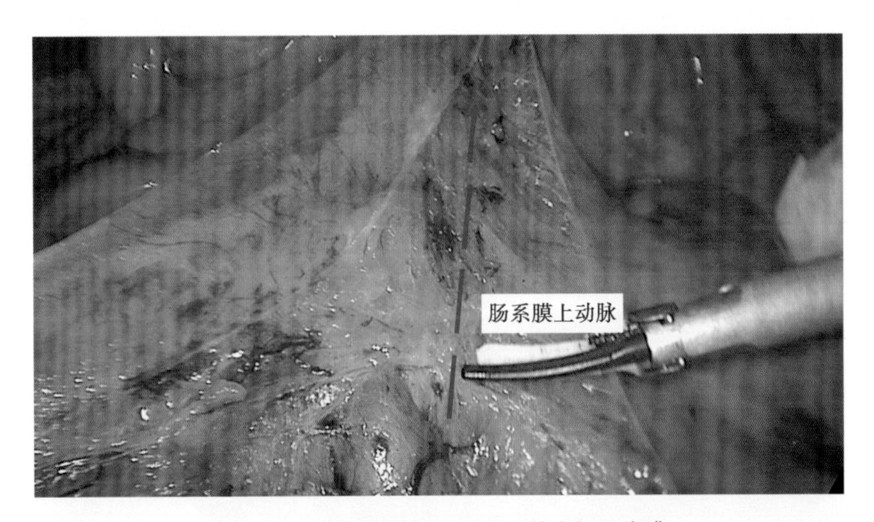

图 3-1-11　动脉导向:沿 SMA 前方切开腹膜

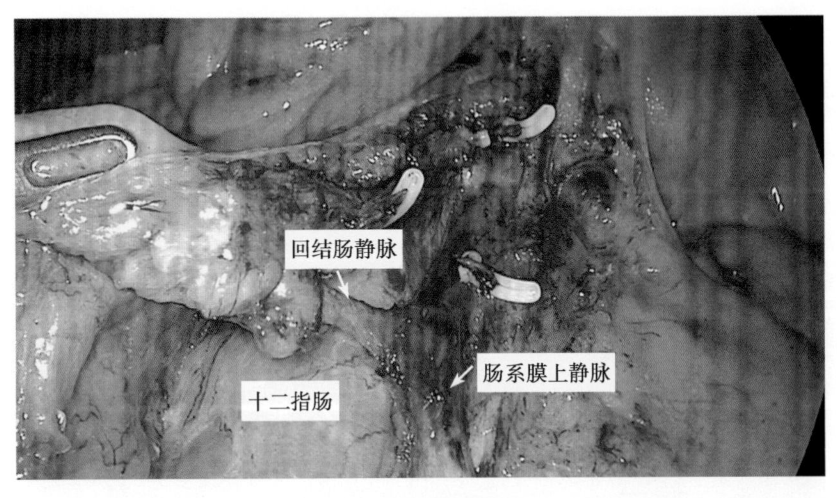

图 3-1-12　回结肠静脉

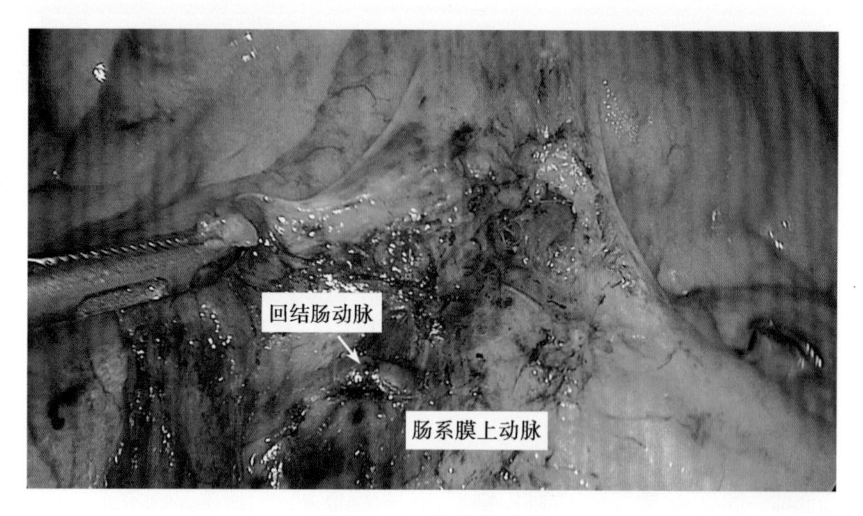

图 3-1-13 回结肠动脉

（3）离断右结肠血管：离断回结肠血管后，助手右手牵拉回结肠血管断端，保持系膜张力，向头侧继续切开 SMV 右侧缘系膜，定位右结肠血管，分别全方位解剖裸化右结肠动静脉后离断，清扫 No. 213 淋巴结（图 3-1-14，图 3-1-15）。右结肠血管的出现率差异较大，动脉发自 SMA，而静脉多汇入 Henle' s 干，称为副右结肠静脉，如汇入 Henle' s 干，则不急于处理副右结肠静脉。

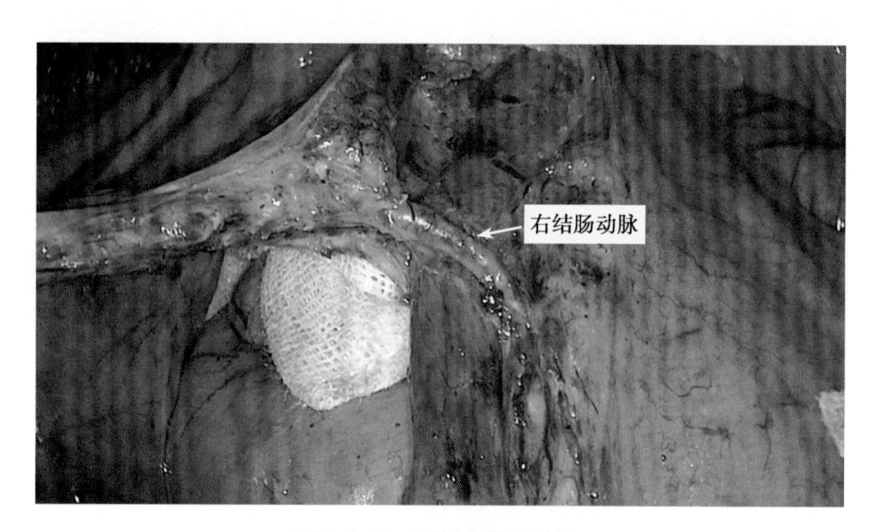

图 3-1-14 离断右结肠动脉

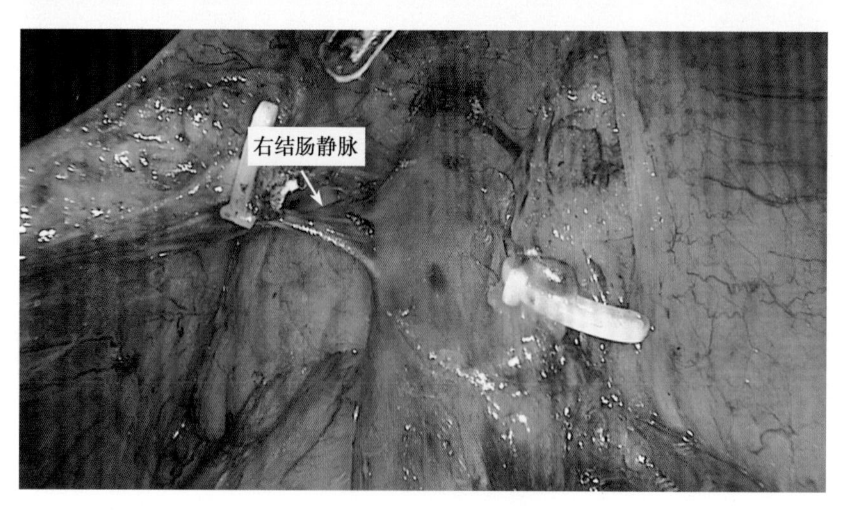

图 3-1-15 离断右结肠静脉

（4）离断中结肠血管：助手左手持续向腹侧、头侧牵拉中结肠血管，右手牵拉右结肠系膜内侧界，展平张紧系膜，中结肠动脉多位于静脉前方，循动脉鞘先解剖中结肠动脉，离断中结肠动脉后，暴露其后方间隙，再解剖并离断静脉，清扫 No. 223 淋巴结（图 3-1-16）。如行扩大右半结肠切除术，则根部离断中结肠动静脉，如行标准右半结肠切除术，则离断中结肠动静脉右支，保留左支，清扫 No. 223 和 No. 213rt 淋巴结。离断中结肠血管后，在胰腺下缘，根部离断横结肠系膜，循胰前间隙向头侧分离，进入网膜囊，显露胃后壁。

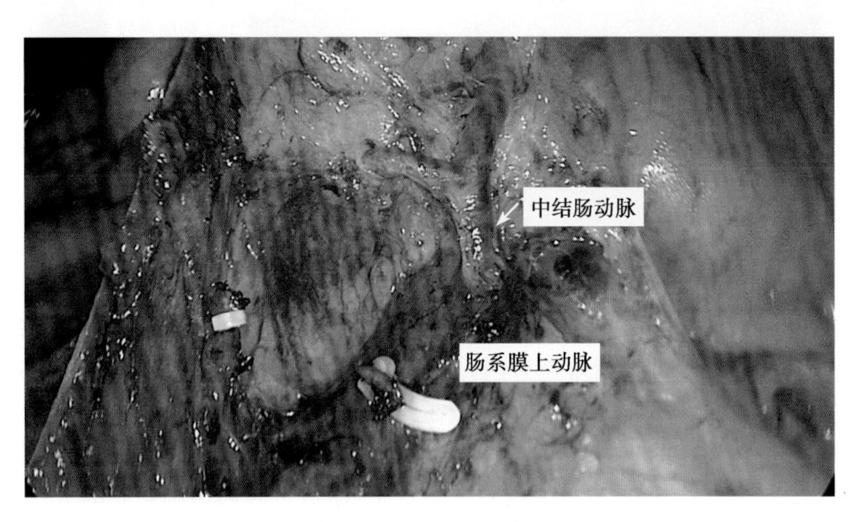

图 3-1-16 中结肠动脉

（5）解剖 Henle' s 干及其属支：Henle' s 干及其属支解剖复杂，变异多，可以在中线侧清扫时，最后处理。首先通过助手牵拉，展平张紧 Henle' s 干对应的结肠系膜，解剖技巧：由近及远，循干到支，鞘内解剖，钝锐结合，双手互搏，小步慢走。最常见的 Henle' s 干由副右结肠静脉、胃网膜右静脉和胰十二指肠上前静脉汇合而成。万变不离其宗，在离断各个属支前，必须仔细解剖分离 Henle' s 干，理清各个属支的归属，最后离断进入结肠的属支，保留进入胰腺的属支，扩大右半结肠切除术需离断胃支（图 3-1-17）。

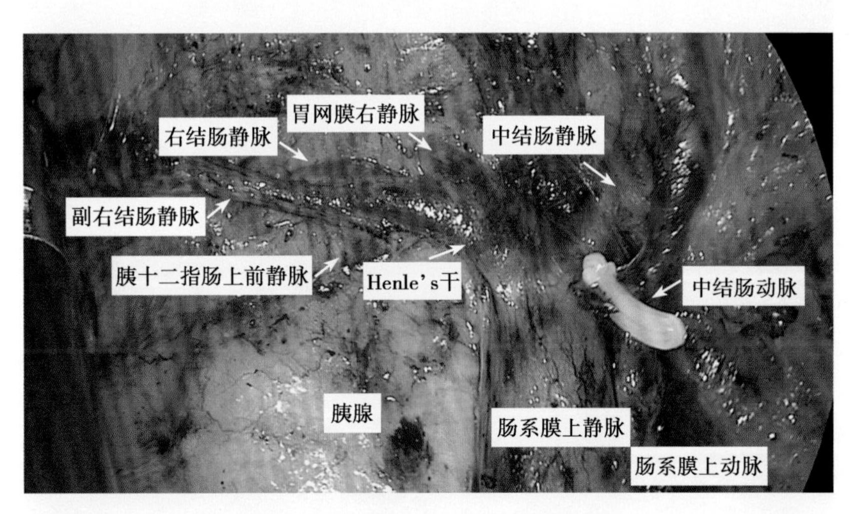

图 3-1-17 解剖 Henle' s 干及其属支

（6）拓展右结肠后间隙：通过助手将钳子伸入右结肠系膜的后方，向腹侧顶起，保持系膜张力，继续循已分离的层面向外侧、右侧拓展右结肠后间隙，至右结肠旁沟、结肠肝曲和十二指肠球部（图 3-1-18）。分离过程中注意保持肾前筋膜的完整性。在胰腺下缘及十二指肠前方放置纱布作为指引。

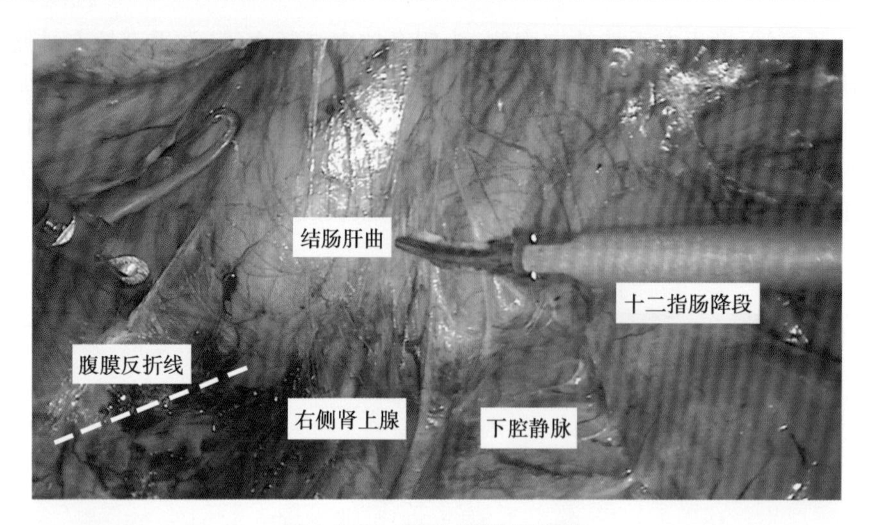

图 3-1-18　**拓展右结肠后间隙**

3. **头外侧分离**　助手左手在前，右手在后，提起胃大弯偏左部分，于胃大弯血管弓外（扩大右半结肠切除术时距离肿瘤远端 10cm 于胃网膜血管弓内）离断胃结肠韧带，进入小网膜囊（图 3-1-19），向左侧至横结肠左侧，向右侧分离至结肠肝曲，与右结肠间隙在胰腺下缘相通（扩大右半结肠切除手术需清扫幽门下淋巴结，离断胃网膜右动脉）（图 3-1-20）。外侧切开结肠系膜与侧腹膜的愈着处，完成游离。分离过程中，助手始终要保持胃系膜的张力，术者左手反向结肠系膜，循胃系膜和结肠系膜的天然间隙分离。

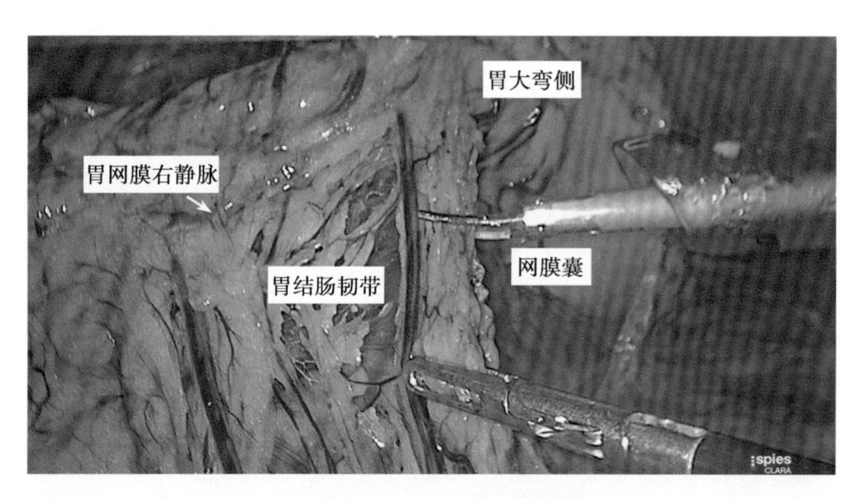

图 3-1-19　**游离胃大弯侧**

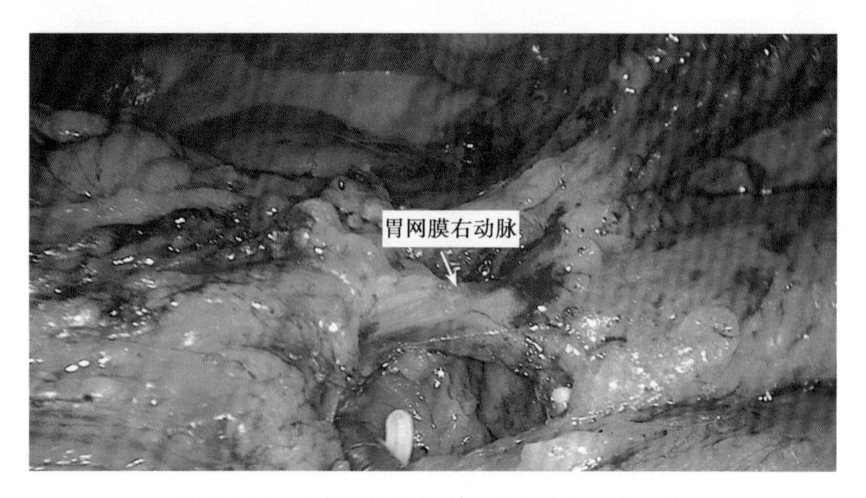

图 3-1-20　**离断胃网膜右动脉，清扫幽门下淋巴结**

4. 体外吻合　上腹正中切口约 5cm，裸化肠系膜，距肿瘤远端 10cm 离断横结肠，切除末端 15~20cm 回肠，用器械行回肠、横结肠侧侧或端侧吻合，关闭肠系膜裂孔。

二、中间入路

（一）适应证

详见本节第一部分。

（二）禁忌证

详见本节第一部分。

（三）术前准备及评估

详见本节第一部分。

（四）术者站位和 Trocar 布局

详见本节第一部分。

（五）手术范围

详见本节第一部分。

（六）手术步骤

1. 右半结肠中间游离

（1）切开回结肠血管蒂下缘进入 Toldt' s 间隙：患者头高脚低左倾体位，将小肠置于左下腹，大网膜翻向上腹部，暴露术野。助手右手将回结肠血管蒂向右尾侧并腹侧牵拉，助手左手提起结肠中血管蒂向头侧牵拉，展平张紧 SMV 表面腹膜；术者右手在右结肠系膜与小肠系膜的自然皱褶处切开（图 3-1-21），进入右结肠系膜与右侧肾前筋膜之间的融合筋膜间隙，即是右侧 Toldt' s 间隙，注意避免损伤十二指肠（图 3-1-22）。

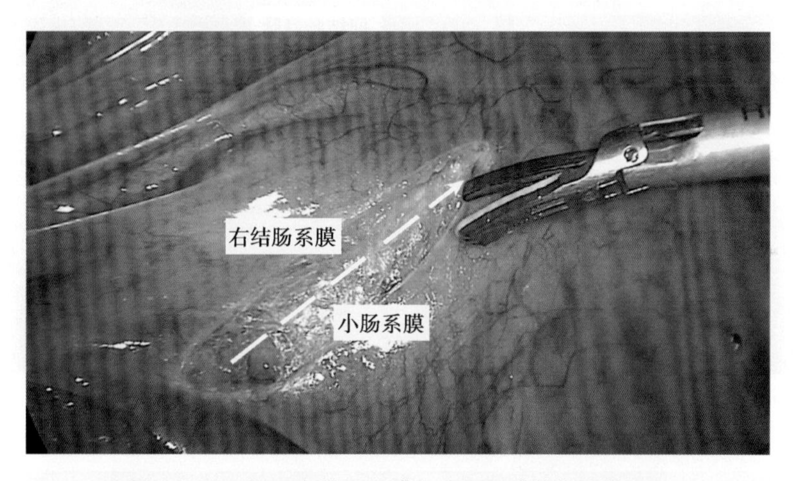

图 3-1-21　切开右结肠系膜与小肠系膜的自然皱褶处

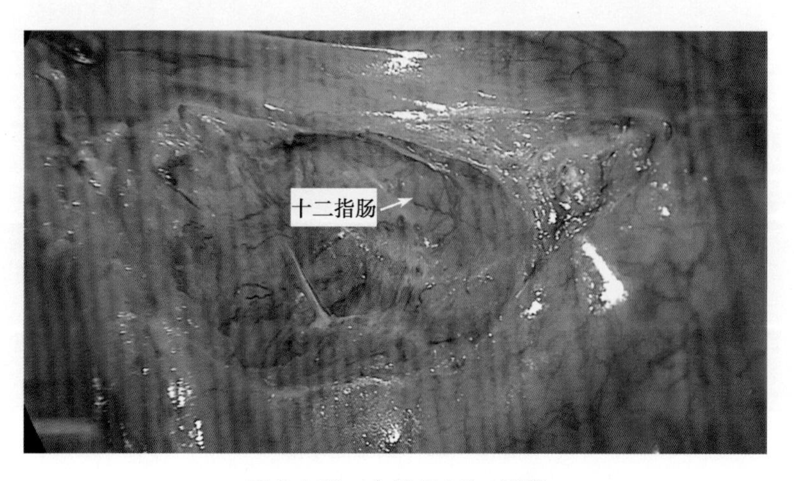

图 3-1-22　右侧 Toldt' s 间隙

（2）离断回结肠血管：助手继续展平张紧 SMV 表面腹膜，术者沿 SMV 左侧切开系膜（图 3-1-23），显露并解剖回结肠动静脉，清扫其根部淋巴结，距 SMV 汇入点 0.5cm 处结扎离断回结肠动静脉（图 3-1-24，图 3-1-25），完成 No. 203 淋巴结的清扫。

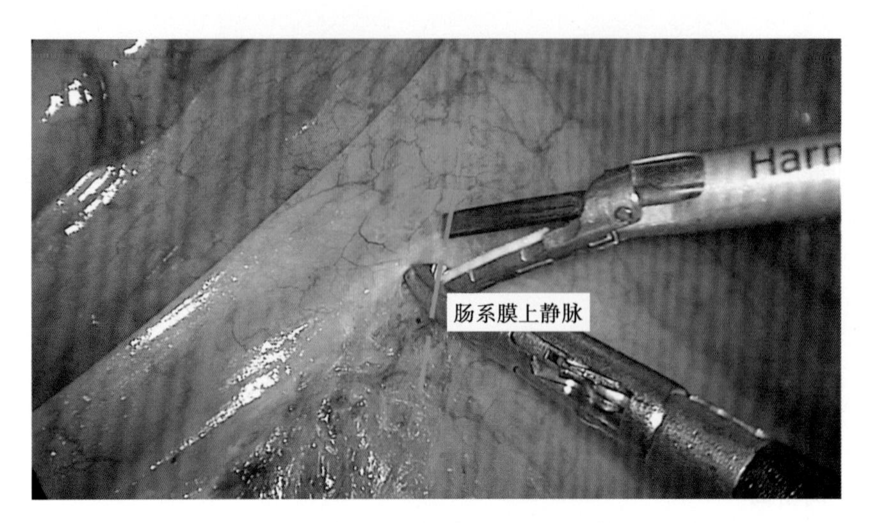

图 3-1-23 沿 SMV 左侧切开系膜

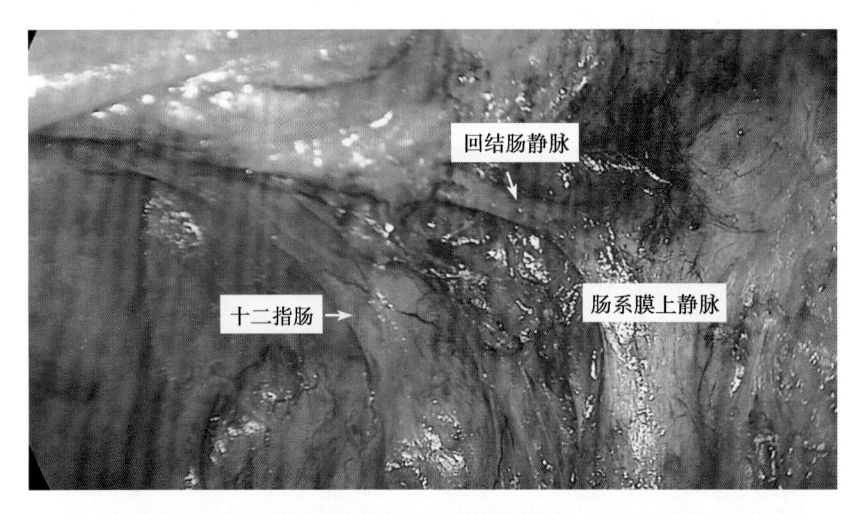

图 3-1-24 回结肠静脉

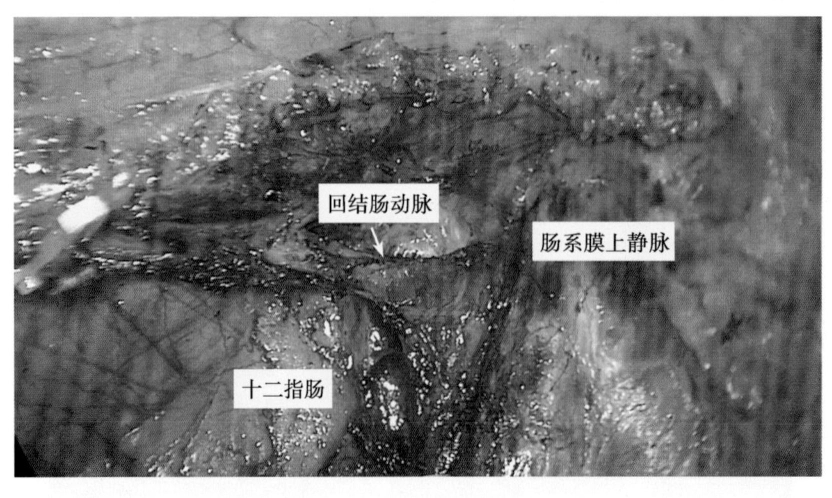

图 3-1-25 回结肠动脉

（3）拓展右侧 Toldt' s 间隙：离断回结肠血管后，助手左手将结肠中血管蒂向头侧牵拉，右手将结肠系膜向腹侧牵拉张紧，术者左手夹持小纱块进入右侧 Toldt' s 间隙并向上挑起结肠系膜，显露右结肠系膜与右侧肾前筋膜之间的融合筋膜间隙，右手持超声刀采用钝锐性相结合的方式向头侧及外侧拓展右侧 Toldt' s 间隙（图 3-1-26），内侧至 SMV 左侧缘，外侧至升结肠及肝曲后方，头侧可达十二指肠降段、胰腺钩突及胰头；注意避免损伤十二指肠、胰腺、下腔静脉、生殖血管及输尿管，保持右结肠系膜与右侧肾前筋膜的完整性。

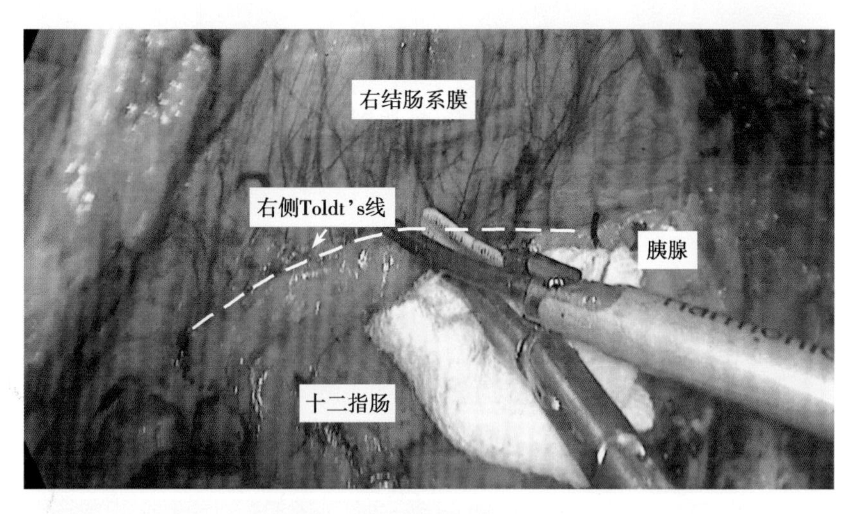

图 3-1-26　继续向头侧及外侧拓展右侧 Toldt' s 间隙

（4）离断右结肠血管：助手右手牵拉回结肠血管断端，保持系膜张力，术者继续沿 SMV 左侧缘切开系膜，定位右结肠血管，分别全方位解剖裸化右结肠动静脉后离断，清扫 No. 213 淋巴结（图 3-1-27，图 3-1-28）。

（5）离断中结肠血管：助手继续向头侧并腹侧牵拉中结肠血管蒂，右手于中结肠血管蒂的右侧牵拉张紧横结肠系膜，暴露中结肠血管的走向，以 SMA 和胰颈下缘为标志，逐步解剖、显露中结肠血管根部，中结肠动脉多位于静脉前方，循动脉鞘先解剖中结肠动脉，离断中结肠动脉后，显露其后方间隙，再解剖并离断静脉，清扫 No. 223 淋巴结（图 3-1-29，图 3-1-30）。如行扩大右半结肠切除术，则根部离断中结肠动静脉，如行标准右半结肠切除术，则离断中结肠动静脉右支，保留左支，清扫 No. 223 和 No. 213rt 淋巴结。离断中结肠血管后，在胰腺下缘，根部离断横结肠系膜，循胰前间隙向头侧分离，进入网膜囊，显露胃后壁。

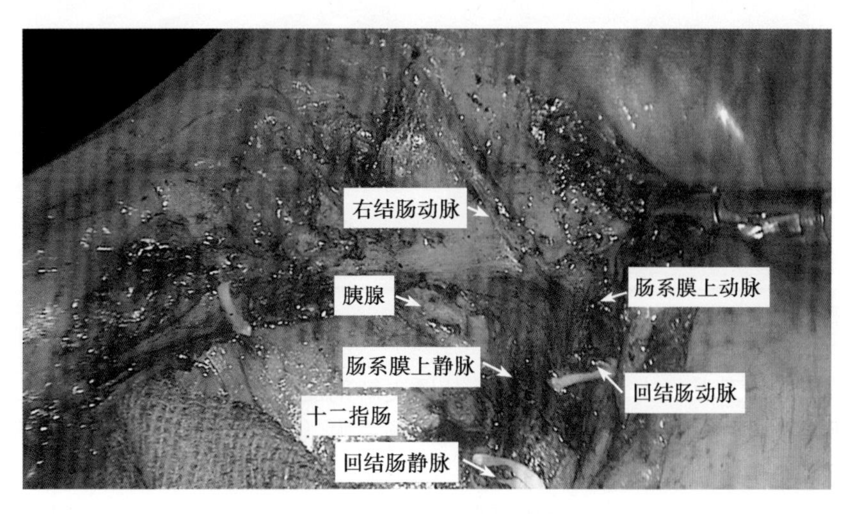

图 3-1-27　右结肠动脉

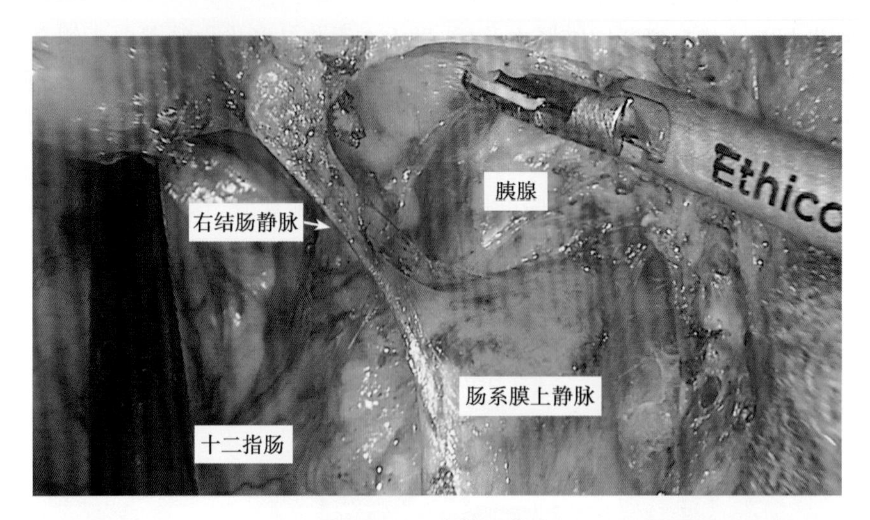

图 3-1-28　**右结肠静脉**

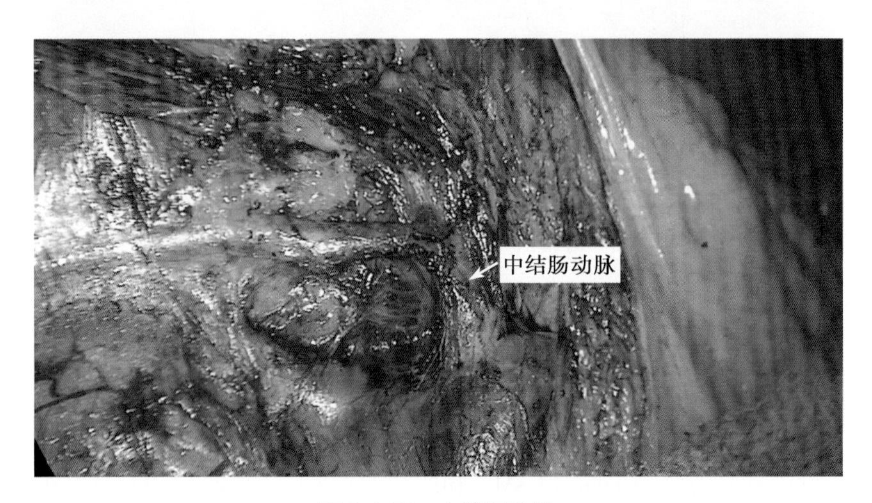

图 3-1-29　**中结肠动脉**

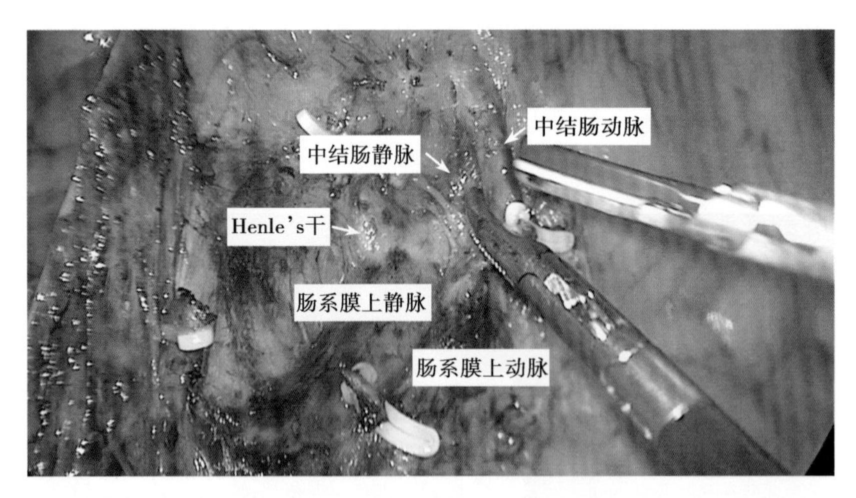

图 3-1-30　**中结肠静脉**

（6）解剖 Henle' s 干及其属支：Henle' s 干及其属支解剖复杂，变异多，可以在中线侧清扫时，最后处理。首先通过助手牵拉，展平张紧 Henle' s 干对应的结肠系膜，解剖技巧：由近及远，循干到支，鞘内解剖，钝锐结合，双手互博，小步慢切。最常见的 Henle' s 干由副右结肠静脉、胃网膜右静脉和胰十二指肠上前静脉汇合而成。万变不离其宗，在离断各个属支前，必须仔细解剖分离 Henle' s 干，理清各个属支的归属，最后离断进入结肠的属支，保留进入胰腺的属支，扩大右半结肠切除术需离断胃支（图 3-1-31）。

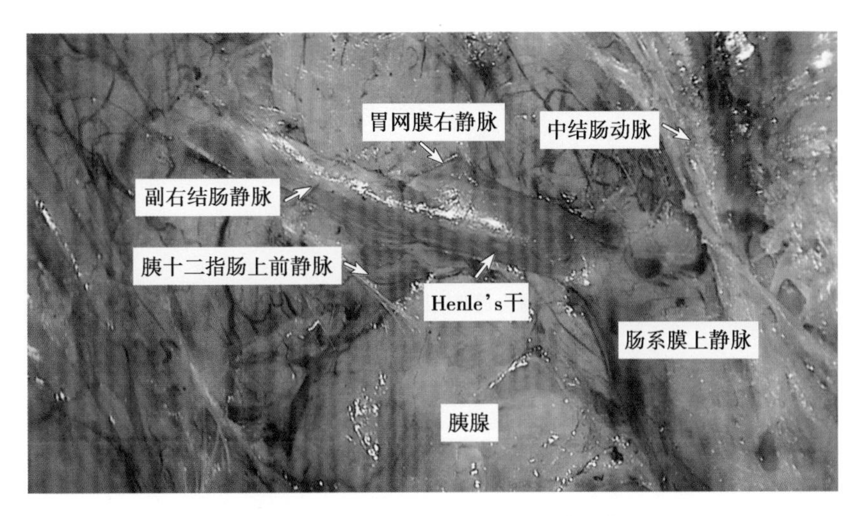

图 3-1-31 解剖 Henle' s 干及其属支

(7) 拓展右结肠后间隙:通过助手将钳子伸入右结肠系膜的后方,向腹侧顶起,保持系膜张力,继续循已分离的层面向外侧、右侧拓展右结肠后间隙,至右结肠旁沟、结肠肝曲和十二指肠球部。分离过程中注意保持肾前筋膜的完整性。在胰腺下缘及十二指肠前方放置纱布作为指引。

2. **头侧分离** 助手左手在前,右手在后,提起胃大弯偏左部分,于胃大弯血管弓外(扩大右半结肠切除术时距离肿瘤远端 10cm 于血管弓内)离断胃结肠韧带,进入小网膜囊,向左侧至横结肠左侧,向右侧分离至结肠肝曲,与右结肠间隙在胰腺下缘相通(扩大右半结肠切除手术需清扫幽门下淋巴结,离断胃网膜右动脉)。

3. **尾外侧分离** 改变体位至头低足高左倾位,尾外侧以回盲部为标志,寻找小肠系膜在右髂窝内附着点,由回盲部开始切开右结肠系膜与后腹膜愈着形成的黄白交界线直至结肠肝曲,完成游离。

4. **体外吻合** 详见本节第一部分。

三、头侧入路

(一) 适应证

详见本节第一部分。

(二) 禁忌证

详见本节第一部分。

(三) 术前准备及评估

详见本节第一部分。

(四) 术者站位和 Trocar 布局

详见本节第一部分。

(五) 手术范围

详见本节第一部分。

(六) 手术步骤

1. **分离胃系膜与横结肠系膜** 患者头高脚低右倾体位,助手向头侧提起胃体及胃窦前壁,术者左手钳反向牵拉形成张力,展平张紧胃结肠韧带,术者于胃大弯侧中点偏左血管弓外无血管区切开胃结肠韧带,进入网膜囊。而后继续向右侧分离胃结肠韧带至结肠肝曲。若肿瘤位于结肠肝曲或横结肠,需离断胃网膜右血管,血管弓内离断胃结肠韧带。助手左手钳夹住胃窦后壁向左上方牵拉,右手钳牵拉幽门部胃系膜,术者左手反向牵拉横结肠系膜形成张力,右手持超声刀循胃系膜与横结肠系膜之间的融合筋膜间隙将两者分离(图 3-1-32),直至十二指肠降段外侧,充分暴露胰头及十二指肠降段(图 3-1-33),注意保持胃系膜与横结肠系膜的完整性。若肿瘤位于结肠肝曲或横结肠,需清扫幽门下淋巴结,离断胃网膜右动脉。

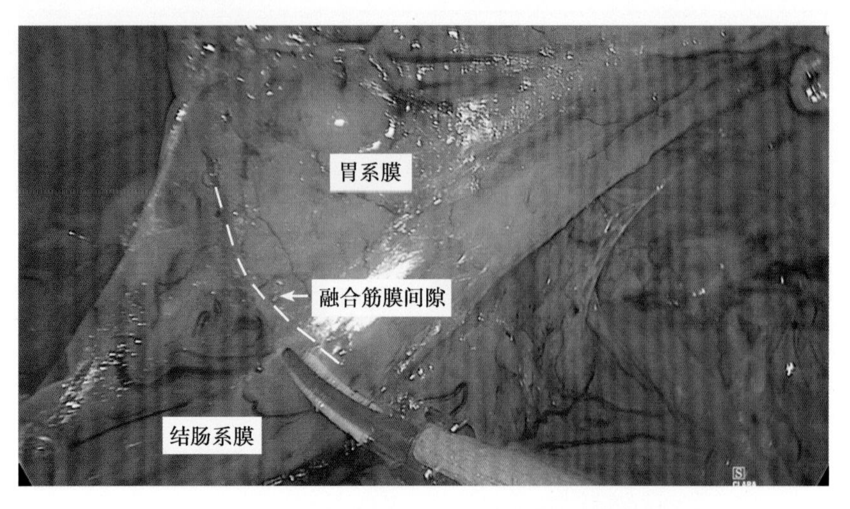

图 3-1-32　**分离胃系膜与横结肠系膜之间的融合筋膜间隙**

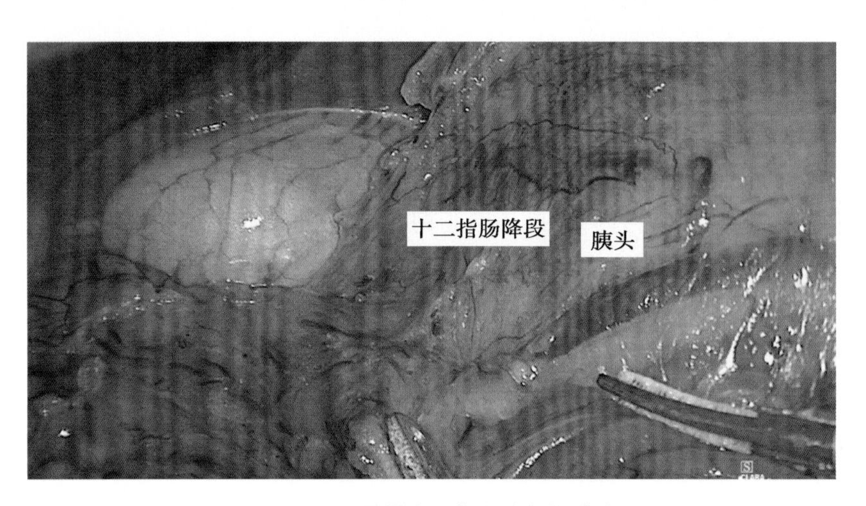

图 3-1-33　**显露十二指肠降段及胰头**

2. **解剖 Henle' s 干及其属支**　助手左手钳继续夹住胃窦后壁向右侧牵拉，右手钳牵拉胃系膜，术者左手反向牵拉横结肠系膜前叶保持张力，术者循胰颈下缘自头侧向尾侧解剖肠系膜上静脉、胃结肠静脉干及其属支（胃网膜右静脉、胰十二指肠上前静脉、副右结肠静脉）（图 3-1-34）。根部离断右结肠静脉并清扫相应淋巴结。若肿瘤位于结肠肝曲或横结肠，需根部离断右结肠动静脉并清扫相应淋巴结。游离结束后于十二指肠及胰头前方放置腔镜纱块（图 3-1-35），对后续的中间入路起指引和保护作用。

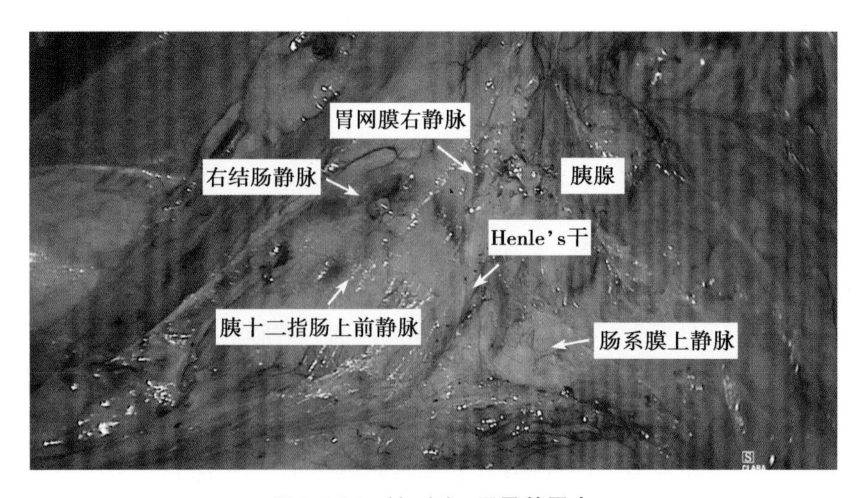

图 3-1-34　**Henle' s 干及其属支**

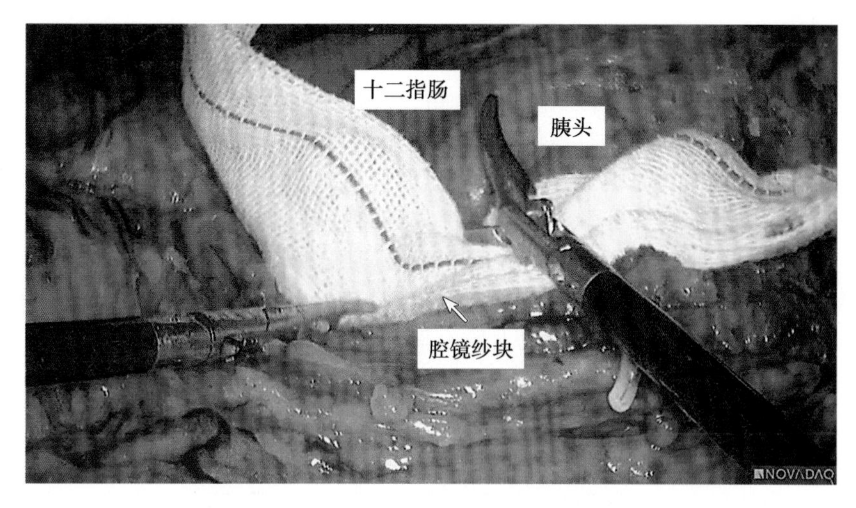

图 3-1-35　十二指肠及胰头前方放置腔镜纱块

3. **右半结肠内侧游离**　详见本节第一、二部分。
4. **尾外侧分离**　详见本节第二部分。
5. **体外吻合**　详见本节第一部分。
6. **冲洗检查**　腹腔镜下冲洗腹腔,检查创面(图 3-1-36,图 3-1-37)。

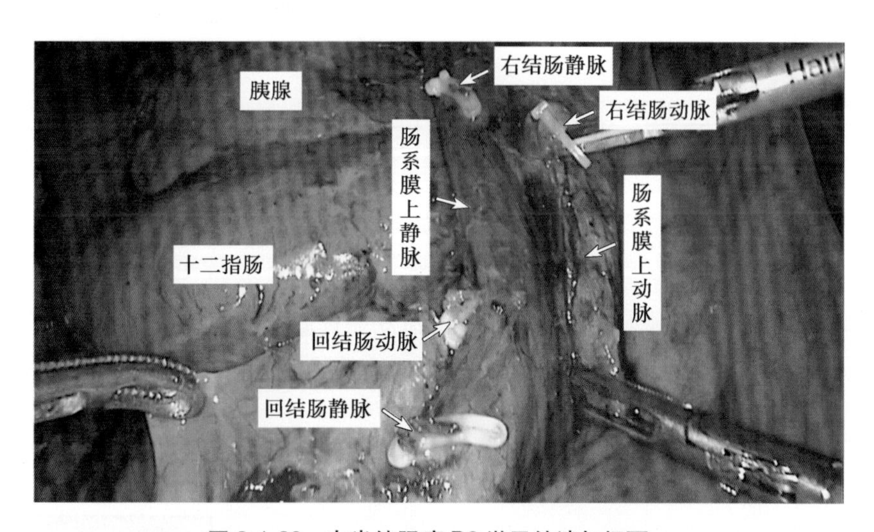

图 3-1-36　右半结肠癌 D3 淋巴结清扫场面一

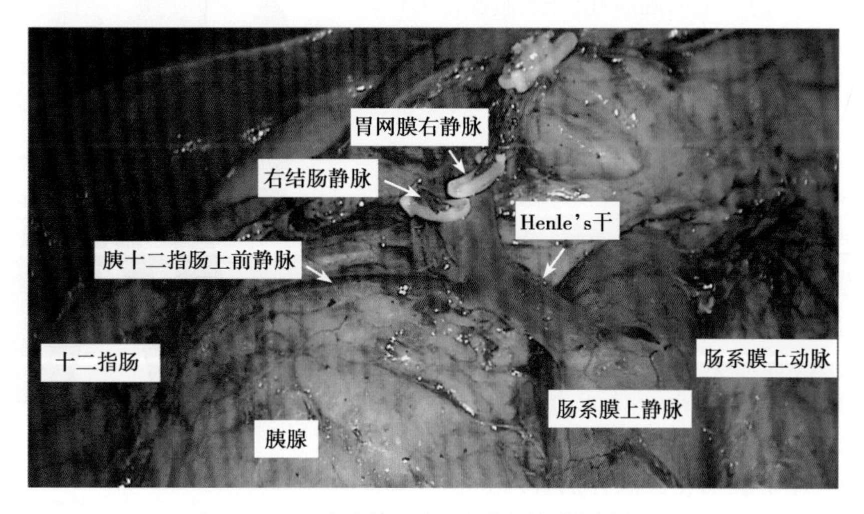

图 3-1-37　右半结肠癌 D3 淋巴结清扫场面二

四、术者寄语

腹腔镜右半结肠切除术目前主要有三种手术入路，头侧入路优先处理 Henle' s 干的属支，能降低中间入路及尾侧入路处理的难点，更适合于有胃癌根治手术基础的术者。中间入路是目前比较常用的入路，优先处理血管，似乎更符合肿瘤根治原则，但对术者的要求会更高。

尾侧入路目前往往引起争议，部分学者认为不优先处理血管、容易手术一开始就触碰肿瘤，不符合肿瘤根治原则。我们强调，所有入路必须严格遵守肿瘤根治原则，绝对避免一开始就接触肿瘤。本节第一部分描述的尾内侧入路联合中间翻页式清扫，完全遵循 CME 理念。根据笔者临床体会，尾内侧入路在腹腔镜右半结肠切除术中的优势主要有两点：①以右髂窝肠系膜根与后腹膜间的“膜桥”为手术入口，能直视输尿管等腹膜后器官，解剖标志明显，更容易进入右侧 Toldt' s 间隙；②更核心的优势在于优先解剖外科干后方的胰十二指肠前间隙，为中间分离肠系膜上动静脉各分支和属支作铺垫，降低根部淋巴结清扫难度，尤其适合于肿瘤位于结肠肝曲、肠系膜肥胖患者以及初学者。该技术获：2018 年第三届全国普通外科青年医师手术展演暨“中华外科金手指奖”结直肠组全国总冠军；2018 年第七届大中华结直肠腔镜外科学院达人赛（两广海南）冠军，全国总冠军称号：“年度达人”；2020 年第四届“菁英风云榜”结直肠手术视频大赛华南区冠军、全国总冠军奖：菁英奖。

腹腔镜右半结肠根治术具有很强的观赏性，核心步骤在于外科干和结肠中血管的处理，始终在血管表面舞刀，对术者的基本功要求非常高，需要有娴熟的血管裸化技术。但是肠系膜上血管的重要性，往往使初学者望而却步，尤其是 SMV 主干及属支的损伤，建议可以先压迫止血（如压迫不能达到效果，建议及时中转开腹），完善剩余手术步骤后，取外科干的体表投影——上腹部正中辅助切口，可以使整个右半结肠包括外科干轻松暴露而从容处理。

第二节 腹腔镜根治性左半结肠切除术

一、中间入路

（一）适应证

1. 横结肠近脾曲、结肠脾曲、降结肠及乙状结肠上段的恶性肿瘤。
2. 术前诊断分期为Ⅰ、Ⅱ、Ⅲ期，或Ⅳ期的局部根治术。

（二）禁忌证

详见本章第一节。

（三）术前准备及评估

1. **肠道准备** 术前 1 天口服泻药。

2. **肿瘤学评估** 术前肠镜明确病理诊断，胸腹部 CT 平扫+增强扫描，明确肿瘤分期，注意关注肿瘤与脾脏、胰腺及左侧泌尿系的关系。

3. **全身评估** 心、肺、肝、肾功能，合并症（高血压、糖尿病、营养不良等）。

（四）术者站位和 Trocar 布局

患者平卧分腿位，术者站于患者右侧，助手位于左侧，扶镜手站于术者左侧（图 3-2-1）。分离结肠脾曲时，术者站位不变，助手站于患者两腿之间，扶镜手站于术者右侧（图 3-2-2）。采用五孔法，脐上 1cm 放置 10mm Trocar 为观察孔，右下腹麦氏点放置 12mm Trocar 为术者主操作孔，右锁骨中线肋缘下 3~5cm 放置 5mm Trocar 为副操作孔，左锁骨中线肋缘下 3~5cm、左下腹反麦氏点分别置入 5mm Trocar 作为助手的操作孔（图 3-2-3）。腹腔镜显示屏根据站位做

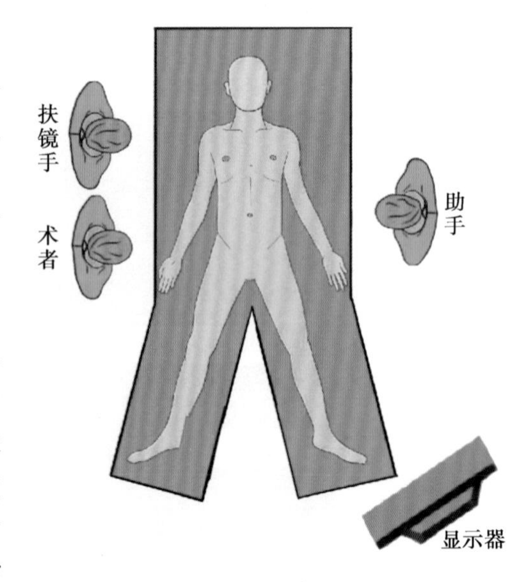

图 3-2-1 术者站位一

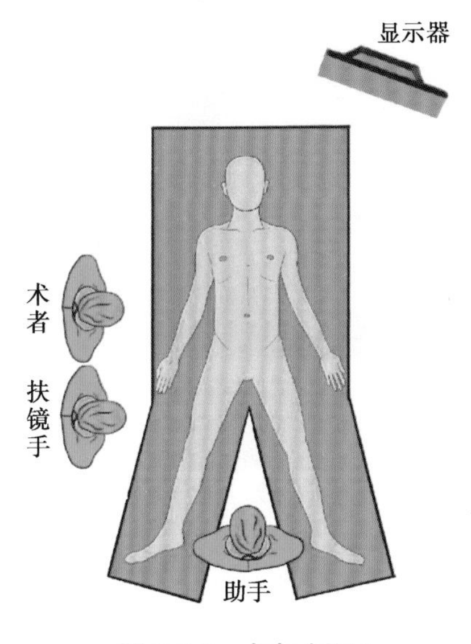

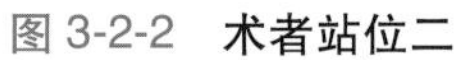
图 3-2-2　术者站位二

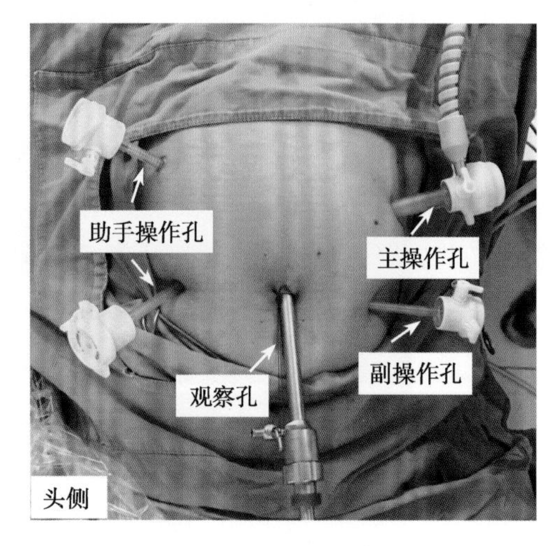

图 3-2-3　Trocar 布局

相应调整。各操作孔之间保持至少 8~10cm 的间距，避免操作过程中相互影响。

（五）手术范围

标准腹腔镜左半结肠切除术切除范围　包括横结肠左半部、结肠脾曲、降结肠和乙状结肠及其对应的系膜和血管；淋巴结清扫范围：清扫 No. 232、No. 242、No. 252、No. 253 淋巴结；若肿瘤位于横结肠左半部和结肠脾曲，还需清扫 No. 223 淋巴结。

（六）手术步骤

1. 清扫肠系膜下血管根部淋巴结

（1）患者头低足高右倾体位，将小肠及网膜移至右侧腹部，充分显露十二指肠空肠曲、左结肠系膜、腹主动脉及肠系膜下血管（图 3-2-4）。助手左手向左侧、腹侧提起直肠或直肠系膜，右手提起肠系膜下动脉主干或其表面的腹膜，保证乙状结肠、直肠系膜张力。术者用超声刀于骶骨岬水平切开直肠乙状结肠系膜与后腹膜之间的黄白交界线（图 3-2-5），以腹主动脉、肠系膜下动脉投影为指引，向头侧延伸切开后腹膜至十二指肠水平段下方 1cm，显露腹主动脉及肠系膜下动脉根部（图 3-2-6），注意避免损伤上腹下神经丛及肠系膜下神经丛及十二指肠（图 3-2-7）。

（2）紧贴乙状结肠、直肠系膜后叶，钝锐性分离相结合，拓展左侧 Toldt' s 间隙（图 3-2-8），注意保持结肠系膜后叶和肾前筋膜的完整性，显露并保护左侧输尿管及生殖血管（图 3-2-9）。

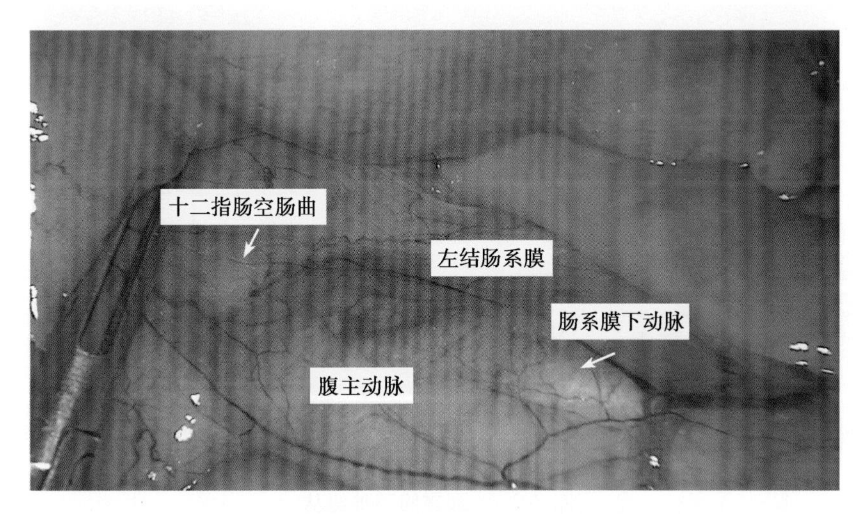

图 3-2-4　显露十二指肠空肠曲、左结肠系膜、腹主动脉及肠系膜下血管

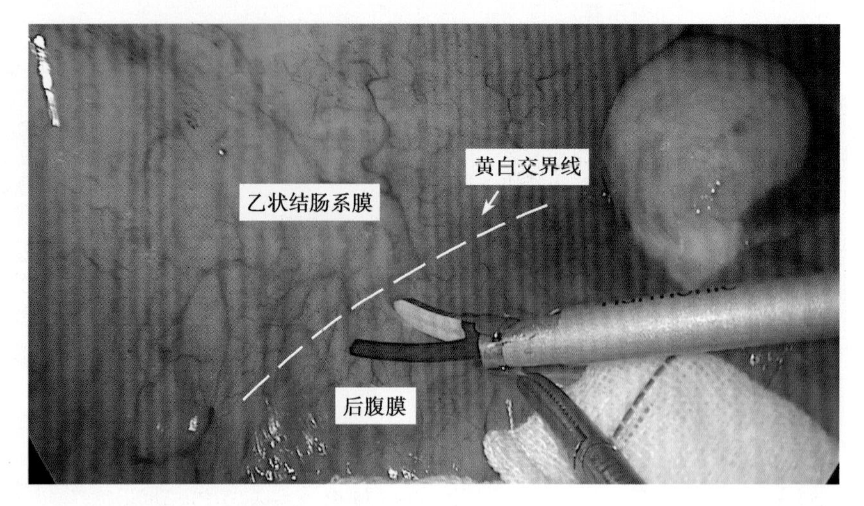

图 3-2-5　切开直肠乙状结肠系膜与后腹膜之间的黄白交界线

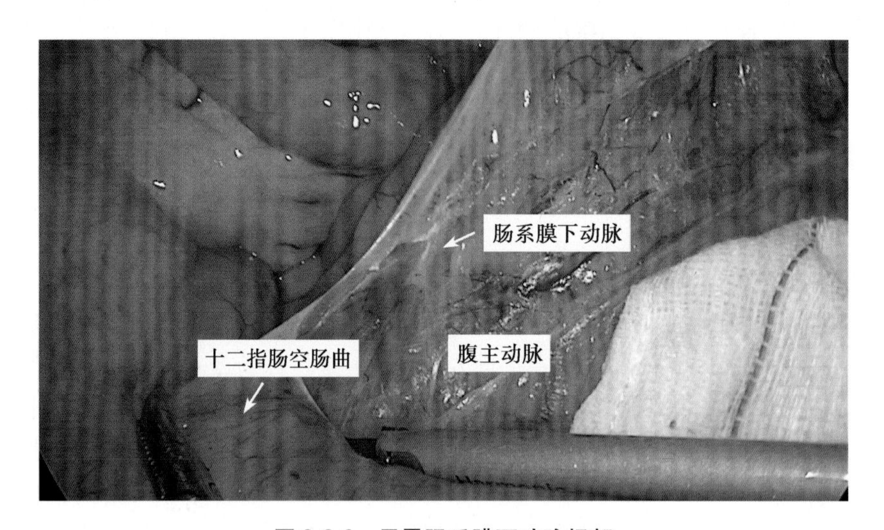

图 3-2-6　显露肠系膜下动脉根部

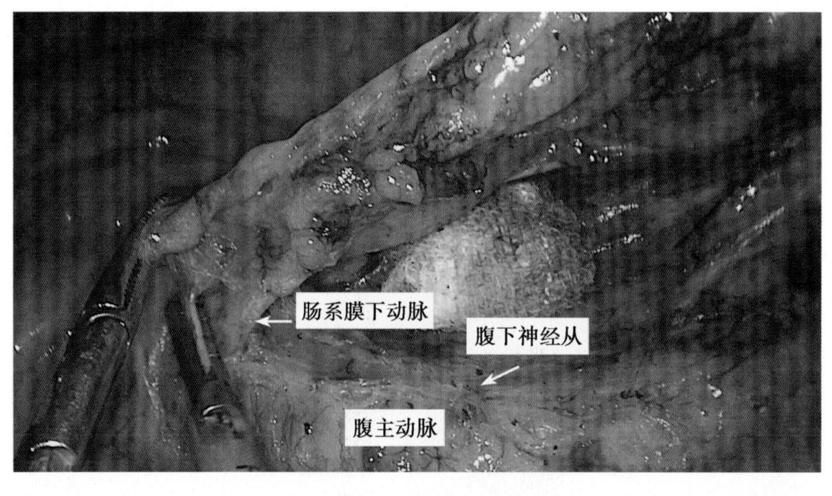

图 3-2-7　显露腹下神经丛

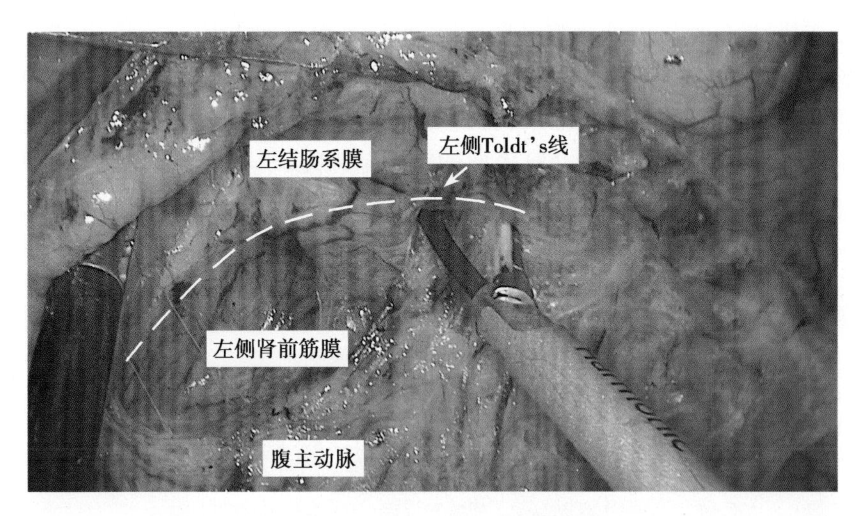

图 3-2-8　**进入左侧 Toldt's 间隙**

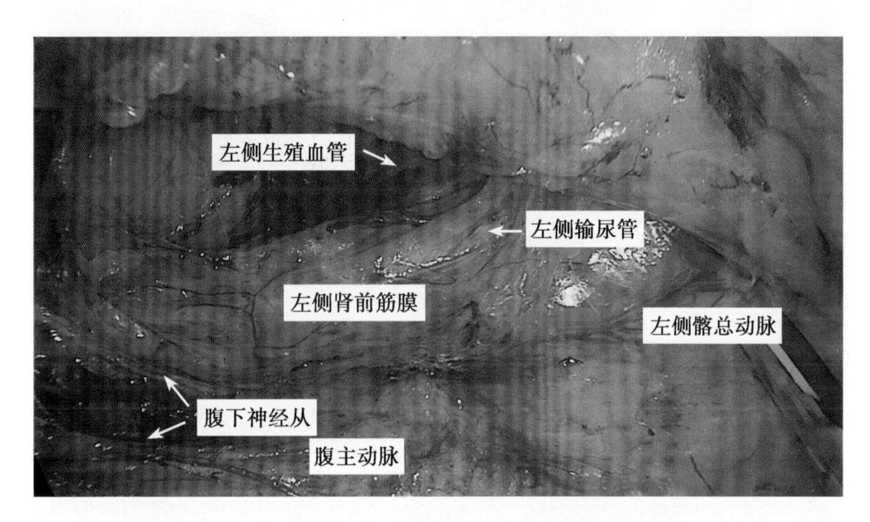

图 3-2-9　**输尿管及生殖血管**

（3）助手通过牵拉肠系膜下动脉血管带与腹主动脉形成 45°~60°夹角，左手牵拉的直肠系膜适当放松。对于小肠系膜短或者肥厚患者，十二指肠显露困难，助手可左手反手提起小肠系膜，推开小肠，显露十二指肠水平段，利于术者解剖裸化肠系膜下动脉，清扫其根部周围淋巴结缔组织，并予离断（图 3-2-10），完成 No. 253 淋巴结清扫。

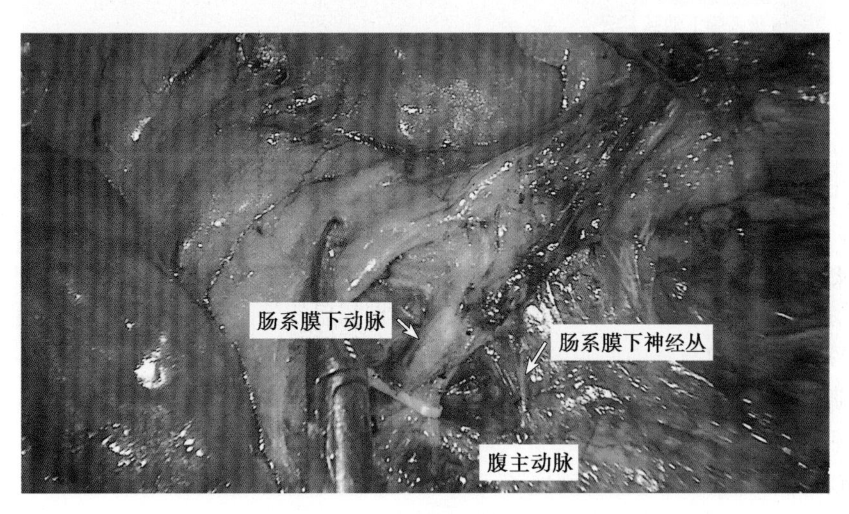

图 3-2-10　**离断肠系膜下动脉**

（4）若肿瘤位于横结肠、结肠脾曲或降结肠上段，尽量予以保留直肠上动脉，推荐血管鞘内分离。通过助手右手牵拉肠系膜下动脉血管表面的腹膜，充分显露肠系膜下动脉根部，于肠系膜下动脉与腹主动脉夹角处切开肠系膜下动脉表面的血管鞘，进入到肠系膜下动脉血管鞘内，用超声刀的工作刀头沿肠系膜下动脉表面向远端锐性切割，剔除肠系膜下动脉表面的淋巴结缔组织，分别显露左结肠动脉、乙状结肠动脉和直肠上动脉，根据肿瘤情况，选择需要离断的血管，完整清扫 No. 253 淋巴结（图 3-2-11）。对于保留直肠上动脉的手术，手术过程中尽量避免钳夹血管蒂主干，避免损伤血管壁，增加形成血栓和动脉瘤的风险（图 3-2-12）。

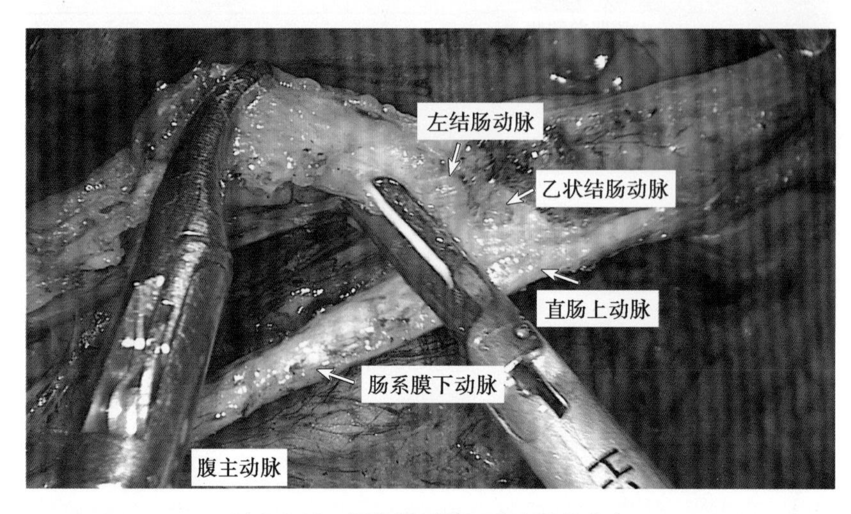

图 3-2-11　**裸化肠系膜下动脉及其分支**

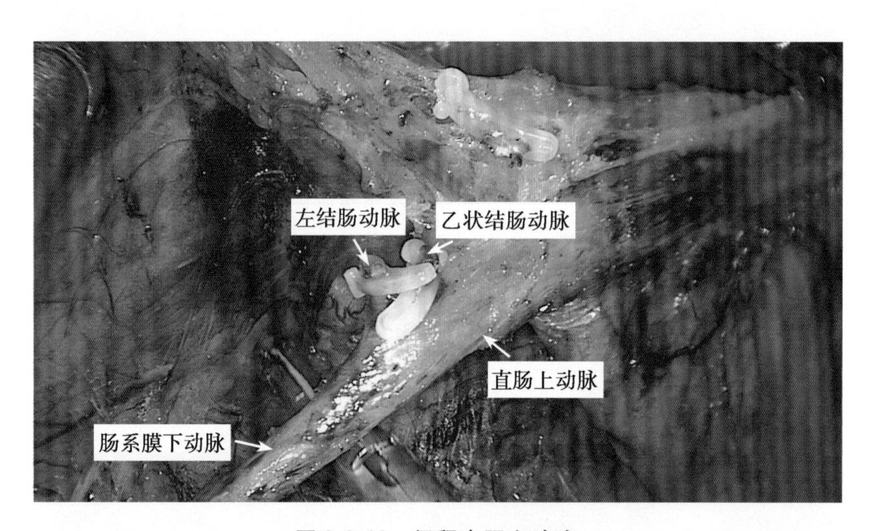

图 3-2-12　**保留直肠上动脉**

2. **拓展 Toldt' s 间隙**　离断肠系膜下动脉后，助手提起肠系膜下动脉的远断端，向腹侧、左侧牵拉，张紧左半结肠系膜。术者左手用钝性钳或夹持小纱块向腹侧顶起结肠系膜或者向背侧牵拉肾前筋膜，右手用超声刀自下向上，自内向外拓展左侧 Toldt' s 间隙，外至降结肠旁沟的脏层腹膜与壁层腹膜之间的黄白交界线，上至十二指肠水平部、胰腺下缘、结肠脾曲，下至直肠后间隙。遵循 CME 原则，注意保护左侧输尿管及生殖血管，保持结肠系膜与肾前筋膜的完整性（图 3-2-13）。

3. **离断肠系膜下静脉及裁剪乙状结肠系膜**

（1）助手右手向下牵拉离断的肠系膜下动脉，左手反手牵拉左结肠系膜，左手牵拉小肠系膜脊，将十二指肠空肠曲推向头侧，显露肠系膜下静脉（图 3-2-14），使左半结肠系膜呈扇形展开，在 Treitz 韧带左侧、胰腺下缘（图 3-2-15）解剖裸化并根部离断肠系膜下静脉。

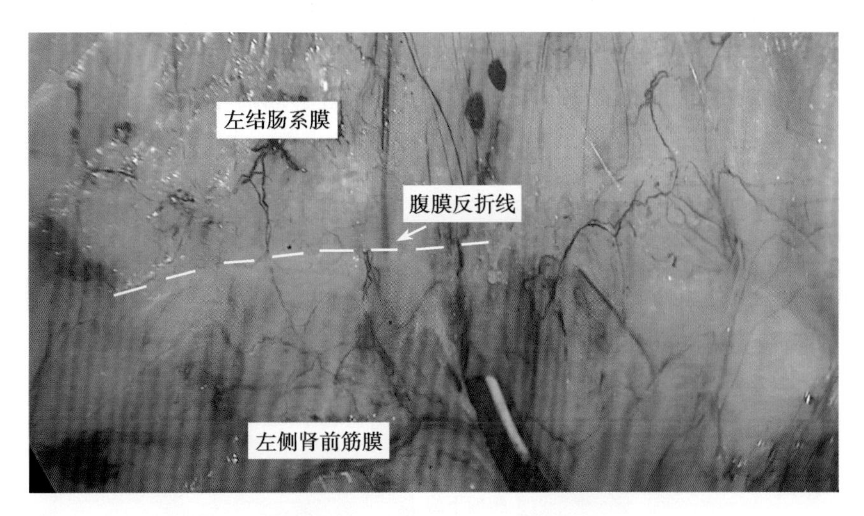

图 3-2-13 结肠系膜与肾前筋膜

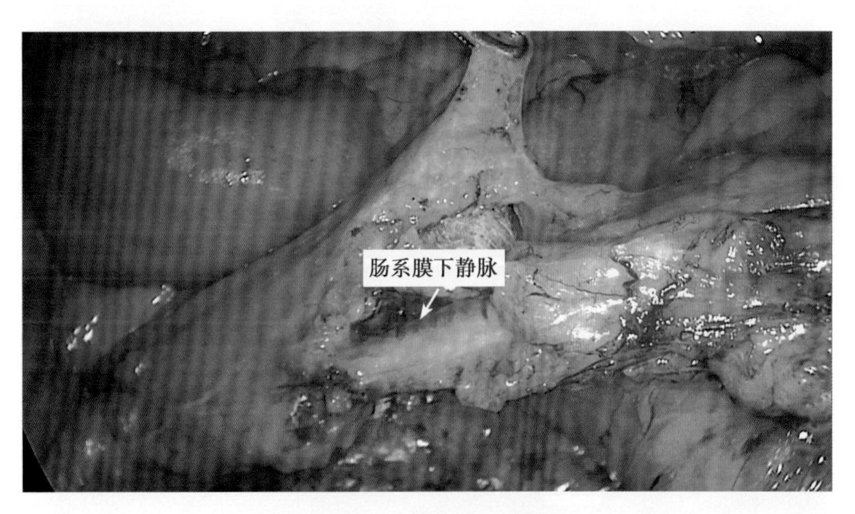

图 3-2-14 肠系膜下静脉

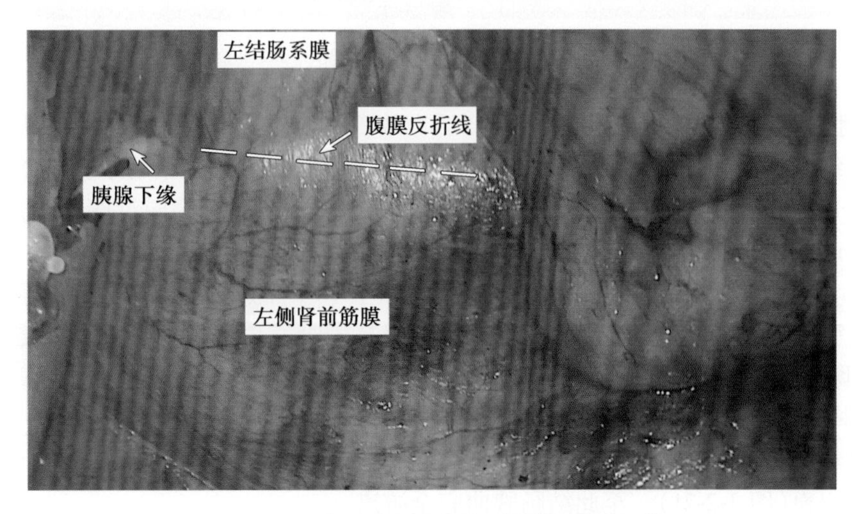

图 3-2-15 拓展左侧 Toldt' s 间隙至胰腺下缘

（2）继续沿胰腺表面向头侧、外侧拓展，分离横结肠系膜根部，切开横结肠系膜前叶与胰腺被膜的融合处，进入网膜囊（图 3-2-16），显露胰尾（图 3-2-17）后，于胰腺前方放置纱布作为指引。此过程于胰腺下缘切断肠系膜下静脉处，可能存在 Riolan 动脉弓，对于直肠癌需单纯游离脾曲者，需保留 Riolan 动脉弓。

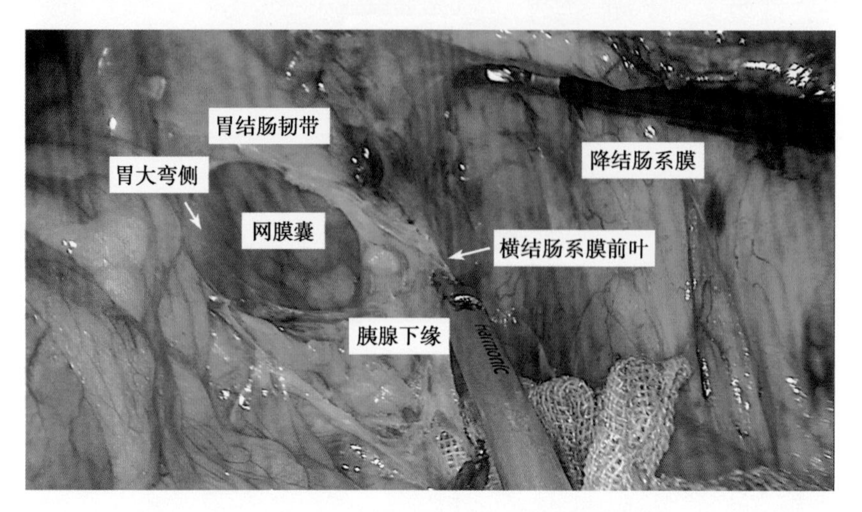

图 3-2-16　**切开横结肠系膜前叶，进入网膜囊**

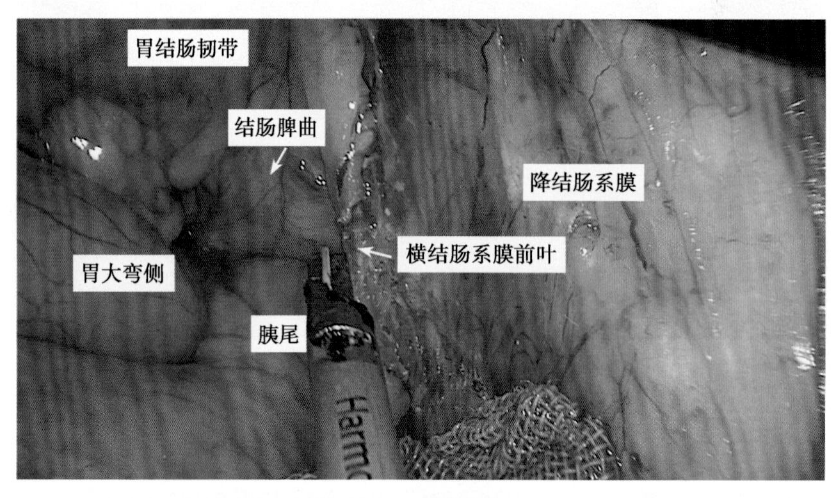

图 3-2-17　**显露胰尾部**

4. **分离左侧腹膜**　完成中间分离后，于左结肠后方放置纱块作为指引。术者将乙状结肠和降结肠牵向右侧，助手牵拉结肠系膜，保持张力，术者由下至上依次切开乙状结肠、降结肠系膜与壁层腹膜之间的黄白交界线（图 3-2-18），将乙状结肠和降结肠中下段从腹后壁完全游离，继续向近端分离达脾曲，离断膈结肠韧带，与左侧 Toldt’s 间隙贯通，并显露脾脏和胰尾（图 3-2-19）。

5. **游离脾曲**　改变体位至头高脚低右倾位，扶镜手站于术者右侧，助手站于患者两腿之间，分别提起胃大弯及大网膜，张紧胃结肠韧带，术者左右牵拉胃体，保持术野三角牵拉。于胃窦体交界大弯侧血管弓外横向切断胃结肠韧带（如行扩大左半结肠癌根治术，则在血管弓内离断大网膜，并在根部离断网膜左血管，清扫 No. 4sb 淋巴结），向脾下极方向分离，助手左手保持尾侧牵拉大网膜或者横结肠系膜，显露网膜囊腔隙，避免损伤横结肠和系膜（图 3-2-20）。在靠近结肠脾曲位置，多会有一支胃网膜左血管的分支，需夹闭离断，避免损伤出血（图 3-2-21）。至此结肠脾曲完全游离。

6. **处理中结肠动脉**　当肿瘤位于横结肠近脾曲或结肠脾曲，需根部处理中结肠血管，清扫 No. 223 淋巴结。当肿瘤位于降结肠上段时，需处理中结肠左支。

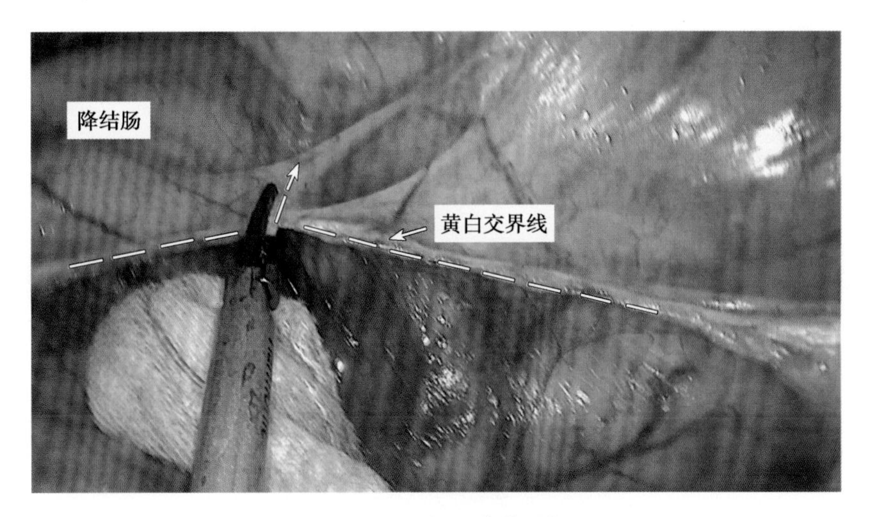

图 3-2-18　切开腹膜反折

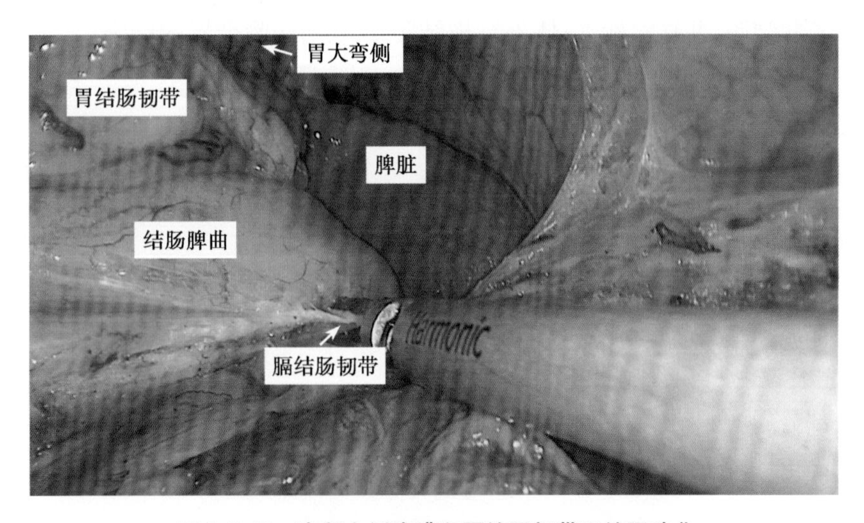

图 3-2-19　离断左侧腹膜和膈结肠韧带至结肠脾曲

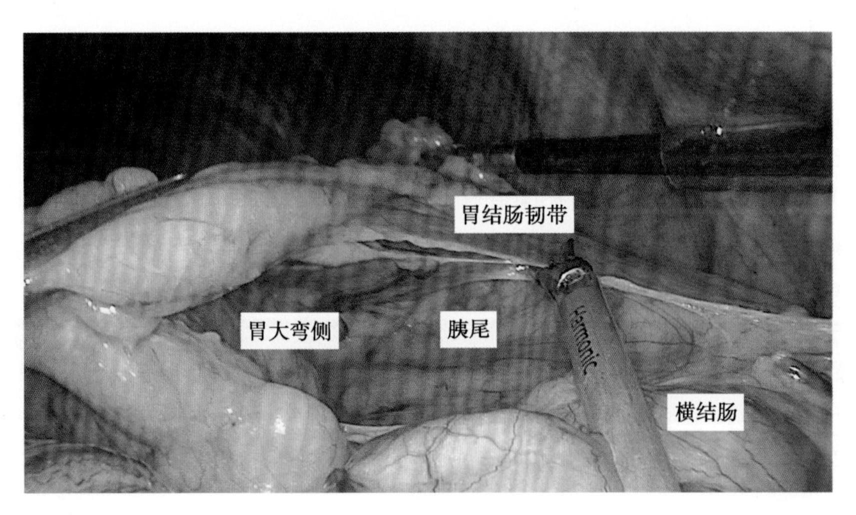

图 3-2-20　离断胃结肠韧带

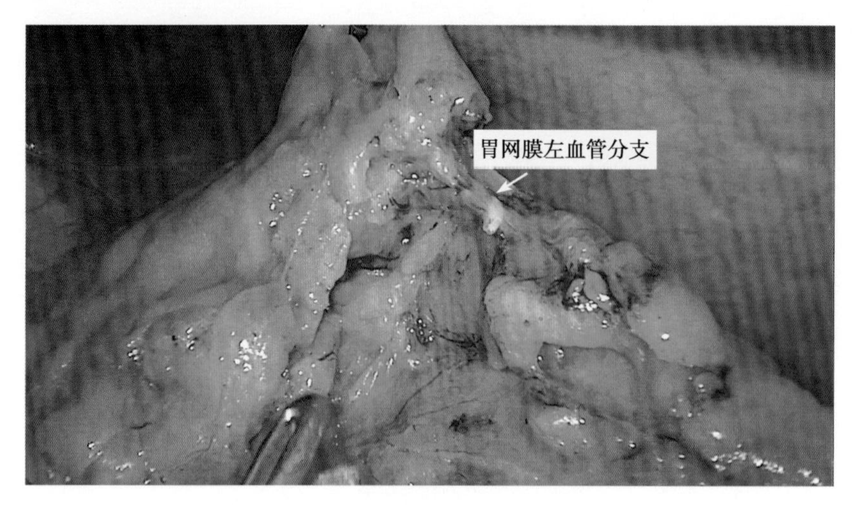

图 3-2-21　离断胃网膜左血管分支

7. **体外吻合**　绕脐取约 5cm 小切口，置入塑料套保护切口，将左半结肠拖出，距肿瘤 10cm 近端离断横结肠和远端离断乙状结肠，并移除标本；体外行横结肠-乙状结肠吻合器端端吻合、端侧吻合、侧侧吻合或手工缝合。

二、网膜囊入路

（一）适应证

详见本节第一部分。

（二）禁忌证

详见本节第一部分。

（三）术前准备及评估

详见本节第一部分。

（四）术者站位和 Trocar 布局

详见本节第一部分。

（五）手术范围

详见本节第一部分。

（六）手术步骤

1. 网膜囊入路脾曲游离

（1）患者头高脚低右倾体位，术者位于患者右侧，助手位于患者两腿之间，扶镜手站于术者右侧。助手双手牵拉并紧张大网膜，术者左手充分暴露胃网膜血管弓，右手用超声刀于胃网膜血管弓中点处切开胃结肠韧带，进入网膜囊（图 3-2-22）。紧贴并保留胃网膜血管弓，自右向左离断左侧胃结肠韧带、左膈结肠韧带及脾结肠韧带（图 3-2-23）（如行扩大左半结肠癌根治术，则在血管弓内离断大网膜，并在根部离断网膜左血管，清扫 No. 4sb 淋巴结），注意“罪恶韧带”优先处理原则，避免脾脏损伤。

（2）助手右手将胃向头侧翻起并充分暴露胰腺，左手将横结肠系膜前叶向下牵拉，术者将胰腺向头侧牵拉，充分暴露胰腺下缘与横结肠系膜的附着点，超声刀非工作刀头于胰颈处开始，由右及左，切开横结肠系膜前叶根部在胰腺下缘的附着点（降结肠癌在根部离断中结肠左支血管，并清扫 No. 223 淋巴结）至降结肠起始部（图 3-2-24），在胰腺下缘放置纱条标识（图 3-2-25），至此将结肠与胰腺及脾脏分离。

2. **中间游离**　患者取头低足高右倾位，扶镜手站于术者左侧；助手在患者左侧。同第一节处理肠系膜下动脉及直肠上动脉的方法，清扫 No. 253 淋巴结；继续向头侧、外侧拓展 Toldt’ s 间隙，在胰腺下缘顺利

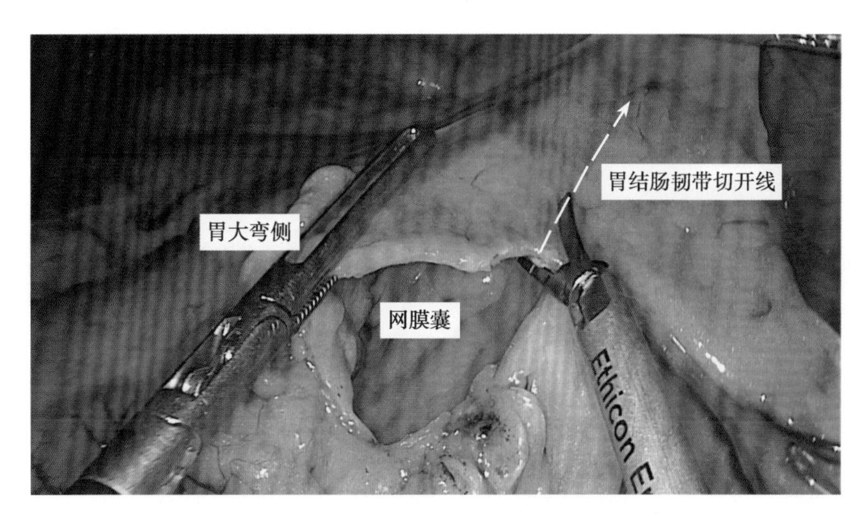

图 3-2-22 切开胃结肠韧带，进入网膜囊

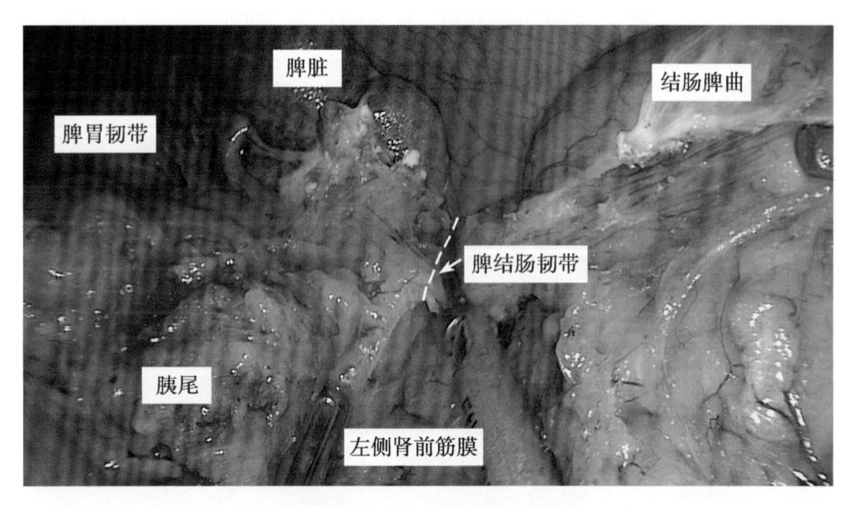

图 3-2-23 分离脾结肠韧带

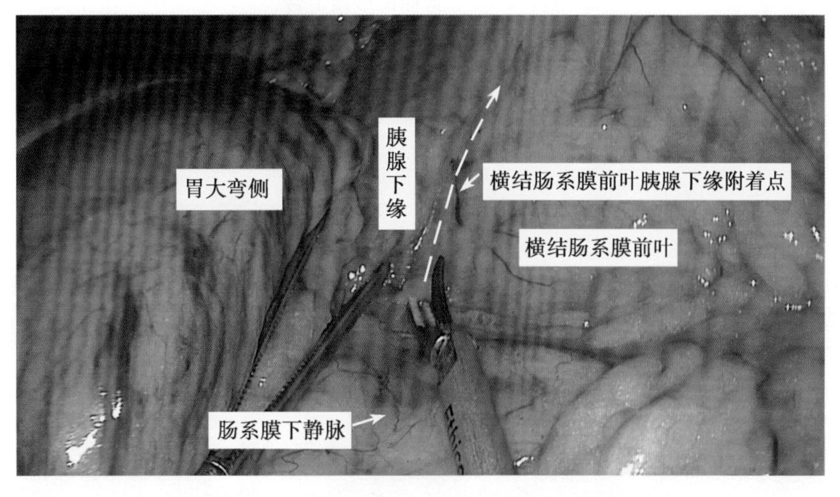

图 3-2-24 以胰腺下缘为指引切开横结肠系膜前叶

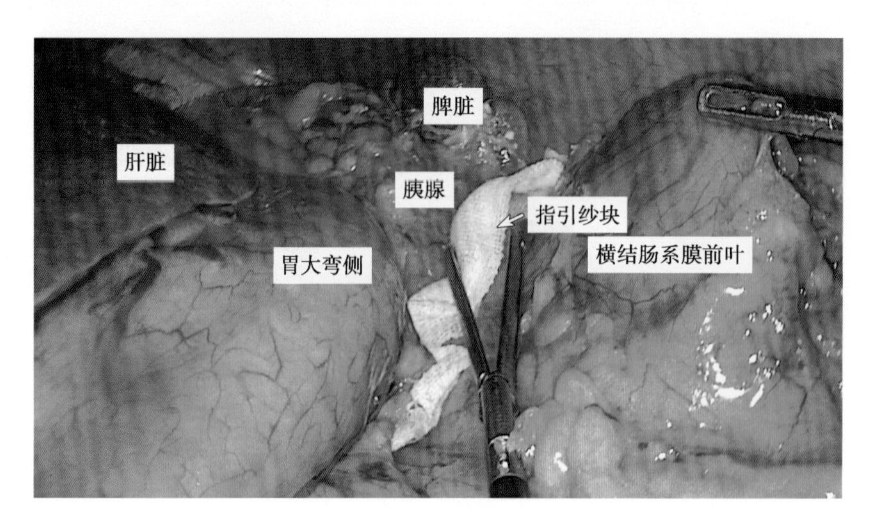

图 3-2-25　**放置纱条标识**

与标识纱条汇合(图 3-2-26);根部分离横结肠系膜后叶,与网膜囊汇合,胰腺下缘离断肠系膜下静脉(图 3-2-27)。继续向外侧拓展 Toldt' s 间隙至侧腹壁,向尾侧拓展 Toldt' s 间隙至直肠后间隙。至此,左半结肠后间隙完全游离。

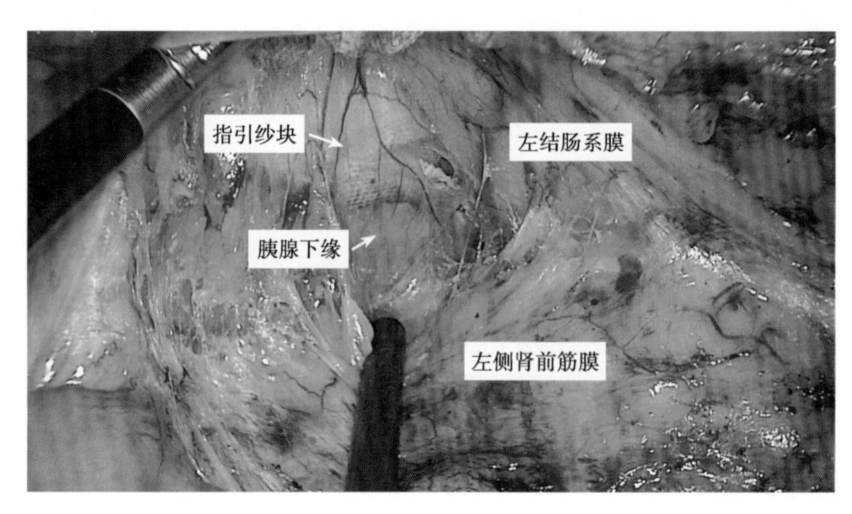

图 3-2-26　**与标识纱条汇合**

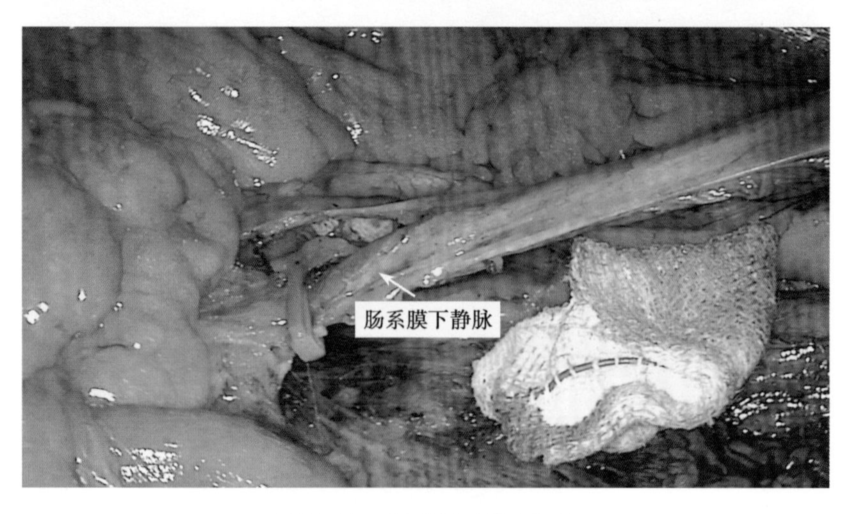

图 3-2-27　**处理肠系膜下静脉**

3. **外侧游离**　以左侧"黄白交界线"为指引,切开左结肠旁沟腹膜反折,向头侧游离至降结肠起始部。至此,结肠脾曲的游离完毕。

4. **体外吻合**　详见本节第一部分。

三、术者寄语

腹腔镜左半结肠切除术,脾曲游离是难点之一,目前主要采用的是中间入路"三路包抄"法,包括中间分离、外侧分离和头侧大网膜分离。中间入路是首先分离中线侧,处理血管,然后拓展左侧 Toldt' s 间隙,游离肠管,符合无瘤原则。但是中间入路容易损伤脾及胰腺,同时循左侧 Toldt' s 间隙极易进入胰腺后方,尤其是肥胖的患者。

为此,我们结合中间入路"三路包抄"法及腹腔镜胃癌网膜囊切除经验,设计腹腔镜网膜囊入路脾曲游离技术。首先,从胃网膜血管弓中点为指引,切开左侧胃结肠韧带进入网膜囊,并离断脾结肠韧带及左膈结肠韧带,能清楚显露脾脏、结肠脾曲和胰腺。其次,以胰腺下缘为指引,切开横结肠系膜前叶胰腺下缘附着点,并放置纱条作标识,能使中间入路向头侧拓展 Toldt' s 间隙时准确快速地辨识胰腺下缘,顺利与网膜囊汇合,避免进入胰腺后方。同时,本技术与中间入路"三路包抄"法相似,学习曲线短,利于掌握。

腹腔镜网膜囊入路脾曲游离技术于 2017 年美国外科学院年会壁报展示,并在 2018 年美国结直肠外科年会(ASCRS)予以口头报告。

第三节　腹腔镜根治性乙状结肠切除术

(一) 适应证

1. 乙状结肠恶性肿瘤,肿瘤位于乙状结肠上段,按降结肠癌处理,乙状结肠下段癌按直肠癌处理。
2. 术前诊断分期为Ⅰ、Ⅱ、Ⅲ期,或Ⅳ期的局部根治术。

(二) 禁忌证

详见本章第一节。

(三) 术前准备及评估

1. **肠道准备**　术前 1 天口服泻药。

2. **肿瘤学评估**　术前肠镜明确病理诊断,胸腹部 CT 平扫+增强扫描,明确肿瘤分期,注意关注肿瘤与左侧泌尿系及子宫(女性)的关系。

3. **全身评估**　心、肺、肝、肾功能,合并症(高血压、糖尿病、营养不良等)。

(四) 术者站位和 Trocar 布局

患者平卧分腿位,术者站于患者右侧,助手位于患者左侧,扶镜手站于术者左侧(图 3-3-1)。采用五孔法,脐上 1cm 放置 10mm Trocar 为观察孔,右下腹麦氏点放置 12mm Trocar 为术者主操作孔,右锁骨中线肋缘下 3~5cm 放置 5mm Trocar 为副操作孔,左锁骨中线肋缘下 3~5cm、左下腹反麦氏点分别置入 5mm Trocar 作为助手的操作孔(图 3-3-2)。

(五) 手术范围

标准乙状结肠切除术　切除范围:包括降结肠、乙状结肠和上段直肠及其对应的系膜和血管;淋巴结清扫范围:清扫 No. 232、No. 242、No. 251、No. 252、No. 253 淋巴结。

(六) 手术步骤

1. **清扫肠系膜下动脉根部淋巴结**　患者头低足高右倾体位,将小肠及网膜移至右侧腹部,充分显露十二指肠空肠曲、左结肠系膜、腹主动脉及肠系膜下血管(图 3-3-3)。助手左手向左侧、腹侧提起直肠或直肠系膜,右手提起肠系膜下动脉主干或其表面的腹膜,保证乙状结肠、直肠系膜张力。术者用超声刀于骶骨岬水平切开直肠乙状结肠系膜与后腹膜之间的黄白交界线(图 3-3-4),向头侧延伸切开腹主动脉右侧表

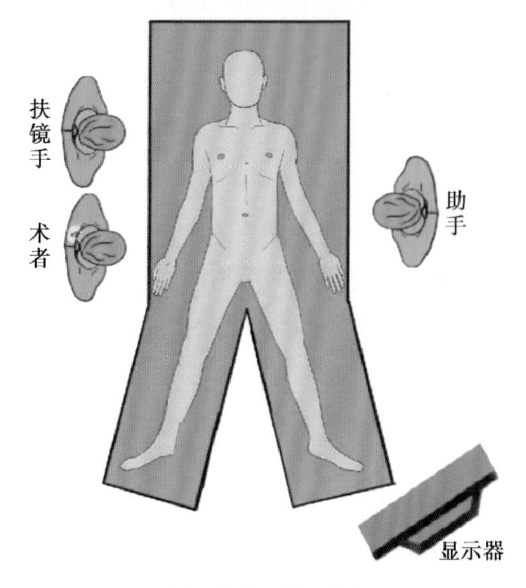

图 3-3-1　术者站位

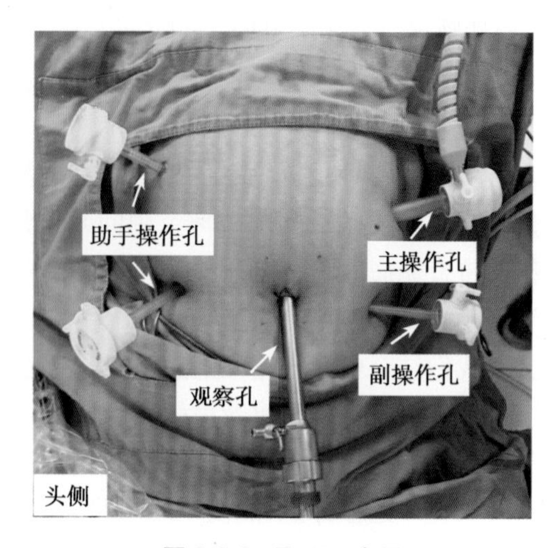

图 3-3-2　Trocar 布局

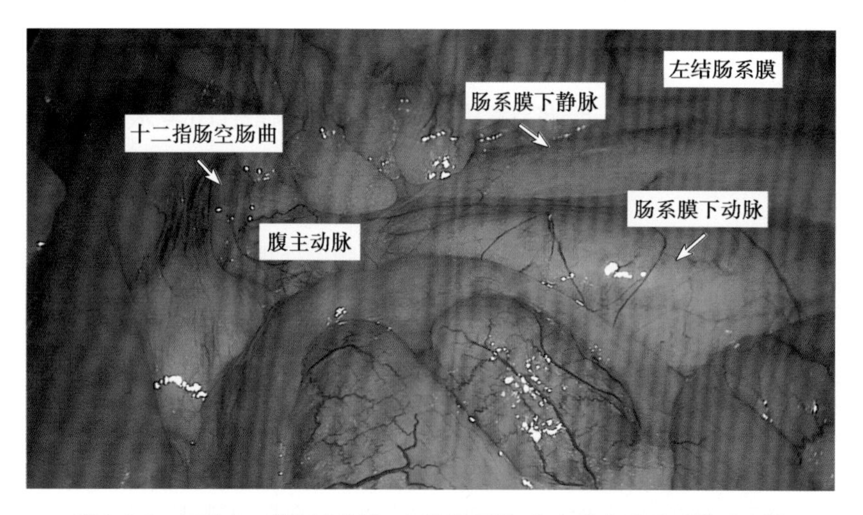

图 3-3-3　显露十二指肠空肠曲、左结肠系膜、腹主动脉及肠系膜下血管

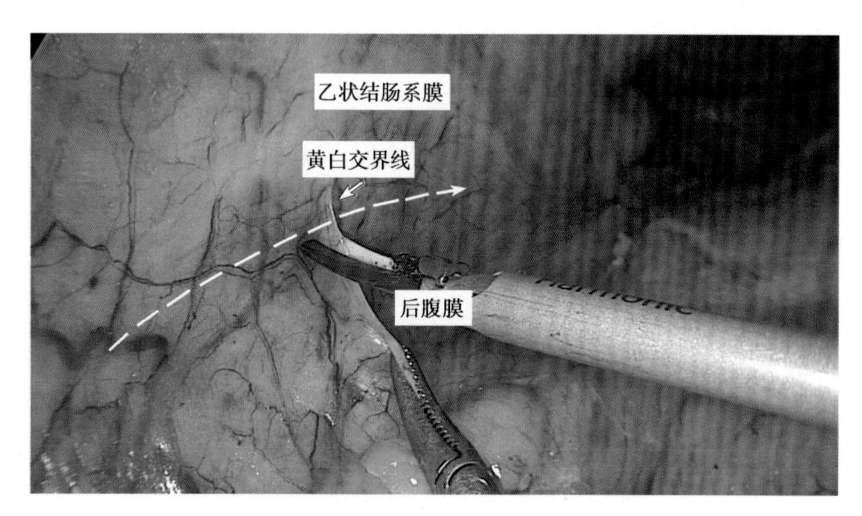

图 3-3-4　切开直肠乙状结肠系膜与后腹膜之间的黄白交界线

面后腹膜，显露腹主动脉及肠系膜下动脉根部（图 3-3-5）。显露并进入左侧 Toldt' s 间隙（图 3-3-6）；助手左手向上垂直牵拉直肠乙状结肠系膜，右手提起肠系膜下动脉血管蒂，术者解剖裸化并根部离断肠系膜下动脉，清扫其根部周围淋巴结缔组织，注意避免损伤上腹下神经丛（图 3-3-7）及肠系膜下神经丛（图 3-3-8），完成 No. 253 淋巴结清扫（图 3-3-9）。

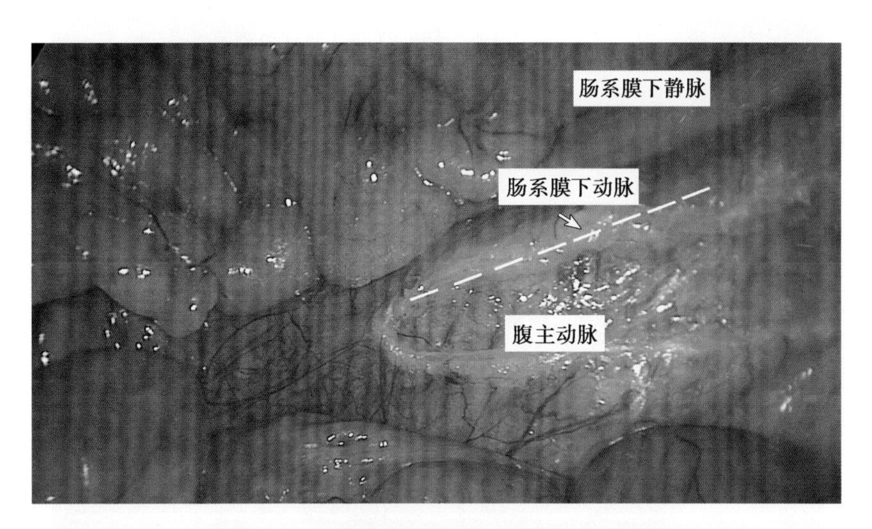

图 3-3-5　显露腹主动脉及肠系膜下动脉根部

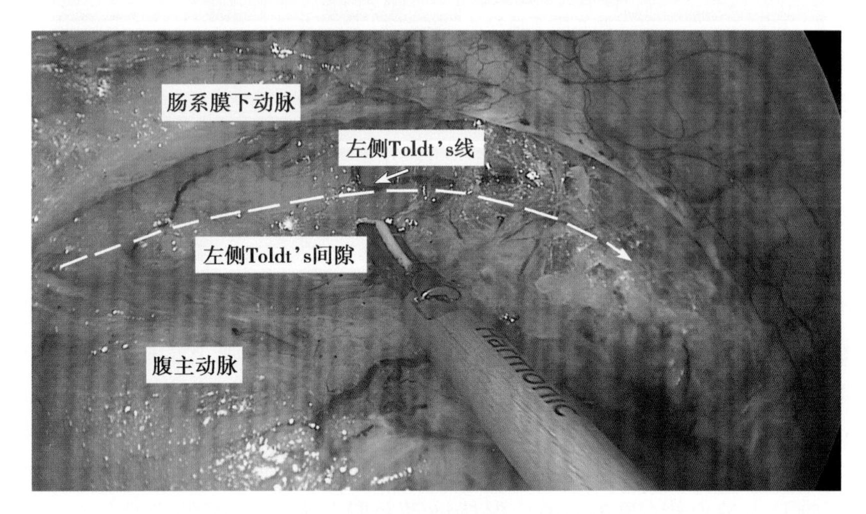

图 3-3-6　进入左侧 Toldt' s 间隙

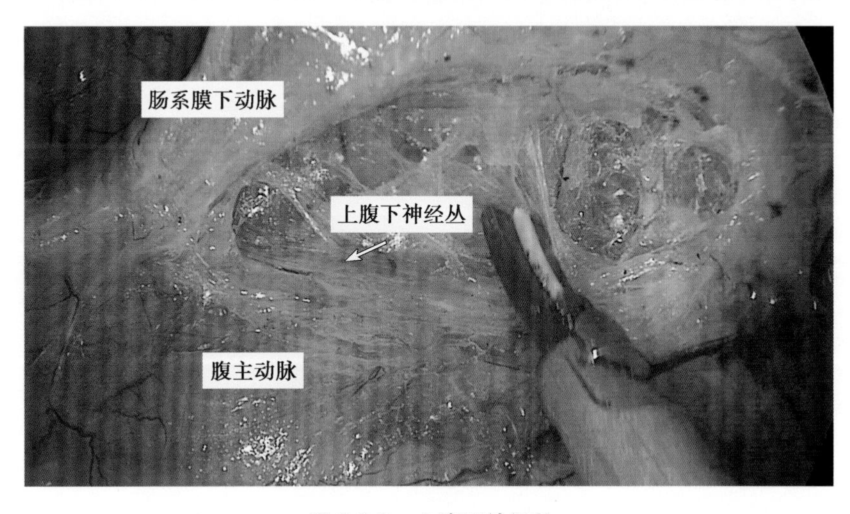

图 3-3-7　上腹下神经丛

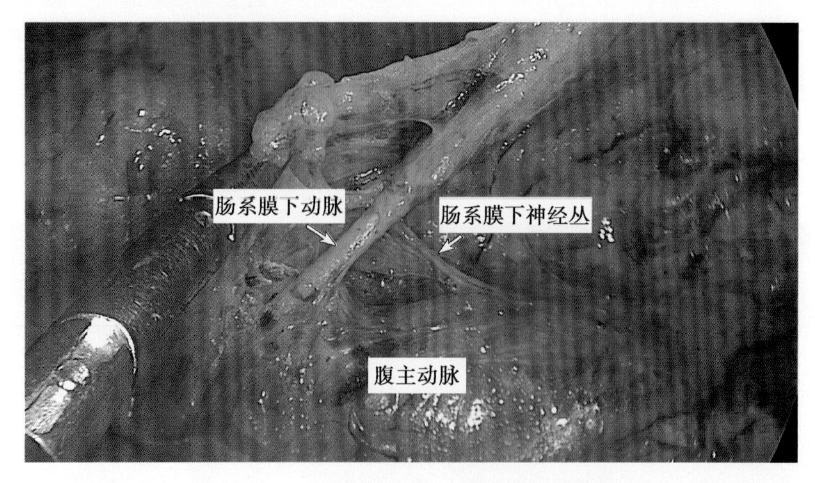

图 3-3-8 肠系膜下动脉及肠系膜下神经丛

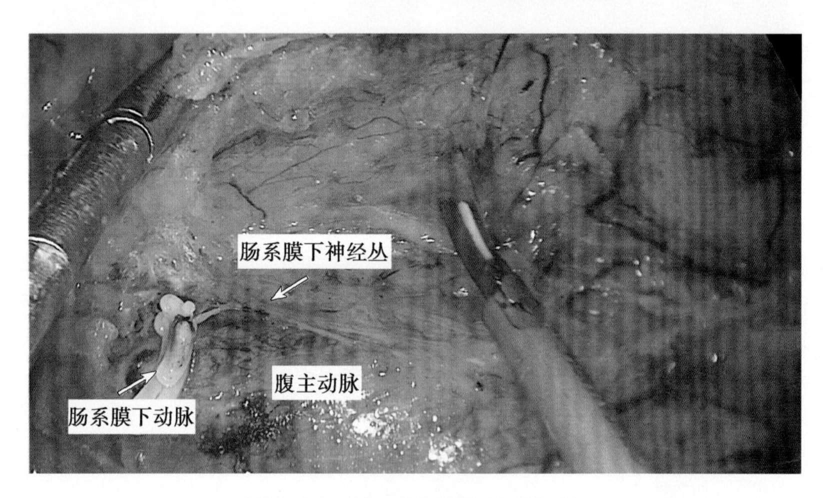

图 3-3-9 No. 253 淋巴结清扫后

2. **拓展 Toldt' s 间隙** 离断肠系膜下动脉后，助手右手抓住肠系膜下动脉远断端，垂直向腹侧牵拉，左手提起远端的直肠乙状结肠系膜边缘；术者左手持小纱块牵拉保持张力，右手用超声刀自下向上，自内向外拓展左侧 Toldt' s 间隙，外至降结肠旁沟的脏层与壁层腹膜之间的黄白交界线。根据肿瘤位置、切除范围和吻合需要拓展间隙，上至十二指肠水平部、胰腺下缘，下至直肠后间隙。清扫结肠系膜内淋巴脂肪组织，注意保护输尿管及生殖血管（图 3-3-10），保持结肠系膜与肾前筋膜的完整性（图 3-3-11）；必要时向下游离直肠上段系膜，打开腹膜反折；或向上离断结肠脾曲韧带和胃结肠韧带，以保证切除足够肠段。

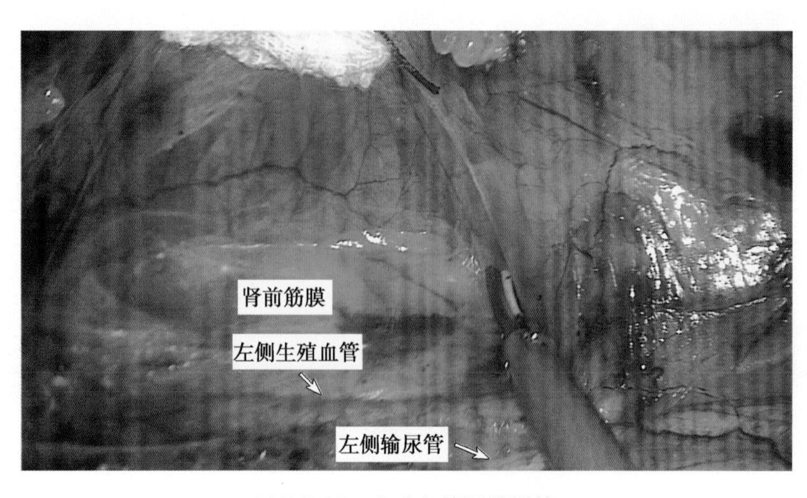

图 3-3-10 生殖血管及输尿管

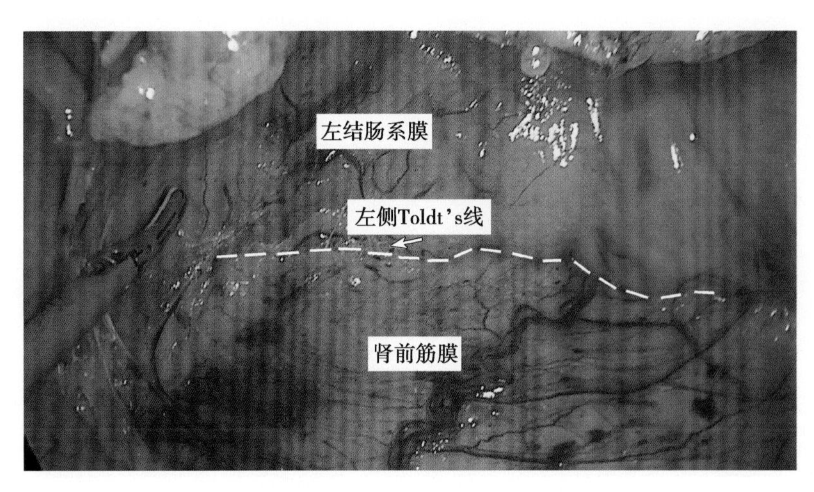

图 3-3-11　**结肠系膜与肾前筋膜**

3. **离断肠系膜下静脉及裁剪乙状结肠系膜**　助手右手向下牵拉离断的肠系膜下动脉血管蒂，左手持纱块反手将十二指肠空肠曲推向头侧，显露肠系膜下静脉（图 3-3-12）。术者左手牵拉乙状结肠系膜，保持张力，使乙状结肠系膜呈扇形展开，右手持超声刀依次解剖裸化肠系膜下静脉、左结肠动脉及数支乙状结肠动脉（图 3-3-13，图 3-3-14），并根部离断。在此步骤之前，应该充分拓展后方的左侧 Toldt's 间隙，避免损伤腹膜后的输尿管和生殖血管。

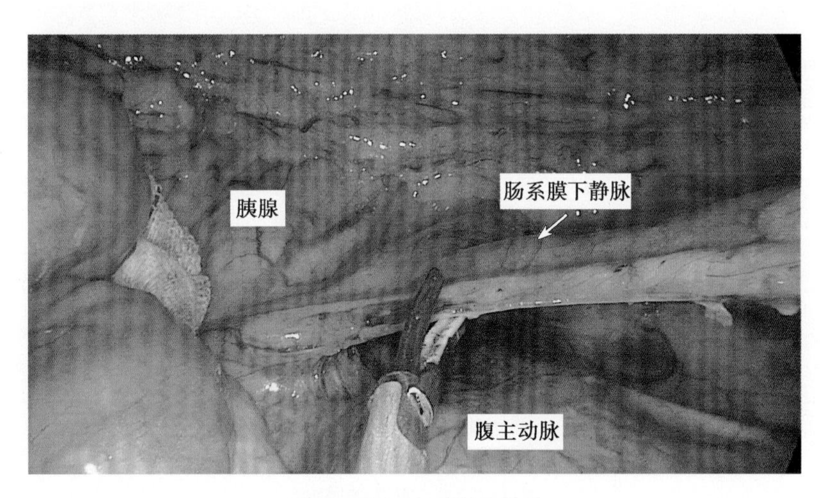

图 3-3-12　**肠系膜下静脉**

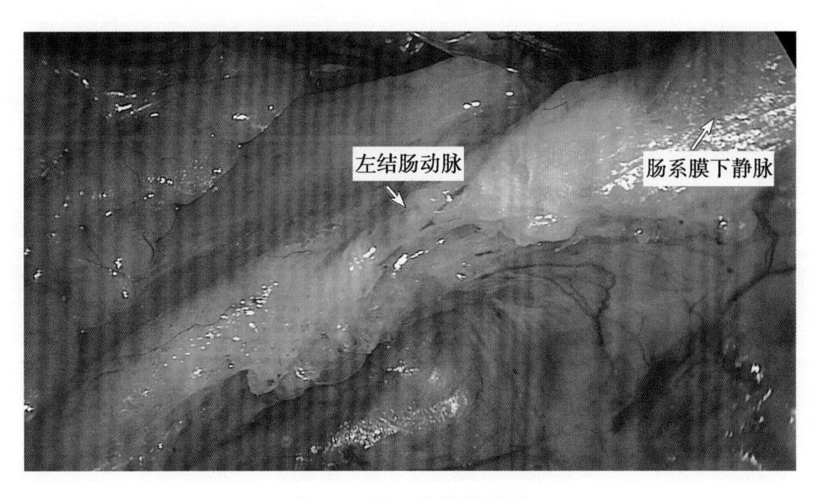

图 3-3-13　**左结肠动脉**

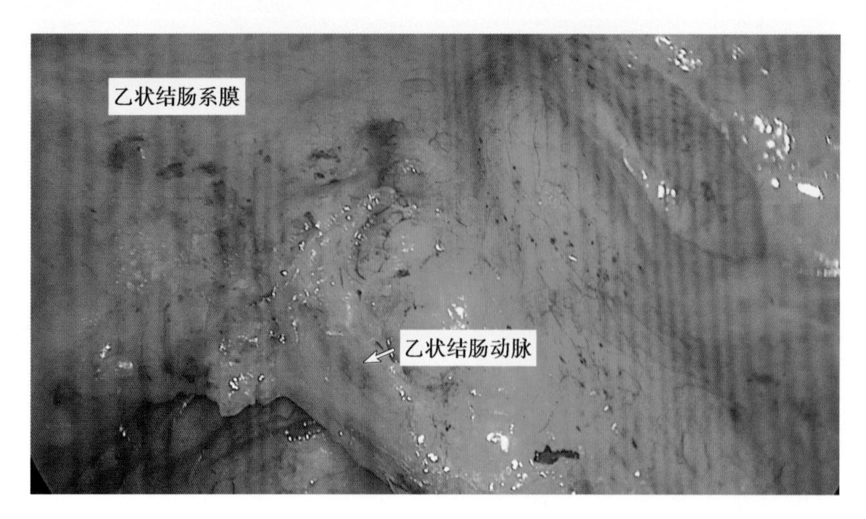

图 3-3-14　乙状结肠动脉

4. **分离左侧腹膜并离断肠管**　术者将乙状结肠和降结肠牵向右侧，助手牵拉结肠系膜，保持张力，由下至上依次切开乙状结肠、降结肠系膜与壁层腹膜之间的黄白交界线（图 3-3-15），直至结肠脾曲，将乙状结肠和降结肠中下段从腹后壁完全游离；距肿瘤远端 5cm 裸化肠管（图 3-3-16），腹腔镜下置入直线切割闭合器，离断直肠（图 3-3-17）。

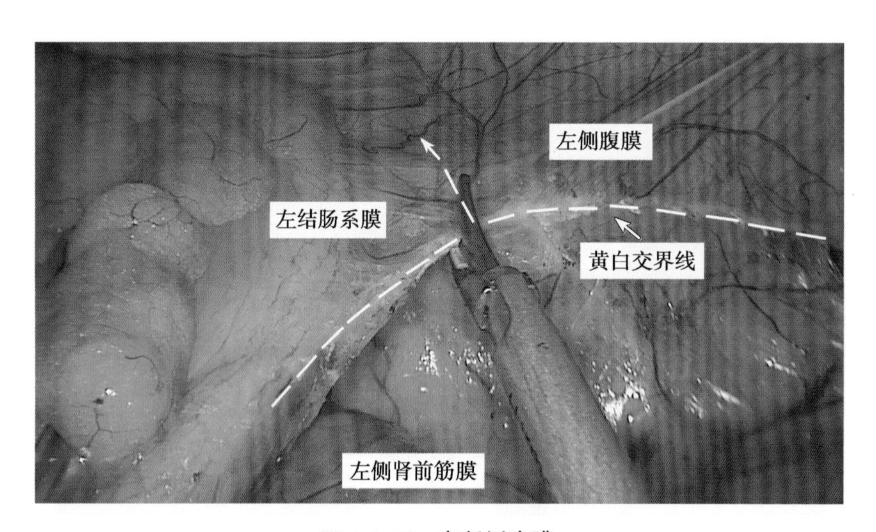

图 3-3-15　离断侧腹膜

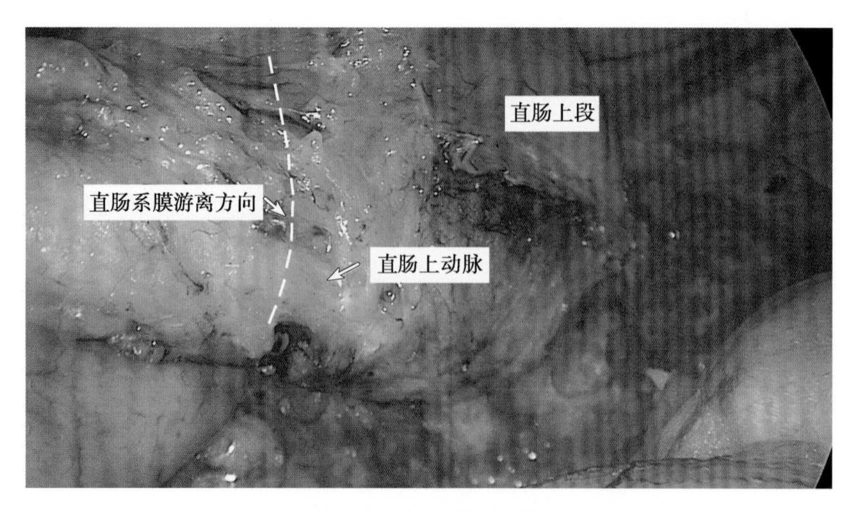

图 3-3-16　裸化肠管

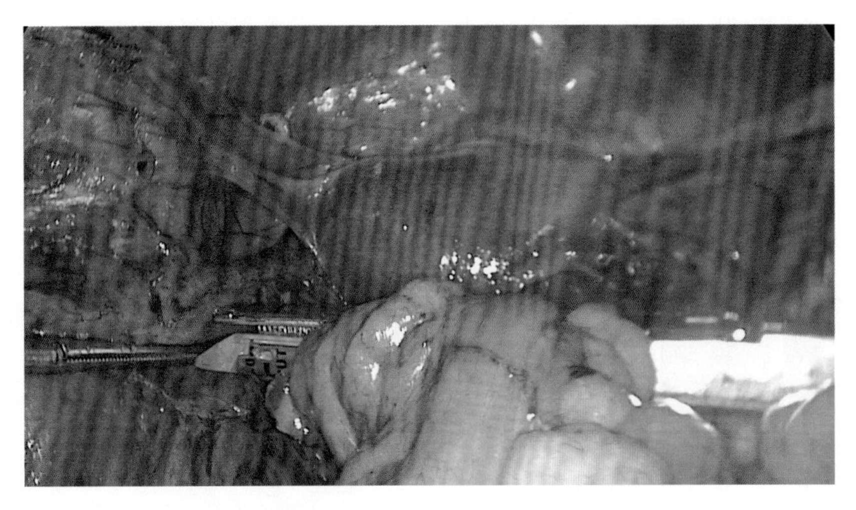

图 3-3-17 **离断直肠**

5. **体外移除标本,腔内吻合** 取下腹部正中横行切口约 5cm,置入塑料套保护切口,病变肠管脱出,距肿瘤 10cm 近端离断肠管,并移除标本。行降结肠-直肠吻合器端端吻合、端侧吻合、侧侧吻合或手工缝合。腹腔镜下冲洗,检查创面。

(七) 术者寄语

该术式是腹腔镜结直肠癌手术的入门级术式,手术相对简单,容易掌握,同时也是腹腔镜结直肠癌手术的基础术式。手术操作既包含了寻找层面、拓展间隙,遵循膜解剖手术,也含有血管解剖、淋巴结清扫、裸化肠管和吻合等技术。在手术过程中,既要遵循并达到肿瘤根治原则,也要注意输尿管、神经等器官的保护。值得注意的是,目前结直肠癌手术已进入膜解剖时代,要做一台完美的膜解剖级别的腹腔镜乙状结肠癌手术,还是有一定难度,需要术者对膜解剖有深入的理解,做到良好的牵拉和显露,保证手术切割过程中的张力,这样膜解剖才能自然呈现。

第四节 腹腔镜全直肠系膜切除术

(一) 适应证

1. 术前诊断分期为 I 期不合适局部切除的,部分 Ⅱ、Ⅲ 期的直肠恶性肿瘤(距肛缘<12cm);其中,低位直肠癌需行全直肠系膜切除术(total mesorectal excision,TME),中位直肠癌可根据肿瘤位置情况,行肿瘤相关系膜切除(tumor-specific mesorectal excision,TSME),即切除肿瘤远端 3cm 肠管,5cm 系膜。

2. 根据 2017 年 ESMO 指南基于 TNM 风险分期,属于差[cT3c/d 或极低位,肛提肌高危受累,MRF 清晰;中位 cT3c/d,cN1-N2(结外受累),EMVI+,局限性 cT4aN0]与极差(cT3 伴任何 MRF 受累,任何 cT4a/b,侧方淋巴结+)风险的,建议先行新辅助治疗(化疗或放化疗)后手术;或Ⅳ期的局部根治术。

(二) 禁忌证

1. 肿瘤广泛浸润周围组织;淋巴结转移融合并包绕重要血管;侵犯直肠系膜以外脏器与盆壁者。

2. 急诊手术(如急性肠梗阻、出血、穿孔等);既往腹部手术史,腹腔广泛粘连者,为相对禁忌证。

3. 全身情况不良和(或)合并严重心、肺、肝、肾疾病不能耐受手术者。

4. 妊娠期。

5. 不能耐受 CO_2 气腹。

(三) 术前准备及评估

1. **肠道准备** 术前 1 天口服泻药。

2. **肿瘤学评估** 术前肠镜明确病理诊断,胸腹部 CT 平扫+增强扫描和盆腔 MR 平扫+增强,明确肿瘤分期,注意关注肿瘤与泌尿系、前列腺、精囊(男性)及阴道、子宫、卵巢(女性)的关系。

3. **全身评估**　心、肺、肝、肾功能，合并症（高血压、糖尿病、营养不良等）。

（四）术者站位和 Trocar 布局

患者平卧分腿位，术者站于患者右侧，助手位于左侧，扶镜手站于术者左侧（图 3-4-1）。采用五孔法，脐上 1cm 放置 10mm Trocar 为观察孔，右下腹髂前上棘内 2～3cm 放置 12mm Trocar 为术者主操作孔，右锁骨中线肋缘下 3～5cm 放置 5mm Trocar 为副操作孔，左锁骨中线肋缘下 3～5cm、左下腹反麦氏点分别置入 5mm Trocar 作为助手的操作孔（图 3-4-2）。

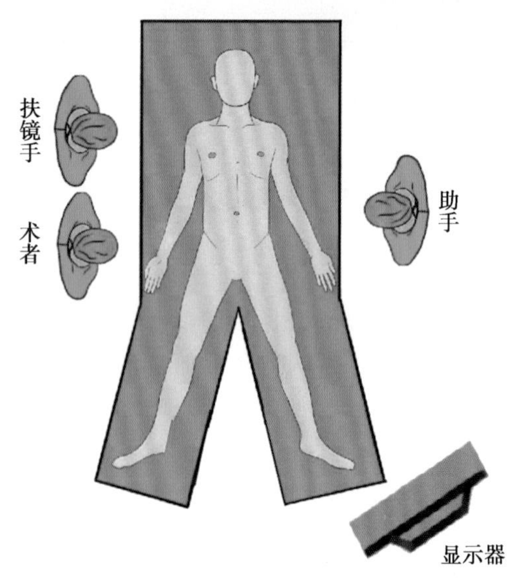

图 3-4-1　术者站位

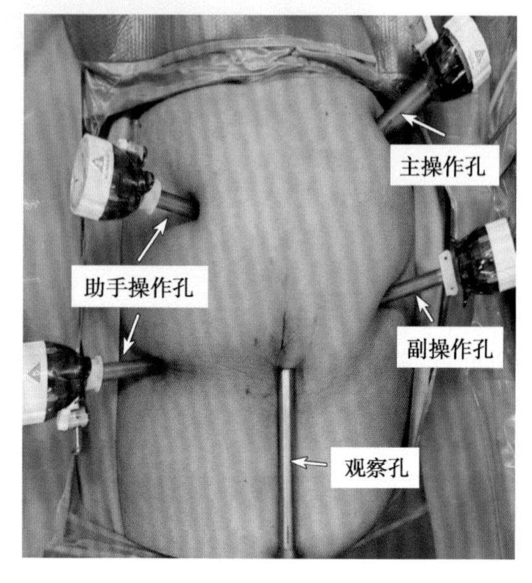

图 3-4-2　Trocar 布局

（五）手术范围

1. **标准直肠前切除术**　适合直肠恶性肿瘤（距肛缘<12cm）：包括乙状结肠和直肠及其对应的系膜和血管；淋巴结清扫范围：清扫 No. 232、No. 242、No. 251、No. 252、No. 253 淋巴结。需保证足够切缘，远切缘至少距肿瘤远端 2cm。下段直肠癌（距离肛门<5cm）远切缘距肿瘤 1～2cm 者，建议术中冰冻病理检查证实切缘阴性。

2. **保留左结肠动脉的 TME**　适合于分期偏早，近端保留肠管较长的患者。

（六）手术步骤

1. 患者头低脚高右倾体位，术者站于患者右侧，助手站于患者左侧，扶镜手站于术者左侧。切开乙状结肠系膜与后腹膜之间的“膜桥”，显露并进入左侧 Toldt' s 间隙，注意保护输尿管及生殖血管，清扫肠系膜下动脉根部淋巴结，并结扎、离断肠系膜下动脉；同法离断肠系膜下静脉；沿腹膜后间隙继续向左侧游离乙状结肠及降结肠系膜至左结肠旁沟，剪开脏层腹膜与壁层腹膜之间的黄白交界线，游离乙状结肠及降结肠。操作方法同本章第二、三节。

2. **保留左结肠动脉的直肠全系膜切除术**　按上诉方法充分拓展左侧 Toldt' s 间隙，解剖显露肠系膜下动脉根部，沿肠系膜下动脉血管鞘内或鞘外向远心端分离，裸化左结肠动脉后，在其远端离断肠系膜下动脉。向头侧解剖分离肠系膜下静脉与左结肠动脉，在左结肠动脉平面远端离断肠系膜下静脉，完整清扫 No. 253 淋巴结（图 3-4-3）。

3. **直肠后间隙显露**　助手右手将已离断的肠系膜下血管及系膜向头侧牵拉，左手将直肠系膜挡向肛侧；术者左手持小纱块将骶前组织向头侧牵拉，显露疏松的直肠后间隙（图 3-4-4），右手采用钝锐性相结合的方式向下分离直肠后间隙。分离过程中始终保持张力，在直肠固有筋膜与腹下神经前筋膜之间的间隙进行分离，上述疏松的间隙常常被称为没有重要神经血管通过的无血的“holy plane”（神圣界面）。在接近两侧直肠旁沟皱褶时，注意显露并保护双侧腹下神经丛（图 3-4-5）；先将两侧直肠旁沟皱褶分离，再逐步切开至腹膜反折汇合处。

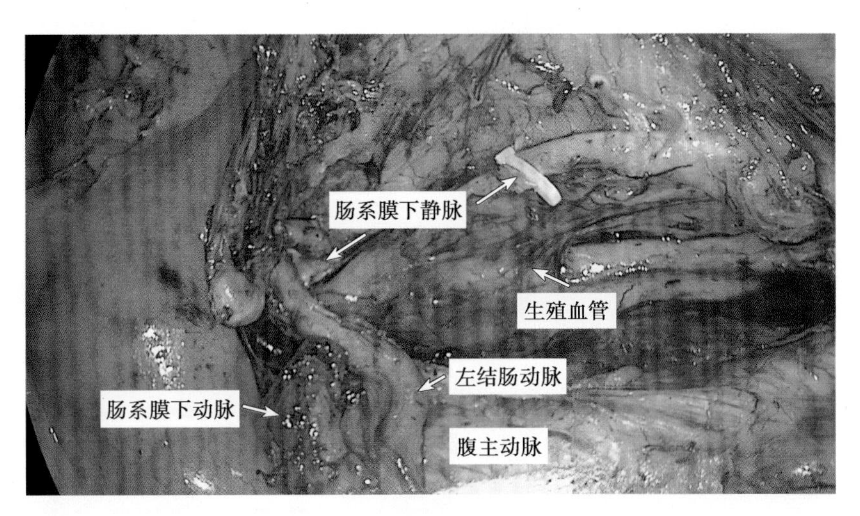

图 3-4-3 保留左结肠动脉

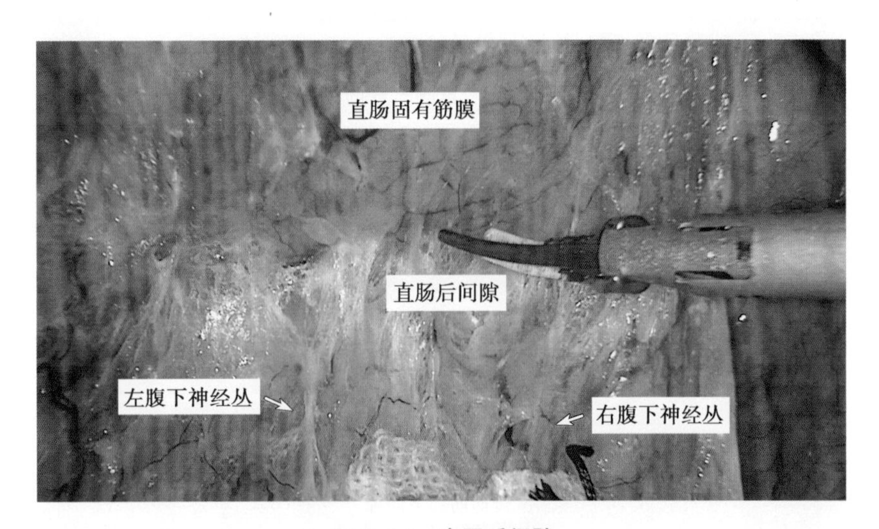

图 3-4-4 直肠后间隙

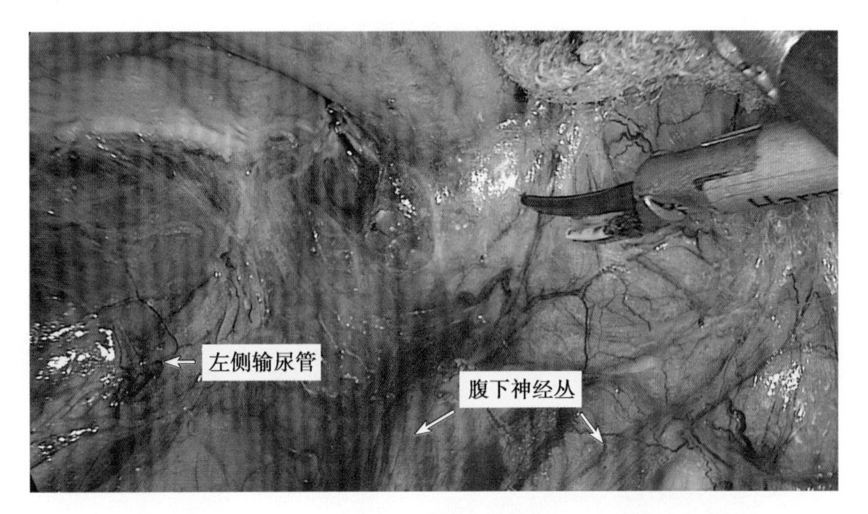

图 3-4-5 腹下神经丛

4. 当分离至 S_2~S_4 水平的直肠后间隙时，疏松间隙突然消失，超声刀推动有阻力，分离界面不清即是直肠骶骨筋膜，即骶前筋膜前叶（腹下神经前筋膜）向前方与直肠固有筋膜融合（图 3-4-6）；弧形切开直肠骶骨筋膜，可重新进入一疏松间隙，即是骶前筋膜下间隙（肛提肌上间隙）（图 3-4-7），透过骶前筋膜后叶，可以看到骶前静脉丛，分离过程中注意避免损伤骶前静脉丛（图 3-4-8）。继续向尾侧分离至显露两侧的肛提肌。

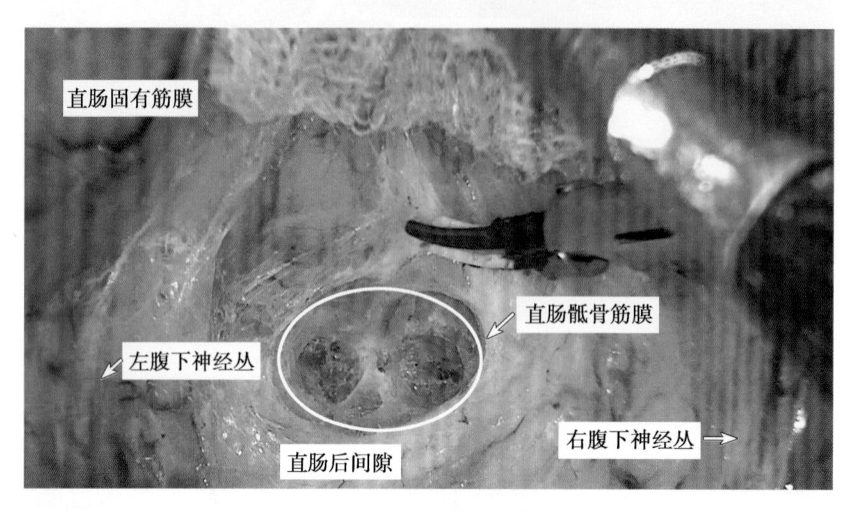

图 3-4-6 直肠骶骨筋膜

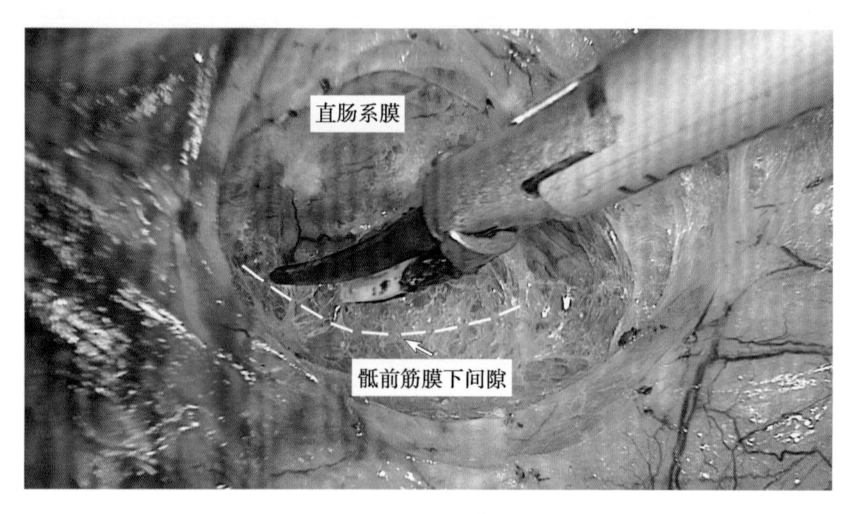

图 3-4-7 骶前筋膜下间隙

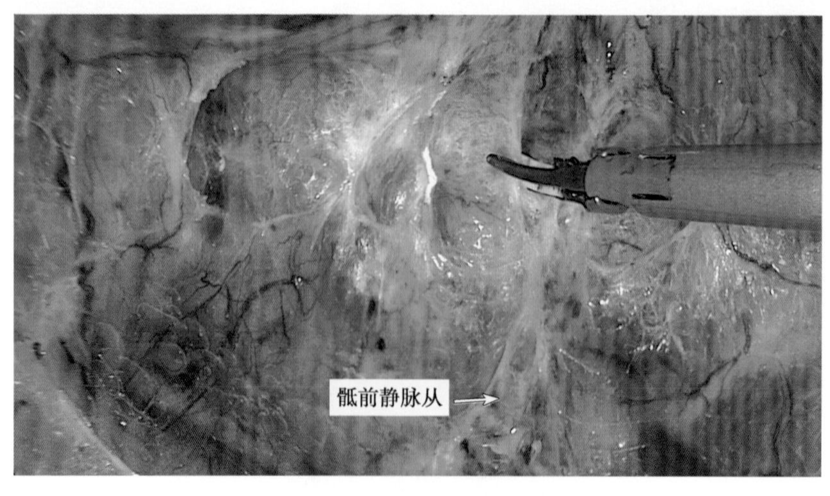

图 3-4-8 骶前静脉丛

5. **直肠侧方间隙分离**　助手右手将直肠向头侧牵拉,左手和术者左手各持一钳分别在直肠侧壁与盆壁之间向相反方向推挡,以已经分离的直肠后间隙为指引,逐层切开,分层解剖直肠侧方腹膜和间隙,到达精囊尾部(男性)/子宫颈(女性)时及时弧形内拐,避免从其尾部外侧切开损伤神经(图 3-4-9)。

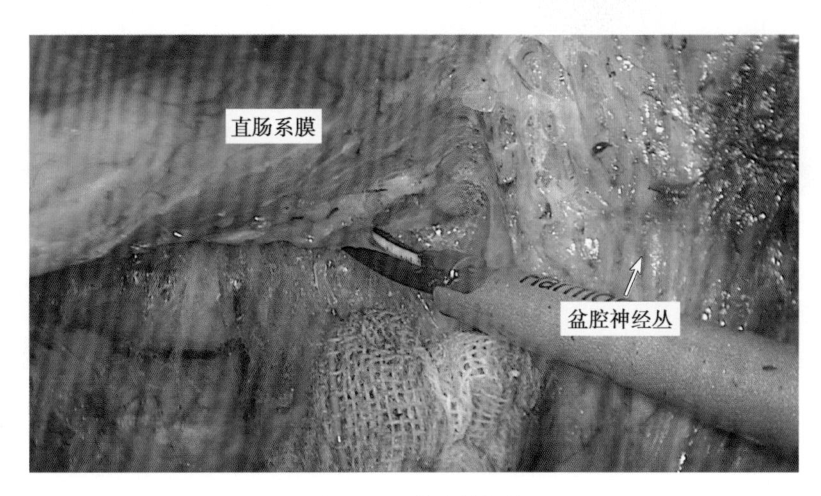

图 3-4-9　**盆腔神经丛**

6. **直肠前间隙分离**　助手右手向上牵拉张紧直肠,左手提拉切开线上方的腹膜,循着已分离的直肠周围间隙,沿腹膜反折或上方 0.5cm 线弧形切开腹膜(图 3-4-10),可见疏松的直肠前间隙;沿直肠前间隙锐性分离,可见其下灰白色光滑的 Denonvilliers 筋膜(图 3-4-11),未见脂肪显露。对于早期肿瘤或者直肠后方的肿瘤,可以选择保留 Denonvilliers 筋膜前叶,分离层面在 Denonvilliers 筋膜后间隙(Denonvilliers 筋膜前后叶之间),对于直肠前壁的进展期肿瘤,需切除 Denonvilliers 筋膜,分离层面在 Denonvilliers 筋膜前间隙(Denonvilliers 筋膜前叶和精囊被膜或阴道后壁之间)。沿正确间隙,从中央向两侧纵向或横向用超声刀推动及快档切割,将两侧精囊完全显露;女性的直肠前间隙较难分离,助手的左手紧提阴道后壁,术者左手向头侧提拉切开的腹膜反折,进一步显露直肠前间隙,便于分离(男性:图 3-4-12,图 3-4-13;女性:图 3-4-14,图 3-4-15)。

7. **直肠末端系膜分离**　当直肠前间隙分离达前列腺上缘时要横断 Denonvilliers 筋膜,在该筋膜下间隙向下分离可使直肠末端延长 1~2cm,达到肛提肌裂孔上缘。直肠后方与侧方一定要分离到肛提肌裂孔边缘,其标志是环形包绕直肠的耻骨直肠肌,显露 TME“终点线”(图 3-4-16)。

8. **直肠裸化与吻合**　直肠裸化前先肛检确定肿瘤下缘,并予以标记;若切缘不足时可继续向下分离,可达括约肌间隙(图 3-4-17)。沿直肠壁仔细用吸引器与超声刀交替分离直肠系膜,注意避免损伤或穿透肠壁。直肠闭合前先予扩肛消毒,主操作孔置入直线切割闭合器经直肠右侧置入,注意有阻力时应检查闭合器是否顶在直肠后壁,通常需要两把闭合器才可将直肠闭合切断(图 3-4-18)。

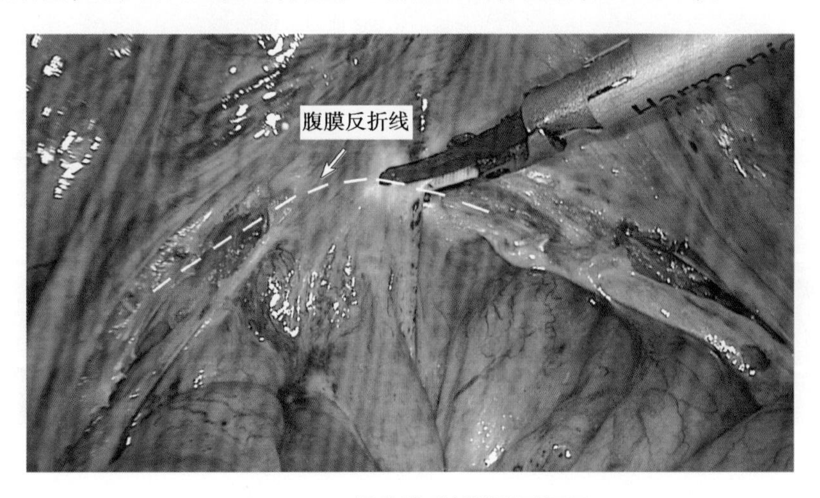

图 3-4-10　**沿腹膜反折线弧形切开**

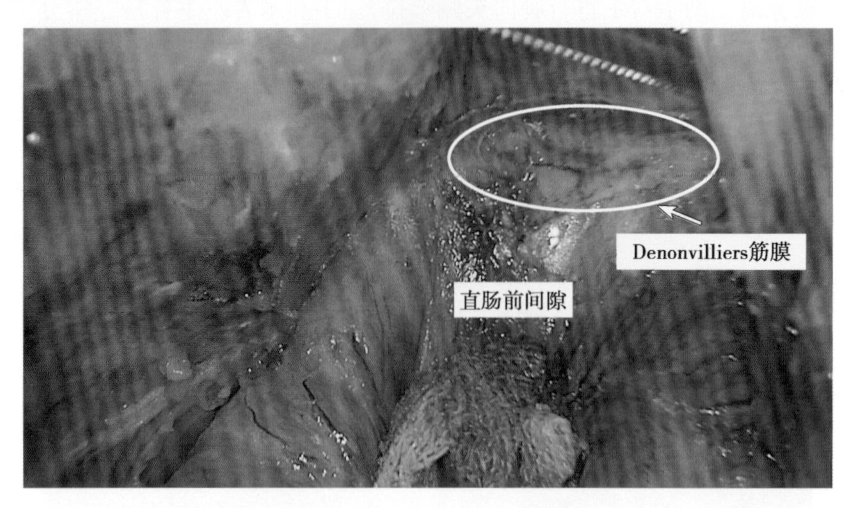

图 3-4-11 Denonvilliers 筋膜

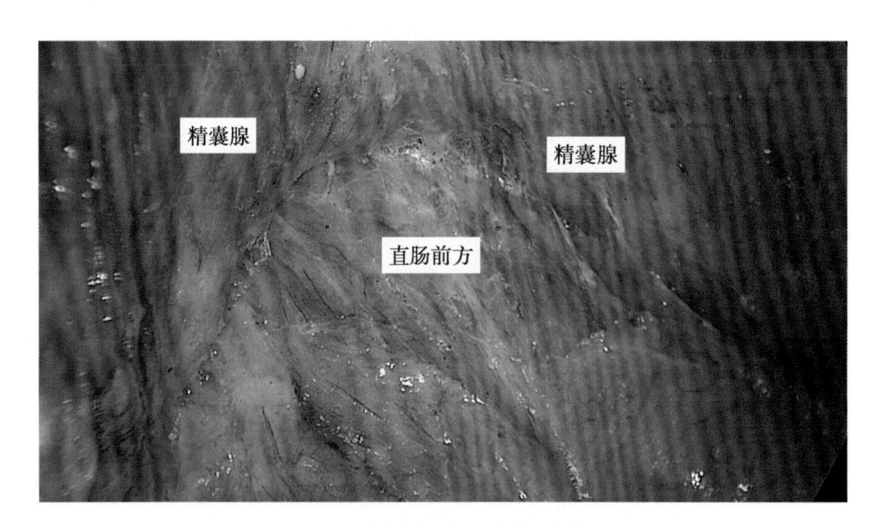

图 3-4-12 男性直肠前方分离(精囊水平)

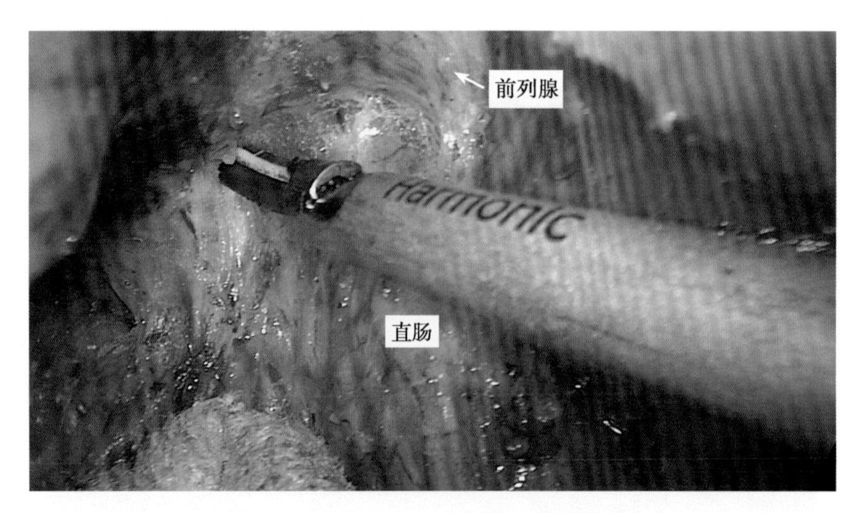

图 3-4-13 男性直肠前方分离(前列腺水平)

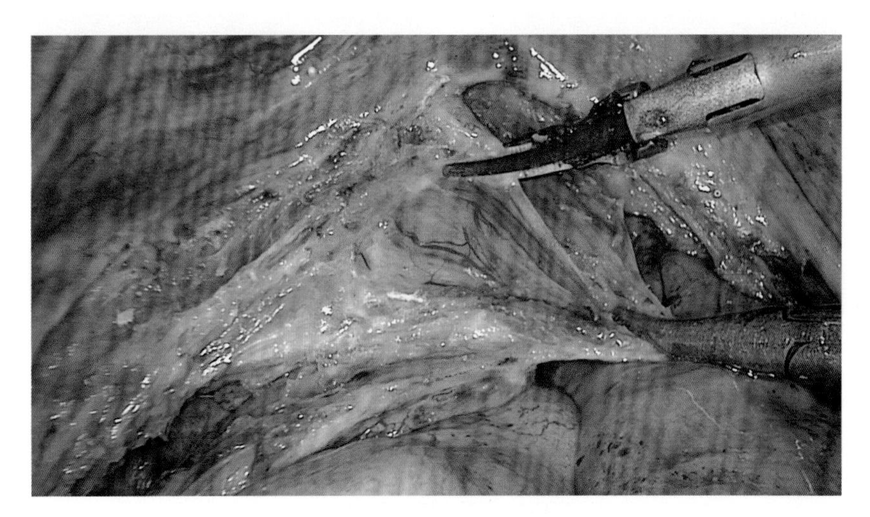

图 3-4-14　女性直肠前方分离

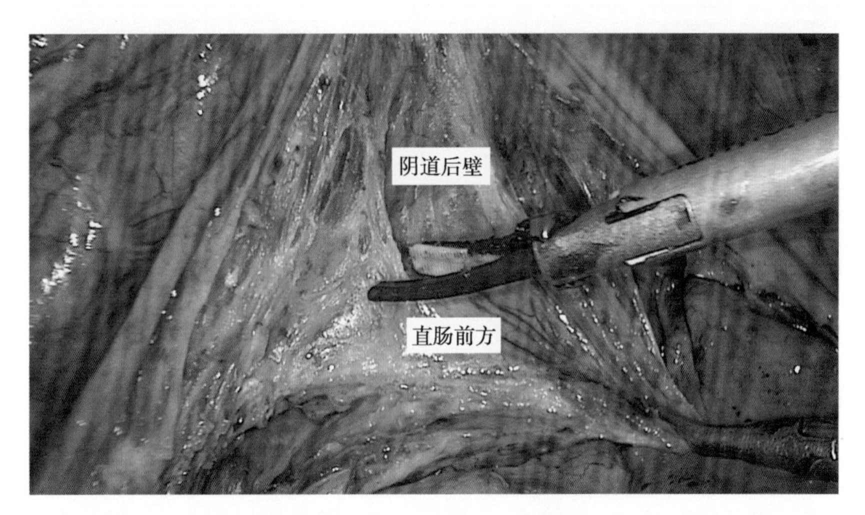

图 3-4-15　女性直肠前间隙游离

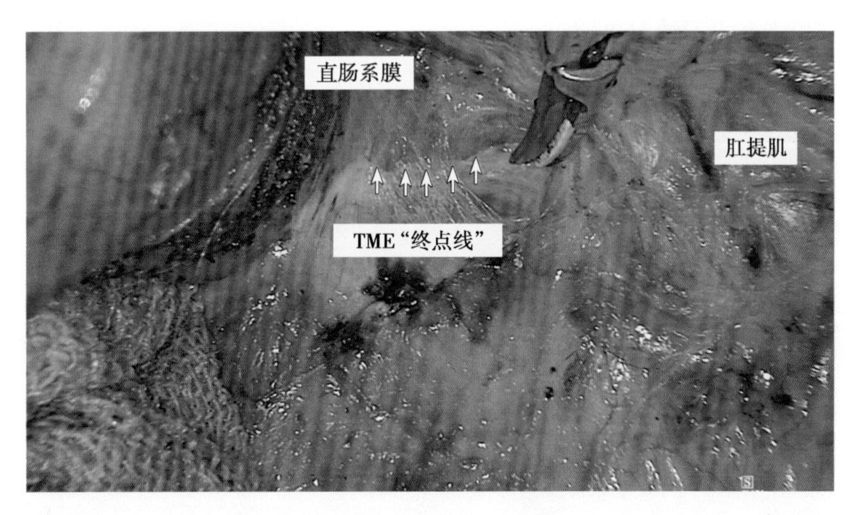

图 3-4-16　TME“终点线”

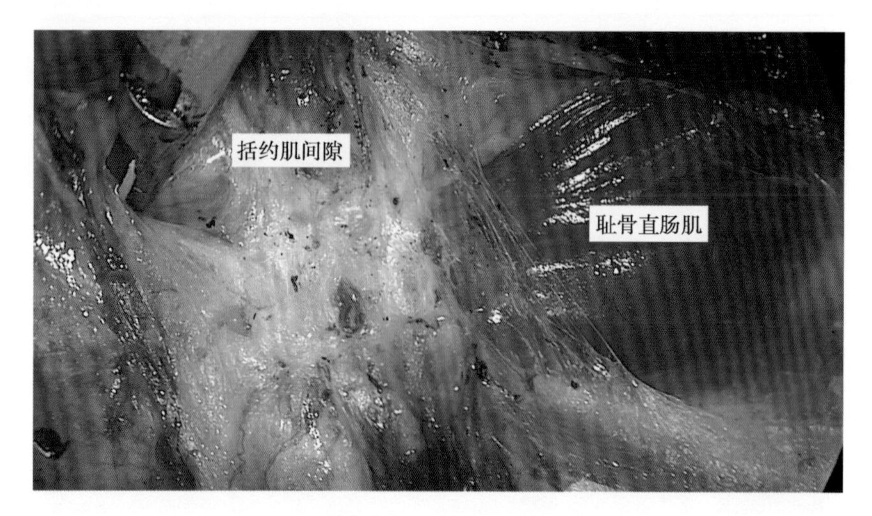

图 3-4-17　**括约肌间隙**

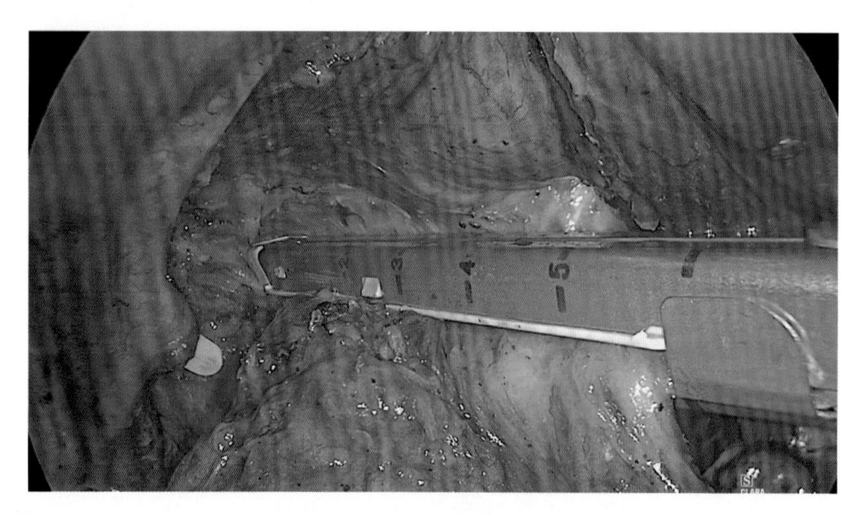

图 3-4-18　**离断直肠**

9. **体外吻合**　取下腹部横行切口，长约 5cm，逐层入腹，置入切口保护套，将肿瘤所在肠管提出腹腔外，距肿瘤上缘 10cm 处离断肠管，取出肿瘤。用管型吻合器将乙状结肠近端与直肠远端吻合（图 3-4-19），检查冲洗腹腔后，充气试验阴性后，留置腹腔引流管，逐层关腹。对于低位直肠癌，建议行回肠预防性造口，中位直肠癌根据患者和手术情况决定。

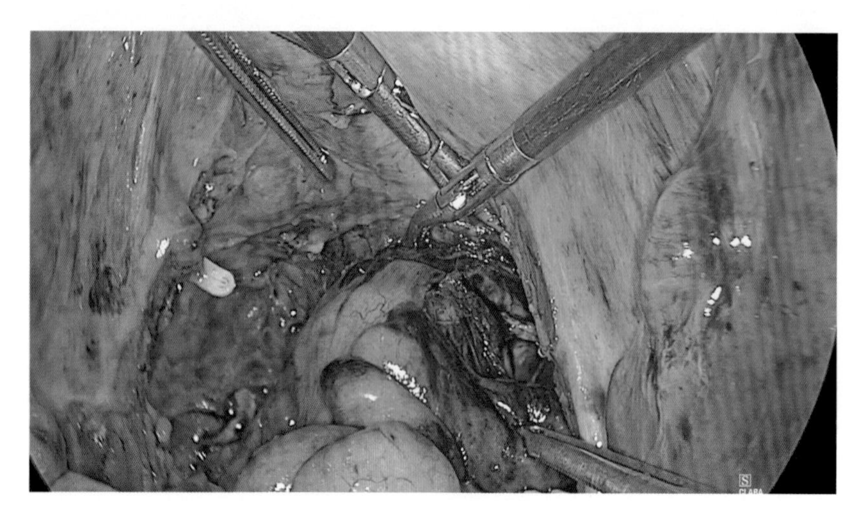

图 3-4-19　**乙状结肠近端与直肠远端吻合**

（七）术者寄语

腹腔镜全直肠系膜切除术适用于中低位直肠癌，但是对于肿瘤远端肠管>5cm时，可以考虑行TSME，即切除肿瘤远端3cm肠管，5cm系膜，这样既达到肿瘤根治，又能保留末端直肠的功能。

腹腔镜全直肠系膜切除术手术难度大，其难点包括：完整清扫No. 253淋巴结，神经保护（肠系膜下神经丛、上腹下丛、左右腹下神经、左右盆丛）、神经血管束（neurovascular bundle，NVB）的处理、Denonvilliers筋膜的处理、低位游离至系膜终点，甚至需要游离进入肛提肌裂孔，进行经括约肌间切除术（intersphincteric resection，ISR）手术。处理这些难点，需要对腔镜下的解剖和膜解剖进行深入学习，在手术实践操作中，则要始终保持牵拉的张力，显露正确的平面，完成精准切割和分离。

低位直肠手术，吻合质量也是手术成功的关键，吻合技术方面，需保证吻合肠壁条件良好，血运正常，无张力吻合，对于部分乙状结肠长度不足的患者，需主动游离脾曲，降低吻合口张力。

总之，腹腔镜全直肠系膜切除术，属于极度精细化手术，要完成一台完整的全直肠系膜切除术，需要有良好的团队配合，优秀的膜解剖理念和精准的腔镜操作。

第五节　腹腔镜辅助经肛全直肠系膜切除术（TaTME）

（一）适应证

1. 中低位直肠癌，尤其是低位直肠癌。

2. 男性、前列腺肥大、肥胖、肿瘤直径>4cm、直肠系膜肥厚、低位直肠前壁肿瘤、骨盆狭窄、新辅助放疗引起的组织平面不清晰等“困难骨盆”的直肠癌患者。

3. 术前诊断分期为Ⅰ、Ⅱ、Ⅲ期，或Ⅳ期的局部根治术。

（二）禁忌证

1. 肿瘤广泛浸润周围组织，T4分期、肿瘤侵犯肛门外括约肌及肛提肌或累及邻近器官需要联合脏器切除、有肛门狭窄或损伤史者。

2. 急诊手术（如急性肠梗阻、出血、穿孔等）、高位直肠癌患者；既往腹部手术史，腹腔广泛粘连患者为相对禁忌证。

3. 全身情况不良和（或）合并严重心、肺、肝、肾疾病不能耐受手术者。

4. 妊娠期。

5. 不能耐受CO_2气腹。

（三）术前准备及评估

详见本章第三节。

（四）术者站位和Trocar布局

患者平卧截石位，经腹：术者站于患者右侧，助手位于左侧，扶镜手站于术者左侧（图3-5-1）。腹部Trocar放置采用五孔法，同本章第四节。经肛：术者和扶镜手站于患者两腿之间（图3-5-1）。

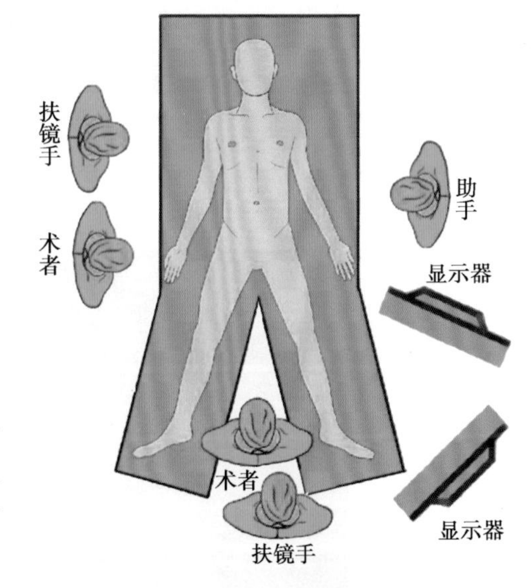

图3-5-1　术者站位

（五）手术范围

详见本章第四节。

（六）手术步骤

1. **经肛操作**　患者取截石位，头低脚高体位，肛门组：充分扩肛，冲洗消毒肿瘤远端直肠、肛管，小拉钩牵开肛门（图3-5-2），直视下距肿瘤下缘0.5cm、1cm处行分别行直肠黏膜下荷包缝合，双重荷包以封闭直肠腔，隔离肿瘤及细菌（图3-5-3）。置入腔镜操作平台（图3-5-4）；向直肠管腔内灌注CO_2，建立气腹，置

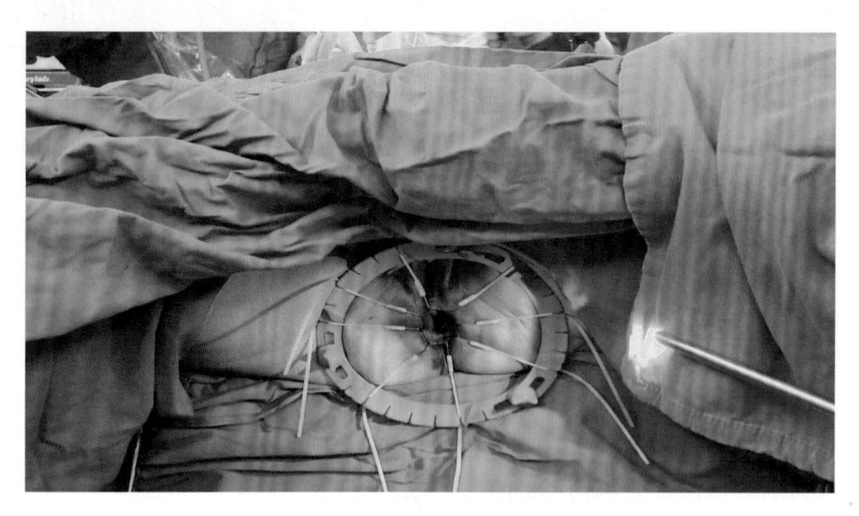

图 3-5-2　环形肛门拉钩充分暴露肛门

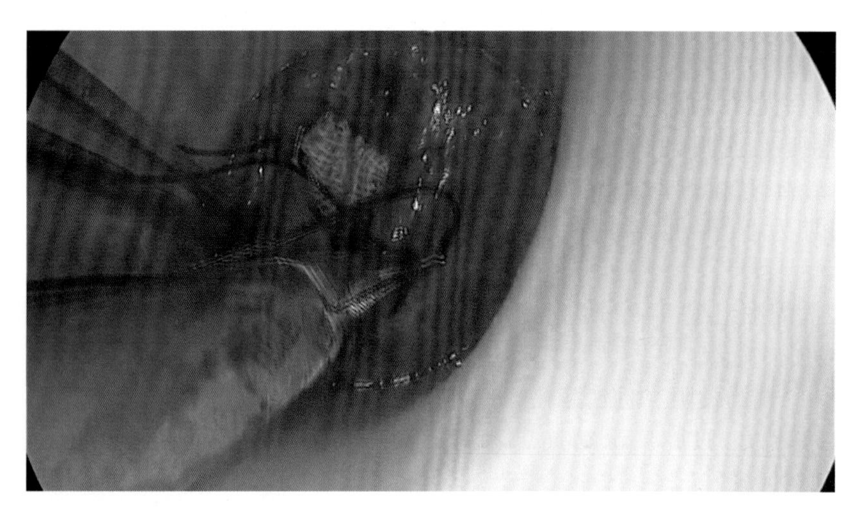

图 3-5-3　荷包缝合闭合肠腔

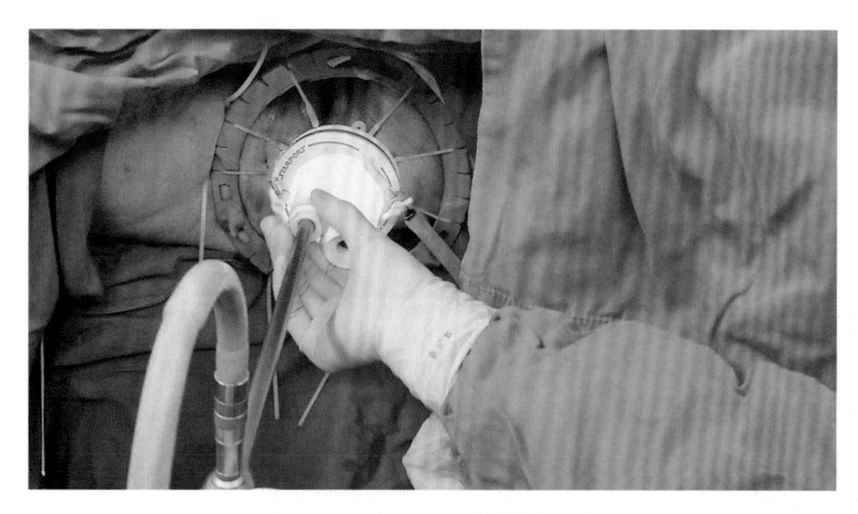

图 3-5-4　建立经肛腔镜操作平台

入腹腔镜及操作器械，腔镜视野下于缝合线远端1cm环形切开直肠壁各层组织（图3-5-5）；进入直肠系膜与盆底筋膜之间的肛提肌上间隙，转而后方循盆筋膜脏层及壁层之间向上游离直肠系膜，注意避免损伤骶前静脉（图3-5-6）；侧方向上游离解剖直肠侧韧带，注意避免损伤盆腔神经丛、NVB（图3-5-7）；前方沿Denonvilliers筋膜向上游离，注意避免损伤精囊（或阴道）、尿道或前列腺（图3-5-8）；逐步向上游离与腹腔镜组汇合（图3-5-9）。

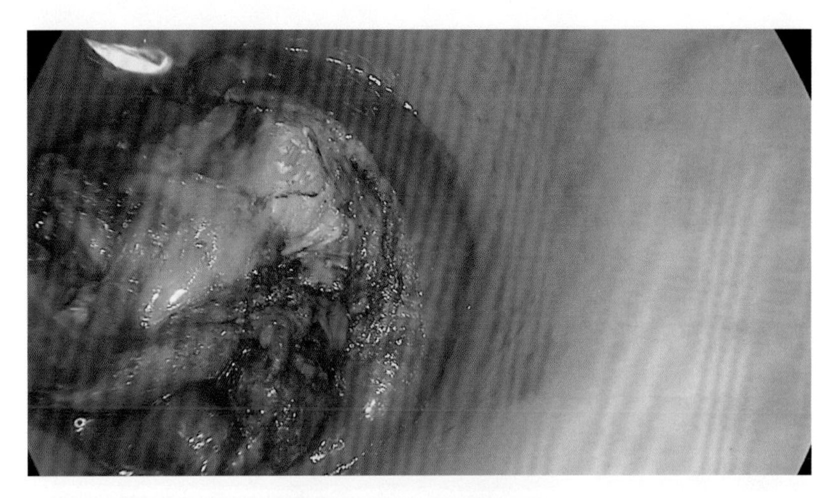

图3-5-5　切开直肠肠壁

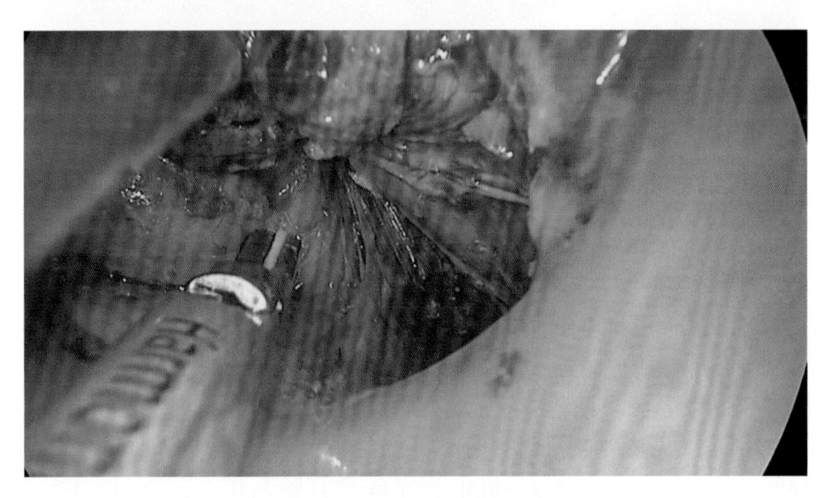

图3-5-6　进入肛提肌间隙

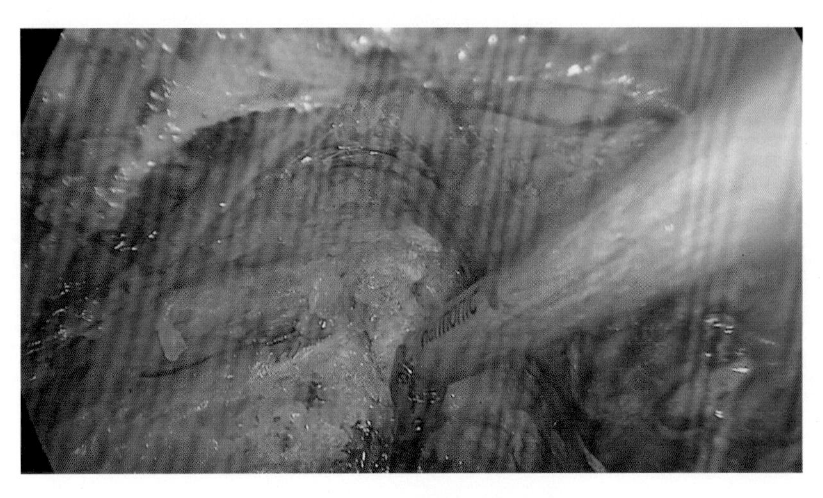

图3-5-7　侧方游离直肠系膜

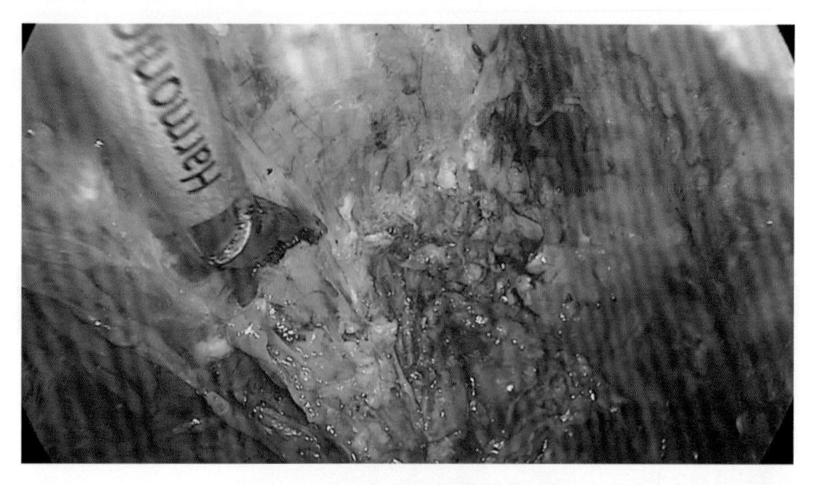

图 3-5-8　**前方游离直肠系膜**

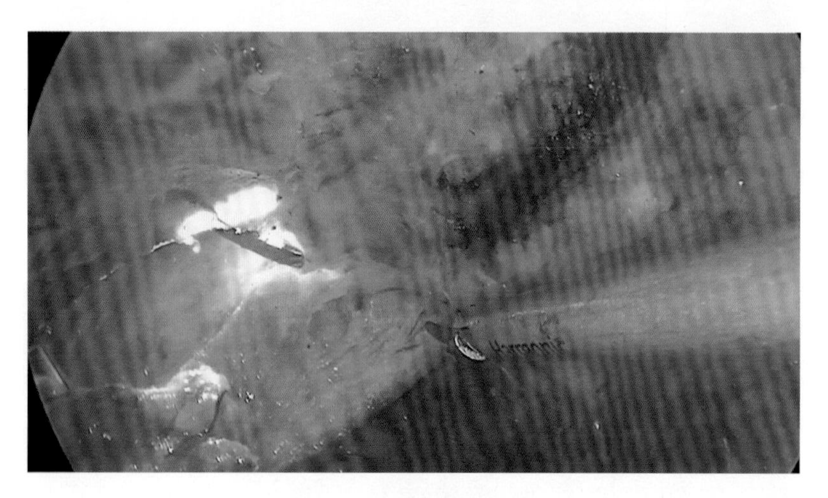

图 3-5-9　**与经腹组汇合**

2. **经腹腔镜操作(详细操作可见本章第四节)**　患者头低脚高右倾体位,术者站于患者右侧,助手站于患者左侧,扶镜手站于术者左侧。切开乙状结肠系膜根部右侧后腹膜,清扫肠系膜下动脉根部淋巴结(No. 253 淋巴结),根部离断肠系膜下动静脉;沿腹膜后间隙继续向左侧游离乙状结肠及降结肠系膜至左结肠旁沟,剪开乙状结肠系膜根部左侧后腹膜,游离乙状结肠及降结肠;向下游离直肠,在游离过程中注意保护两侧输尿管及神经,分离至腹膜反折与经肛汇合完成全直肠系膜的游离(图 3-5-10)。为获取足够的结肠长度以进行无张力吻合,必要时游离脾曲。腹腔镜下完成结肠系膜裁剪。

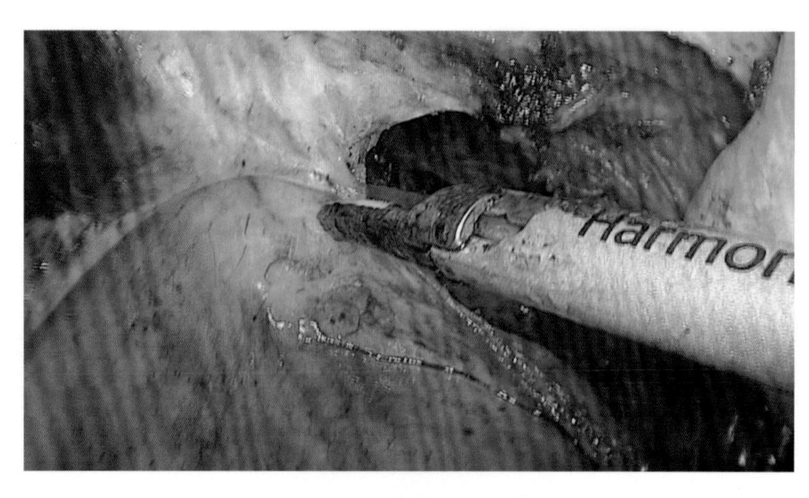

图 3-5-10　**与经肛组汇合**

3. **消化道重建**　标本经肛门拖出，在体外切断并移除标本，使用吻合器行端-端结肠肛管吻合或手工行结肠直肠端端吻合，检查腹腔、盆腔术野（图3-5-11，图3-5-12），留置肛管及盆腔引流管。

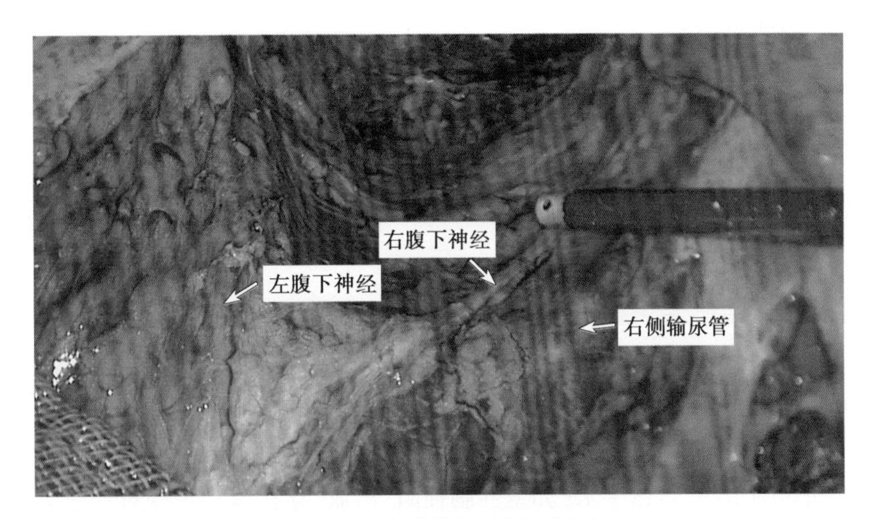

图3-5-11　**清扫场面经腹视野**

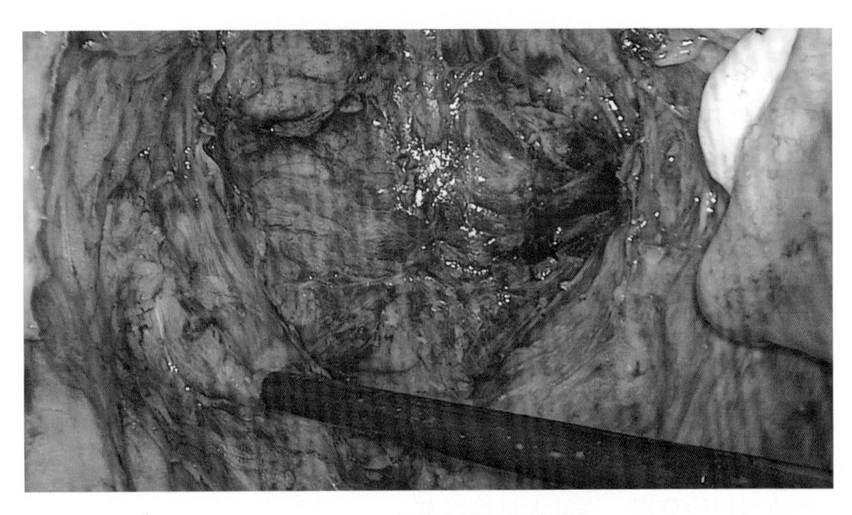

图3-5-12　**清扫场面经肛视野**

4. **回肠双腔造口术**　于右下腹取圆形切口，直径约3cm，逐层进腹。将末端回肠距回盲瓣25cm处提出切口外，小肠浆肌层固定于腹壁肌层；于小肠对系膜缘凿孔，开放肠管，将肠管浆肌层与腹膜、筋膜、皮肤分层间断缝合以防造口肠管回缩，外置造口袋。

（七）术者寄语

TaTME根据是否有腹腔镜的辅助可分为完全TaTME（pure-NOTES TaTME）和腹腔镜辅助TaTME。完全TaTME手术虽然在技术上是可行的，且更加符合NOTES理念，但是完全TaTME的缺点也很明显：第一，中转开腹和术中并发症高，如盆腔周围的损伤、盆腔感染；第二，直肠肠腔狭窄，操作困难，容易进入错误的间隙，一旦出血难以控制；第三，经肛难以保证直肠系膜的完整切除，导致术后患者的局部复发；更为主要的是，完全TaTME手术由于“先处理肿瘤再离断血管”，且无法彻底探查腹腔，有悖直肠癌根治手术的基本原则；完全TaTME为逆向操作，手术难度大，学习曲线长。腹腔镜辅助TaTME既能发挥经肛门入路的优势，操作难度又比完全经肛门入路进行全直肠系膜切除低，比后者更适合在当前情况下先行开展，目前绝大多数学者均倾向于使用联合腹腔镜辅助完成TaTME。腹腔镜辅助TME在治疗中低位直肠癌尤其是“困难骨盆”，包括肥胖男性、骨盆狭窄、前列腺肥大、直肠系膜肥厚等的患者，游离直肠远端往往变得非常困难，经常导致TME完整性受损、切缘阳性风险增加。腹腔镜辅助TaTME采用经肛门入路的方式，不仅可以克服腹腔镜下操作困难的问题，还可以通过腹腔镜的放大作用获得更好的视野，在直视下精确地确定肿瘤的下缘，降低远端直肠的游离难度，提高TME的质量，降低环周切缘（circumferential resection margin，CRM）的阳性率，降低局部复发率。

第六节　腹腔镜左半结肠、直肠癌经自然腔道取标本手术（NOSES）

（一）适应证

1. 符合常规腹腔镜手术的要求。

2. 肿瘤浸润深度为T2~T3的左半结肠、直肠恶性肿瘤。

3. 经直肠NOSES的标本环周直径<3cm为宜。

4. 分期较早的患者，因肿瘤较大无法行内镜下切除或经肛门内镜微创手术（transanal endoscopic microsurgery，TEM）切除失败的患者也可考虑行NOSES手术。

（二）禁忌证

1. 肿瘤广泛浸润周围组织，急诊手术（如急性肠梗阻、出血、穿孔等），为相对禁忌证。

2. 全身情况不良和（或）合并严重心、肺、肝、肾疾病不能耐受手术者。

3. 妊娠期。

4. 不能耐受CO_2气腹。

5. T4期肿瘤在常规腹腔镜手术中的开展仍有争议，T4期肿瘤存在自然腔道肿瘤种植的风险。

6. 肿瘤体积较大，术前评估无法经肛门或阴道取出。

7. 肥胖患者，体重指数≥$30kg/m^2$。

（三）术前准备及评估

详见本章第二节至第四节。

（四）术者站位和Trocar布局

详见本章第二节至第四节。

（五）手术范围

1. **降结肠恶性肿瘤切除范围**　详见本章第二节。

2. **乙状结肠恶性肿瘤切除范围**　详见本章第三节。

3. **直肠恶性肿瘤切除范围**　详见本章第四节。

（六）手术步骤

1. **淋巴结清扫**　根据肿瘤位置行腹腔镜下左半结肠癌根治术或乙状结肠癌根治术或直肠癌根治术（详见本章第二节至第四节）。

2. **肠管的切除与肠管的重建**

（1）肿瘤下缘距齿状线5cm以上

1）经肛冲洗肠管后，经主操作孔置入直线切割闭合器离断远端肠管（图3-6-1），超声刀切开远端肠管闭合断端（图3-6-2），消毒断端，于断端直肠后方放置消毒纱布，防止粪便细菌脱落，石蜡油润滑吻合器抵钉座，后将其经肛门送入盆腔（图3-6-3）。距肿瘤近端上方约10cm处切开肠腔（图3-6-4），经近端肠管切口置入吻合器抵钉座（图3-6-5），离断近端肠管（图3-6-6）。肠管两断端、远端肠腔及肛门处予以稀络合碘水纱条消毒；经右下腹12mm Trocar置入标本袋并经肛门用卵圆钳拖出（图3-6-7），将标本装入标本袋并经肛取出标本（图3-6-8），取标本切忌暴力，避免标本破裂和标本袋的破损，导致肿瘤的种植，标本取出后立即检查标本袋及标本的完整性。

2）直线切割闭合器闭合远端肠管或倒刺线荷包缝合远端肠管（图3-6-9），在腹腔镜下完成肠管端端吻合（图3-6-10）。用大量稀释的络合碘冲洗消毒盆腹腔，蒸馏水浸泡盆腹腔，吸引器吸净盆腹腔液体。

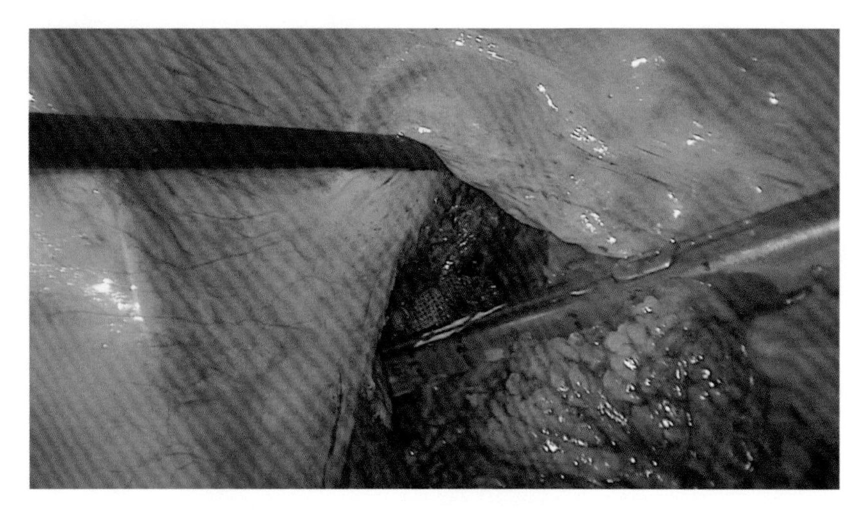

图 3-6-1　离断远端肠管

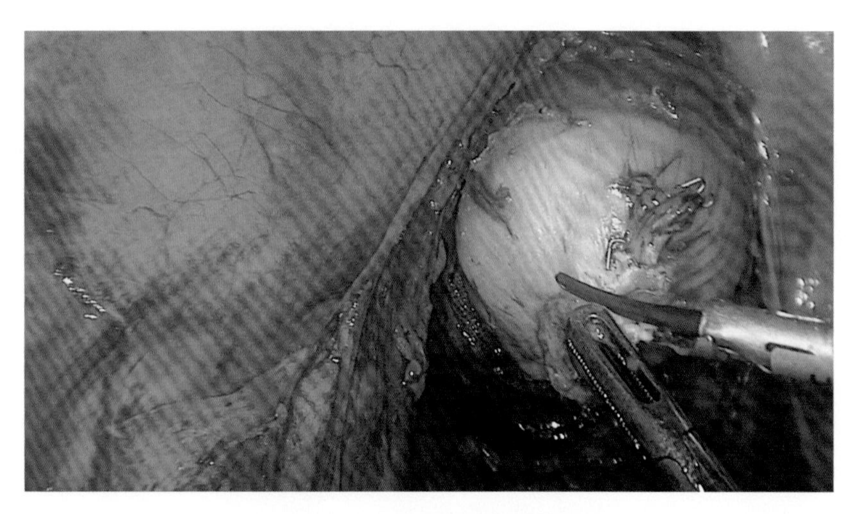

图 3-6-2　切开远端肠管闭合断端

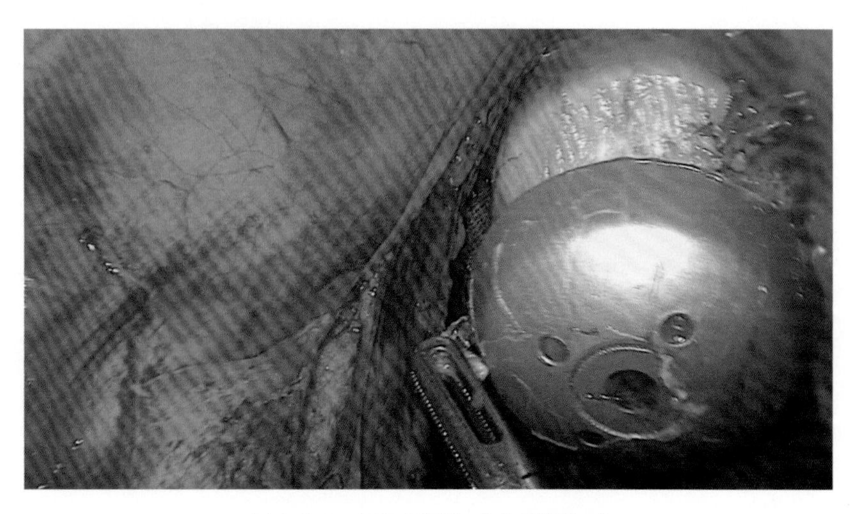

图 3-6-3　经肛门置入吻合器抵钉座

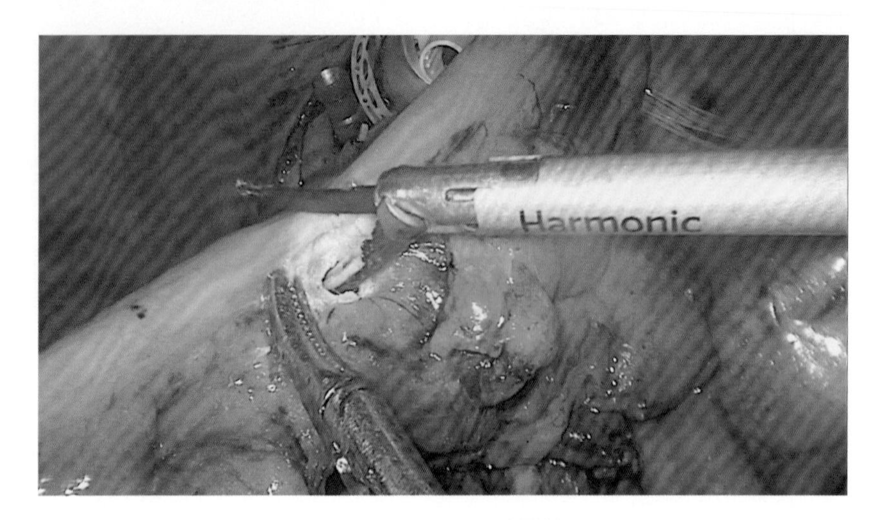

图 3-6-4　切开近端肠管

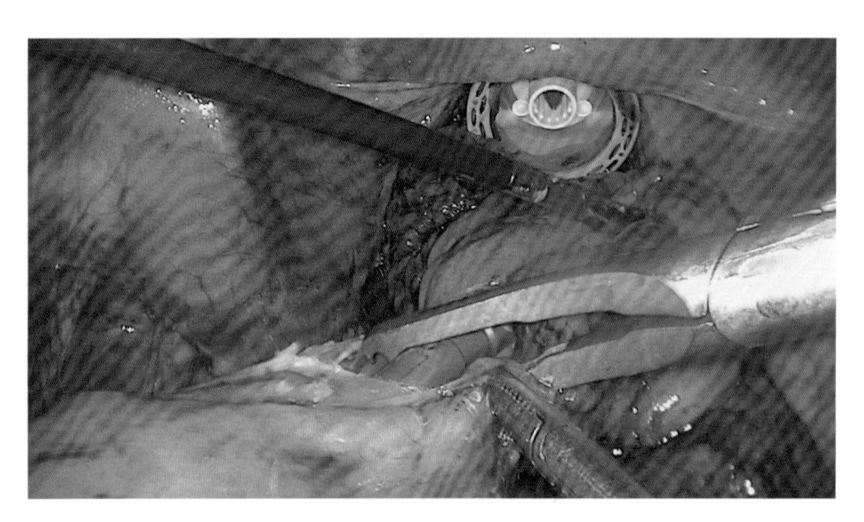

图 3-6-5　经近端肠管切口置入吻合器抵钉座

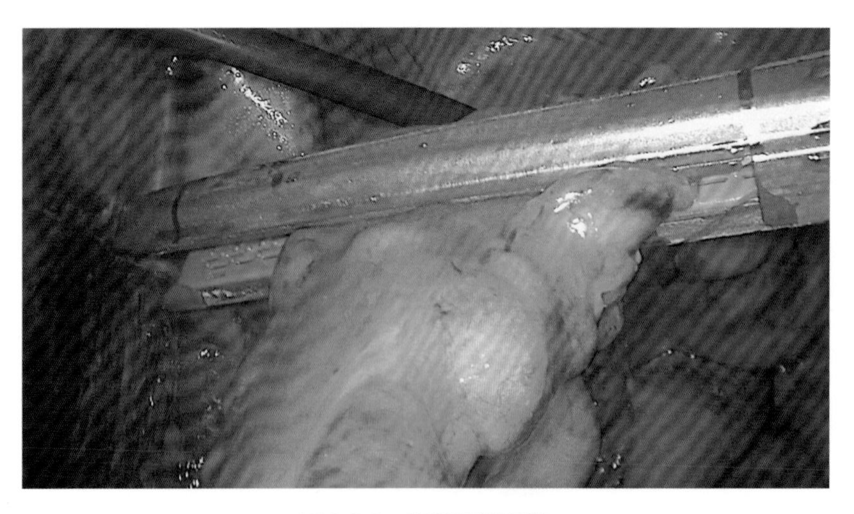

图 3-6-6　离断近端肠管

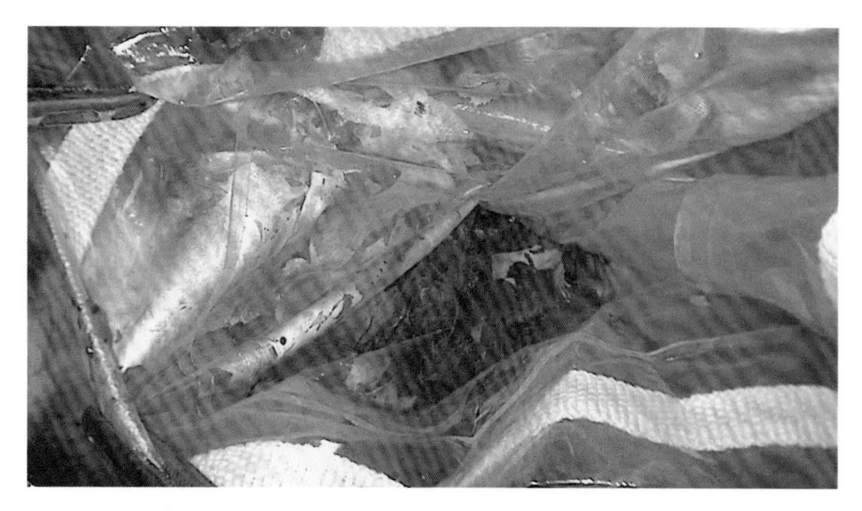

图 3-6-7　经肛门拖出标本袋尾端

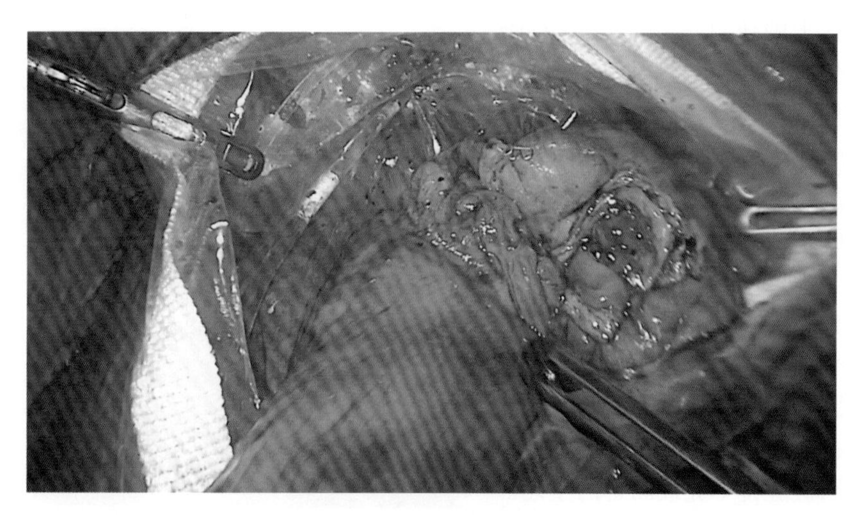

图 3-6-8　经肛门取出标本

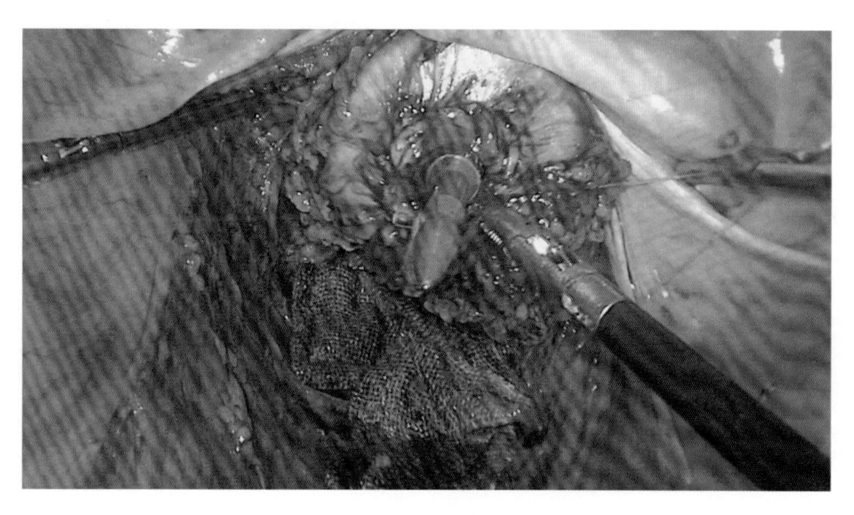

图 3-6-9　倒刺线荷包缝合远端肠管

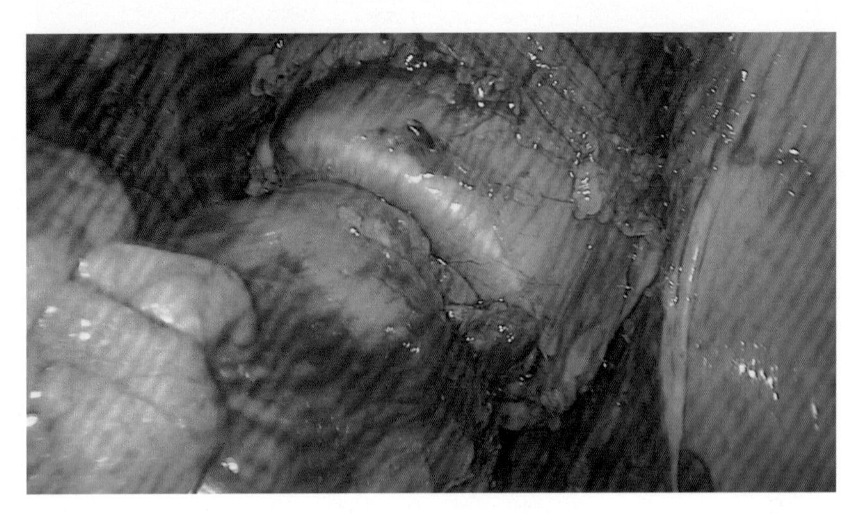

图 3-6-10 肠直肠端端吻合

（2）肿瘤下缘距齿状线 5cm 以内的采用经肛门外翻吻合技术：将直肠充分游离至齿状线水平，术者用直线切割闭合器于肿块近端预切处离断肠管，助手用卵圆钳依次经肛门、直肠腔内夹住远端肠管残端的顶部，往外拖，将肠管及其系膜一并经直肠腔内从肛门外翻拖出，用稀释的络合碘擦洗外翻的肠管黏膜，用直线切割闭合器在距肿瘤远端 2cm 处切断肠管，移除标本，检查标本切缘距离，重新还纳断端入盆腔。扩大右下腹主操作孔置入抵钉座，重建气腹，腹腔镜下于近端肠管断端置入吻合器抵钉座，腔镜下行荷包缝合固定吻合器抵钉座，用大量稀释的络合碘水冲洗消毒盆腹腔，蒸馏水浸泡盆腹腔，吸引器吸净盆腹腔液体，腹腔镜下完成肠管的重建。

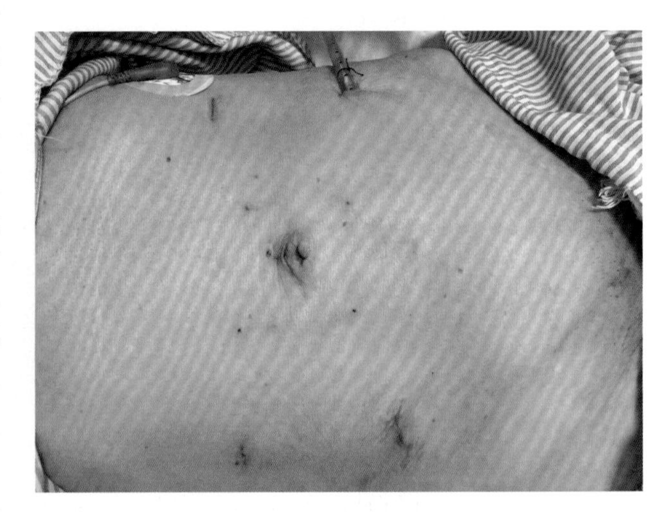

图 3-6-11 NOSES 术后腹壁切口

3. **关腹** 术毕，经左下腹 Trocar 孔置入盆腔引流管，皮肤胶黏合、无瘢痕处理戳卡孔（图 3-6-11）。

（七）术者寄语

胃肠肿瘤外科手术进入微创时代，百姓的微创需求和美容追求愈发强烈，腹腔镜结直肠癌 NOSES 术应运而生。NOSES 术带来美容优势的同时，也增加了手术操作的难度和复杂性。手术适应证的选择尤为重要，切不可为了 NOSES 而 NOSES，应选择肿瘤分期偏早、直径较小的肿瘤，同时应该注意患者的体型，系膜肥胖患者亦要谨慎开展。此外，手术中的无瘤和无菌原则应该贯彻始终，既要保证美容效果，也要确保肿瘤根治原则。

第七节 腹腔镜扩大根治术在结直肠癌中的应用

一、腹腔镜左半结肠癌腹主动脉旁淋巴结清扫术

（一）适应证

术前评估存在腹主动脉旁淋巴结转移的左半结肠恶性肿瘤，行新辅助放化疗后疗效为 PR，经 MDT 讨论，可达到 R0 切除。

（二）禁忌证

详见本章第一节。

（三）术前准备及评估

1. **肠道准备** 术前 1 天口服泻药。

2. **肿瘤学评估** 术前肠镜明确病理诊断，胸腹部 CT 平扫+增强扫描，明确肿瘤分期，注意关注肿瘤与腹腔大血管（腹主动脉、下腔静脉、肠系膜下动静脉、肾动静脉等）、十二指肠及泌尿系的关系。

3. **全身评估** 心、肺、肝、肾功能，合并症（高血压、糖尿病、营养不良等）。

（四）术者站位和 Trocar 布局

取平卧分腿头低脚高左倾位，将右侧结肠及小肠游离并推向左上腹，并进入十二指肠水平段后方，显露整个后腹膜区域（详见第二章第四节第三部分）。清扫 No. 216 腹主动脉左侧淋巴结时，术者站于患者右侧，助手位于左侧，扶镜手站于两腿之间（图 3-7-1）；清扫 No. 216 腹主动脉右侧淋巴结时，术者站于患者左侧，助手位于右侧，扶镜手站于两腿之间（图 3-7-2）。采用 5 孔法，在脐上 1cm 置入 10mm Trocar 作为观察孔，分别于左、右中腹及下腹置入 5~12mm Trocar（详见本章第二节至第四节）。

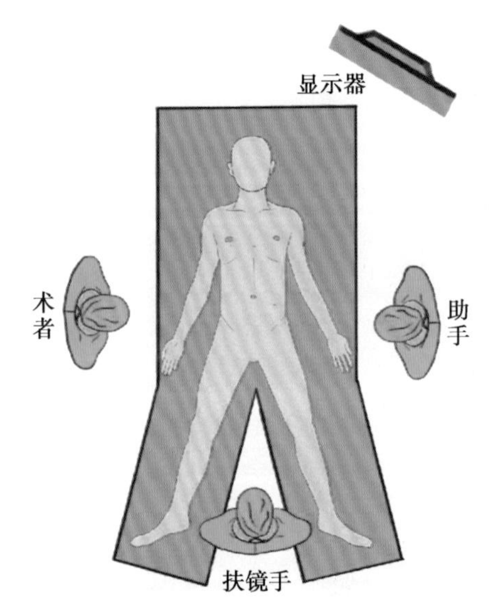

图 3-7-1 左半结肠 No. 216 左侧淋巴结清扫术者站位一

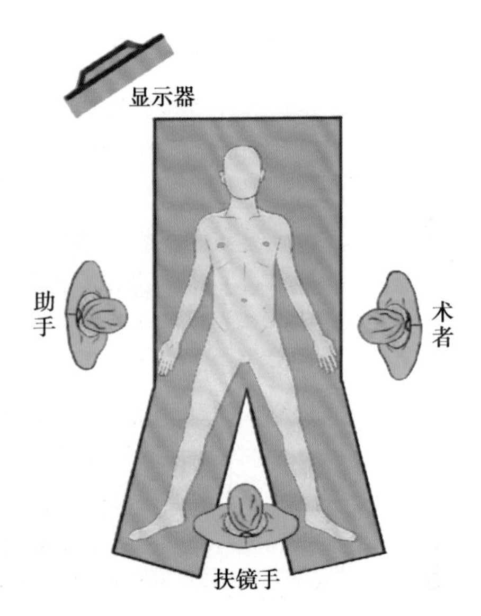

图 3-7-2 左半结肠 No. 216 右侧淋巴结清扫术者站位二

（五）手术范围

腹腔镜左半结肠癌腹主动脉旁淋巴结清扫术切除范围 上界为左肾静脉下缘，下界为腹主动脉分叉处，左右两界为两侧输尿管；清扫 No. 216 淋巴结。

（六）手术步骤

1. 根据肿瘤位置，行腹腔镜左半结肠癌根治术，腹腔镜乙状结肠癌根治术和腹腔镜直肠癌根治术，取腹部小切口取出标本。

2. **左半结肠 No. 216 淋巴结清扫**

（1）清扫 No. 216 左侧淋巴结：术者站在患者右侧，分离腹主动脉前面的脂肪组织，显露髂动脉分叉处（图 3-7-3），沿左髂血管清扫腹主动脉左侧淋巴结，循腹主动脉主干由远及近向上清扫至左肾静脉下缘（图 3-7-4），向左以左侧输尿管或左生殖血管为界（图 3-7-5），注意保护左肾静脉后下方的左肾动脉（图 3-7-6）。分离后的淋巴结结缔组织在腹主动脉后方推往中间。

（2）清扫 No. 216 右侧淋巴结：术者站至患者左侧，显露右侧髂血管（图 3-7-7），并沿右输尿管及生殖血管内侧缘进行淋巴结清扫（图 3-7-8），动作轻柔，进一步清扫至右肾静脉水平处（图 3-7-9），完成腹主动脉旁右侧淋巴结清扫，将右侧分离的淋巴结结缔组织绕行下腔静脉后方并推往中间。

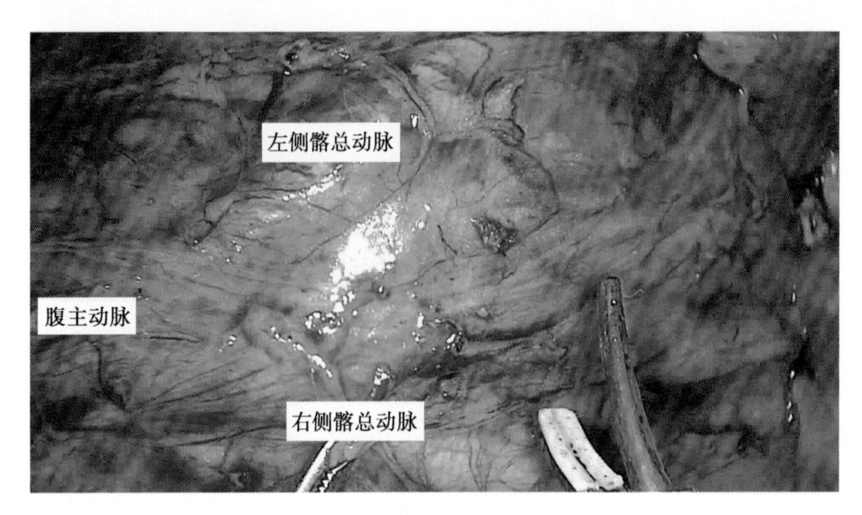

图 3-7-3 显露腹主动脉分叉处

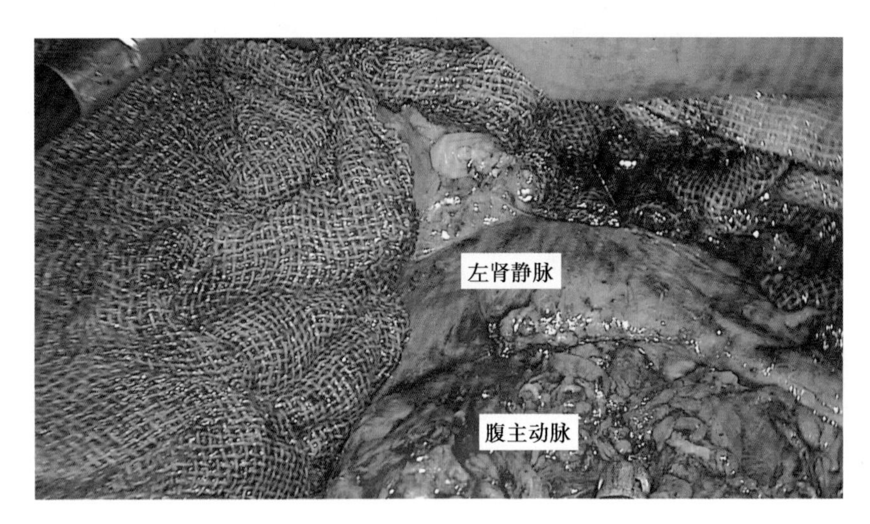

图 3-7-4 左肾静脉

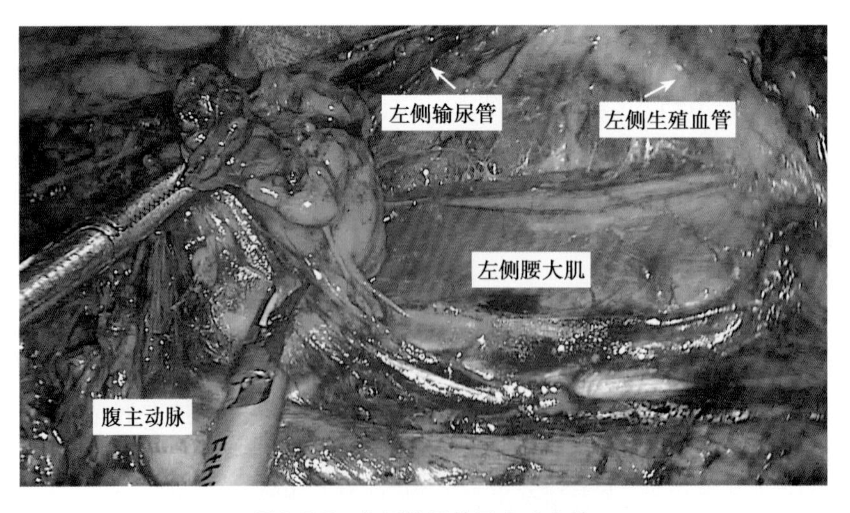

图 3-7-5 左侧输尿管及生殖血管

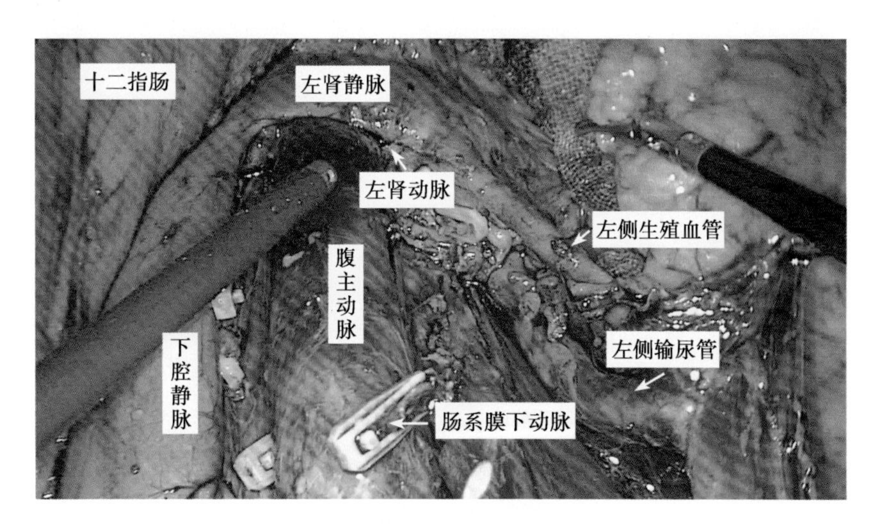

图 3-7-6　**左肾动脉**

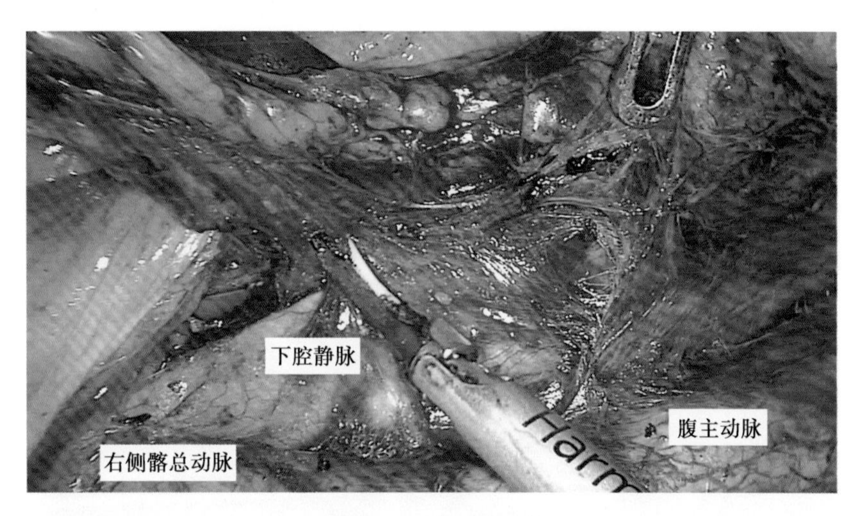

图 3-7-7　**右侧髂血管**

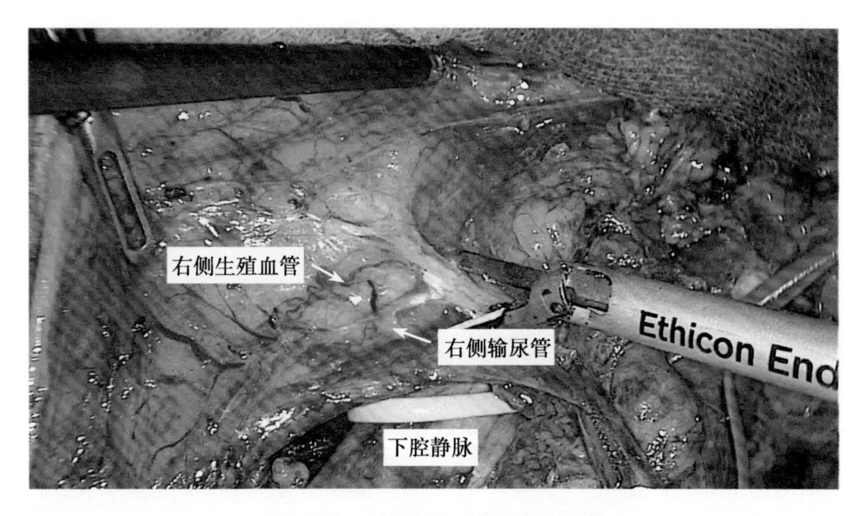

图 3-7-8　**右侧输尿管及生殖血管**

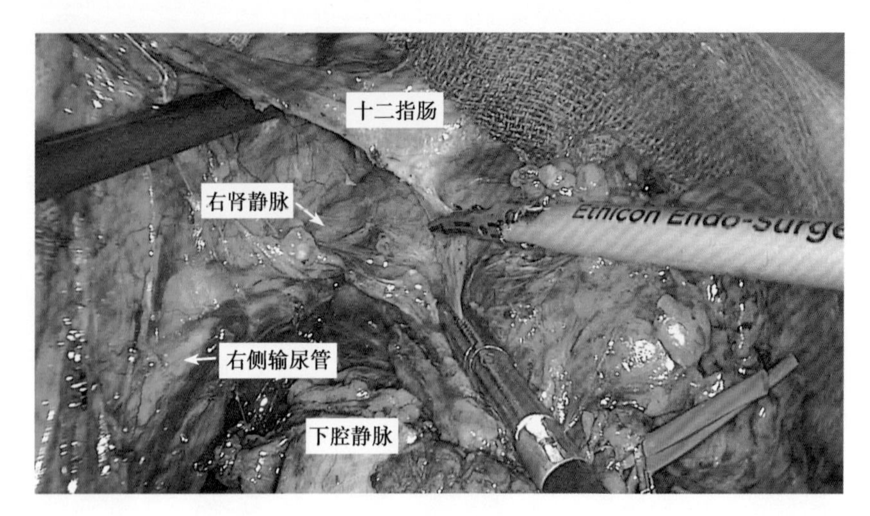

图 3-7-9 右肾静脉

（3）清扫 No. 216 中间淋巴结：在前方打开腹主动脉下腔静脉中间结缔组织，可在下腔静脉及腹主动脉放置血管吊索（图 3-7-10），显露腹主动脉旁中间组淋巴结，沿途所见腹主动脉腰大肌分支予以离断（图 3-7-11），所见淋巴管均予结扎离断，给予进一步清扫，清扫过程中注意保护左肾静脉后方右肾动脉（图 3-7-12）；将中间组、左右侧组分离的淋巴结结缔组织整体移除，完成淋巴结清扫（图 3-7-13，图 3-7-14）。

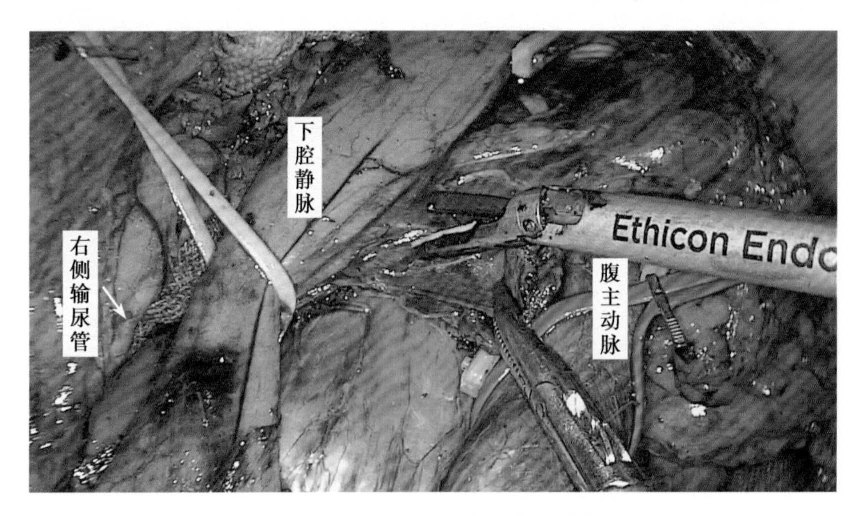

图 3-7-10 No. 216 中间淋巴清扫

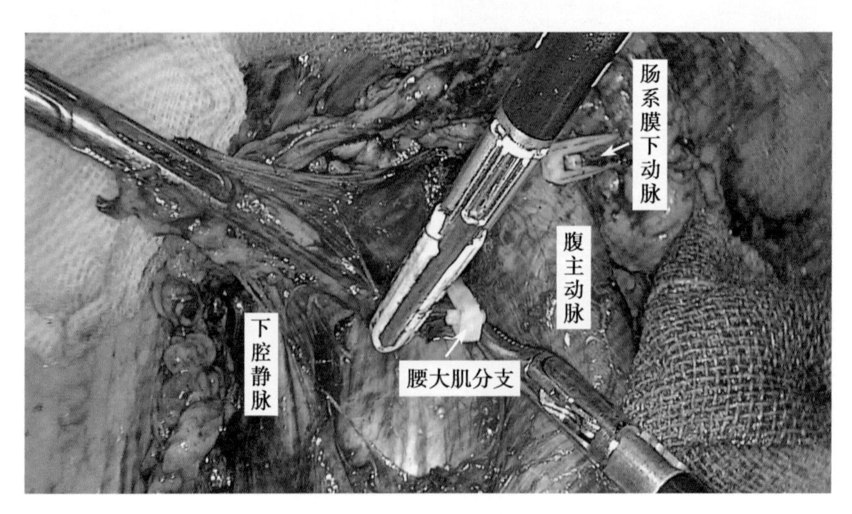

图 3-7-11 腰大肌分支

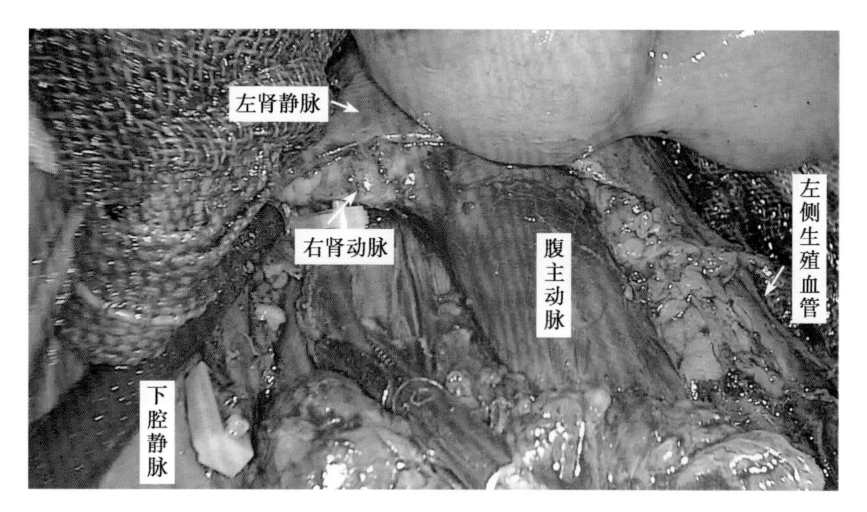

图 3-7-12　右肾动脉

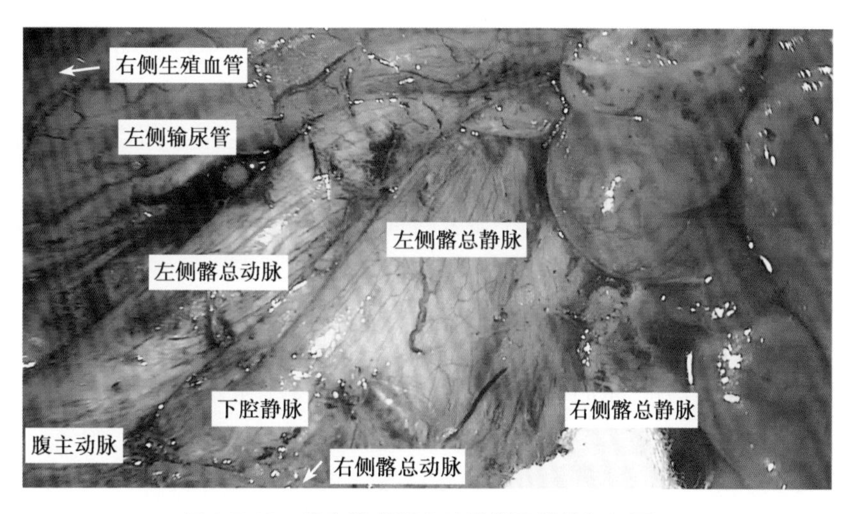

图 3-7-13　结直肠癌腹主动脉淋巴结清扫场面一

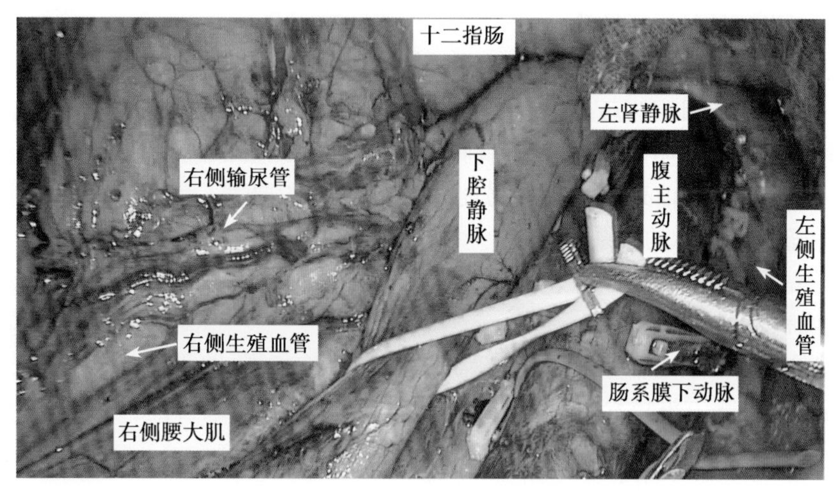

图 3-7-14　结直肠癌腹主动脉淋巴结清扫场面二

（七）术者寄语

结肠癌腹主动脉旁淋巴结转移(para-aortic lymph node metastasis,PALNM)归类为远处转移。结直肠癌的腹主动脉旁淋巴结转移是一种相对罕见的转移模式,结直肠癌患者中孤立的腹主动脉旁淋巴结转移发生率为1%~2%,并且被认为是不良的预后因素。然而,有研究表明,结直肠癌合并PALNM的患者行联合PAND的扩大根治性切除联合术后化疗具有生存获益。腹腔镜腹主动脉旁淋巴结清扫术对术者解剖熟悉程度、手术娴熟程度的要求更高。

相对于胃癌行腹腔镜根治性PAND术,腹腔镜左半结肠癌联合行PAND术相对简单,范围也更小,清扫界限的上界为左肾静脉下缘,下界为腹主动脉分叉处,两侧界为两侧输尿管,相当于胃癌根治术要求的16b1+16b2。因为肠系膜下动脉在根部离断处理,使得手术的难度也有所降低。

腹腔镜结直肠癌PAND术是安全可行的,目前关于结直肠癌行PAND的研究多为回顾性研究,其临床意义有待进一步的临床研究来证实。

本技术受邀参加2019年美国外科学院年会(ACS)大会发言报告。

二、腹腔镜直肠癌侧方淋巴结清扫术

（一）适应证

1. 术前符合临床诊断标准的侧方淋巴结转移的直肠恶性肿瘤,常规行新辅助放化疗+侧方淋巴结清扫(lateral lymph node dissection,LLND)。

2. 术前符合临床疑诊标准的侧方淋巴结转移的中低位直肠恶性肿瘤,推荐采用新辅助放化疗联合LLND的策略。

3. 新辅助放化疗后侧方淋巴结消失或缩小显著的直肠恶性肿瘤,可施行LLND或采用严密观察随访的策略。

（二）禁忌证

1. 急诊手术(如急性肠梗阻、出血、穿孔等);既往腹部手术史,腹腔广泛粘连者,为相对禁忌证。
2. 全身情况不良和(或)合并严重心、肺、肝、肾疾病不能耐受手术者。
3. 妊娠期。
4. 不能耐受CO_2气腹。
5. 侧方转移淋巴结侵犯梨状肌、骶丛神经或包绕髂外动静脉者。
6. 侧方淋巴结转移同时伴有远处转移而无法达到R0切除者。
7. 原发肿瘤无法达到R0切除。
8. 侧方及腹膜后淋巴结较广泛转移。

（三）术前准备及评估

1. **肠道准备** 术前1天口服泻药。

2. **肿瘤学评估** 术前肠镜明确病理诊断,胸腹部CT平扫+增强和盆腔MR平扫+增强扫描,明确肿瘤分期,注意关注肿瘤与泌尿系、前列腺、精囊(男性)及阴道、子宫、卵巢(女性)的关系;注意侧方淋巴结与梨状肌、骶丛神经和髂外动静脉的关系。

3. **全身评估** 心、肺、肝、肾功能,合并症(高血压、糖尿病、营养不良等)。

（四）术者站位和Trocar布局

患者平卧分腿位,清扫左侧侧方淋巴结时,术者站于患者右侧,助手位于左侧,扶镜手站于术者左侧(图3-7-15);清扫右侧侧方淋巴结时,术者站于患者左侧,助手位于右侧,扶镜手站于术者右侧(图3-7-16)。采用五孔法,同本章第四节。

（五）手术范围

侧方淋巴结清扫范围:侧方淋巴结转移率最高的部位为No. 263d及No. 283淋巴结。LLND的范围应按照“三间隙清扫”的第二(髂内)、第三(闭孔)间隙清扫范围的推荐进行。髂内淋巴结清扫范围的外侧是

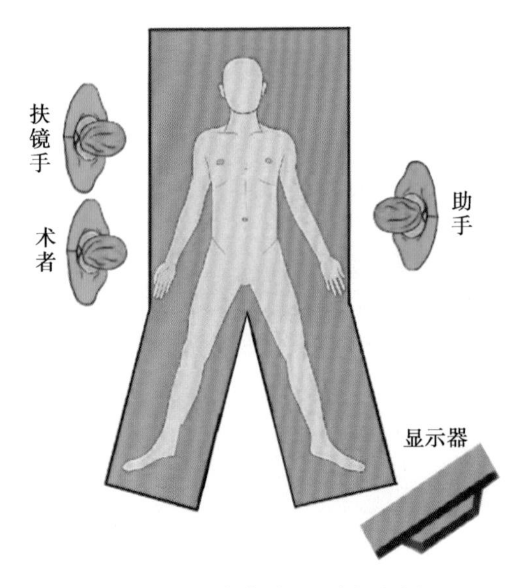

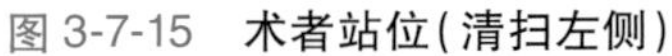
图 3-7-15 **术者站位(清扫左侧)**

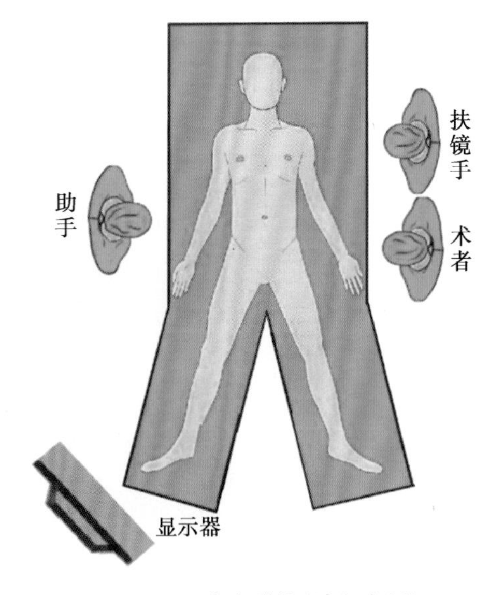

图 3-7-16 **术者站位(清扫右侧)**

髂内血管及其前干的各个分支,内侧边界自泌尿生殖筋膜延伸至盆丛神经,其尾侧延伸至阴部神经管(Alcock 管),No. 263d 与 No. 263p 的分界为膀胱上动脉。闭孔淋巴结的内侧边界是覆盖髂内血管各内脏分支、膀胱及血管神经束表面的膀胱腹下筋膜,外界是髂外静脉、腰大肌内缘及闭孔内肌,尾侧延伸至闭孔及肛提肌表面,背侧边界为骶丛及梨状肌表面。根治性的 LLND 应常规显示相应边界的重要结构。

(六)手术步骤

1. 行腹腔镜下直肠癌根治术 腹腔镜下完成肠旁、中间和中央淋巴结 D3 清扫,根据肿瘤部位,离断远端肠管(具体操作详见本章第四节)。

2. 侧方淋巴结清扫(以左侧为参考)

(1)显露髂外静脉内侧缘(外侧界):沿髂外动脉的内侧缘打开髂外静脉鞘,往内侧深面游离出后腹膜的壁层腹膜,直至进入髂腰肌及闭孔内肌表面疏松的 Toldt' s 间隙。显露出髂外静脉、髂腰肌和闭孔内肌作为清扫的外侧界(图 3-7-17)。

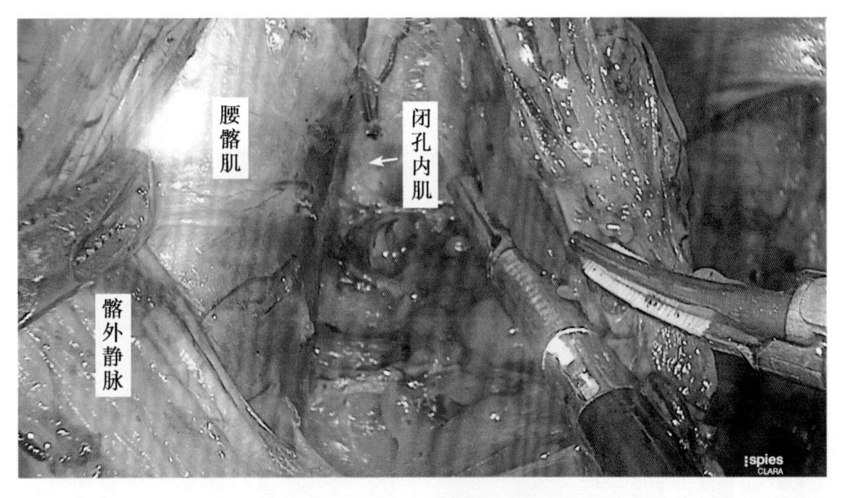

图 3-7-17 **显露外侧界**

(2)分离输尿管腹下神经前筋膜(内侧界):沿着髂内静脉内侧打开腹膜,游离髂内动脉内侧缘及输尿管,并注意保护动脉和输尿管,显露出输尿管腹下神经前筋膜作为清扫的内侧界(图 3-7-18)。

(3)游离膀胱腹下筋膜:沿着脐动脉分离(图 3-7-19),清扫脐动脉周围淋巴结及脂肪组织,充分游离后可显露出膀胱、闭孔淋巴结及脐动脉(图 3-7-20),显露出膀胱腹下神经筋膜。

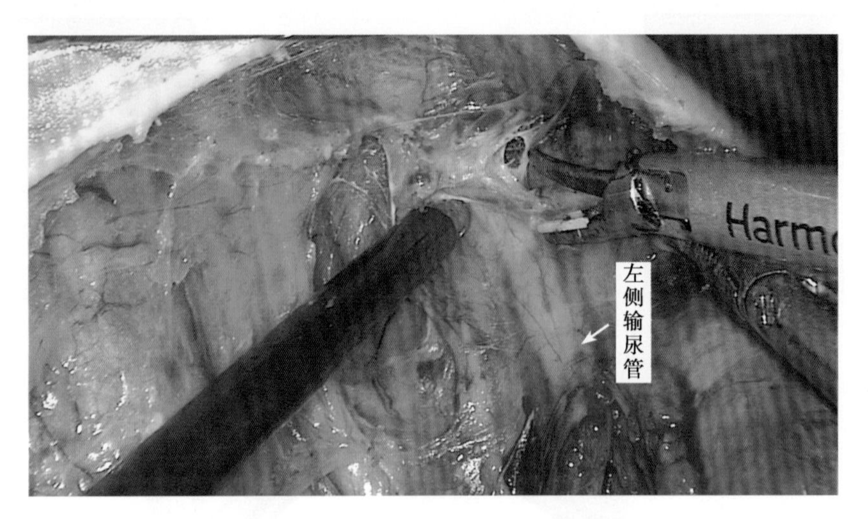

图 3-7-18　**分离输尿管腹下神经前筋膜**

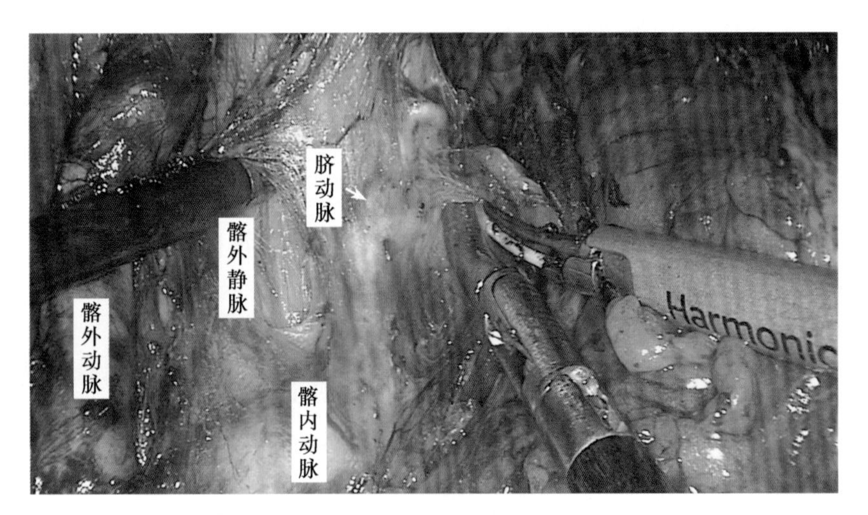

图 3-7-19　**分离脐动脉**

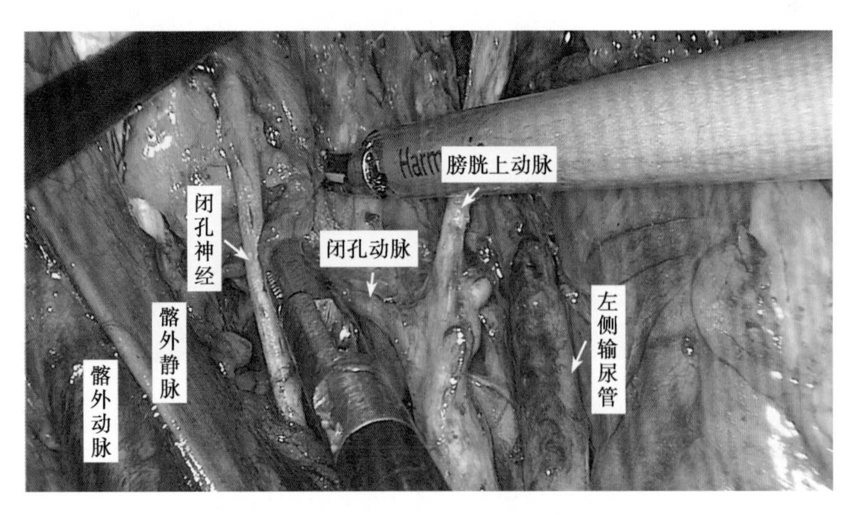

图 3-7-20　**髂内动脉分支**

（4）清扫闭孔淋巴结（远端）：继续沿着脐动脉向尾侧端分离，术者利用肠钳和超声刀钝性锐性游离显露闭孔神经，并注意保护闭孔神经，清扫远端闭孔淋巴结，注意保护闭孔静脉（图 3-7-21）。

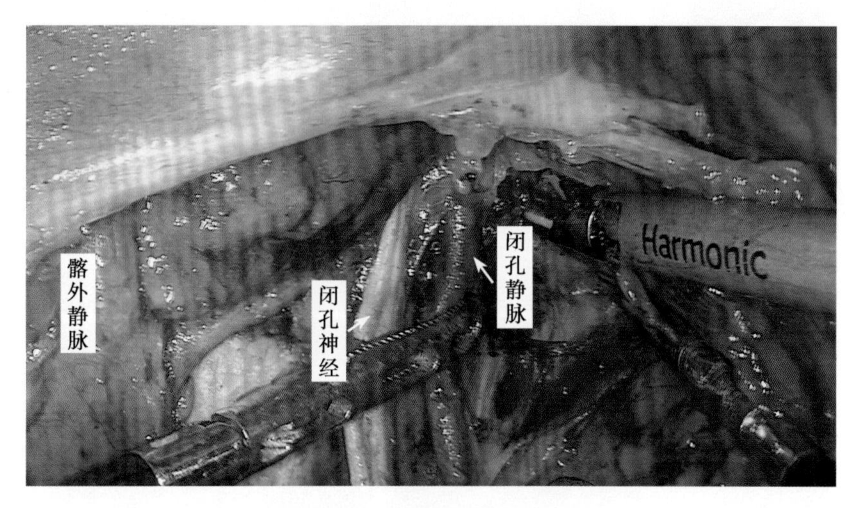

图 3-7-21 **清扫远端闭孔淋巴结**

（5）清扫闭孔淋巴结（近端）：然后回到髂内血管近端，找到闭孔动脉起始点，裸化闭孔动脉，继续清扫闭孔淋巴结及周围脂肪组织，并注意保护闭孔神经和髂内外动静脉。为了防止淋巴漏，通常需要夹闭此处的淋巴管。然后术者的超声刀沿着闭孔神经表面继续向下清扫神经周围淋巴结，接着回到近侧端，在坐骨神经表面继续清扫，并离断闭孔静脉分支，继续清扫闭孔神经外侧淋巴结（图 3-7-22）。清扫完成后取出淋巴结及脂肪组织。至此，No. 283 淋巴结已彻底清扫。

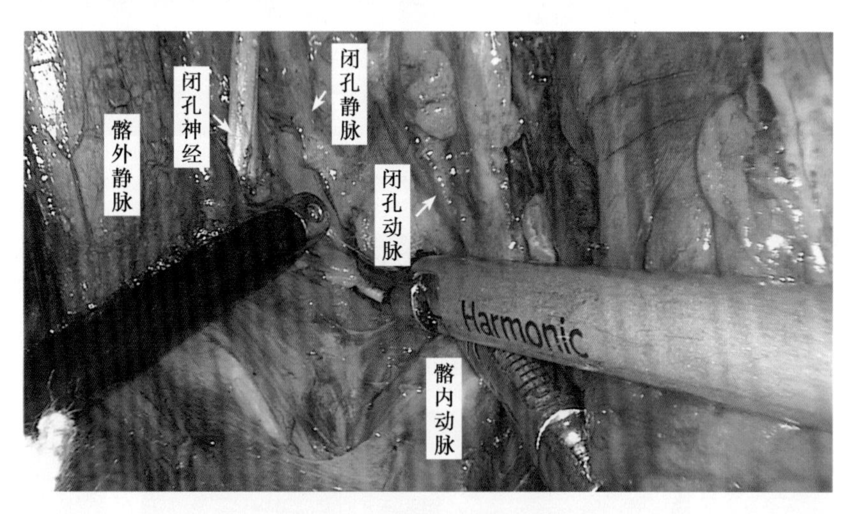

图 3-7-22 **清扫近端闭孔淋巴结**

（6）清扫髂内淋巴结：沿着静脉走行打开血管鞘，在髂内静脉和输尿管之间，由近侧端向远侧端游离清扫髂内淋巴结（图 3-7-23）。注意保护髂内血管、盆神经丛及输尿管。然后沿着髂内动脉向远端分离，显露脐动脉闭锁部、膀胱上下动脉及远端阴部内动脉等分支。然后游离出膀胱上下血管。将上述血管脉络化后清扫淋巴结，离断膀胱下静脉，沿着膀胱上动脉表面继续清扫远端淋巴结。完成 No. 263 淋巴结清扫（图 3-7-24），取出标本。完成侧方淋巴结清扫（图 3-7-25）。

（七）术者寄语

中低位进展期直肠癌侧方淋巴清扫仍存在争议，欧美以及我国的指南不推荐对进展期直肠癌常规行侧方淋巴结清扫术。日本开展的 JCOG0212 研究，是全球第一项关于直肠癌侧方淋巴结清扫的随机对照临床研究，旨在探讨符合直肠系膜切除（mesorectal excision，ME）原则的直肠癌手术不劣于 ME 联合 LLND

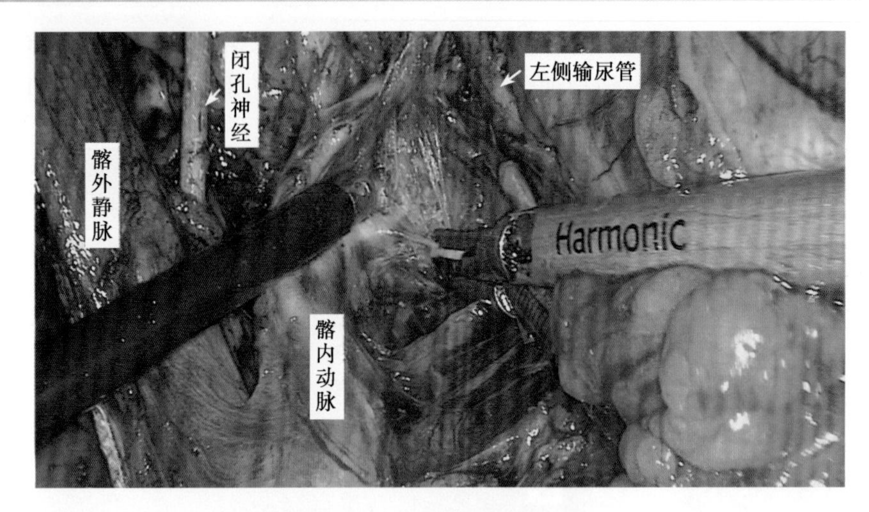

图 3-7-23 沿髂内动脉分离

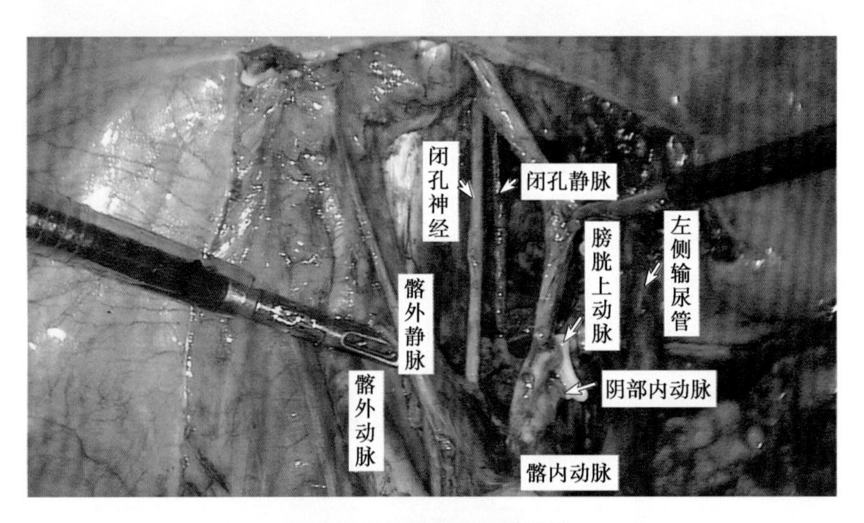

图 3-7-24 清扫髂内淋巴结

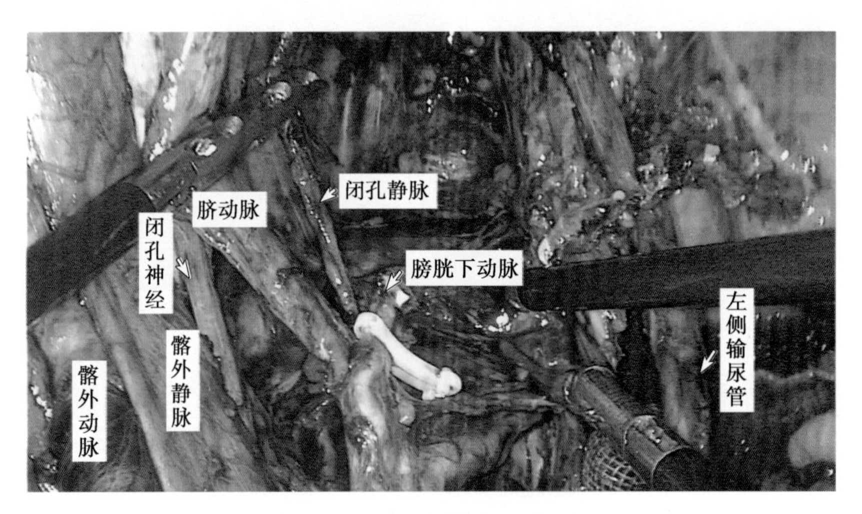

图 3-7-25 侧方淋巴结清扫后

的外科手术。研究结论表明，ME+LLND 手术在降低局部复发，尤其侧盆壁的复发方面存在明显优势。基于现有证据，日本 2019 年发布的《日本大肠癌治疗指南》对腹膜反折以下，浸润深度达 cT3，术前诊断为侧方淋巴结转移的低位直肠癌，强烈推荐侧方淋巴结清扫。

腹腔镜侧方淋巴结清扫术安全可行，我们行个体化侧方淋巴结清扫的适应证为：中低位直肠癌合并侧方淋巴结阳性，经新辅助治疗后，可达 R0 切除患者。

本技术受邀参加 2019 年美国胃肠内镜外科医师年会（SAGES）口头报告展示。

参考文献

1. Hohenberger W, Weber K, Matzel K, et al. Standardized surgery for colonic cancer: complete mesocolic excision and central ligation—technical notes and outcome[J]. Colorectal Disease: the Official Journal of the Association of Coloproctology of Great Britain and Ireland, 2009, 11(4): 354-365.
2. West NP, Hohenberger W, Weber K, et al. Complete mesocolic excision with central vascular ligation produces an oncologically superior specimen compared with standard surgery for carcinoma of the colon[J]. Journal of Clinical Oncology, 2010, 28(2): 272-278.
3. 邹瞭南，熊文俊，李洪明，等. 尾侧入路腹腔镜右半结肠癌根治术疗效分析[J]. 中华胃肠外科杂志，2018，18(11)：1124-1127.
4. 中华医学会外科学分会腹腔镜与内镜外科学组，中华医学会外科学分会结直肠外科学组，中国医师协会外科医师分会结直肠外科医师委员会，等. 腹腔镜结直肠癌根治术操作指南（2018 版）[J]. 中华消化外科杂志，2018，17(9)：877-885.
5. 熊文俊，朱晓峰，王伟. 腹腔镜右半结肠切除术：尾侧入路联合中间翻页式清扫[J]. 消化肿瘤杂志（电子版），2020，12(1)：91-94.
6. 熊文俊，王伟，万进. 尾侧入路联合中间翻页式清扫的腹腔镜右半结肠切除术[J]. 中华外科杂志，2019，57(1)：55-56.
7. 彭祺祺，熊文俊，叶善翱，等. 网膜囊入路法在腹腔镜结肠脾曲游离中的临床应用[J]. 中华胃肠外科杂志，2017，20(8)：945-946.
8. Wang W, Xiong W, Wan J. Laparoscopic radical left hemicolectomy: a bursa omentalis approach makes splenic flexure mobilization easy[J]. Journal of the American College of Surgeons, 2017, 225(4): e154.
9. 郑民华，马君俊. 腹腔镜结直肠手术手术入路选择专家共识[J]. 中国实用外科杂志，2017，37(4)：415-419.
10. 中国抗癌协会大肠癌专业委员会腹腔镜外科学组，中华医学会外科分会腹腔镜与内镜外科学组. 腹腔镜结肠直肠癌根治手术操作指南（2006 版）[J]. 外科理论与实践，2006，11(5)：462-464.
11. Heald RJ, Husband EM, Ryall RD. The mesorectum in rectal cancer surgery—the clue to pelvic recurrence? [J]. British Journal of Surgery, 1982, 69(10): 613-616.
12. 张忠涛，郑民华，姚宏伟，等. 直肠癌经肛全直肠系膜切除专家共识及手术操作指南（2017 版）[J]. 中国实用外科杂志，2017，37(9)：978-984.
13. 康亮，陈文豪，蔡永华，等. 单孔腹腔镜辅助经肛门全直肠系膜切除临床应用价值及展望[J]. 中国实用外科杂志，2016，36(1)：71-74.
14. 关旭. 结直肠肿瘤经自然腔道取标本手术专家共识（2019 版）[J]. 中华结直肠疾病电子杂志，2019，8(4)：336-342.
15. 王锡山. 经自然腔道取标本手术和经自然腔道内镜手术及经肛全直肠系膜切除术的应用前景与挑战[J]. 中华胃肠外科杂志，2018，21(8)：856-861.
16. 姜争，陈瑛罡，王锡山. 腹部无切口经直肠肛门外翻切除标本的腹腔镜低位直肠癌根治术[J]. 中华胃肠外科杂志，2014，17(5)：499-501.
17. 王锡山. 中国 NOSES 面临的挑战与展望[J]. 中华结直肠疾病电子杂志，2018，7(1)：2-7.
18. Choi PW, Kim HC, Kim AY, et al. Extensive lymphadenectomy in colorectal cancer with isolated para-aortic lymph node metastasis below the level of renal vessels[J]. Journal of Surgical Oncology, 2010, 101(1): 66-71.
19. Song SH, Park SY, Park JS, et al. Laparoscopic para-aortic lymph node dissection for patients with primary colorectal cancer and clinically suspected para-aortic lymph nodes[J]. Annals of Surgical Treatment and Research, 2016, 90(1): 29-35.
20. 王伟，罗思静，熊文俊，等. 腹主动脉旁淋巴结清扫在左半结肠癌中的应用[J]. 消化肿瘤杂志（电子版），2019，11(1)：46-50.
21. 中国医师协会内镜医师分会腹腔镜外科专业委员会，中国医师协会结直肠肿瘤专业委员会腹腔镜专业委员会，中华医学会外科学分会结直肠外科学组. 中国直肠癌侧方淋巴结转移诊疗专家共识（2019 版）[J]. 中华胃肠外科杂志 2019，22(10)：901-912.
22. Fujita S, Mizusawa J, Kanemitsu Y, et al. Mesorectal excision with or without lateral lymph node dissection for clinical stage Ⅱ/Ⅲ lower rectal cancer(JCOG0212): A multicenter, randomized controlled, noninferiority trial[J]. Annals of Surgery, 2017, 266(2): 201-207.
23. 刘骞，王锡山. 直肠癌侧方淋巴结清扫手术指征和清扫范围[J]. 中国实用外科杂志，2020，40(3)：311-315.
24. 王金填，叶凯，许建华，等. 腹腔镜直肠癌左侧方淋巴结清扫[J]. 中华胃肠外科杂志，2019，22(8)：780.
25. 练磊，谢明颢. 从“两面三道”浅谈直肠癌手术侧方淋巴结清扫的技巧——复杂问题简单化的一个思考[J]. 中华胃肠外科杂志，2019，22(6)：597-600.

第四章

胃肠间质瘤的微创手术

第一节 有利部位胃肠间质瘤的微创手术

（一）适应证

胃底、大弯侧及前壁、空回肠的胃肠间质瘤。

（二）禁忌证

1. 肿瘤广泛浸润周围组织。
2. 急诊手术（如急性肠梗阻、出血、穿孔等）；既往腹部手术史，腹腔广泛粘连者，为相对禁忌证。
3. 全身情况不良和（或）合并严重心、肺、肝、肾疾病不能耐受手术者。
4. 妊娠期。
5. 不能耐受 CO_2 气腹。

（三）术前准备及评估

1. **肠道准备** 术前1天口服泻药。
2. **肿瘤学评估** 术前胃镜、超声胃镜及胸腹部CT，证实固有肌层来源，不常规行病理学检查。
3. **全身评估** 心、肺、肝、肾功能，合并症（高血压、糖尿病、营养不良等）。

（四）术者站位和Trocar布局

气管插管全身麻醉，患者取平卧分腿位，Trocar布局参考腹腔镜胃癌手术中常规“弧形五孔法”，根据手术需要放置4~5个Trocar。术者位于患者左侧，助手位于患者右侧，扶镜手位于两腿之间（图4-1-1，图4-1-2）。气腹压力维持在12~13mmHg。常规探查腹腔，排查腹膜、网膜和脏器表面有无转移病灶，结合术前检查明确肿瘤位置，建议联合术中胃镜。目前腹腔镜胃间质瘤手术切除方式多样化，无规范统一的标准，其基本原则是依据肿瘤部位、大小、生长方式等特点及术者经验进行选择，但必须遵循肿瘤外科切除的原则，包括保留肿瘤假包膜的完整切除和避免肿瘤播散。

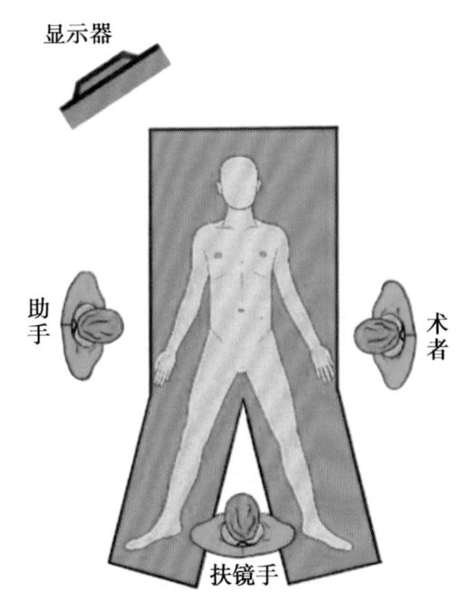

图4-1-1 术者站位

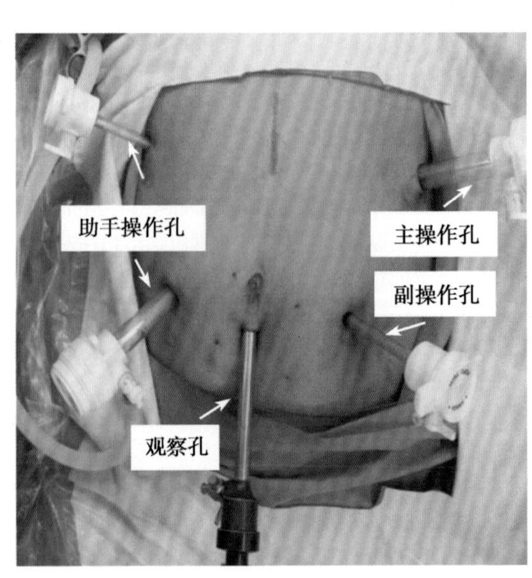

图4-1-2 Trocar布局

（五）手术方式

局部切除

（1）腹腔镜胃楔形切除术：适用于胃底、大弯侧及前壁的外生型胃间质瘤。优点：手术简单，易操作；缺点：容易切除过多的胃壁组织，不利于残胃容积维持。

在腹腔镜下分离肿瘤周围的胃网膜组织，充分显露肿瘤周围胃壁组织（图 4-1-3）。在胃镜直视下，术者经左上腹主操作孔用腹腔镜下直线切割闭合器在距离肿瘤基底部 1～2cm 处，完整切除肿瘤（图 4-1-4）。部分基底部较宽的肿瘤，需分步切除。操作过程中注意无瘤原则，避免肿瘤破裂，造成腹腔播散。完成切除后，将切除标本置入标本袋中。扩大左上腹 Trocar 孔或经上腹正中切口取出标本，完成手术。

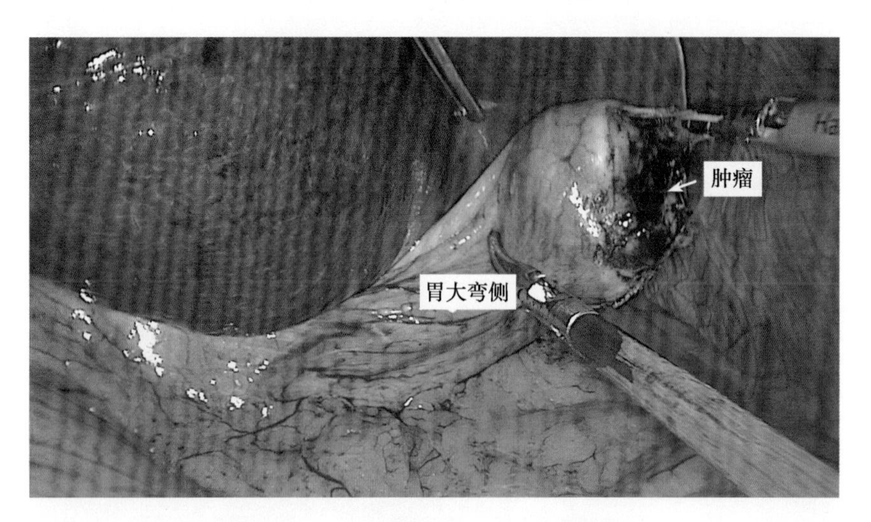

图 4-1-3　分离周围组织，充分显露肿瘤

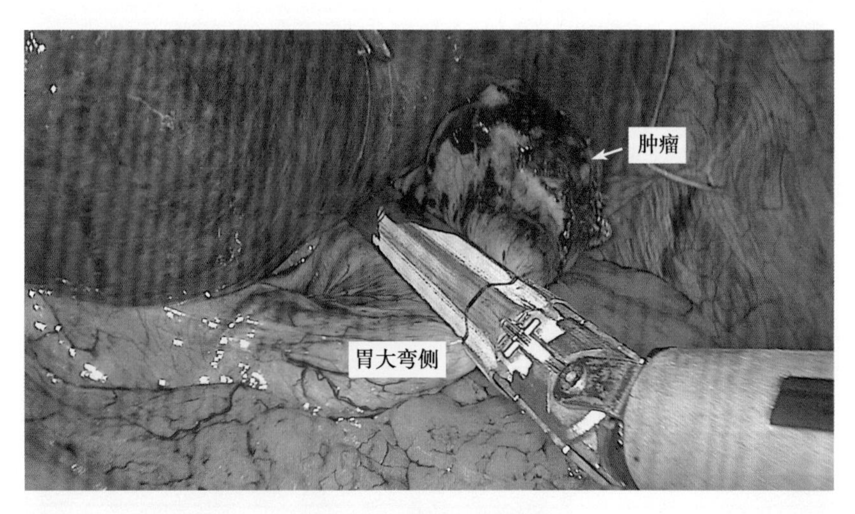

图 4-1-4　直视下切除肿瘤

（2）腹腔镜胃浆肌层切开胃间质瘤楔形切除术：适用于胃底、大弯侧及前壁的内生型胃间质瘤。优点：将内生型肿瘤转化为“外生型”，减少不必要的胃壁组织切除，利于残胃容积维持；缺点：操作难度大，易破坏肿瘤假包膜。

在腹腔镜下，先分离肿瘤周围的胃网膜组织，充分显露肿瘤及周围胃壁组织。术中可联合内镜，进一步明确肿瘤位置（图 4-1-5），并用钛夹标识。用电凝棒或电钩在肿瘤周围 1～2cm 处，于胃壁浆膜面勾勒预定切除线（图 4-1-6）。用超声刀按预定切除线切开胃壁浆肌层，操作过程中注意避免破坏肿瘤假包膜及胃黏膜（图 4-1-7，图 4-1-8）。由于胃黏膜的舒展性强，完整分离肿瘤周围胃壁浆肌层后，内生型胃间质瘤变为“外生型”。其余步骤与楔形切除类似（图 4-1-9）。

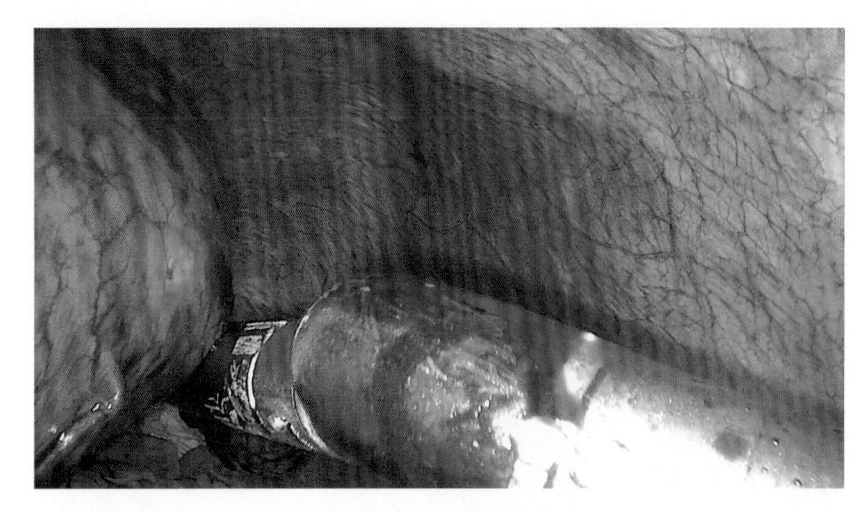

图 4-1-5 术中联合内镜明确肿瘤位置

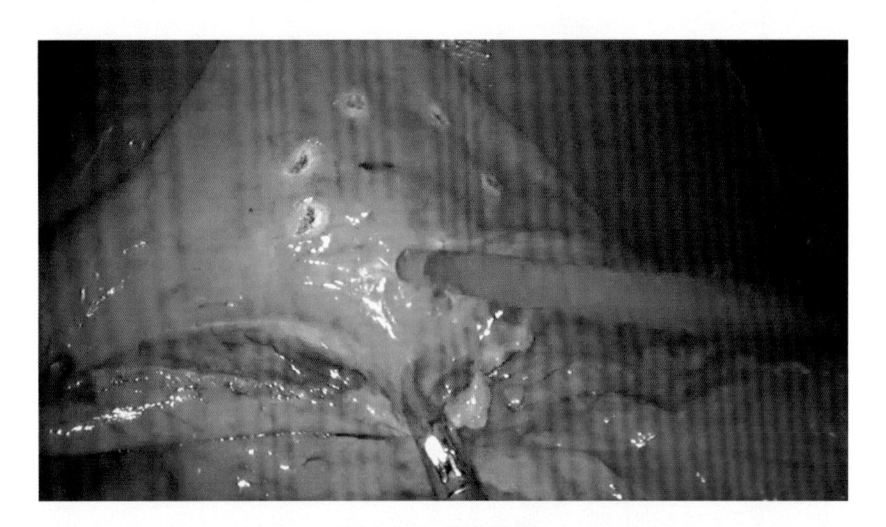

图 4-1-6 标记切缘

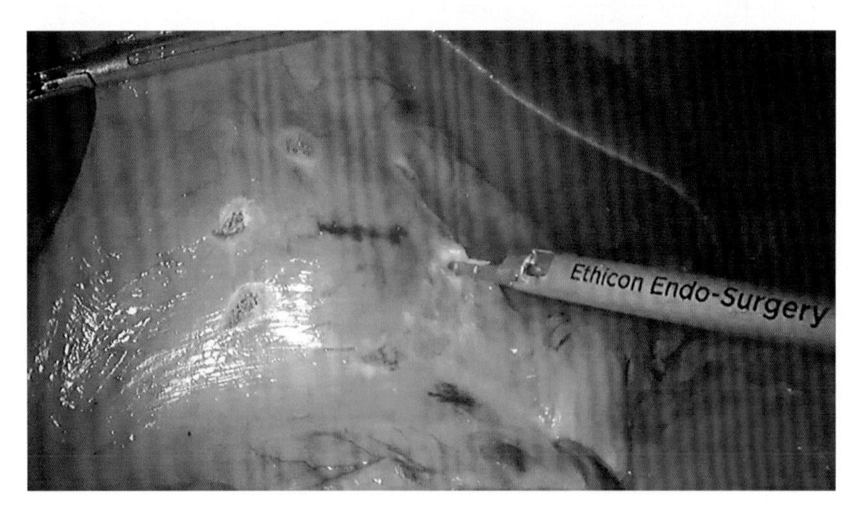

图 4-1-7 切开胃壁浆膜层

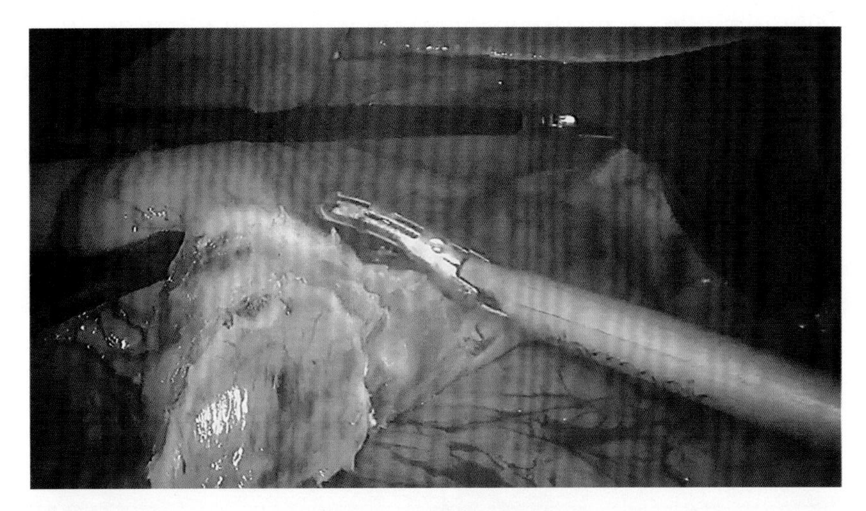

图 4-1-8　**切开胃壁肌层**

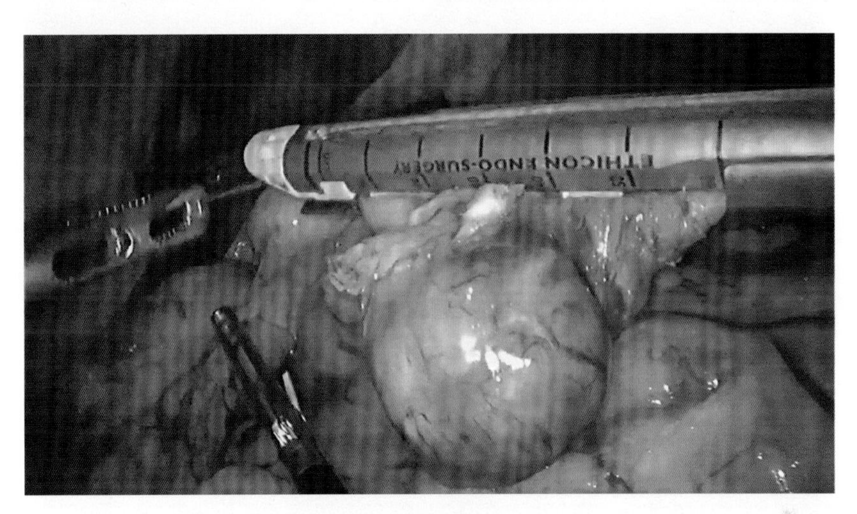

图 4-1-9　**楔形切除**

（3）空回肠间质瘤切除：腹腔镜技术在空回肠间质瘤中的应用相对简单，更多的是起肿瘤定位作用，由于小肠切除后，需要做小肠吻合，大多推荐腹腔镜辅助手术，通过腹腔镜下定位确定肿瘤后，根据肿瘤大小，决定辅助切口的位置和大小，完成小切口辅助的小肠部分切除术。

第二节　特殊部位胃肠间质瘤的微创手术

（一）适应证

食管胃结合部、胃小弯侧、幽门的胃肠间质瘤。

（二）禁忌证

详见本章第一节。

（三）术前准备及评估

详见本章第一节。

（四）术者站位和 Trocar 布局

详见本章第一节。

（五）手术方式

1. 腹腔镜保留胃黏膜的胃间质瘤切除术　适用于外生型、黏膜面无溃疡的胃间质瘤，包括特殊部位胃间质瘤，如食管胃结合部或幽门。优点：保留贲门、幽门完整性；缺点：操作复杂，易破坏肿瘤假包膜。

腹腔镜下分离肿瘤周围组织，充分显露肿瘤及周围胃壁组织。用电凝棒或电钩在肿瘤周围 1～2cm 处，于胃壁浆膜面勾勒预定切除线。通过助手牵拉，在距离肿瘤周围 1～2cm 处切开胃壁浆肌层（图 4-2-1），将肿瘤提起，显露肿瘤基底部。于肿瘤基底部保留胃黏膜，逐渐分离肿瘤至完整切除（图 4-2-2）。操作过程中注意无瘤操作，保护肿瘤假包膜完整性。切除后通过术中胃镜观察，进行打气试验。

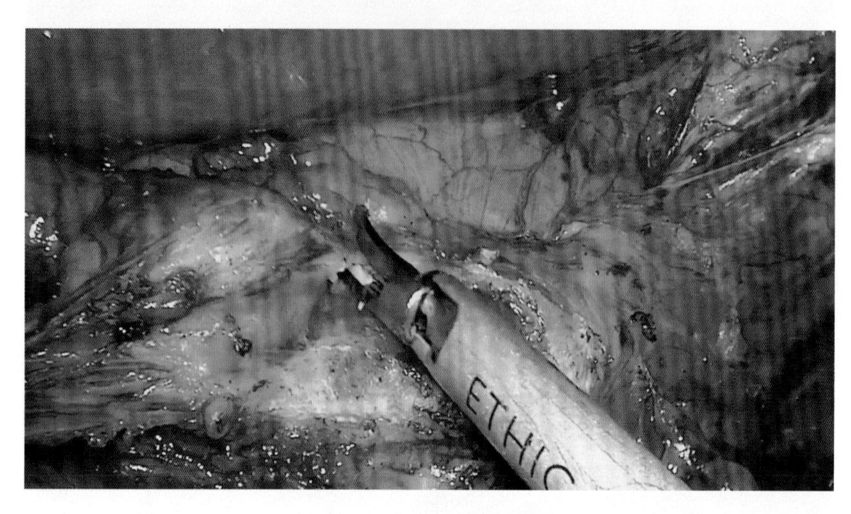

图 4-2-1 **切开胃壁浆肌层**

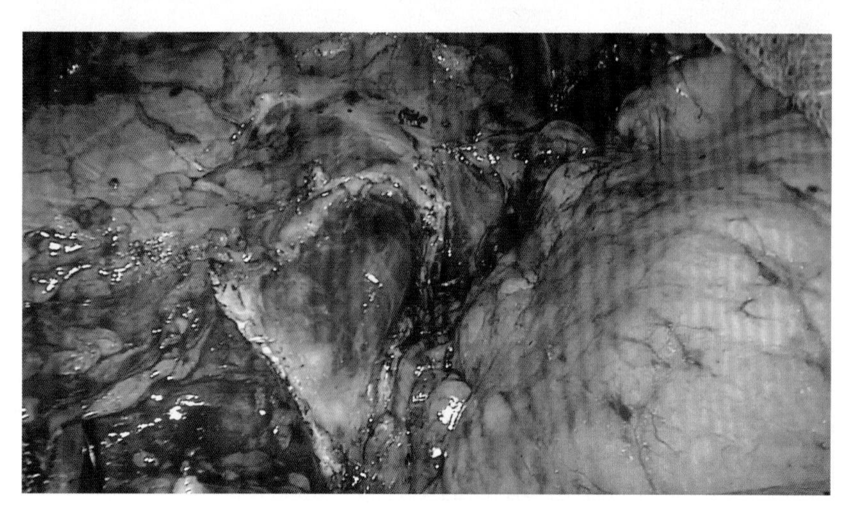

图 4-2-2 **保留胃黏膜**

2. **腹腔镜胃壁全层切开胃间质瘤切除术** 适用于胃小弯侧的胃间质瘤。优点：精准切除，不易造成残胃狭窄和变形；缺点：手术操作较复杂，易造成腹腔污染。

腹腔镜下分离小网膜，充分显露胃小弯侧及肿瘤周围胃壁，分离过程中注意保护迷走神经。在距离肿瘤周围 1～2cm 预定切除线处（图 4-2-3），环肿瘤一周全层切开胃壁组织，完整切除肿瘤（图 4-2-4）。当肿瘤位于胃后壁时，可充分游离胃大小弯，提起翻转胃大弯，将后壁变为“前壁”，利于暴露和操作。切除过程中注意无瘤操作，保护肿瘤假包膜完整，避免肿瘤破裂。完成切除后，将切除标本置入标本袋中。用腹腔镜下直线切割闭合器或连续缝合法关闭胃壁缺口，闭合缺口过程中，注意保护贲门，避免狭窄。术中胃镜检查闭合口及贲门（图 4-2-5）。标本取出同上。

3. **腹腔镜远端胃部分切除术** 适用于胃窦部内生型或混合生长型间质瘤。优点：完整切除肿瘤，切缘充分；缺点：切除过多胃壁组织，残胃容积减少。

腹腔镜下分离胃远端大网膜和小网膜，于肿瘤远近端横行离断胃及十二指肠，将切除肿瘤置入标本袋中。可经完全腹腔镜或辅助切口行 Billroth Ⅰ式吻合。当肿瘤较大，胃组织切除过多，Billroth Ⅰ式吻合张力大时，可行 Billroth Ⅱ式或残胃空肠 Roux-en-Y 吻合（考虑胃间质瘤预后较好，患者预期生存时间较长，

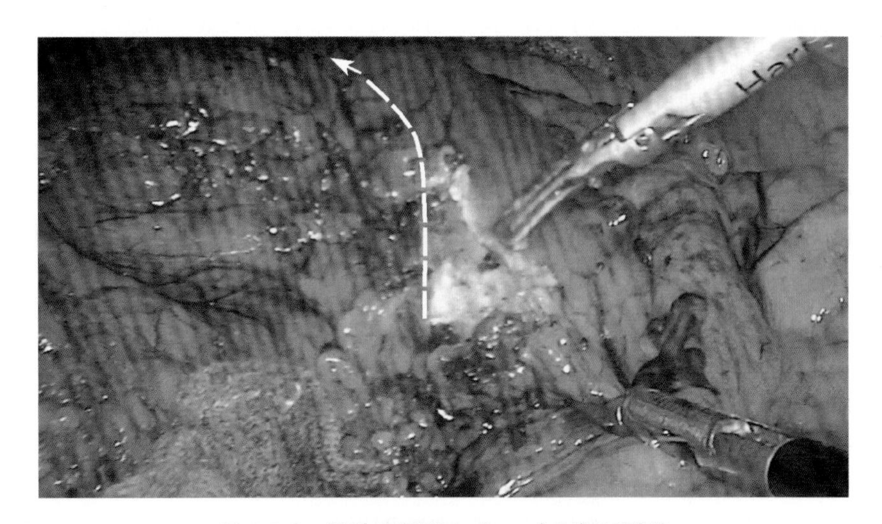

图 4-2-3　沿肿瘤周围 1～2cm 全层切开胃壁

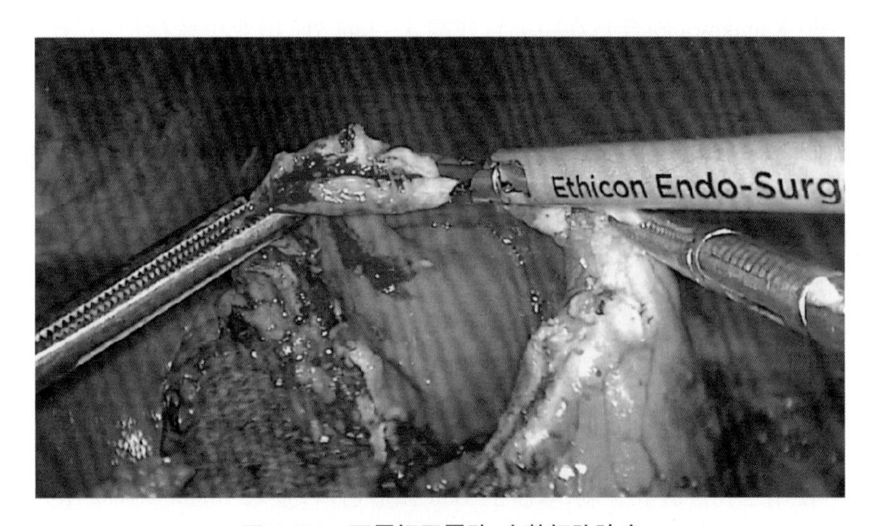

图 4-2-4　环周切开胃壁，完整切除肿瘤

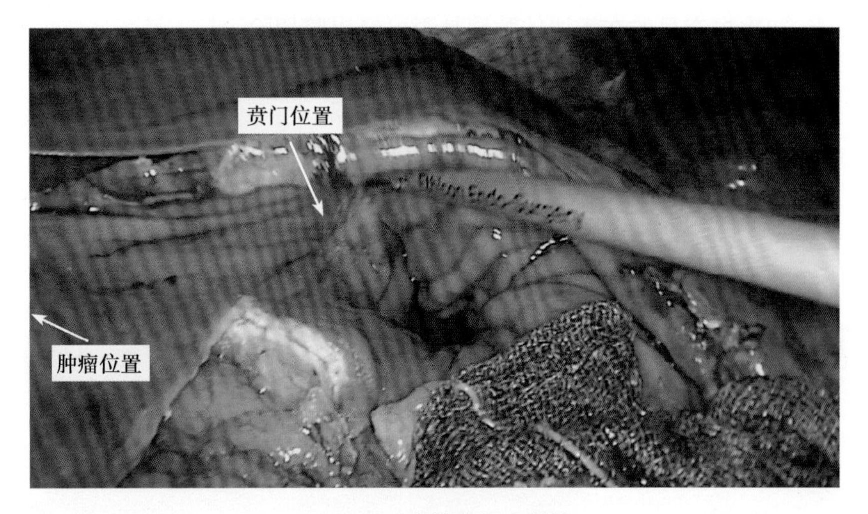

图 4-2-5　保护贲门完整性

建议行残胃空肠 Roux-en-Y 吻合)。

4. **腹腔镜近端胃部分切除术** 适用于累及食管胃结合部的胃间质瘤。优点:完整切除肿瘤,切缘充分;缺点:贲门功能丧失,需联合抗反流手术。

腹腔镜下充分游离肿瘤周围近端胃组织及食管下段,于肿瘤远近端离断胃和食管,完整切除肿瘤,置入标本袋中。在腹腔镜下,完成残胃食管吻合术。将距离食管断端 4~5cm 处的食管后壁与胃断端前壁中间部分间断缝合 3~4 针。于食管残端及胃前壁距断端 4~5cm 处开窗,置入直线切割闭合器,行食管残胃吻合,连续缝合关闭共同开口。将胃断端两侧间断缝合于食管前壁,包埋食管,完成胃折叠。经胃镜检查吻合口,并行打气试验。

5. **腹腔镜下近端胃切除术后食管胃吻合肌瓣成形术(Kamikawa 吻合)** 适用于食管胃结合部胃肠间质瘤、平滑肌瘤。

(1)腹腔镜下游离近端胃:提起大网膜,沿胃大弯侧中点偏左血管弓外无血管区切开胃结肠韧带,进入网膜囊,向左结扎离断胃网膜左血管,继续向上离断数支胃短血管,离断脾胃韧带,裸化贲门左侧;沿肝下缘由右至左切开小网膜至贲门右侧,再在贲门右侧贴胃小弯侧胃壁往下切开小网膜至胃角处,继续向上游离食管下段,于距肿瘤上 1cm 处离断食管;完成腹腔镜下近端胃切除后,将肿瘤置入标本袋。取上腹部正中小切口 3~5cm,取出标本,并将残胃取出体外。

(2)消化道重建(Kamikawa 吻合):在距离胃残端 3~4cm 处,用亚甲蓝标记一"H"形切开线(图 4-2-6),宽度 2.5~3cm,长度 3.5~4cm;用电刀或超声刀沿"H"形切开胃壁浆肌层,沿纵行切开线向两侧分离黏膜下层和肌层之间的间隙,制作浆肌瓣(图 4-2-7)。残胃放回腹腔,重建气腹。将"H"形上边与食管后壁距断端 4~5cm 处间断缝合 4 针(图 4-2-8);切开食管断端(图 4-2-9),在"H"形的下边切开黏膜下层和黏膜层,进入胃腔(图 4-2-10);食管断端后壁与残胃黏膜层和黏膜下层连续缝合(图 4-2-11),食管断端前壁与残胃全层连续缝合(图 4-2-12);将胃前壁浆肌瓣"Y"形缝合包绕前壁吻合口(图 4-2-13)。术中胃镜检查吻合口是否通畅及有无出血(图 4-2-14)。

6. **腹腔镜经胃腔保留贲门胃部分切除术** 适用于食管胃结合部,与齿状线界限清晰的内生型胃间质瘤。优点:经胃腔腹腔镜直视下明确肿瘤与齿状线距离,并腔内直视下完整切除肿瘤,最大限度保留贲门功能。缺点:手术施行局限位于近贲门部肿瘤直径<3cm 的内生型未穿透胃壁全层的病例,有高选择性;手术操作复杂,需在胃腔内穿刺,建立操作空间,术者需要具备丰富的腹腔镜操作技能。

(1)初次穿刺:使用三孔法腹腔穿刺,取脐上 1cm 弧形切口,置入 10mm Trocar 作为观察孔,置镜探查腹腔。如手术室配备有 5mm 观察镜,可选用 5mm 观察镜,具体作用见以下描述。左锁骨中线肋缘下、腹正中线剑突下 2cm 各分别置入一 5mm Trocar(图 4-2-15)。初次穿刺进入腹腔,探查肿瘤位置是否适合胃腔内切除术式。要点:初次探查目的在于评估肿瘤是否可经胃腔切除。

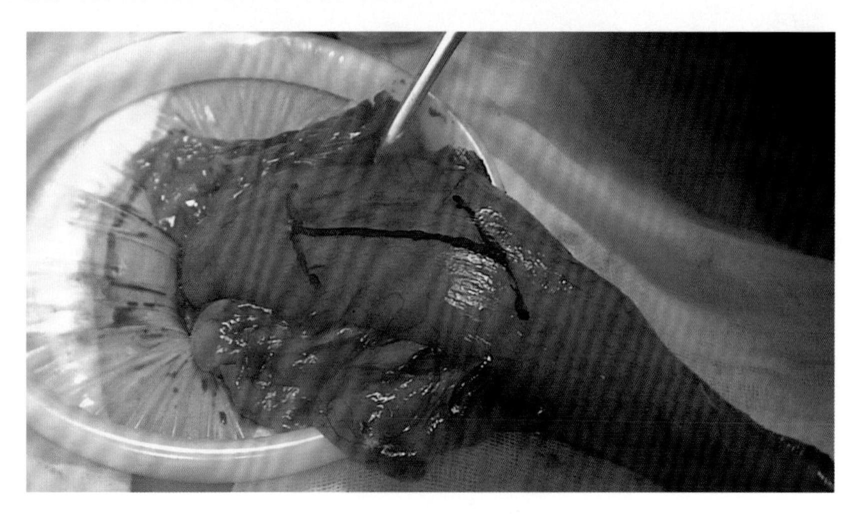

图 4-2-6 "H"形切开线

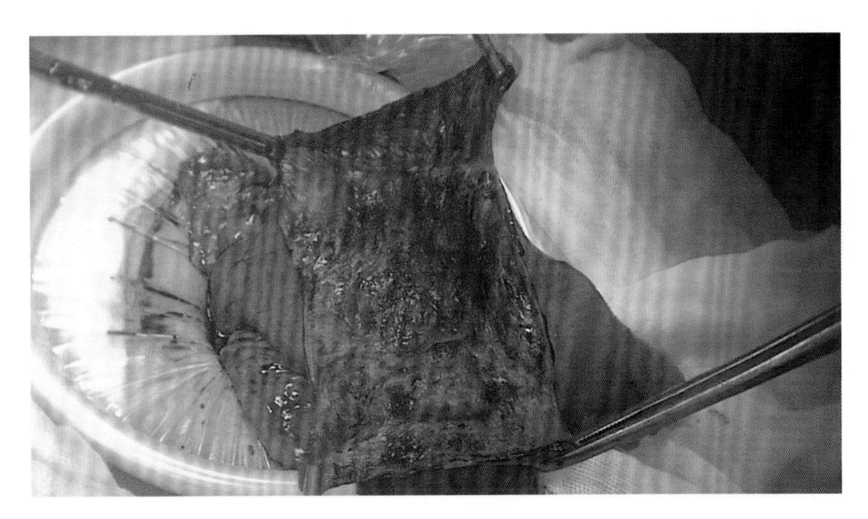

图 4-2-7　切开胃壁浆肌层

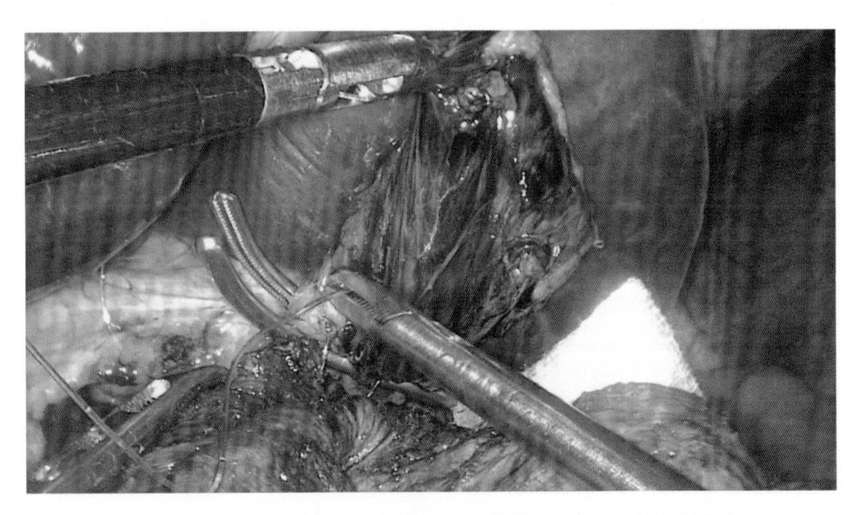

图 4-2-8　“H”形上边与食管后壁距断端 4~5cm 处间断缝合

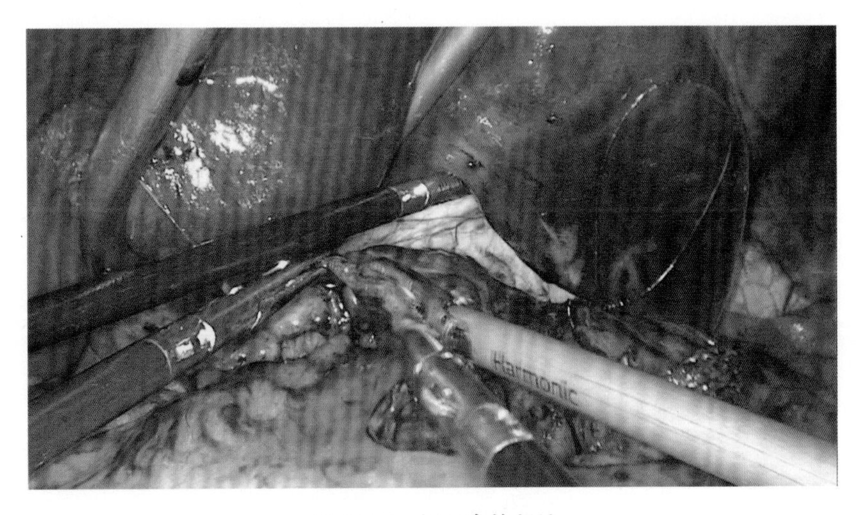

图 4-2-9　切开食管断端

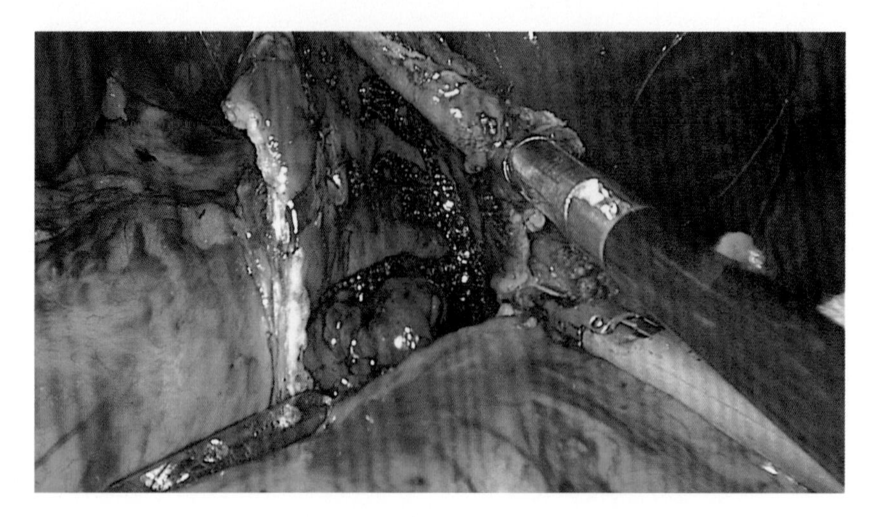

图 4-2-10　在“H”形的下边切开黏膜下层和黏膜层，进入胃腔

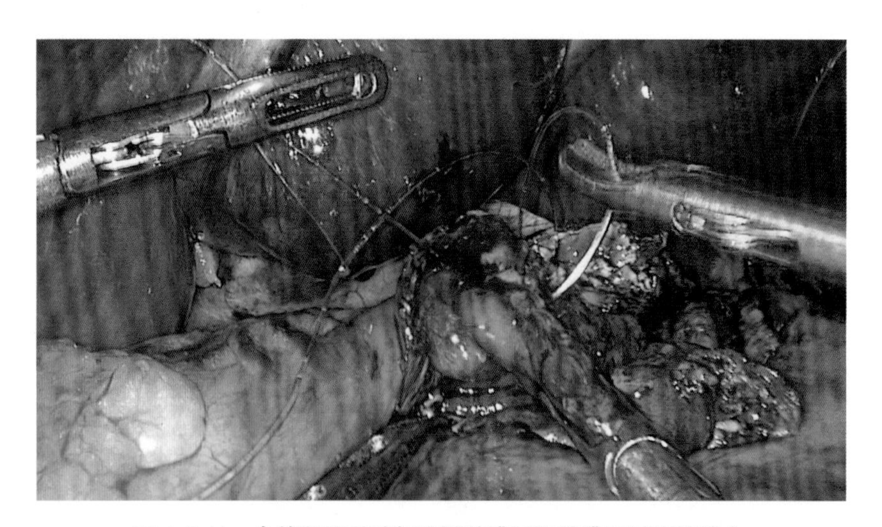

图 4-2-11　食管断端后壁与残胃黏膜层和黏膜下层连续缝合

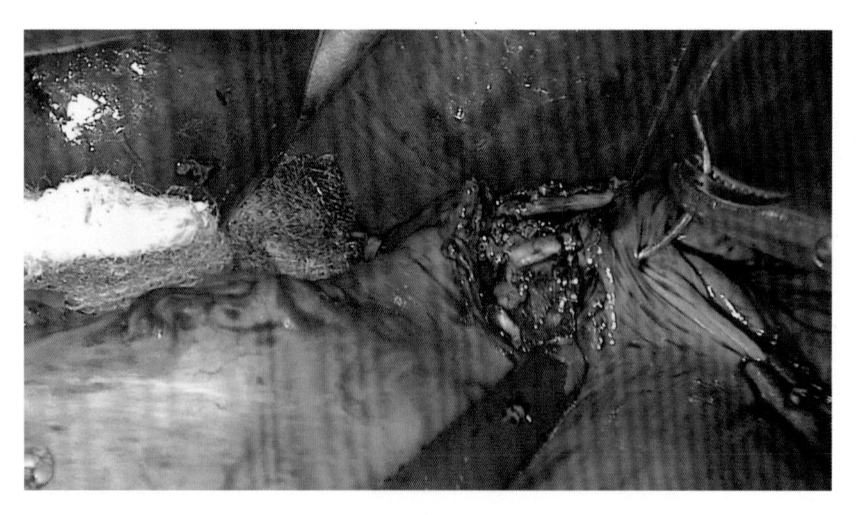

图 4-2-12　食管断端前壁与残胃全层连续缝合

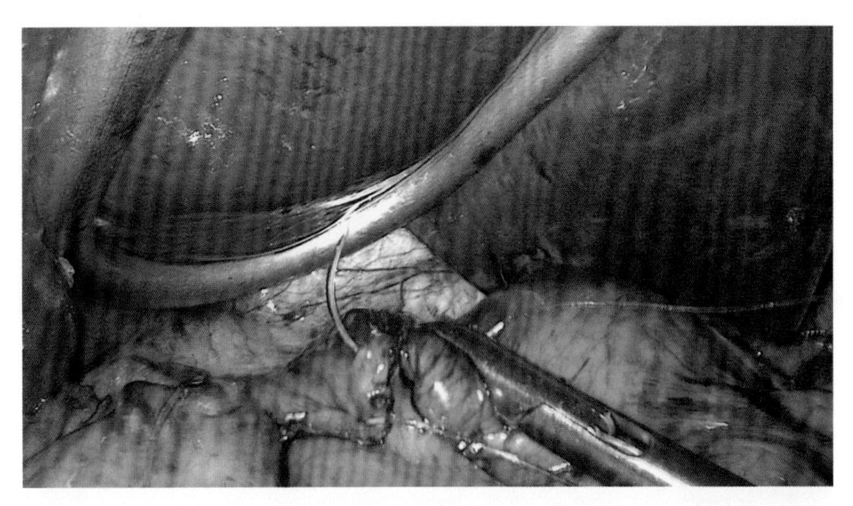

图 4-2-13　**胃前壁浆肌瓣缝合包埋食管**

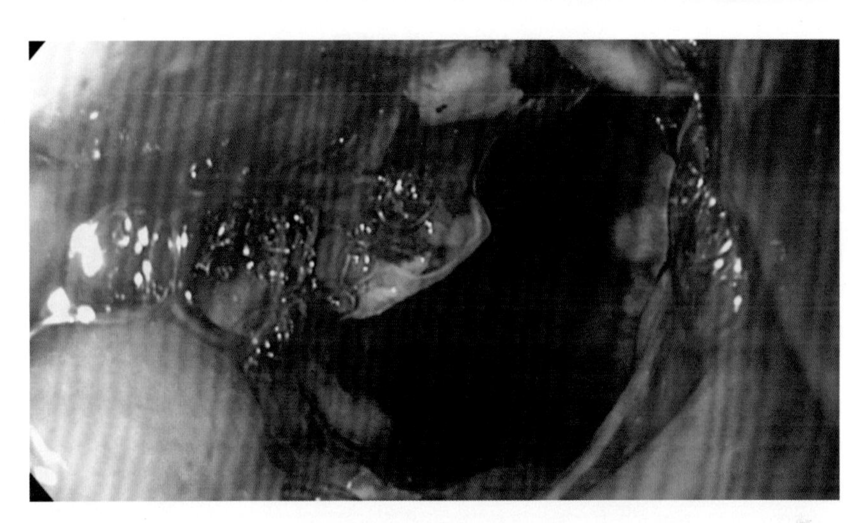

图 4-2-14　**术中胃镜检查吻合口是否通畅及有无出血**

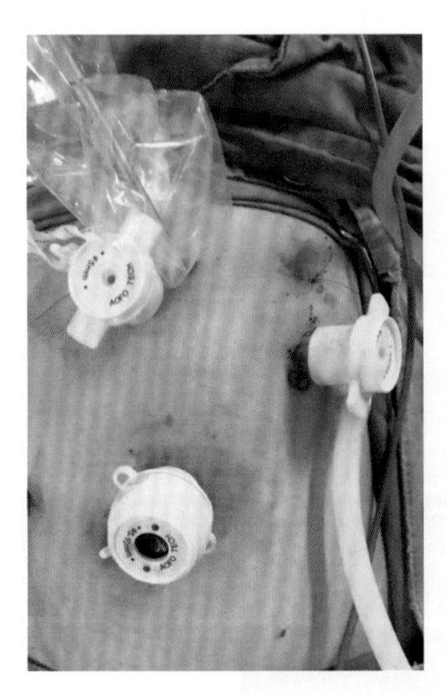

图 4-2-15　**初次穿刺 Trocar 位置**

（2）二次穿刺：胃腔 Trocar 穿刺，助手经胃管打气，隆起胃腔。腹腔镜直视下缝针悬吊胃壁与腹壁固定（图 4-2-16）。经腹腔穿刺 Trocar 进入胃壁（图 4-2-17）；先进入 10mm Trocar，第一个 Trocar 进入胃腔有一点盲目性，解决方案：使用一次性使用透明穿刺 Trocar，可同步置入腹腔镜、Trocar 芯直视下观察穿刺；上述已提到，使用 5mm 观察镜，经 5mm Trocar 孔观察直视下穿刺。增加 Trocar，于右侧锁骨中线平脐处置 10mm Trocar 进入腹腔观察直视下穿刺。要点：术中胃腔 Trocar 孔的选择必须选择在胃大弯侧及胃体部无血管区，观察孔位于中间，操作孔位于两侧，各操作孔间需有足够的距离，并在腹壁 Trocar 穿刺点投影处垂直穿刺，防止胃腔充盈后胃壁撕裂、出血。

（3）胃腔内肿瘤切除：置入腹腔镜探查胃腔，明确肿瘤的大小、位置、生长类型及与贲门之间的关系，严格把握手术适应证，选择近贲门部肿瘤直径<3cm 的内生型未穿透胃壁全层的病例（图 4-2-18）；切除肿瘤时助手将胃管显露在贲门处，以帮助术者充分辨认贲门位置。距肿瘤边缘 1cm 处连同肿瘤一起全层切除胃壁，注意避免损伤贲门（图 4-2-19）。免打结线连续全层缝合关闭胃腔（图 4-2-20）。肿瘤置入一次性标本袋经 10mm Trocar 孔取出。解除胃内气压，3-0 倒刺线全层缝合关闭胃壁 Trocar 孔（图 4-2-21）。

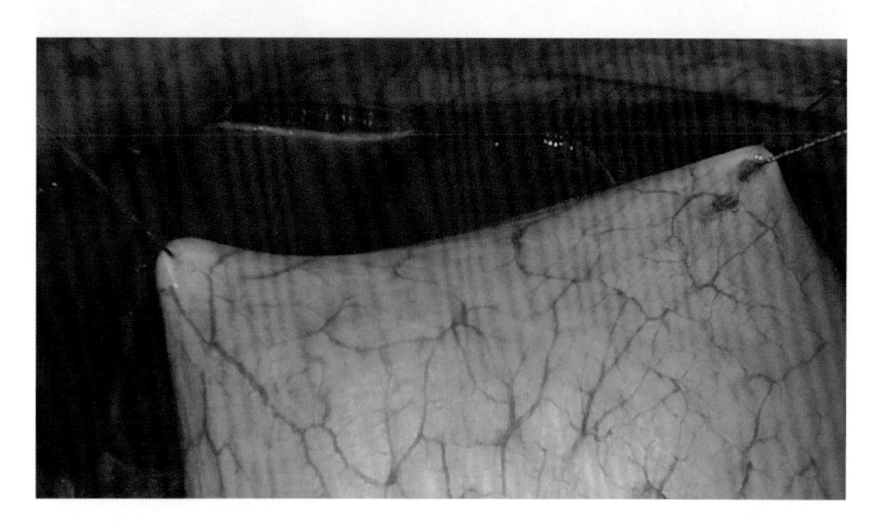

图 4-2-16　悬吊胃壁

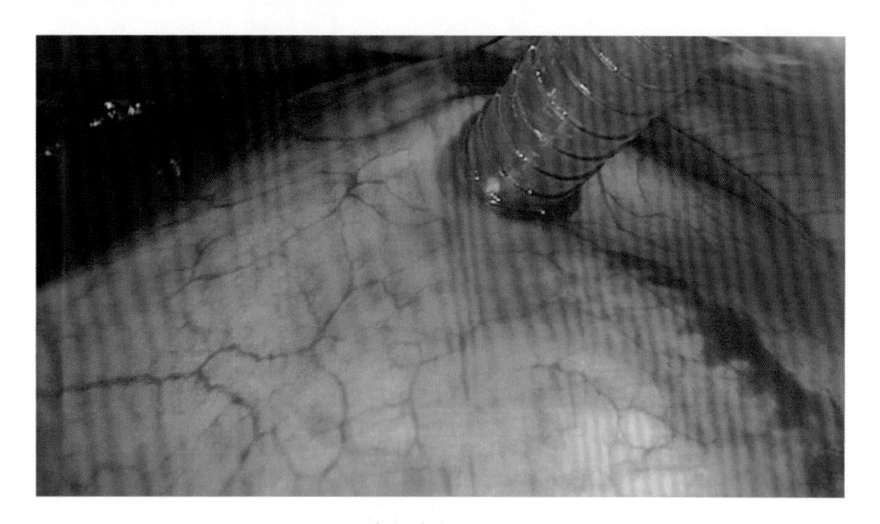

图 4-2-17　腹腔穿刺 Trocar 进入胃壁

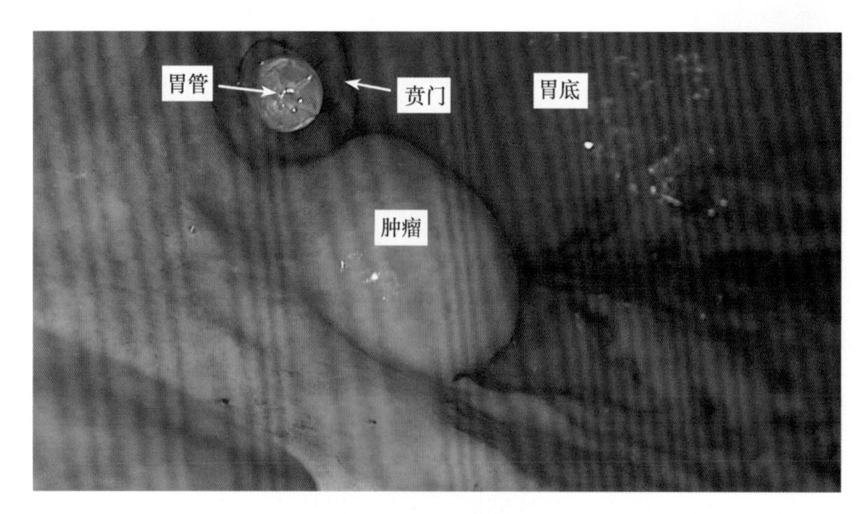

图 4-2-18　探查胃腔

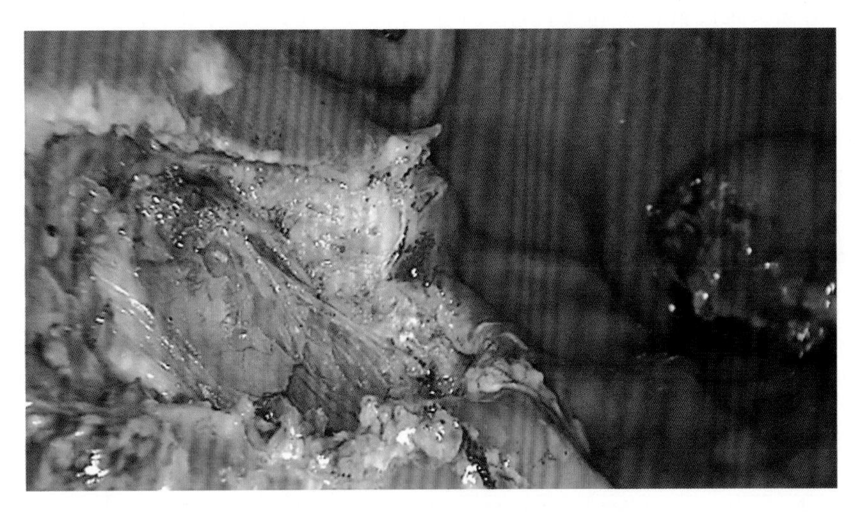

图 4-2-19　全层切除肿瘤

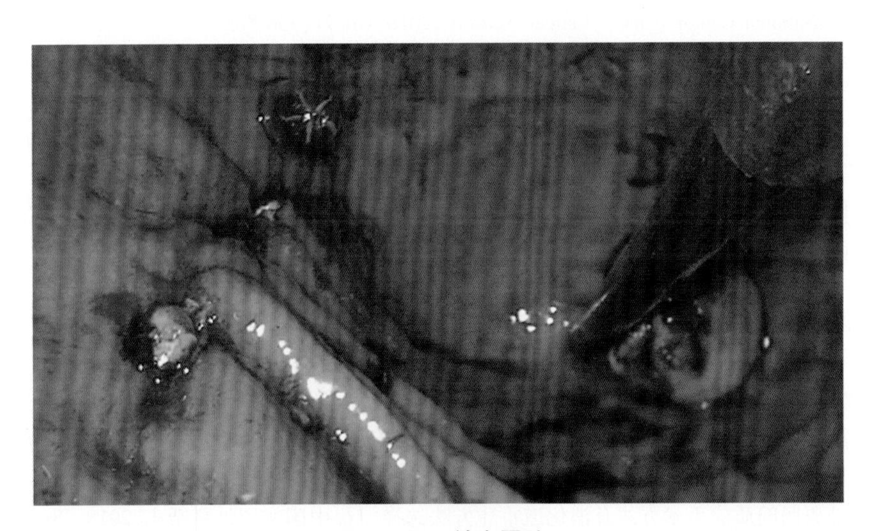

图 4-2-20　缝合胃腔

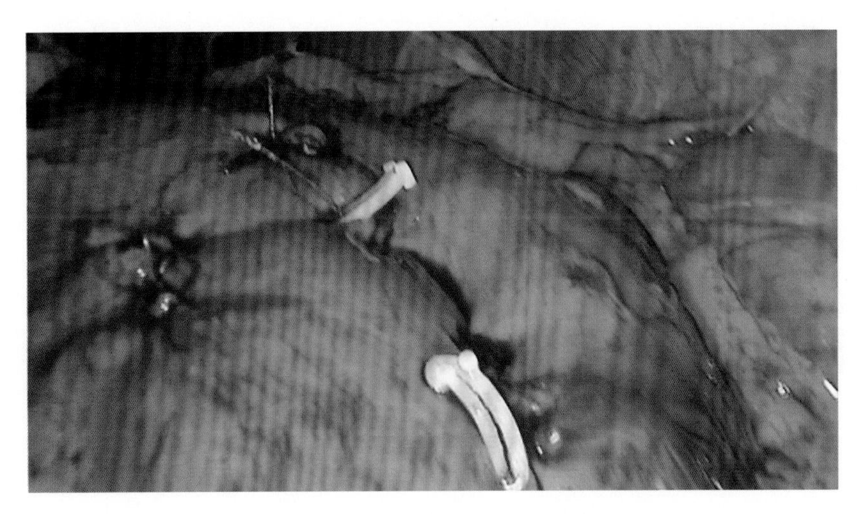

图 4-2-21　缝合胃壁 Trocar 孔

（六）术者寄语

近端胃切除易出现反流性食管炎和吻合口狭窄等并发症，为了减少上述并发症，各种消化道重建方式处于不断探索和研究中，尤其是在早期胃癌中更为突出。Kuroda 等报道腹腔镜下近端胃切除后食管胃吻合肌瓣成形术（Kamikawa 吻合）满意疗效。但此方式需要保留较多的远端食管和胃，并要求术者具有熟练的腹腔镜下缝合技术。术者将这项技术主要应用于食管胃连接处胃肠道间质瘤或平滑肌瘤，这类疾病基本不需要淋巴结清扫，切缘的要求也容易满足，并合理应用倒刺线的缝合技术，降低手术的难度，取得满意疗效。

保功能在食管胃连接处间质瘤切除也较为重要。部分患者能最大程度保留贲门，对防止反流及远期生活质量改善有较好的作用。其中腹腔镜经胃腔胃部分切除术式即是开创性进行贲门保护。

Kamikawa 吻合技术于 2019 年捷克国际胃癌大会口头报告，腹腔镜经胃腔保留贲门胃部分切除术获 2020 年 SAGES 视频展示。

参考文献

1. Von Mehren M, Randall RL, Benjamin RS, et al. Soft tissue sarcoma, version 2. 2018, NCCN clinical practice guidelines in oncology[J]. Journal of the National Comprehensive Cancer Network, 2018, 16(5): 536-563.
2. 曹晖，高志冬，何裕隆，等. 胃肠间质瘤规范化外科治疗中国专家共识（2018 版）[J]. 中国实用外科杂志，2018，38(9)：965-973.
3. 徐泽宽，徐皓，李沣员. 腹腔镜技术在胃胃肠间质瘤手术中的应用价值与争议[J]. 中国实用外科杂志，2018，38(5)：501-504.
4. Godhi SA, Sisodia K, Saluja S, et al. Comment on: open versus minimally invasive resection of gastric GIST: a multi-institutional analysis of short-and long-term outcomes[J]. Annals of Surgical Oncology, 2017, 24(Suppl 3): 624-625.
5. Honda M, Hiki N, Nunobe S, et al. Long-term and surgical outcomes of laparoscopic surgery for gastric gastrointestinal stromal tumors[J]. Surgical Endoscopy, 2014, 28(8): 2317-2322.
6. Shoji Y, Takeuchi H, Goto O, et al. Optimal minimally invasive surgical procedure for gastric submucosal tumors[J]. Gastric Cancer, 2018, 21(3): 508-515.
7. 徐钰婷，李金，熊文俊，等. 腹腔镜手术治疗 >5cm 食管胃结合部胃肠间质瘤的临床应用价值[J]. 消化肿瘤杂志（电子版），2019，11(3)：231-235.
8. 梁寒. 食管胃结合部胃肠间质瘤手术方式及消化道重建方法选择[J]. 中国实用外科杂志，2018，38(5)：512-514.
9. 杨力，徐泽宽，徐皓，等. 腹腔镜下近端胃切除食管胃吻合肌瓣成形术（Kamikawa 吻合）初步体会[J]. 中华胃肠外科杂志，2017，20(2)：227-230.
10. Kuroda S, Nishizaki M, Kikuchi S, et al. Double-flap technique as an anti-Reflux procedure in esophagogastrostomy after proximal gastrectomy[J]. Journal of the American College of Surgeons, 2016, 223(2): e7-e13.
11. 王俊江，杨梓锋，冯兴宇，等. 腹腔镜辅助经胃腔治疗贲门部内生型胃肠间质瘤 9 例临床分析[J]. 中国实用外科杂志，2016，36(7)：797-800.

第五章

肝脏外科

第一节 腹腔镜左半肝切除术

（一）适应证

1. **左肝恶性肿瘤** 原发性肝细胞癌、肝内胆管细胞癌、肝肉瘤、继发性肝转移癌。

2. **左肝良性肿瘤** 左肝巨大的肝血管瘤、血管内皮瘤、罕见的畸胎瘤、巨大肝囊肿合并肝脏严重破坏者。

3. **左肝内胆管结石** 左肝肝内胆管多发结石合并肝脏萎缩不能除外合并有肿瘤需行左半肝切除者。

（二）禁忌证

1. 病变侵犯下腔静脉或肝静脉根部；肝脏病变较大，影响第一和第二肝门的显露和分离者。

2. 肝癌合并肝内转移、门静脉癌栓、肝门淋巴结转移或肿瘤边界不清者。

3. 有上腹部手术史且腹内粘连严重、严重肝硬化、门静脉高压者。

4. ICG（R15）>15%，肝功能分级 Child C 级合并严重心、肺、肝、肾疾病不能耐受手术者。

5. 不能耐受 CO_2 气腹。

（三）术前准备及评估

1. **影像学检查** 术前可以运用彩超、CT 和 MRI 了解病变的部位、范围以及与周围血管的关系，必要时可根据 MRCP 明确胆道系统是否存在异常。

2. **肿瘤学评估** 术前胸腹部 CT 平扫+增强扫描，明确肿瘤分期，注意关注肿瘤与肝中静脉、下腔静脉的关系，有无门静脉、下腔静脉、胆管癌栓。

3. **全身评估** 心、肺、肾功能，合并症（高血压、糖尿病、营养不良等）。

（四）术者站位和 Trocar 布局

患者平卧分腿头高脚低向左侧倾斜 30°，术者站于患者两腿间，第一助手位于右侧，第二助手位于左侧，扶镜手站于两腿之间术者右后方（图 5-1-1）。采用五孔法，脐下 2cm 放置 10mm Trocar 为观察孔，剑突与脐连线中点平面、正中线置入 12mm Trocar 为术者主操作孔，主操作孔水平、右锁骨中线点放置 5mm Trocar 为副操作孔，助手的两操作孔分别位于左锁骨中线肋缘下 10cm 和左腋前线肋缘下 5cm（图 5-1-2）。

（五）手术范围

1. **标准左半肝切除术** 切除范围包括左内叶（Couinaud Ⅳ）和左外叶（Couinaud Ⅱ、Ⅲ）（图 5-1-3）。

2. **扩大左半肝切除术** 手术范围超过肝中静脉的左半肝切除成为扩大左半肝切除。主要见于：由于肿瘤侵犯肝中静脉而使后者被包括在切除侧而在右前叶进行肝离断（图 5-1-4）。

（六）手术步骤

1. 切开肝圆韧带、镰状韧带，向头侧分离，解剖第二肝门，显露肝中静脉、肝左静脉根部。根据术前评估确定是否需要常规切除胆囊。打开小网膜囊，切开左侧静脉韧带、左侧三角韧带，游离左肝。打开肝十二指肠韧带左侧腹膜，靠近肝脏处采用鞘内的方法解剖出肝左动脉，确认无误后结扎离断，向右侧解剖出肝中动脉、肝右动脉，确认后结扎肝中动脉（图 5-1-5）。将肝左动脉近端向左下方牵拉，在左肝下缘解剖显露左侧门静脉横部，确认门静脉左右支后结扎左侧门静脉（图 5-1-6）。注意有右后的门静脉汇入左侧门静脉横部的可能性。

2. 沿左右半肝缺血线左侧 1cm 处标记切除线（图 5-1-7），超声刀由浅而深离断肝实质，切肝过程中少量的渗血可以用电凝钩、氩气刀止血，所遇的较大管道可用 Hem-o-lock 或可吸收夹夹闭。离断肝中静脉Ⅴ4b 分支后，向深面切开肝实质，在左侧尾状叶的前方，上下贯通显露左侧肝蒂，丝线结扎悬吊后切割闭合器离断左侧肝蒂（图 5-1-8）。注意在离断左侧肝蒂时尽量靠左侧，注意避免损伤左侧尾状叶的肝蒂和变异的右后肝蒂。

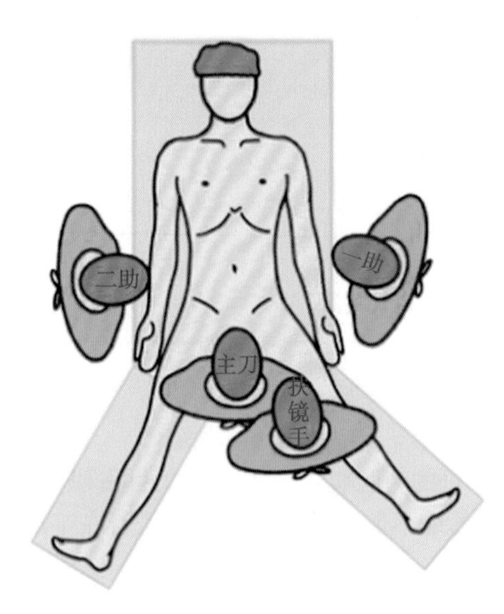

图 5-1-1 术者站位

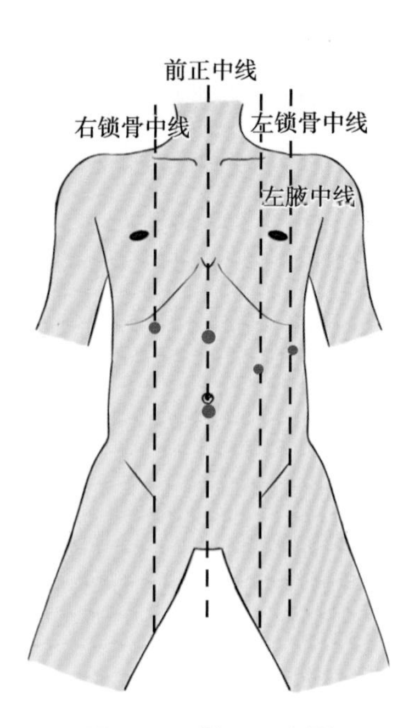

图 5-1-2 Trocar 布局

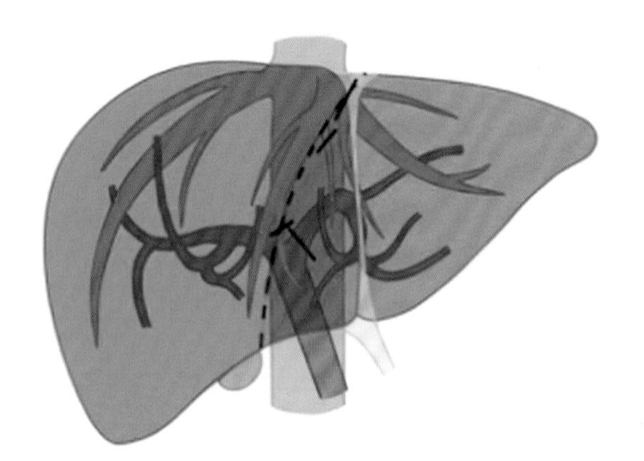

图 5-1-3 标准左半肝切除范围

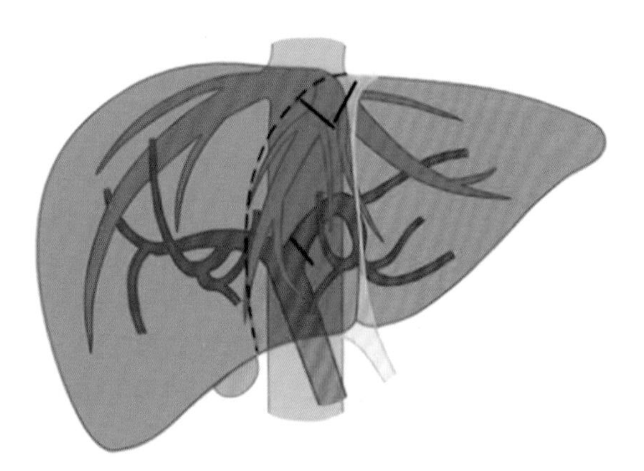

图 5-1-4 扩大左半肝切除范围

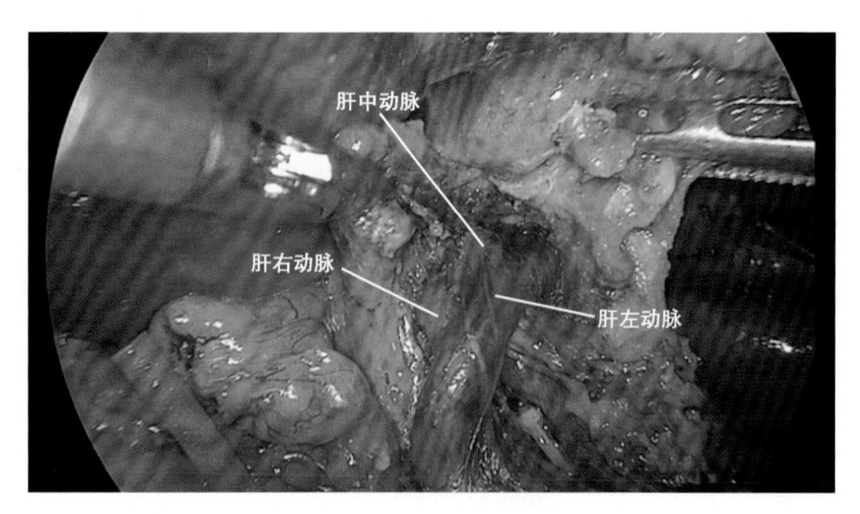

图 5-1-5 显露肝左动脉

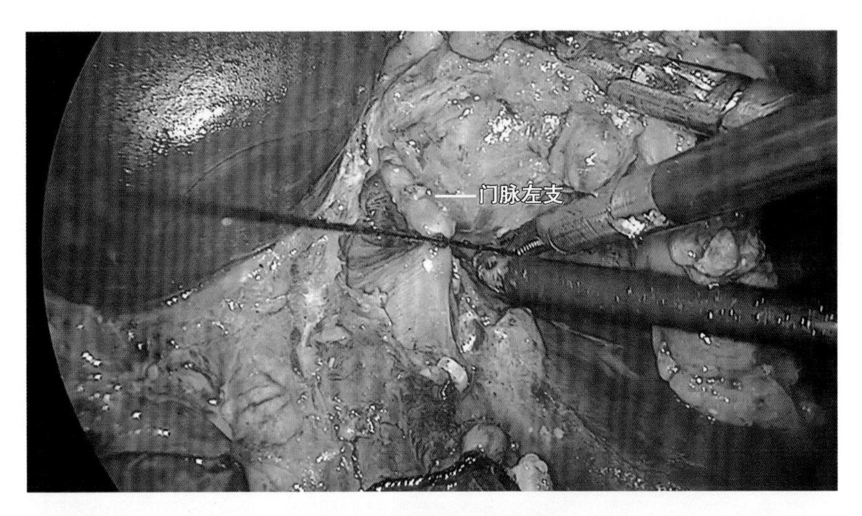

图 5-1-6　显露左侧门静脉

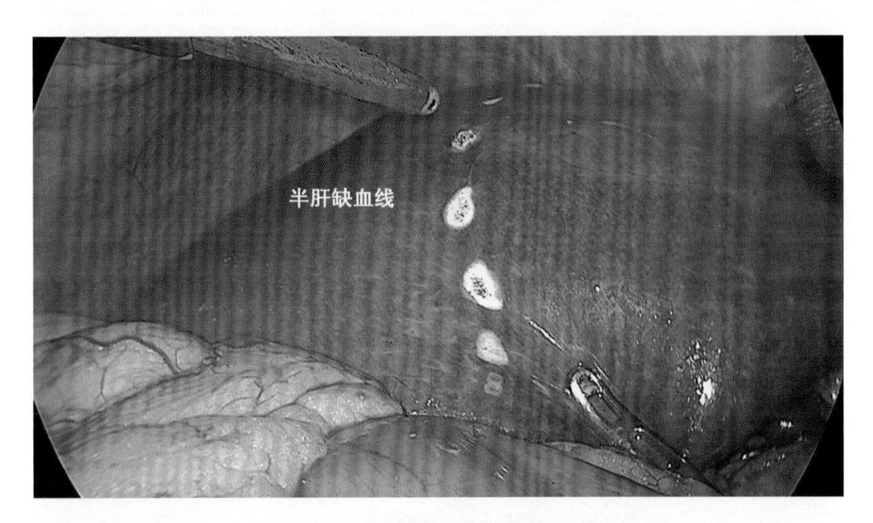

图 5-1-7　标记左右半肝缺血线

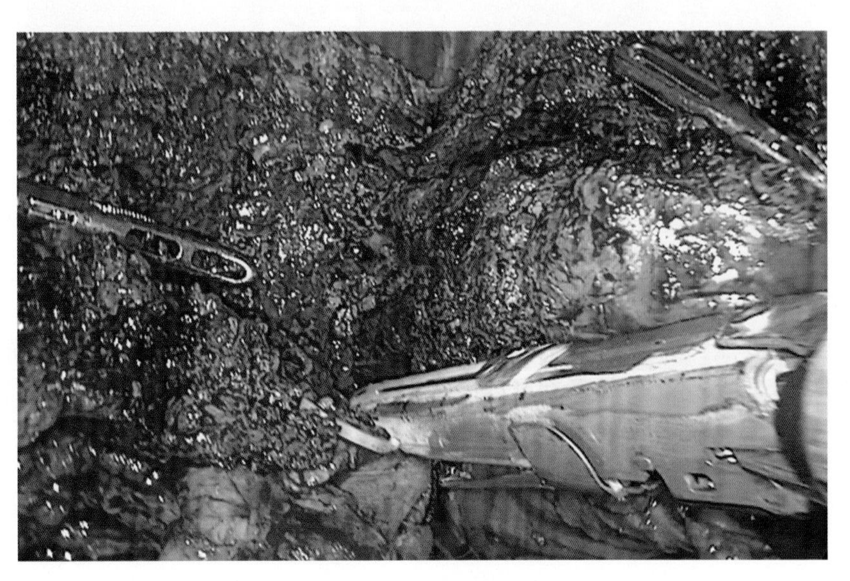

图 5-1-8　离断左侧肝蒂

离断左侧肝蒂后继续向前离断肝实质，离断肝中静脉Ⅴ4a分支，显露肝左静脉根部，离断肝左静脉（图5-1-9），注意妥善处理肝左静脉根部（图5-1-10），避免大出血和空气栓塞的发生。

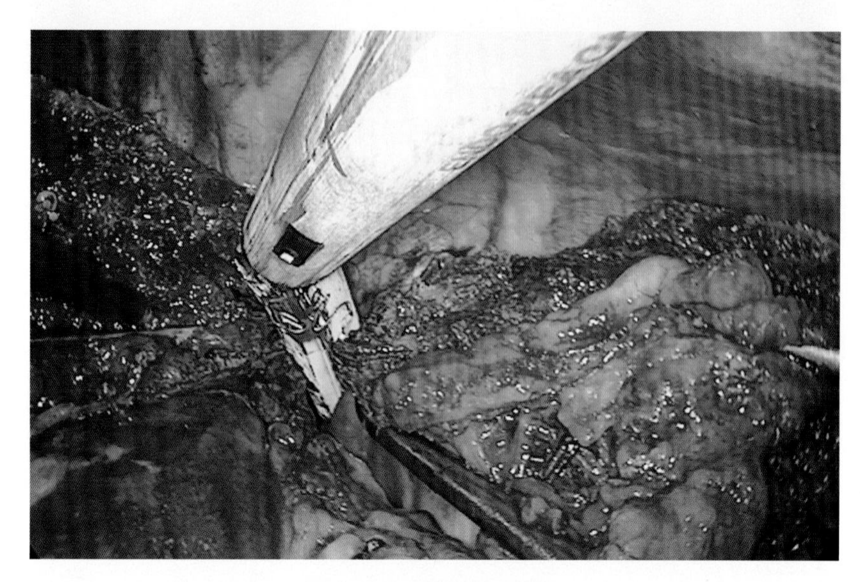

图5-1-9 离断肝左静脉

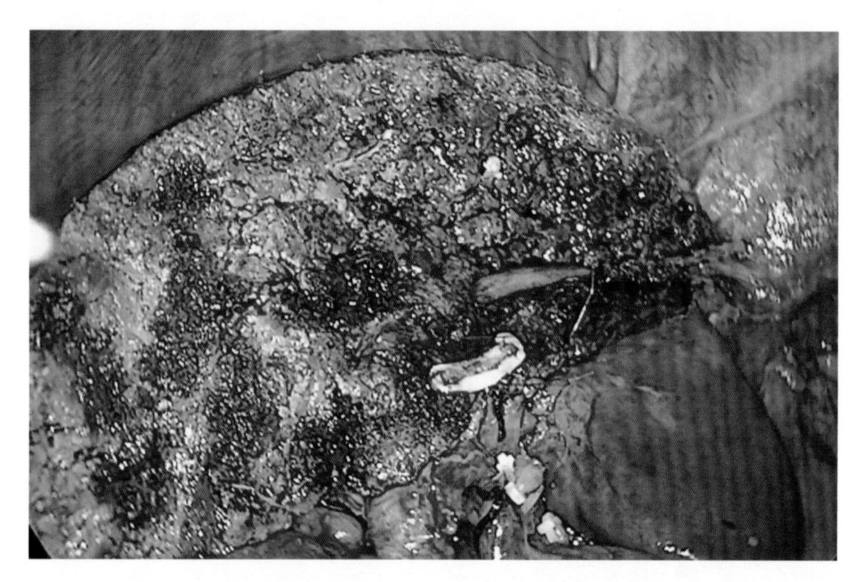

图5-1-10 左肝离断后肝创面

3. 将标本装入一次性标本袋，从耻骨联合上方取出。切开标本观察包膜是否完整，切缘是否足够，必要时送冰冻检查。

（七）术者寄语

标准左半肝切除的要点：①注意术前仔细阅读影像片，注意有变异的右侧胆管、门静脉从左侧发出；②由于左肝胆管肝外变异较多，因此注意在肝内离断相对较安全。

第二节 腹腔镜右半肝切除术

（一）适应证

1. 详见本章第一节。

2. 位于右肝的恶性肿瘤、良性肿瘤、肝内胆管结石合并肝脏萎缩者。

（二）禁忌证

详见本章第一节。

（三）术前准备及评估

详见本章第一节。

（四）术者站位和 Trocar 布局

1. **术者站位** 详见本章第一节。

2. 采用五孔法，脐下 2cm 放置 10mm Trocar 为观察孔，剑突与脐连线中点平面、偏右侧 2cm 置入 12mm Trocar 为术者主操作孔，主操作孔水平、右锁骨中线点放置 5mm Trocar 为副操作孔，助手的两操作孔分别位于左锁骨中线肋缘下 10cm 和左腋前线肋缘下 5cm（图 5-2-1）。

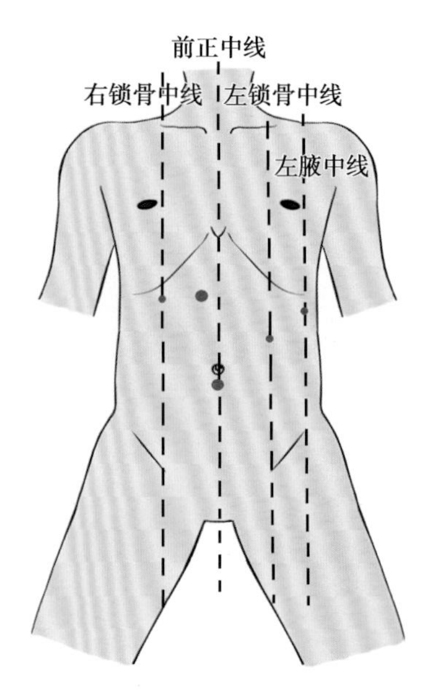

图 5-2-1 腹腔镜右半肝 Trocar 布局

（五）手术范围

1. **标准右半肝切除术** 切除范围包括右前叶、右后叶和右侧尾状叶（图 5-2-2）。

2. **扩大右半肝切除术** 手术范围超过肝中静脉的右半肝切除成为扩大右半肝切除。主要见于：由于肿瘤侵犯肝中静脉而使后者被包括在切除侧而在左内叶进行肝离断（图 5-2-3）。

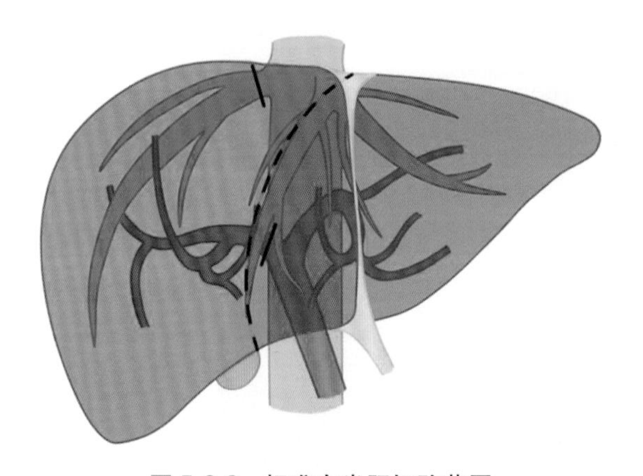

图 5-2-2 标准右半肝切除范围

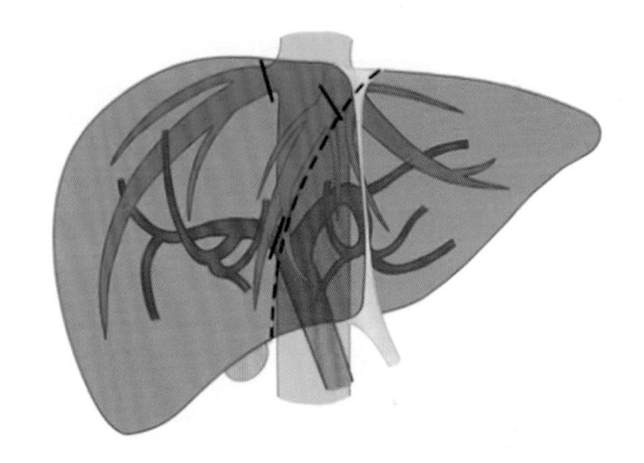

图 5-2-3 扩大右半肝切除范围

（六）手术步骤

1. 切开镰状韧带，向头侧分离，解剖第二肝门，显露肝中静脉、肝右静脉根部。解剖胆囊三角，常规切除胆囊。助手提起胆囊管向左侧翻起，打开肝十二指肠韧带右侧腹膜，由下而上显露门静脉主干至左右分叉，确认门静脉左右支后结扎右侧门静脉。在右侧门静脉上方解剖第一肝门，显露出右侧肝动脉予以结扎（图 5-2-4）。

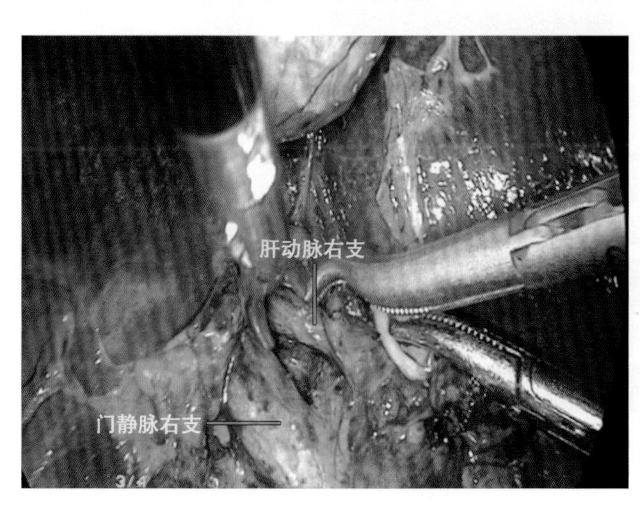

图 5-2-4 右侧肝门解剖

2. 切开肝肾韧带，助手将右侧尾状突向腹侧提起，打开下腔静脉（Inferior vena cava，IVC）前间隙（图 5-2-5）和下腔静脉旁间隙（图 5-2-6），利用腹腔镜的视觉优势，将所遇的肝短静脉予以结扎离断。注意可靠处理肝短静脉，避免结扎线或血管夹脱落引起大出血。

3. 沿左右半肝缺血线右侧 1cm 处标记切除线（图 5-2-7），超声刀由浅而深离断肝实质，所遇的管道妥善处理。离断肝中静脉（middle hepatic vein，MHV）V5 分支后（图 5-2-8），在下

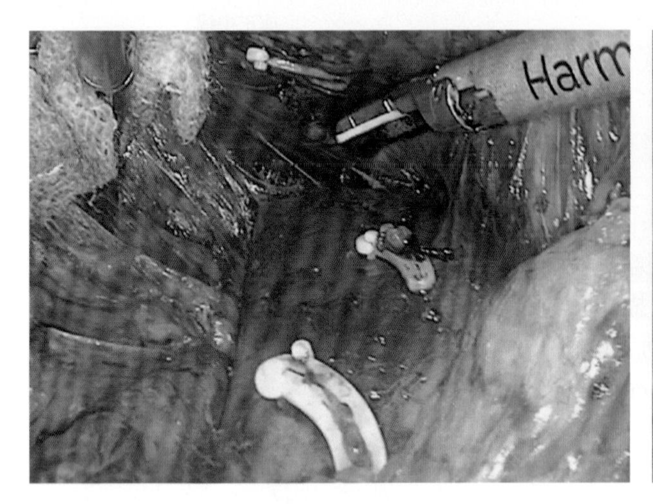

图 5-2-5 下腔静脉前间隙

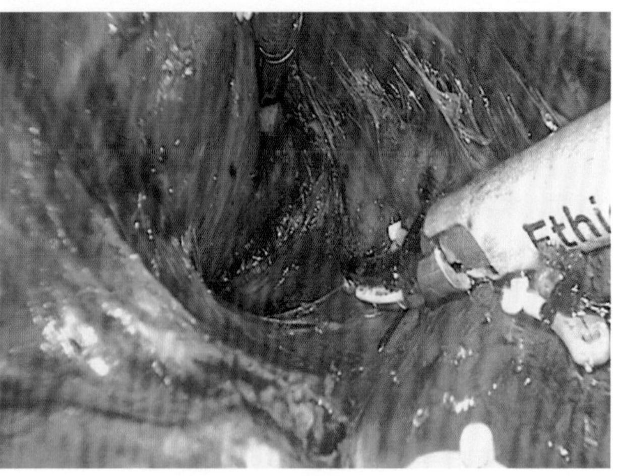

图 5-2-6 下腔静脉旁间隙

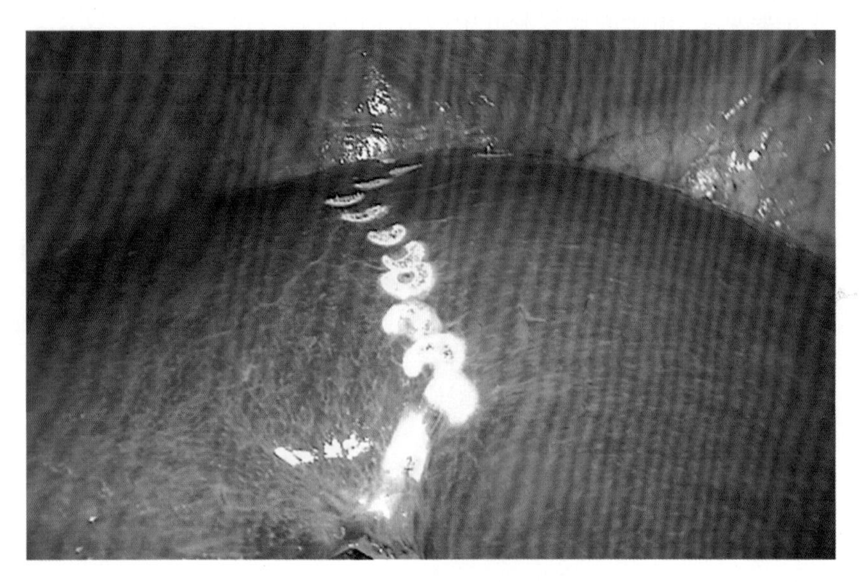

图 5-2-7 左右半肝缺血线

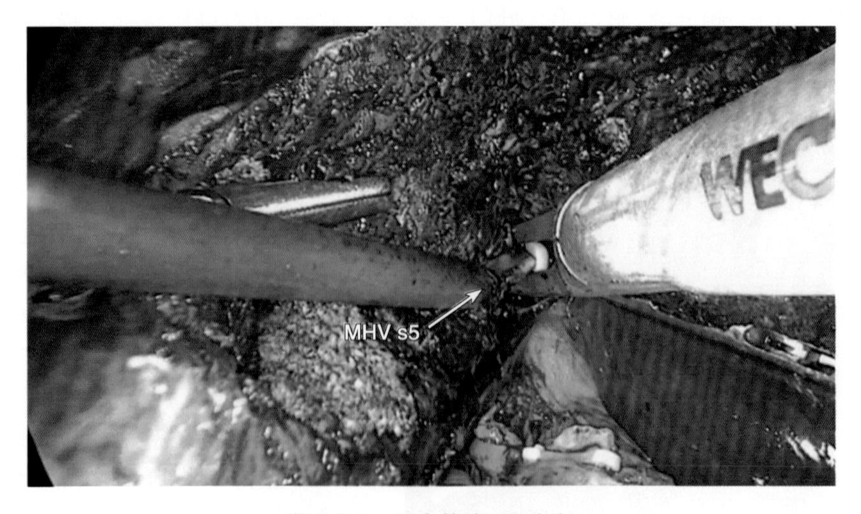

图 5-2-8 肝中静脉 V5 分支

腔静脉的前方离断切开尾状叶，上下贯通显露右侧肝蒂，丝线结扎悬吊后，切割闭合器离断右侧肝蒂（图5-2-9）。注意在离断右侧肝蒂时尽量靠右侧，注意避免损伤左侧肝蒂。离断右侧肝蒂后继续向前离断肝实质，离断肝中静脉 V8 分支（图 5-2-10），显露肝右静脉根部，离断肝右静脉，注意妥善处理肝右静脉（right hepatic vein，RHV）根部（建议使用切割闭合器）（图 5-2-11），避免大出血和空气栓塞的发生。

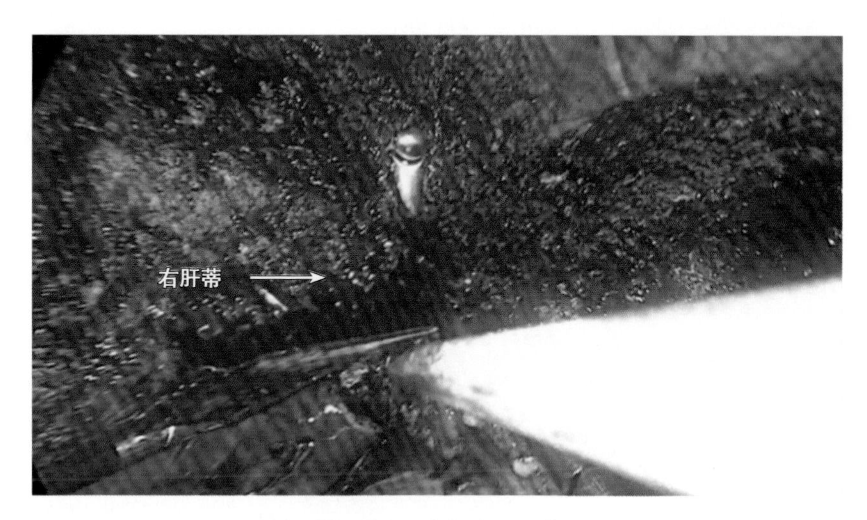

图 5-2-9　离断右侧肝蒂

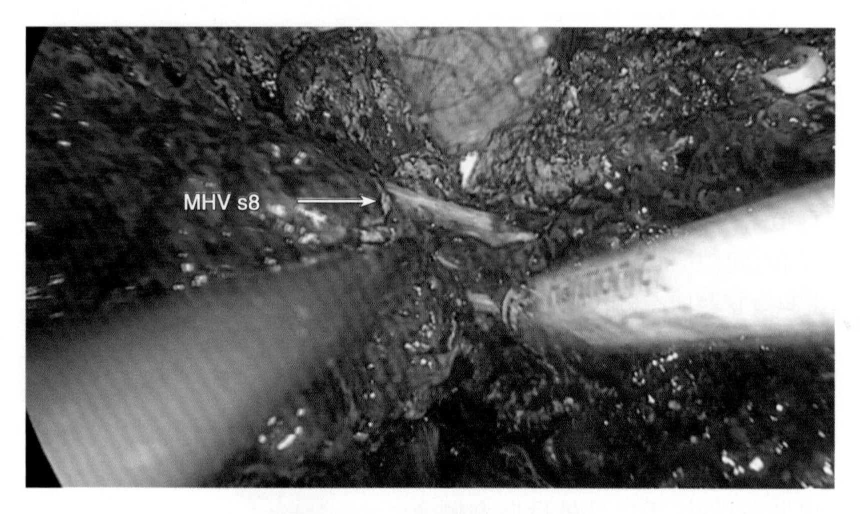

图 5-2-10　肝中静脉 V8 分支

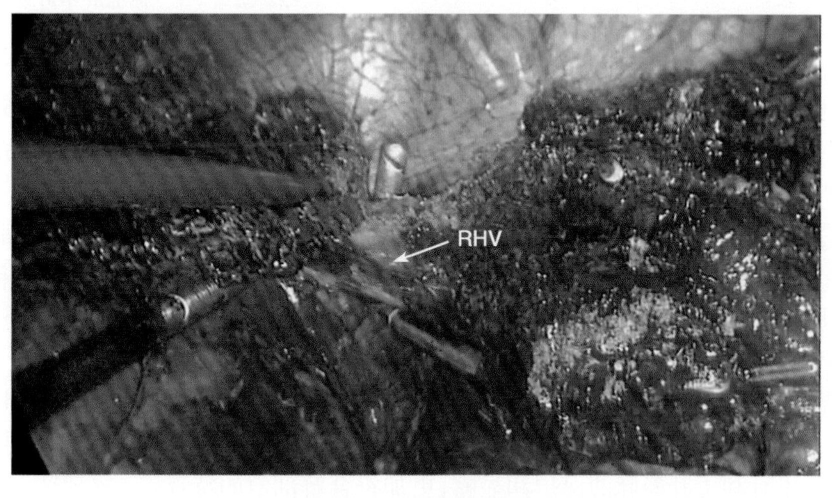

图 5-2-11　显露肝右静脉

4. 游离右侧肝周的右三角韧带、右冠状韧带，完全游离右肝后，标本装袋，从耻骨联合上方取出。

（七）术者寄语

笔者描绘的腹腔镜右半肝切除术，采用前入路的手术径路，遵循肿瘤学上 no-touch 的原则。前入路右半肝切除的要点有：①注意下腔静脉旁间隙和下腔静脉前间隙的优先处理；②肝实质离断时注意切肝的方向的把握，浅层以缺血线为标志，深层以肝中静脉为标志。

第三节 腹腔镜肝中叶切除术

（一）适应证

1. 详见本章第一节。
2. 病变的范围位于 Couinaud Ⅳ、Ⅴ、Ⅷ段。

（二）禁忌证

详见本章第一节。

（三）术前准备及评估

详见本章第一节。

（四）术者站位和 Trocar 布局

1. **术者站位** 详见本章第一节。
2. **Trocar 布局** 详见本章第二节。

（五）手术范围

标准肝中叶切除术 切除范围包括右前叶（Couinaud Ⅴ、Ⅷ）和左内叶（Couinaud Ⅳ）（图 5-3-1）。

（六）手术步骤

1. **第一肝门处理** 离断肝圆韧带，打开镰状韧带与左、右冠状韧带，直至第二肝门，显露肝右静脉和肝左、肝中静脉共干之间的间隙。将肝圆韧带向头侧牵拉，常规切除胆囊，将胆囊管翻向左侧，打开肝十二指肠韧带右侧腹膜，显露右侧门静脉后，继续向上分离解剖出门静脉的右前、右后支，分别予以悬吊（图 5-3-2）；解剖出右侧肝动脉，血管阻断带悬吊，继续向远端解剖出肝右动脉的右前叶、右后叶支（图 5-3-3）。在肝十二指肠韧带的左侧解剖出肝左动脉，予以悬吊后向左侧牵拉，解剖并显露左侧门静脉，并予以悬吊（图 5-3-4）。

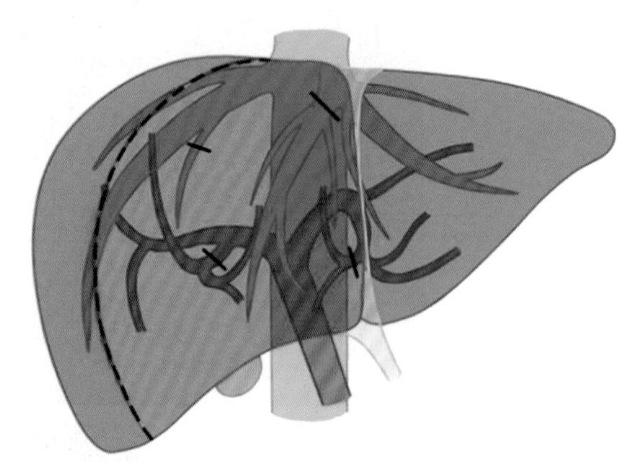

图 5-3-1 标准肝中叶切除范围

2. **离断肝实质** 紧贴着肝圆韧带右侧用超声刀由浅至深、由下往上离断肝实质，在深面解剖出Ⅳb 及Ⅳa 段 Glisson 蒂并予以结扎（图 5-3-5），继续向头侧离断肝实质至显露肝中静脉根部、肝左静脉根部，显露肝左静脉、肝中静脉汇合部（图 5-3-6）；在第一肝门处沿肝门板自左向右侧离断肝实质，显露右前叶的肝蒂并予以离断（图 5-3-7）；离断右前叶的肝蒂后，沿右前右后的缺血线离断肝实质，遇到肝右静脉的Ⅷ属支予以结扎离断，向头侧离断肝实质（图 5-3-8），如沿此切面难以显露至肝右静脉根部时则更换至头侧切面；离断肝中静脉，在肝右静脉根部寻找肝右静脉，并循肝右静脉（图 5-3-9），在肝右静脉、下腔静脉前壁平面向右侧离断肝实质，完整切除肝中叶（图 5-3-10）。肝断面彻底止血，肝静脉筛孔用 5-0 prolene 线予以缝扎，放置引流，标本装入标本袋内，经脐下扩大切口取出。

（七）术者寄语

笔者在学术界首先提出腹腔镜“顺时针四切面肝中叶切除”的方法。四切面肝中叶切除的优点有：它将第一肝门的肝门板作为尾侧平面，更有利于右前肝蒂的显露；将肝右静脉、肝中、左静脉和下腔静脉的汇合部作为头侧切面，更有利于肝静脉的保护和显露，更加符合解剖学的特点。

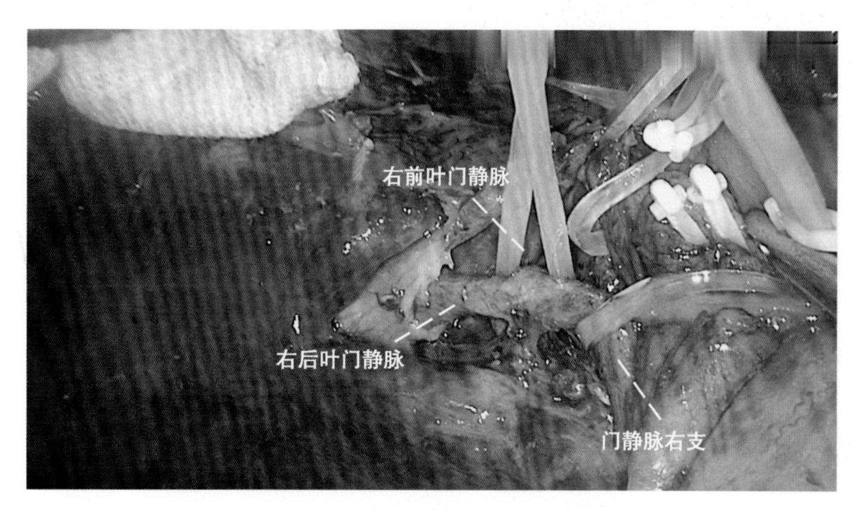

图 5-3-2 解剖右前、右后门静脉

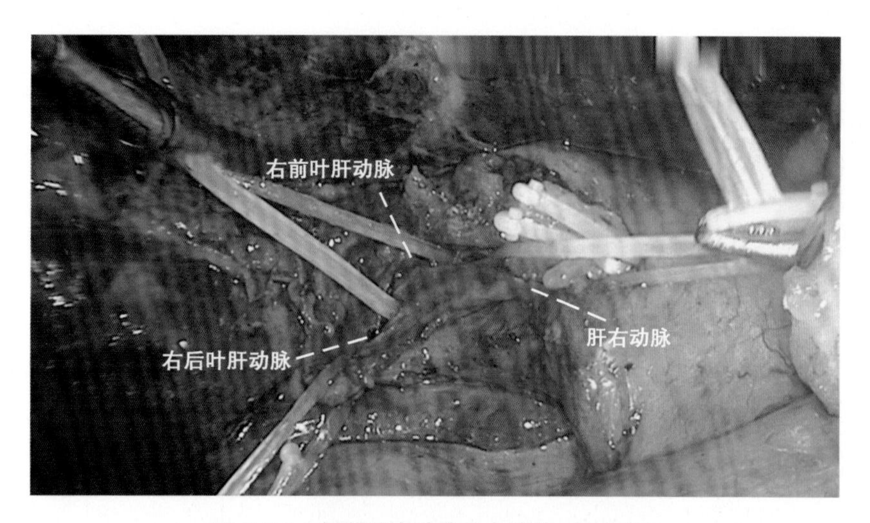

图 5-3-3 解剖肝右动脉的右前叶、右后叶支

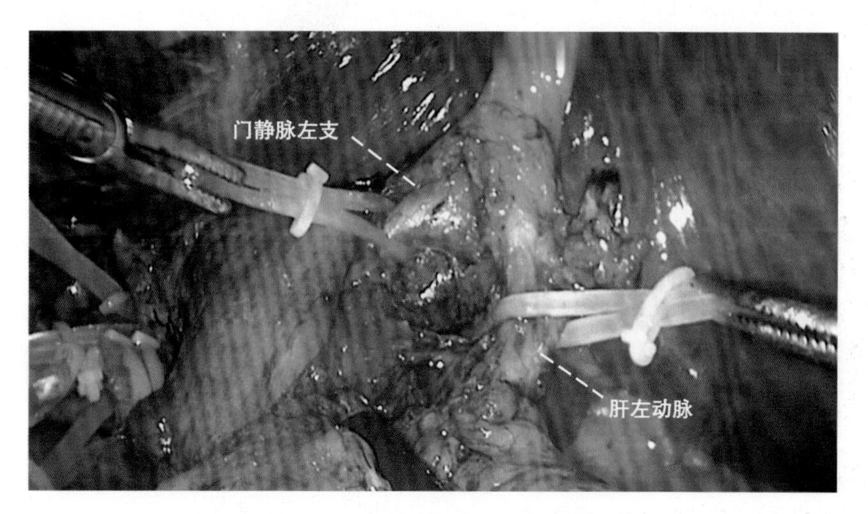

图 5-3-4 解剖门静脉左支，肝左动脉

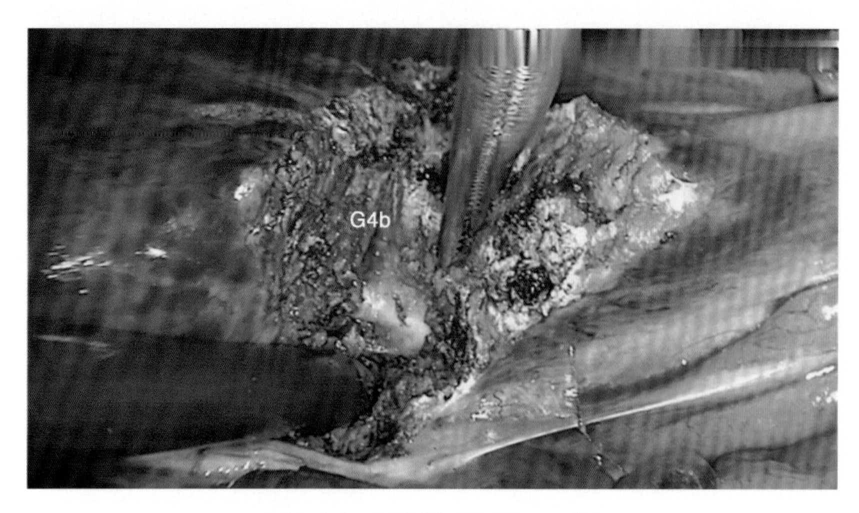

图 5-3-5 显露Ⅳb 段 Glisson 蒂

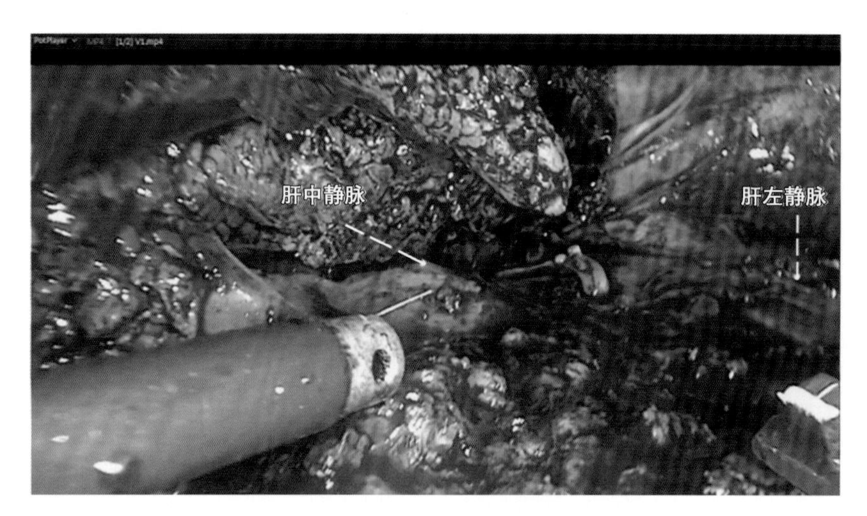

图 5-3-6 显露肝左静脉、肝中静脉汇合部

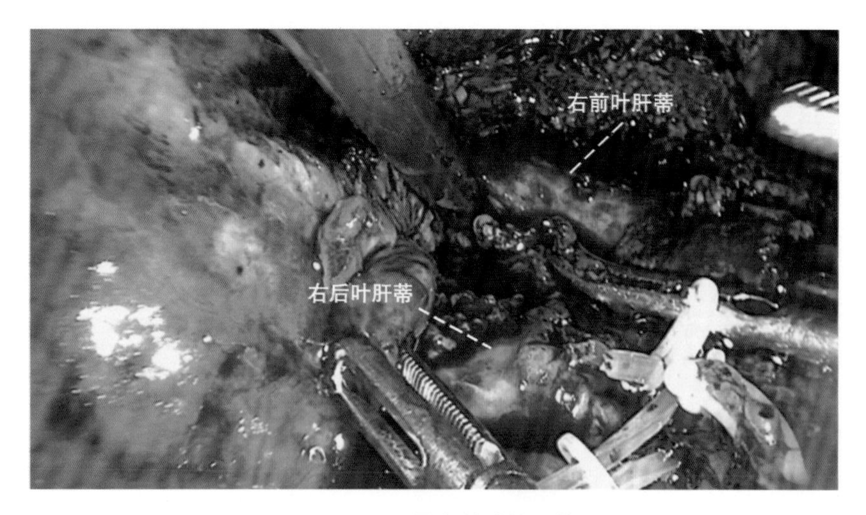

图 5-3-7 显露右前叶的肝蒂

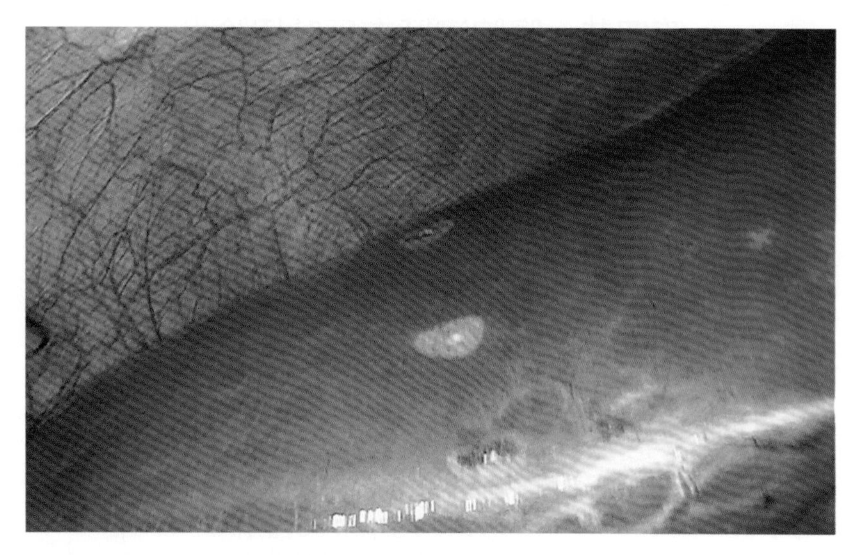

图 5-3-8 右前右后叶缺血线

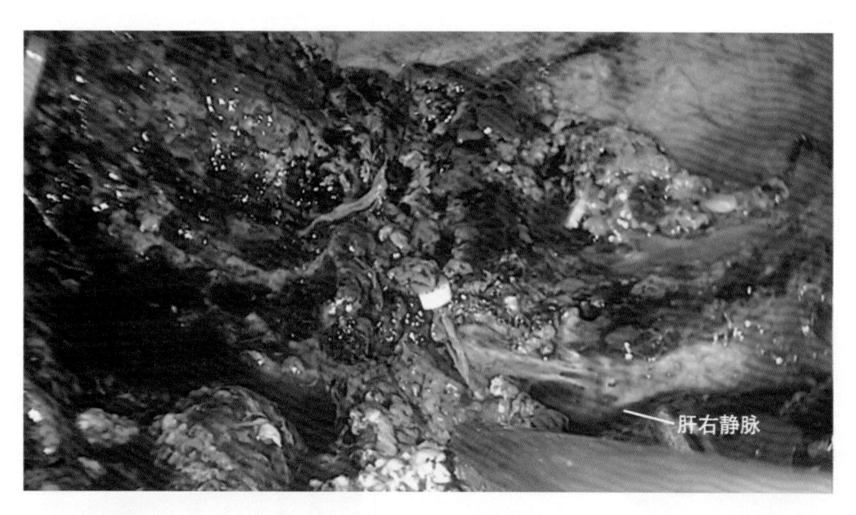

图 5-3-9 显露肝右静脉

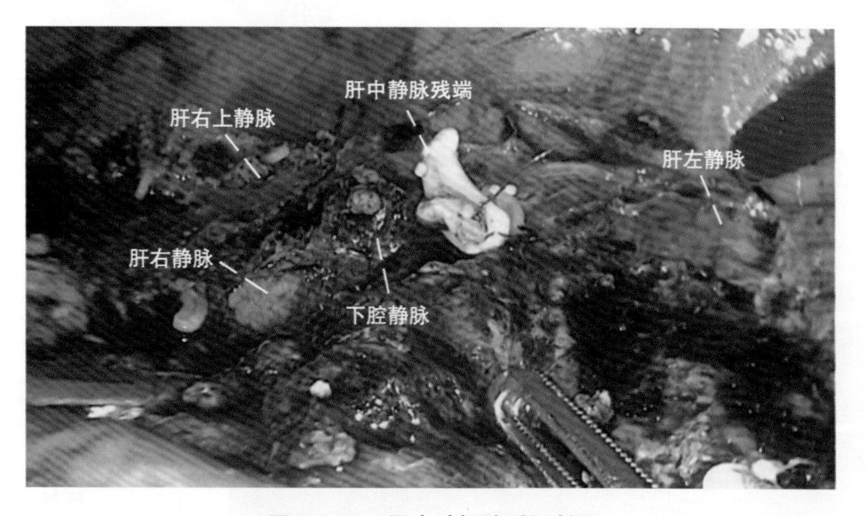

图 5-3-10 肝中叶切除后肝创面

第四节 腹腔镜肝右后叶切除术

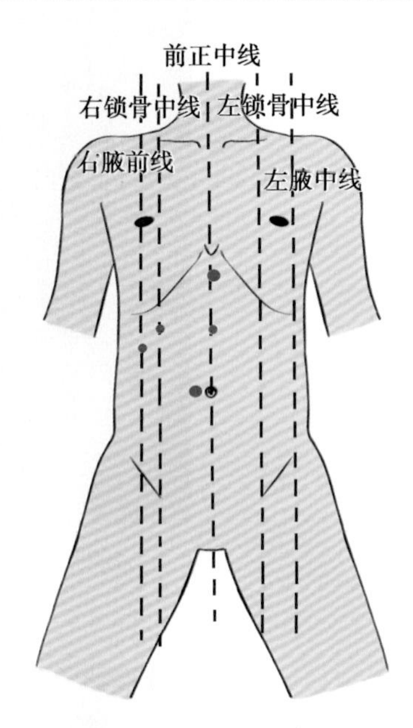

图 5-4-1 Trocar 布局

（一）适应证

1. 详见本章第一节。

2. 病变部位主要位于肝右后叶（Couinaud Ⅵ，Ⅶ）。

（二）禁忌证

详见本章第一节。

（三）术前准备及评估

详见本章第一节。

（四）术者站位和 Trocar 布局

1. **术者站位** 详见本章第一节。

2. Trocar 布局采用五孔法，脐水平右侧 2cm 放置 10mm Trocar 为观察孔，右锁骨中线肋弓下 5cm 置入 12mm Trocar 为术者主操作孔，主操作孔水平、右腋前线放置 5mm Trocar 为副操作孔，助手的操控孔分别位于正中线剑突下 5cm，10cm 处（图 5-4-1）。

（五）手术范围

右后叶切除术 包括保留或不保留肝右静脉的Ⅵ、Ⅶ段切除（图 5-4-2，图 5-4-3）。

（六）手术步骤

1. 切开镰状韧带，向头侧分离，解剖第二肝门，显露肝右静脉、肝中静脉根部。常规切除胆囊。打开小网膜囊，预制肝门阻断带（图 5-4-4）。

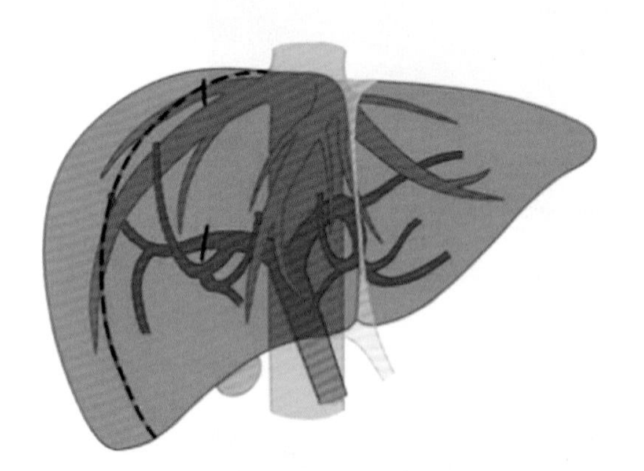

图 5-4-2 保留肝右静脉右后叶切除范围

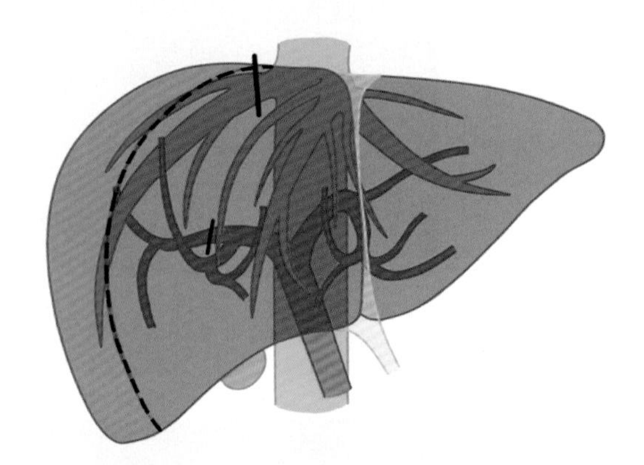

图 5-4-3 不保留肝右静脉右后叶切除范围

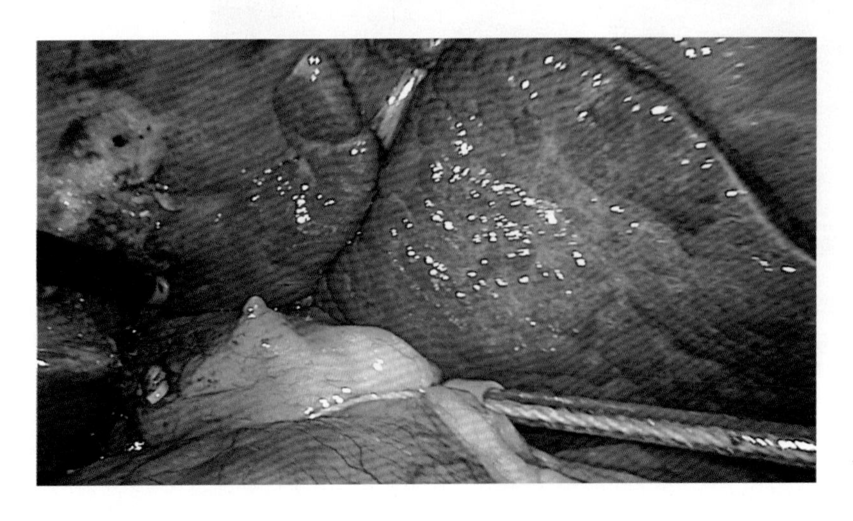

图 5-4-4 预制肝门阻断带

2. 切开肝肾韧带，助手将左侧尾状叶向腹侧提起，打开下腔静脉前间隙和下腔静脉旁间隙，利用腹腔镜的视觉优势，将所遇的肝短静脉予以结扎离断。注意可靠处理肝短静脉(图5-4-5)，避免结扎线或血管夹脱落引起大出血。

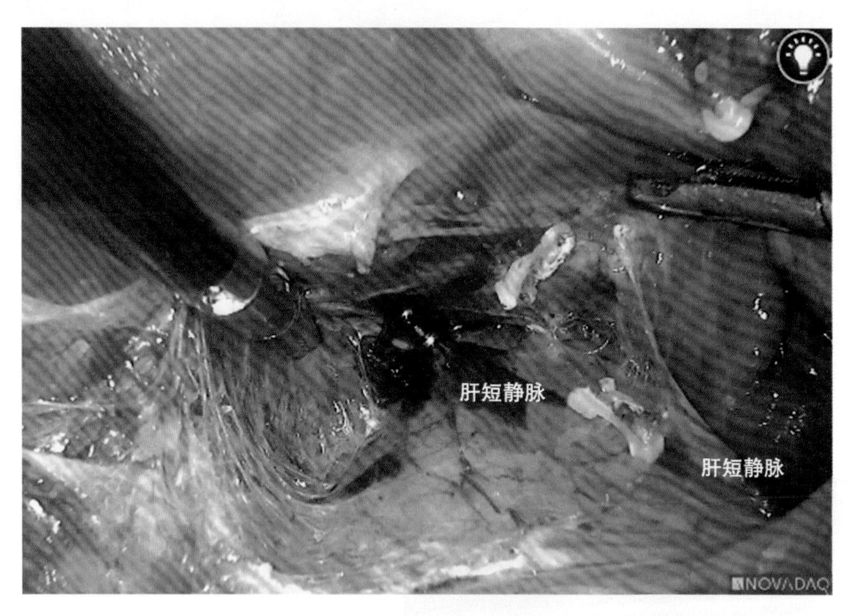

图 5-4-5 **肝短静脉处理**

3. 切开右侧冠状韧带、三角韧带，游离右肝。将肝脏向左上方翻起，完全游离右肝至显露右侧腔静脉韧带，游离右侧静脉韧带，显露悬吊肝右静脉(图5-4-6)，预置肝右静脉阻断带。注意在切开右侧三角韧带时，保留肝脏侧少量韧带，方便在游离右肝时助手牵拉肝脏。

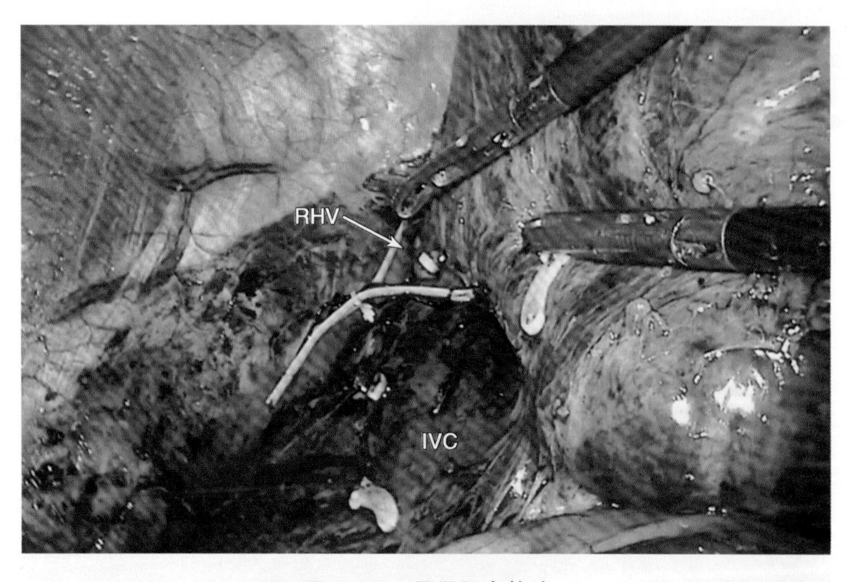

图 5-4-6 **悬吊肝右静脉**

4. 阻断第一肝门，沿 Rouviere' s 沟纵行切开，采用鞘外途径解剖出右后叶肝蒂(图5-4-7)，确认无误后予以结扎，可在肝脏表面见肝右后叶的缺血线(图5-4-8)。

5. 沿缺血线右侧1cm处标记切除线，超声刀由浅而深离断肝实质，所遇的管道妥善处理。在尾侧找到肝右静脉的分支，采用“顺藤摸瓜”的方法，离断肝右静脉Ⅴ6分支后，向背侧分离肝实质，丝线结扎悬吊后切割闭合器离断右后叶肝蒂。离断右后叶肝蒂后继续向前离断肝实质，离断肝中静脉

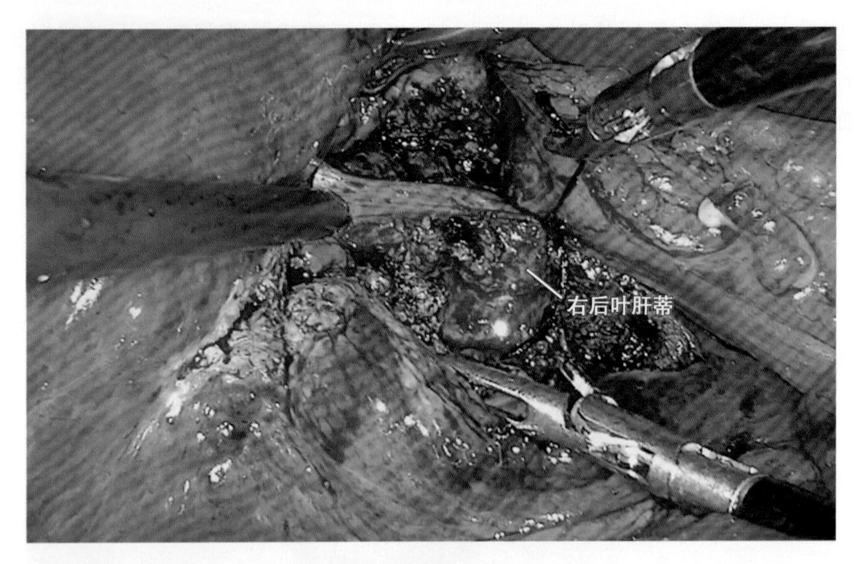

图 5-4-7 解剖右后叶肝蒂

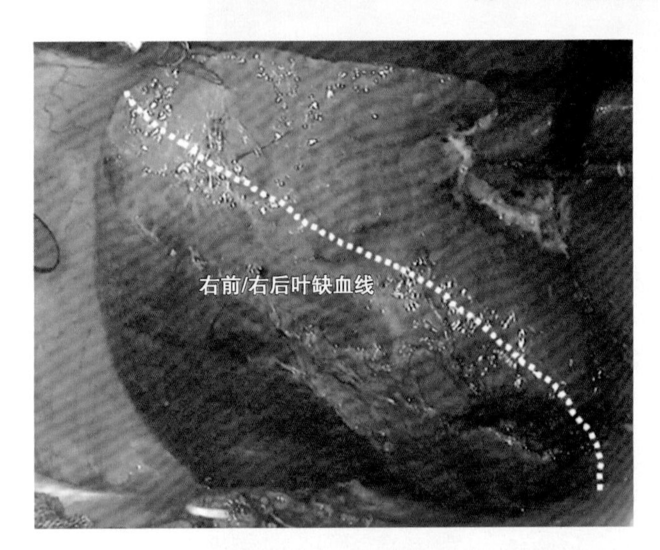

图 5-4-8 右后叶缺血线

V7 分支(图 5-4-9),显露肝右静脉根部。

6. 完整切除右后叶,标本装袋,从耻骨联合上方取出。

（七）术者寄语

肝右后叶由于显露较困难,切线难以把握,因此解剖性右后叶切除是腹腔镜肝切除的难点。右后叶的肝蒂在肝的脏面相对表浅,我们可切开 Rouviere' s 沟,采用鞘外途径解剖出右后叶肝蒂。右侧尾状突存在,对切除平面存在一定影响,所以笔者在行右后叶的切除时常规切除尾状突。如因术中需要切断肝右静脉时,应在肝右静脉根部 2~3cm 处离断,注意保留肝右静脉的Ⅷ段背侧支的回流。

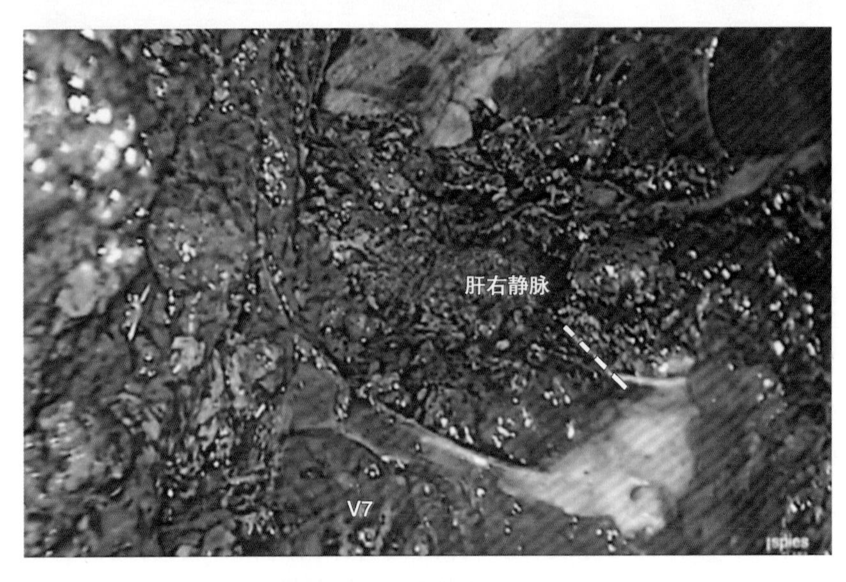

图 5-4-9 肝右静脉 V7 分支

第五节　腹腔镜肝右前叶切除术

（一）适应证

1. 详见本章第一节。

2. 病变部位主要位于肝 Couinaud Ⅴ、Ⅷ段。

（二）禁忌证

详见本章第一节。

（三）术前准备及评估

详见本章第一节。

（四）术者站位和 Trocar 布局

详见本章第三节。

（五）手术范围

肝右前叶切除术　切除 Couinaud Ⅴ、Ⅷ段（图 5-5-1）。

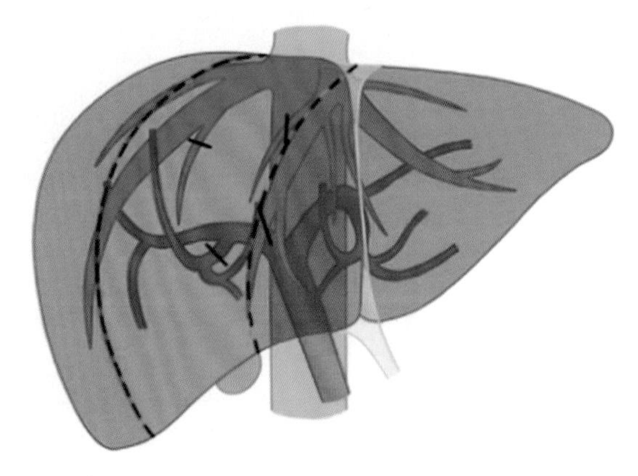

图 5-5-1　肝右前叶切除范围

（六）手术步骤

1. 离断肝圆韧带，打开镰状韧带与左、右冠状韧带，直至第二肝门，显露肝右静脉和肝左、肝中静脉共干之间的间隙（图 5-5-2）。将肝圆韧带向头侧牵拉，常规切除胆囊。

2. 采用鞘内解剖的方法解剖右前肝蒂：将胆囊管翻向左侧，打开肝十二指肠韧带右侧腹膜，显露右侧门静脉后，继续向上分离解剖出门静脉的右前、右后支，分别予以悬吊；解剖出右侧肝动脉，血管阻断带悬吊，继续向远端解剖出肝右动脉的右前叶、右后叶支（图 5-5-3）。

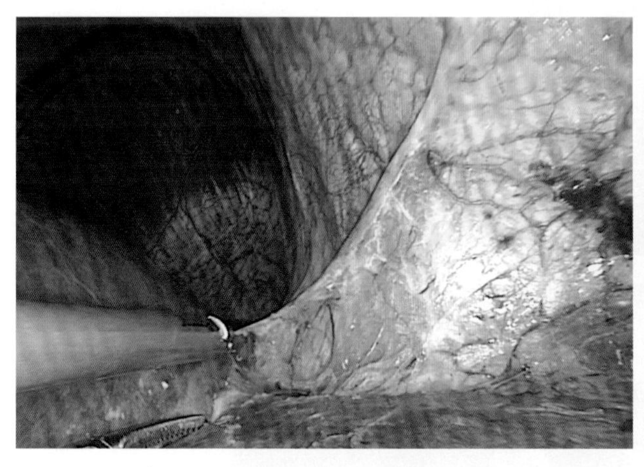

图 5-5-2　第二肝门解剖

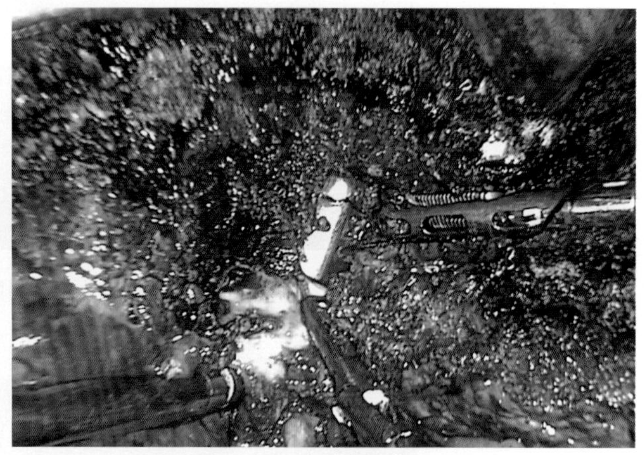

图 5-5-3　右前叶肝蒂解剖

3. 阻断肝右动脉、右侧门静脉，可见左右半肝缺血线。沿左右半肝缺血线右侧 1cm 处劈开肝脏，超声刀由浅至深、由下往上离断肝实质，全程显露肝中静脉，结扎肝中静脉的Ⅴ5、Ⅴ8 分支（图 5-5-4）；在第一肝门处沿肝门板自左向右侧离断肝实质，显露右前叶的肝蒂并予以离断（图 5-5-5）；离断右前叶的肝蒂后，沿右前右后的缺血线离断肝实质，遇到肝右静脉的Ⅴ8d 属支予以结扎离断，向头侧离断肝实质，如沿此切面难以显露至肝右静脉根部时则更换至头侧切面；在肝右静脉根部寻找肝右静脉（图 5-5-6），并循肝右静脉，在肝右静脉、下腔静脉前壁平面向右侧离断肝实质，完整切除肝右前叶（图 5-5-7）。肝断面彻底止血，肝静脉筛孔用 5-0 prolene 线予以缝扎，放置引流，标本装入标本袋内，经脐下扩大切口取出。

（七）术者寄语

肝右前叶包含肝 Couinaud Ⅴ、Ⅷ段，行解剖性肝右前叶切除需显露肝中静脉、肝右静脉，由于肝静脉的显露筛孔可能导致术中出血，因此切肝过程中麻醉医生配合，降低中心静脉压非常重要。

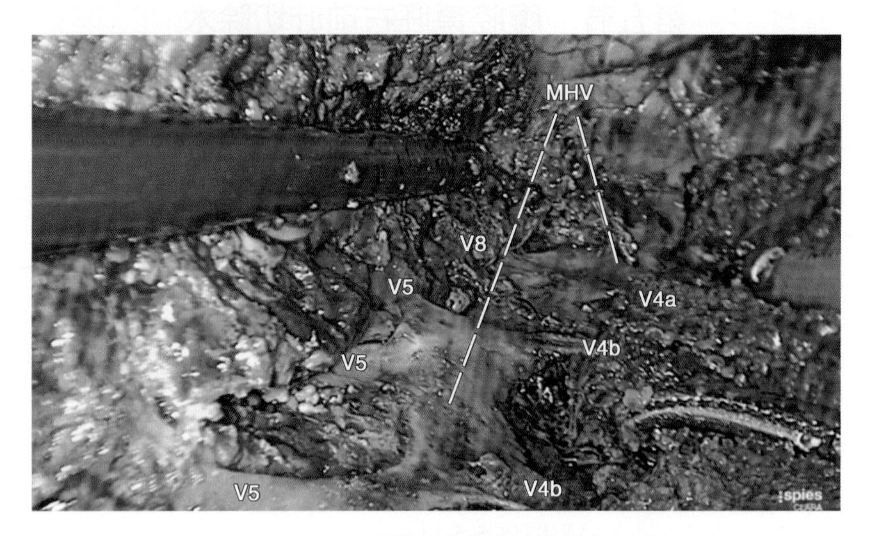

图 5-5-4 显露肝中静脉及其属支

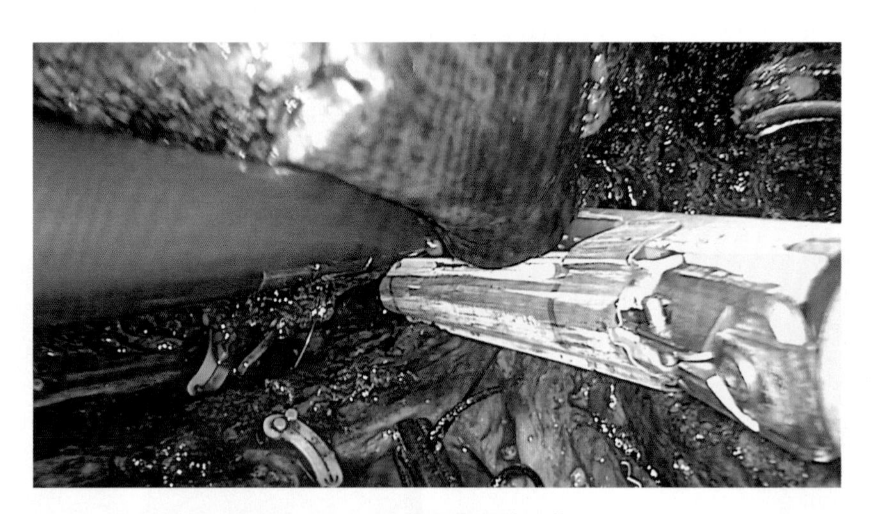

图 5-5-5 离断右前叶肝蒂

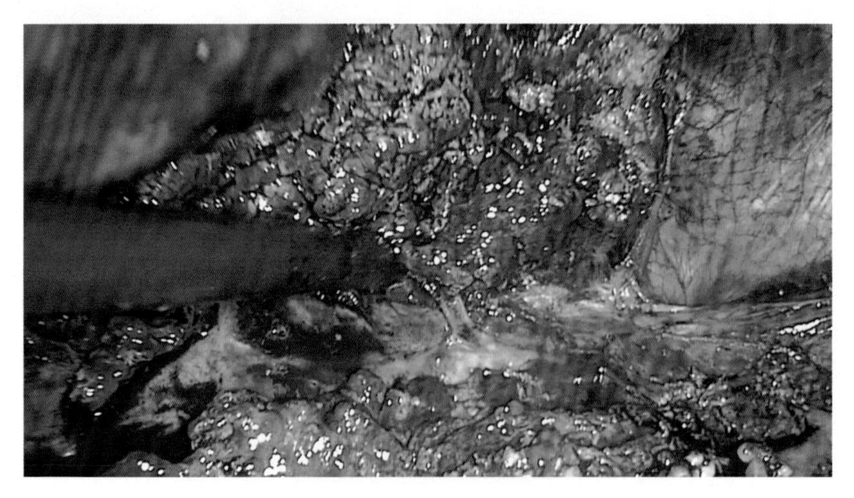

图 5-5-6 显露肝右静脉

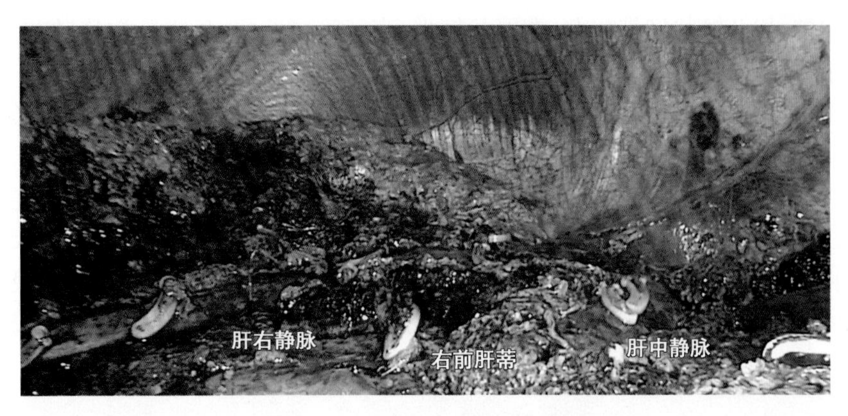

图 5-5-7 **肝右前叶切除后创面**

第六节 腹腔镜全尾状叶切除术

（一）适应证

1. 局限于尾状叶的肿瘤，肿瘤未侵犯周围组织，未侵犯第一、二肝门，未侵犯下腔静脉。肿瘤较大者最好包膜完整。

2. 肿瘤直径最好是<5cm。

（二）禁忌证

1. 恶性肿瘤侵犯第一、二肝门或下腔静脉等重要血管，显露困难。

2. 肿瘤较大，暴露困难者，不适宜行腹腔镜切除。

3. 尾状叶的恶性肿瘤，尤其是无包膜者，为保证切缘，不适合行腹腔镜切除。

（三）术前准备及评估

详见本章第一节。

（四）术者站位和 Trocar 布局

详见本章第三节。

（五）手术范围

1. **全尾状叶切除术** 包括左侧尾状叶、右侧尾状突和腔静脉旁部（图 5-6-1）。

2. **固有尾状叶切除** 又称 Spiegel 叶，相当于 Couinaund Ⅰ段，位于腔静脉韧带的左侧，肝左外叶的下方，第一肝门的后方，相对易于显露（图 5-6-2）。

（六）手术步骤

1. 本手术描述的是左侧尾状叶，右侧尾状突和腔静脉旁部的全尾状叶切除。

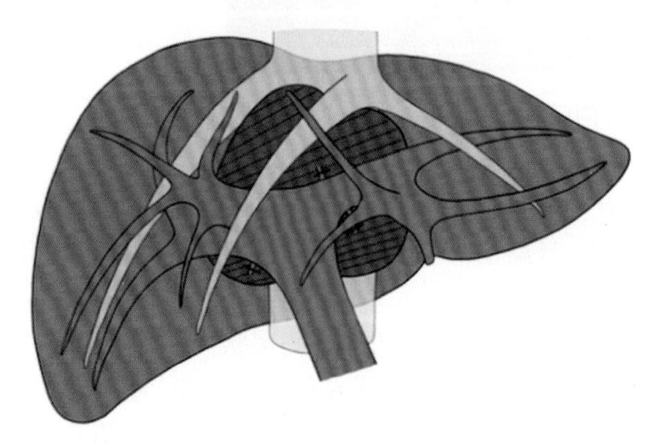

图 5-6-1 **全尾状叶切除范围**

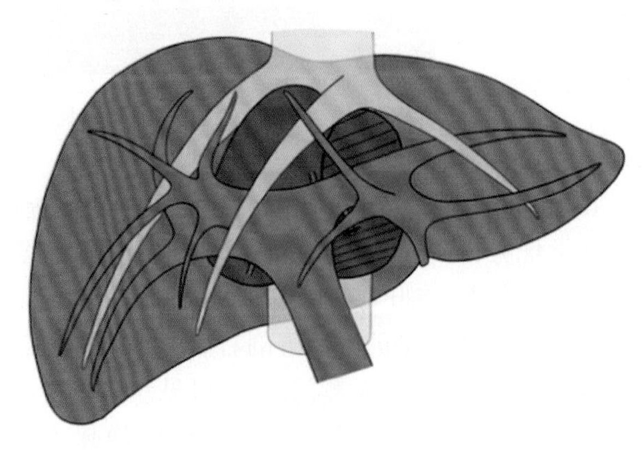

图 5-6-2 **左侧尾状叶切除范围**

2. 离断肝圆韧带,切开镰状韧带与左、右冠状韧带,直至第二肝门,显露肝右静脉和肝左、肝中静脉共干之间的间隙。将肝圆韧带向头侧牵拉,常规切除胆囊。

3. 打开小网膜囊,显露 Spiegel 叶,切开左侧静脉韧带、左侧三角韧带,游离左肝(图 5-6-3)。打开肝十二指肠韧带左侧腹膜,靠近肝脏处采用鞘内的方法解剖出肝左动脉(left hepatic artery,LHA)予以悬吊,将肝左动脉近端向左下方牵拉,在左肝下缘解剖显露左侧门静脉(left portal vein,LPV)横部予以悬吊。助手将左侧门静脉向腹侧牵拉,逐支结扎离断门静脉的尾状叶(Glisson Spiegelian lobe,GSPL)分支(图 5-6-4)。切断左侧的下腔静脉韧带,将 Spiegel 叶从下腔静脉分离来。剥离肝左静脉(left hepatic vein,LHV)根部,显露出汇入下腔静脉的部分,在肝左静脉根部结扎切断 Arantius 管,从此处剥离下腔静脉的左腹侧面(图 5-6-5)。

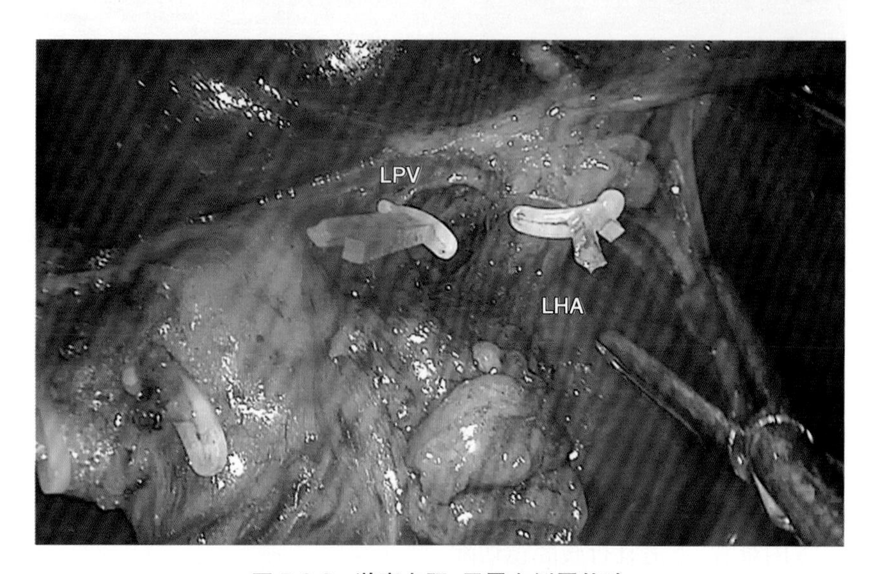

图 5-6-3 **游离左肝,显露左侧尾状叶**

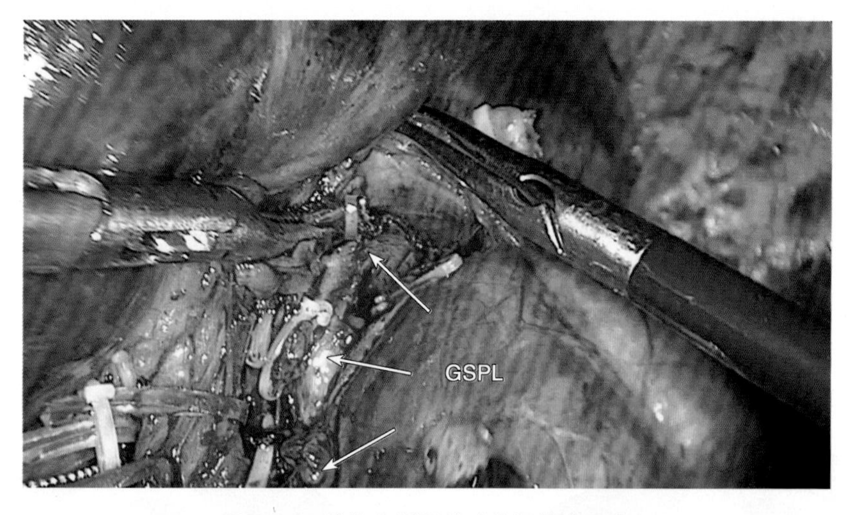

图 5-6-4 **结扎左侧尾状叶的门静脉血流**

4. 切开肝肾韧带,助手将右侧尾状突向腹侧提起,打开下腔静脉前间隙和下腔静脉旁间隙,利用腹腔镜的视觉优势,将所遇的肝短静脉予以结扎离断(图 5-6-6)。显露出肝右静脉的汇入部后,剥离其内侧的下腔静脉腹侧面,将肝右静脉游离并悬吊。

5. 采用鞘内解剖的方法解剖右后肝蒂,分离结扎右侧尾状突的分支。切开右侧尾状突(图 5-6-7)。

6. 阻断肝左动脉、左侧门静脉,可见左右半肝缺血线。沿左右半肝缺血线左侧劈开肝脏,超声刀由浅至深、由下往上离断肝实质,全程显露肝中静脉,结扎肝中静脉的Ⅵa、Ⅵb 段分支(图 5-6-8)。在第一肝门处解剖出右侧肝蒂,悬吊右侧肝蒂向尾侧牵拉。将尾状叶的尾侧从肝门剥离,再从肝门部向左侧剥离,结

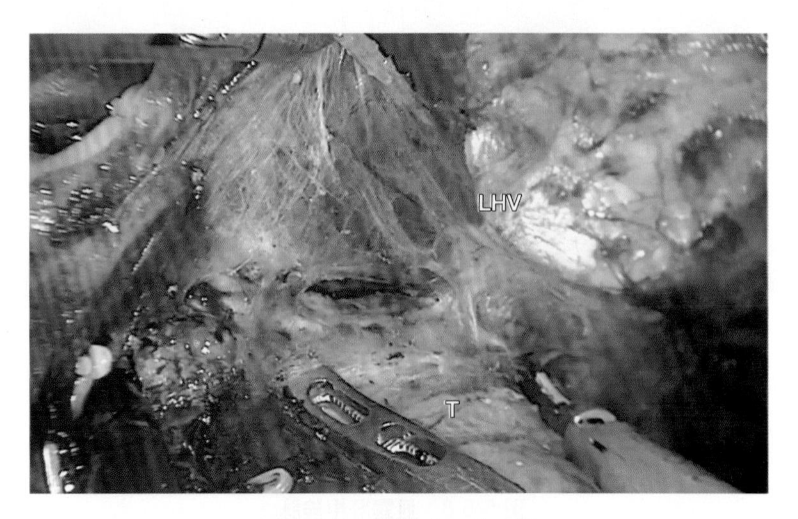

图 5-6-5 切断 Arantius 管

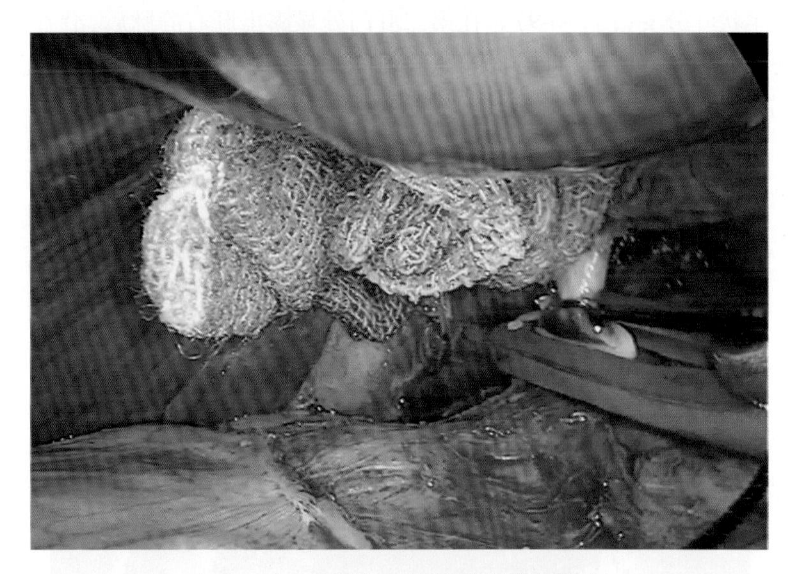

图 5-6-6 解剖第三肝门,结扎肝短静脉

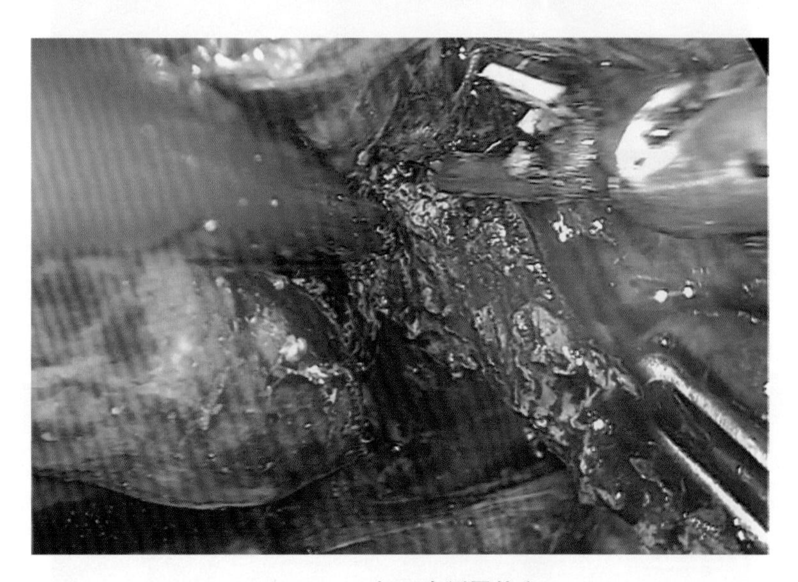

图 5-6-7 切开右侧尾状突

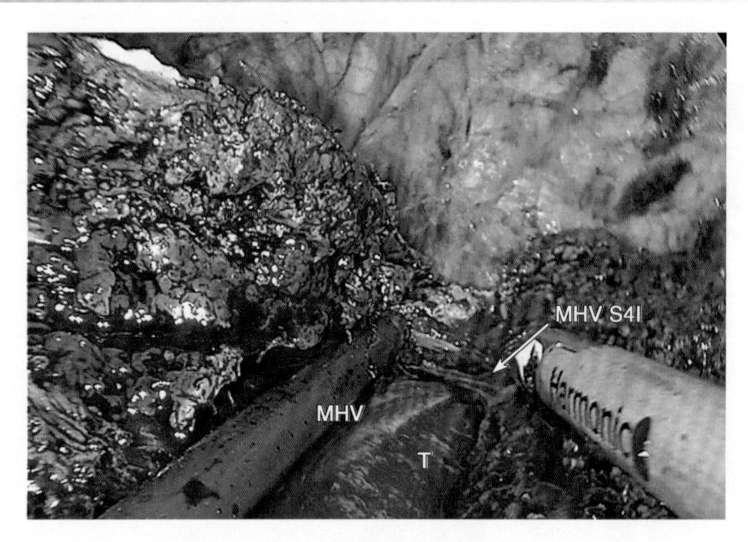

图 5-6-8　**显露肝中静脉**

扎所遇的朝向头侧的尾状叶分支(图 5-6-9)。在第二肝门处显露出肝右静脉后,沿着肝右静脉的后壁与肝中静脉的后壁相连的平面离断肝实质,将尾状叶完整切除(图 5-6-10)。肝断面彻底止血,肝静脉筛孔 5-0 prolene 予以缝扎,放置引流,标本装入标本袋内,经脐下扩大切口取出。

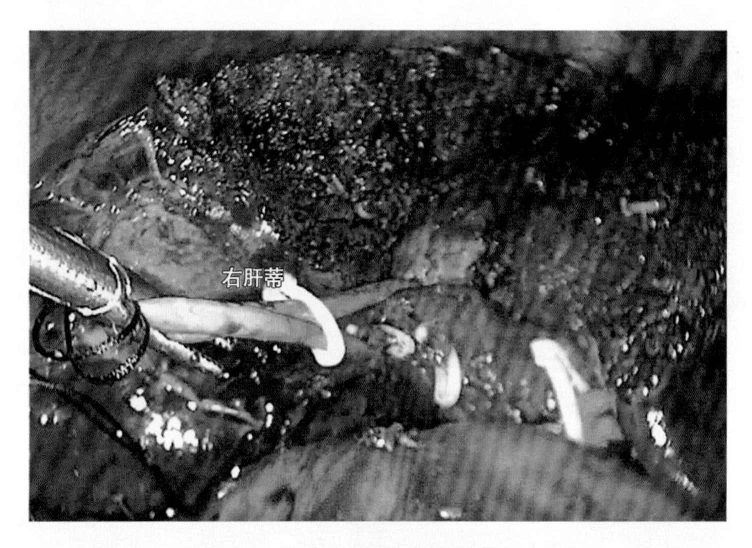

图 5-6-9　**悬吊右侧肝蒂**

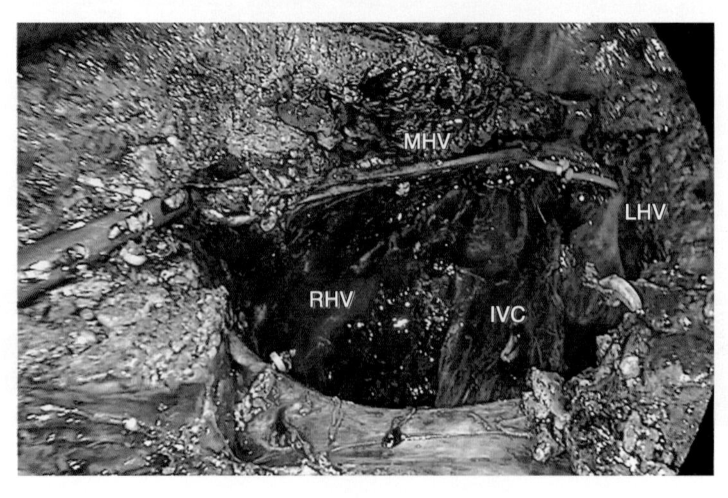

图 5-6-10　**尾状叶切除后创面**

（七）术者寄语

肝尾状叶位于肝脏的中央，被下腔静脉、肝静脉和肝门包绕，要完整切除的难度较大。肝尾状叶切除由于切缘难以达到2cm以上，因此本术式仅适合包膜完整的肿瘤或者低度恶性、良性肿瘤。术者采用的左右半肝离断的前入路的手术方式，较容易显露肝静脉和肝门，使手术变得方便可行，值得推广。

第七节 腹腔镜解剖性肝S7段切除术

（一）适应证

病变部位主要位于肝 Couinaud Ⅶ段。

（二）禁忌证

详见本章第一节。

（三）术前准备及评估

详见本章第一节。

（四）术者站位和 Trocar 布局

1. **术者站位** 详见本章第一节。

2. **Trocar 布局** 详见本章第四节。

（五）手术范围

肝 S7 段切除术（Couinaud Ⅶ段）（图 5-7-1）。

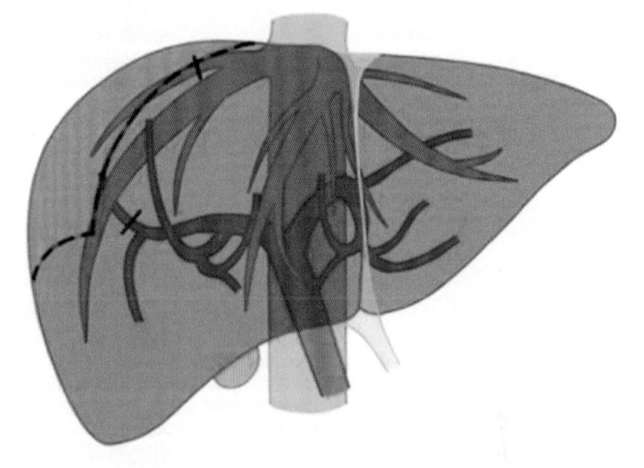

图 5-7-1 肝 S7 段切除范围

（六）手术步骤

1. 离断肝圆韧带、镰状韧带至第二肝门，解剖下腔静脉窝，显露肝右静脉和肝左、肝中静脉共干之间的间隙；然后离断右冠状韧带、三角韧带、肝肾韧带。助手将左侧尾状叶向腹侧提起，打开下腔静脉前间隙和下腔静脉旁间隙，利用腹腔镜的视觉优势，将所遇的肝短静脉予以结扎离断（图 5-7-2）。切开右侧静脉韧带，显露肝右静脉后予以悬吊（图 5-7-3）。

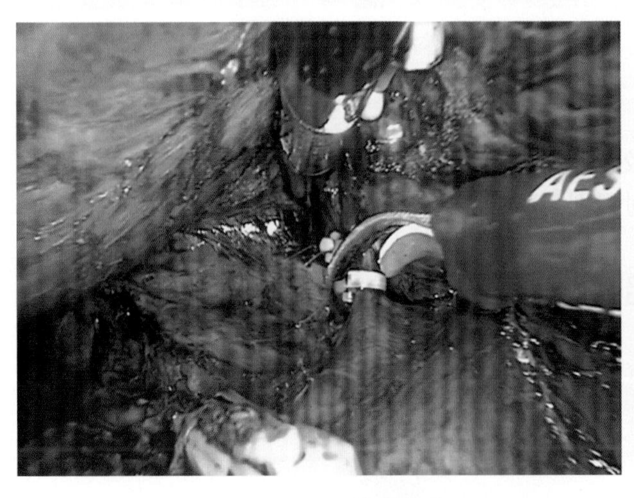

图 5-7-2 处理肝短静脉

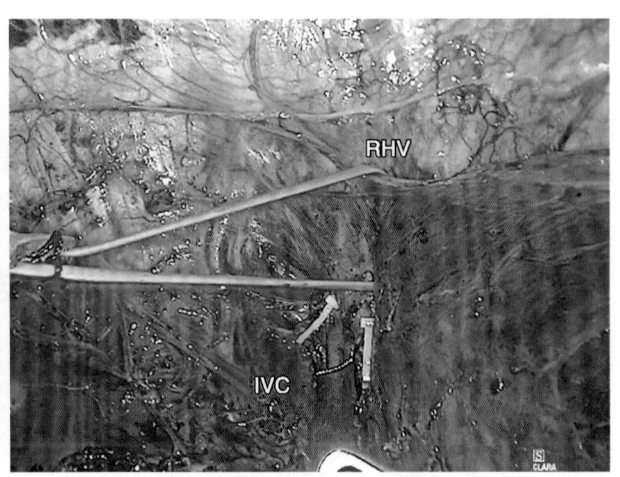

图 5-7-3 悬吊肝右静脉

2. 沿 Rouviere' s 沟向右侧切开肝实质，显露出 S6 段肝蒂后，其后方为 S7 段肝蒂，确定无误后予以悬吊结扎（图 5-7-4）。结扎的 S7 肝蒂远端注射吲哚菁绿，荧光染色范围与缺血范围一致。

3. 从 S6 和 S7 的分界线处离断肝实质，露出肝右静脉的末梢端，在其背侧分离出 S7 的 Glisson 后进行结扎、切断（图 5-7-6）。然后沿肝右静脉的右侧向根部游离，结扎离断肝右静脉的 S7 段回流支，至此完成 S7 段的切除（图 5-7-7）。

4. 肝断面彻底止血，S7 段肝蒂、肝静脉筛孔用 5-0 prolene 线予以缝扎，放置止血纱和引流管，标本装入标本袋内，经耻骨上扩大横切口取出标本。

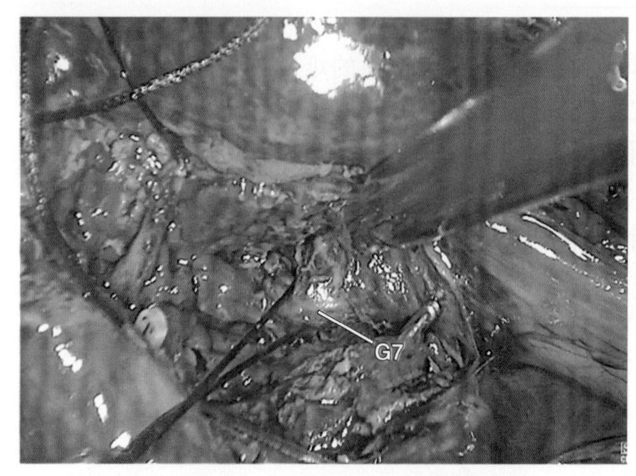

图 5-7-4 结扎 S7 段肝蒂

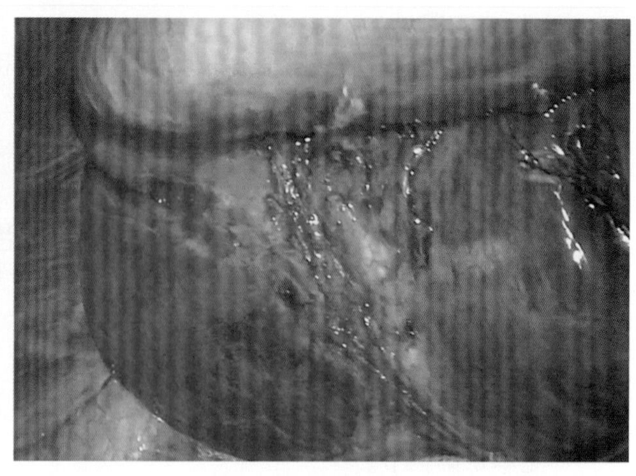

图 5-7-5 荧光染色范围与缺血范围一致

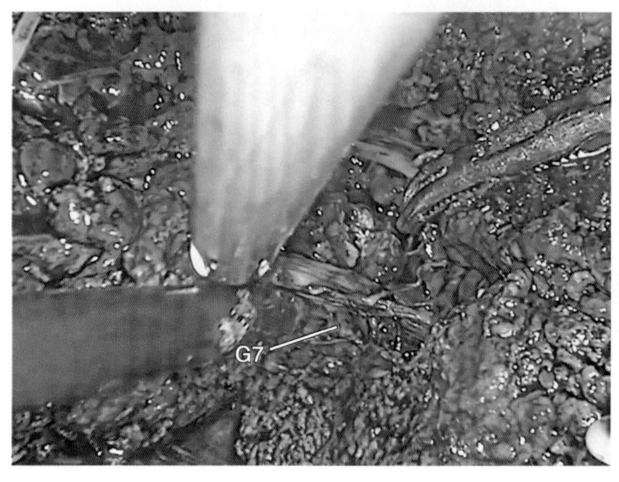

图 5-7-6 离断肝 S7 肝蒂

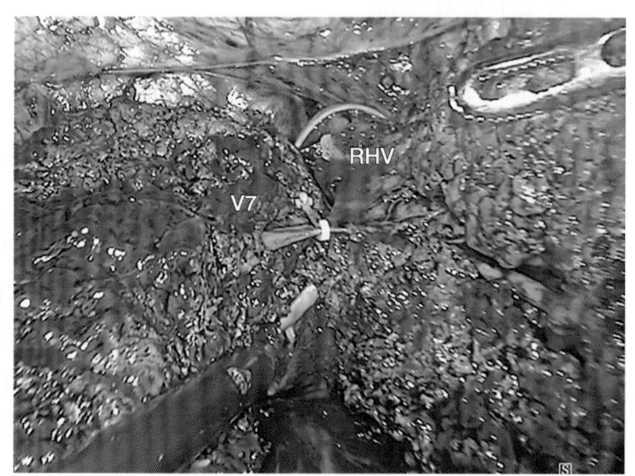

图 5-7-7 离断肝右静脉 S7 分支

（七）术者寄语

解剖性肝 S7 切除由于断肝平面难以把握，难度较大。S7 的肝蒂多数为 Y 形或者 V 形，因此采用鞘外预处理肝蒂后，吲哚菁绿荧光染色的方法方便可行，对识别断肝平面有很好的指引作用。

第八节 腹腔镜解剖性肝 S8 段切除术

（一）适应证

病变部位主要位于肝 Couinaud Ⅷ段。

（二）禁忌证

详见本章第一节。

（三）术前准备及评估

详见本章第一节。

（四）术者站位和 Trocar 布局

1. **术者站位** 详见本章第二节。

2. **Trocar 布局** 脐下 2cm 放置 10mm Trocar 为观察孔，剑突与脐连线中点平面、偏右侧 2cm 置入 12mm Trocar 为术者主操作孔，主操作孔水平、右锁骨中线点放置 5mm Trocar 为副操作孔，助手的两操作孔分别位于左锁骨中线肋缘下 10cm 和左腋前线肋缘下 5cm（图 5-8-1）。

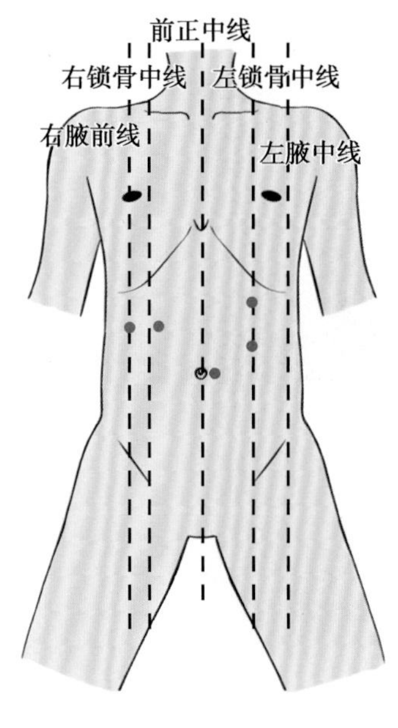

图 5-8-1　Trocar 布局

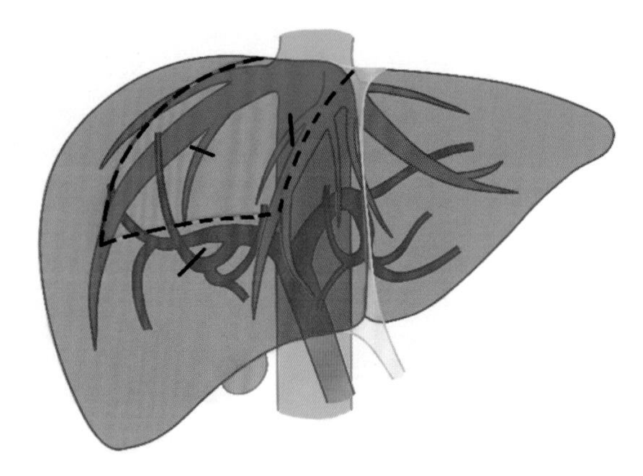

图 5-8-2　肝 S8 段切除范围

（五）手术范围

肝 S8 段切除术（Couinaud Ⅷ段）（图 5-8-2）。

（六）手术步骤

1. 离断肝圆韧带、镰状韧带至第二肝门，解剖下腔静脉窝，显露肝右静脉和肝左、肝中静脉共干之间的间隙；然后离断右冠状韧带、三角韧带、肝肾韧带。

2. 将肝圆韧带向头侧牵拉，常规切除胆囊。将胆囊管翻向左侧，打开肝十二指肠韧带右侧腹膜，显露右侧门静脉后，继续向上分离解剖出门静脉的右前、右后支；解剖出右侧肝动脉，继续向远端解剖出肝右动脉的右前、右后支；门静脉和肝右动脉右前分支均予阻断带悬吊（图 5-8-3）。

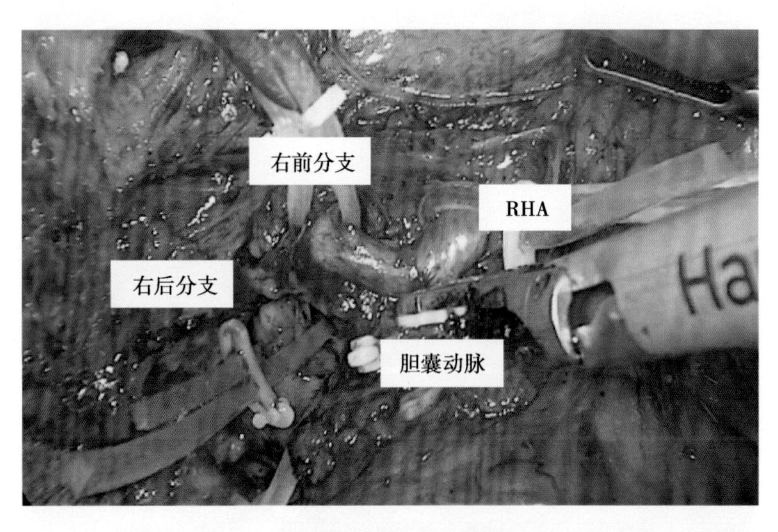

图 5-8-3　第一肝门解剖

3. 腹腔镜超声在肝表面标记肿瘤范围和中心位置，同时标记肝中静脉走行。

4. 阻断右侧门静脉和肝右动脉，显露半肝缺血线，在缺血线的右侧由浅至深、由下往上劈开肝脏，离断肝中静脉Ⅴ段属支（图 5-8-4），在其下方找到右前叶肝蒂主干，在分叉处上方显露 S8 肝蒂并于根部结扎（图 5-8-5），标记缺血线（即 S5/8、S7/8 边界）（图 5-8-6），向头侧继续离断肝中静脉Ⅷ段属支，全程显露 MHV，离断 S8 段肝蒂。

5. 沿 S5/8 段缺血线自左离断肝实质，至肝右静脉主干，再沿肝右静脉向根部离断肝实质，遇到其Ⅷ

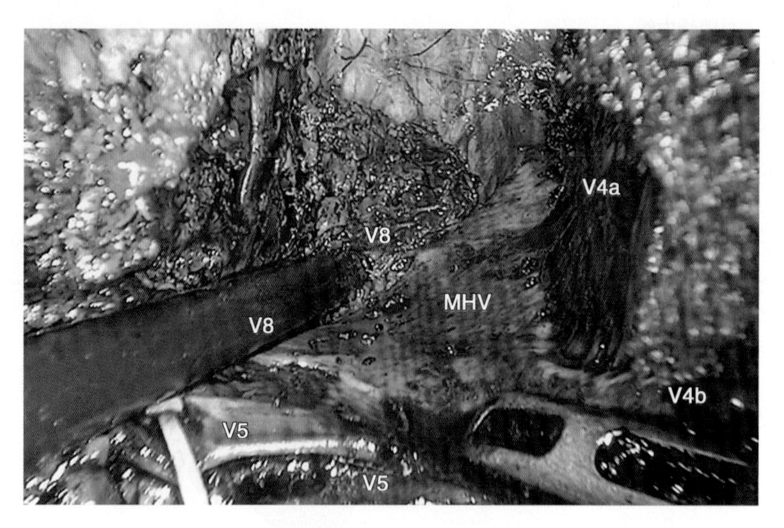

图 5-8-4 显露肝中静脉

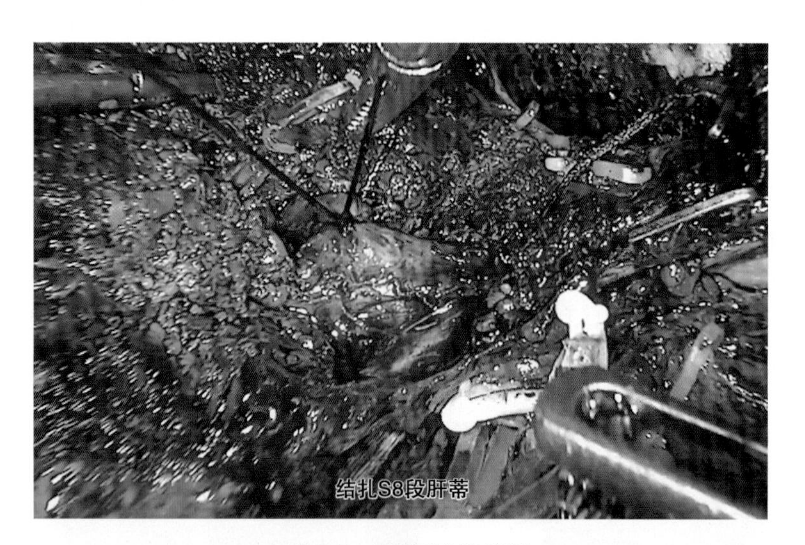

图 5-8-5 显露 S8 段肝蒂

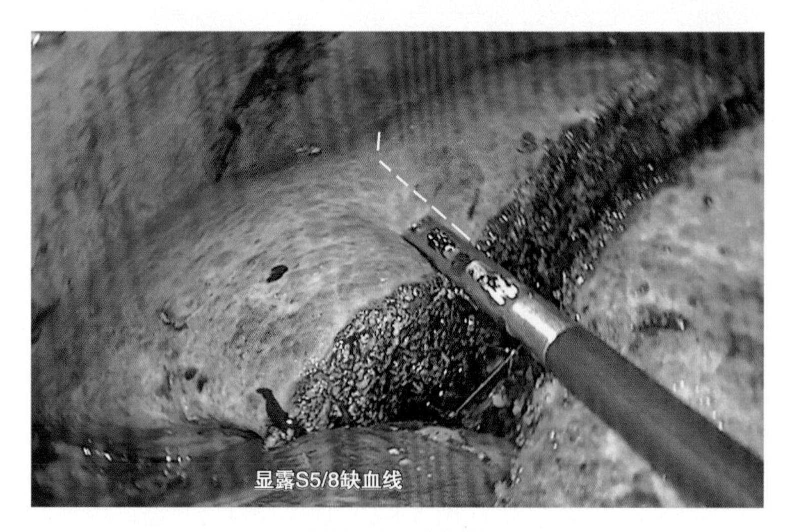

图 5-8-6 缺血线

属支予以结扎离断，再沿下腔静脉的腹侧面、肝右静脉和肝中静脉主干之间完整切除 S8 段（图 5-8-7）。

6. 肝断面彻底止血，S8 段肝蒂、肝静脉筛孔用 5-0 prolene 线予以缝扎，放置止血纱和引流管，标本装入标本袋内，经耻骨上扩大横切口取出标本。

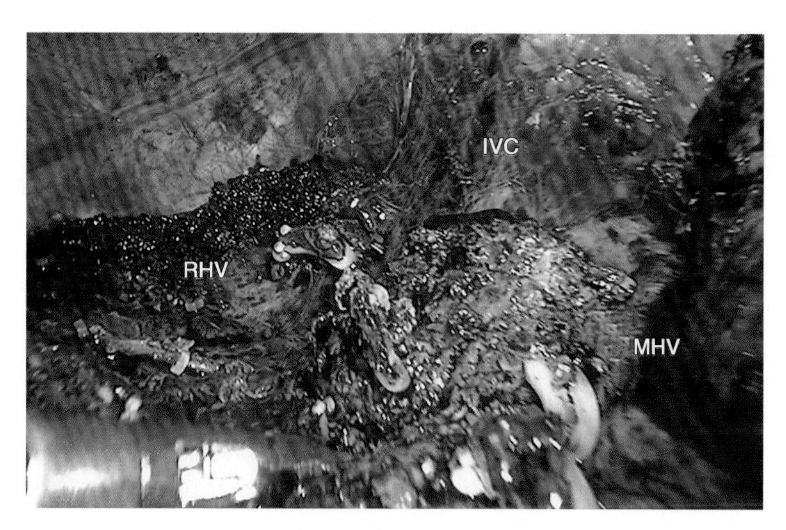

图 5-8-7 **切除 S8 后肝创面**

（七）术者寄语

肝 S8 段由于靠近膈顶，显露相对较困难。笔者所提出的肝正中裂劈开的方法对于 S8 肝蒂的显露相对简单，结扎 S8 肝蒂后，再根据肝脏表面的缺血线和肝右静脉的走行，完整切除肝 S8 段，此方法使解剖性肝 S8 段切除变得简单可行。

参考文献

1. 陈佰文，裘铠杰，李宏，等. 两种不同方法行腹腔镜左半肝切除比较分析[J]. 中华肝胆外科杂志，2019，25(11)：815-818.
2. 刘祖军，蔡小勇，江文枢，等. 腹腔镜左半肝切除术的技术难点与体会（附 34 例报告）[J]. 腹腔镜外科杂志，2019，24(11)：805-808.
3. 段云飞，杨雨，陈晶，等. 区域性出入肝血流阻断在腹腔镜左半肝切除术中的应用[J]. 中华普通外科杂志，2019，34(1)：10-13.
4. 周舟，魏荣光，段小辉，等. 腹腔镜循肝中静脉前入路解剖性右半肝切除 35 例临床分析[J]. 肝胆胰外科杂志，2018，30(3)：187-190.
5. Wang JC，Zhang YJ，Xu L，et al. Complete laparoscopic right hemihepatectomy[J]. Translational Cancer Research，2018，7(4)：1175-1177.
6. 卢鹏，纪文斌，王宏光. 腹腔镜下右半肝切除手术流程[J]. 中华肝胆外科杂志，2019，25(2)：141-144.
7. Cipriani Federica，Alzoubi Mohammad，Fuks David，et al. Pure laparoscopic versus open hemihepatectomy：a critical assessment and realistic expectations-a propensity score-based analysis of right and left hemihepatectomies from nine European tertiary referral centers[J]. Journal of Hepato-Biliary-Pancreatic Sciences，2020，27(1)：3-15.
8. 王剑一，杨达钧，何军明. 全腹腔镜"顺时针四切面法"解剖性肝中叶切除治疗肝癌一例[J]. 中华肝脏外科手术学电子杂志，2020，9(4)：395-396.
9. 叶青，何军明，彭建新，等. 腹腔镜解剖性顺时针四切面肝中叶切除的策略与技巧[J]. 中华肝脏外科手术学电子杂志，2020，9(2)：164-167.
10. Wei Li，Jun Han，Guowei Xie，et al. Laparoscopic versus open mesohepatectomy for patients with centrally located hepatocellular carcinoma：a propensity score matched analysis[J]. Surgical Endoscopy，2019，33(9)：2916-2926.
11. Yuki Homma，Goro Honda，Masanao Kurata，et al. Pure laparoscopic right posterior sectionectomy using the caudate lobe-first approach[J]. Surgical Endoscopy，2019，33(11)：3851-3857.

12. 虞洪，李哲勇，戴益. 区域血流阻断技术在腹腔镜肝右后叶切除术中的应用价值[J]. 中华消化外科杂志，2018，17(1)：104-108.
13. 郑志鹏，何军明，钟小生，等. 腹腔镜下右半肝血流阻断的肝右后叶切除术(附16例报告)[J]. 腹腔镜外科杂志，2017，22(11)：810-812.
14. Kirchner Varvara A，Kim Ki-Kun，Kim Seok-Hwan，et al. Pure laparoscopic right anterior sectionectomy for hepatocellular carcinoma with great vascular exposure[J]. Surgical Endoscopy，2017，31(8)：3349-3350.
15. 杨雨，陈晶，陈卫波，等. 交替性区域入肝血流阻断在腹腔镜肝右前叶切除术中的应用分析[J]. 中华肝胆外科杂志，2020，26(3)：161-164.
16. Zheng Siming，Zhu Jie，Li Hong，et al. Laparoscopic caudate lobe resection for the treatment of hepatolithiasis[J]. Journal of Minimal Access Surgery，2020，16(2)：106-110.
17. 厉学民，李仓，程俊峰，等. 腹腔镜肝尾状叶肿瘤切除的临床分析[J]. 中华普通外科杂志，2019(11)：925-927.
18. Kenichiro Araki，Norio Kubo，Akira Watanabe，et al. Systematic review of the feasibility and future of laparoscopic liver resection for difficult lesions[J]. Surgery Today，2018，48(7)：659-666.
19. Jun-ming He，Zhi-peng Zhen，Qing Ye，et al. Laparoscopic anatomical segment Ⅶ resection for hepatocellular carcinoma using the Glissonian approach with indocyanine green dye fluorescence[J]. Journal of Gastrointestinal Surgery，2020，24(5)：1228-1229.
20. 张辉，段小辉，毛先海，等. 背侧肝右静脉优先入路腹腔镜解剖性肝Ⅶ段切除肝细胞癌一例[J]. 中华肝胆外科杂志，2020，26(3)：224-225.
21. Gozo Kiguchi，Atsushi Sugioka，Yutaro Kato，et al. Laparoscopic S7 Segmentectomy using the inter-Laennec approach for hepatocellular carcinoma near the right hepatic vein[J]. Surgical Oncology，2019，31：132-134.
22. Ogiso S，Seo S，Ishii T. et al. Middle Hepatic Vein Branch-Guided Approach for Laparoscopic Resection of Liver Segment 8 Is Simple，Reliable，and Reproducible[J]. Annals of Surgical Oncology，2020，27(13)：5195.
23. Yusuke Ome，Goro Honda，Manami Doi，et al. Laparoscopic Anatomic Liver Resection of Segment 8 Using Intrahepatic Glissonean Approach[J]. Journal of the American College of Surgeons，2020，230(3)：e13-e20.
24. Ji Hoon Kim，Hyeyoung Kim. Pure laparoscopic anatomic resection of the segment 8 ventral area using the transfissural glissonean approach[J]. Annals of Surgical Oncology，2019，26(13)：4608-4609.
25. 王小军，曹利，李建伟，等. 腹腔镜解剖性肝脏Ⅷ段切除术[J]. 中华肝胆外科杂志，2019，25(2)：135-136.
26. 王晓颖，高强，朱晓东，等. 腹腔镜超声联合三维可视化技术引导门静脉穿刺吲哚菁绿荧光染色在精准解剖性肝段切除术中的应用[J]. 中华消化外科杂志，2018，17(5)：452-458.

第六章

胆道外科

第一节　腹腔镜胆囊切除术

（一）适应证

1. 有症状的胆囊结石建议行腹腔镜胆囊切除术。

2. 没有胆囊结石症状，但是结石>2cm 或结石数量多也建议行腹腔镜胆囊切除术。

3. 糖尿病患者，在血糖控制好的情况下，也建议行腹腔镜胆囊切除。

4. 年龄比较大，心肺功能比较差的患者，如果条件允许，尽早行腹腔镜胆囊切除术。

5. 如果要去边远区域的患者，有潜在的胆囊结石，建议行腹腔镜胆囊切除术。

6. 胆囊息肉、胆囊肿瘤，如果息肉大于 1cm，建议做腹腔镜胆囊切除术。

（二）禁忌证

1. 术中发现胆囊癌变，尤其是胆囊癌突破浆膜层；为避免肿瘤播散，腹腔镜胆囊切除术是禁忌证。

2. 长期反复发作的慢性胆囊炎出现下列情况为相对禁忌证：瓷化胆囊，Mirizzi 综合征，黄色肉芽肿性胆囊炎，胆囊肠道内瘘。

3. 胆囊结石合并胆囊炎急性发作超过 72 小时为相对禁忌证。

（三）术前准备及评估

1. **影像学检查**　术前可以运用彩超、CT 和 MRI 了解胆囊和胆囊周围脏器情况，必要时可根据 MRCP 明确胆道系统是否存在异常。

2. **全身评估**　心、肺、肾功能，合并症（高血压、糖尿病、营养不良等）。

（四）术者站位和 Trocar 布局

患者平卧位头高脚低向左侧倾斜 30°，术者站于患者左侧，第一助手位于患者右侧，扶镜手站于患者左侧术者左侧（图 6-1-1）。采用四孔法，脐下 2cm 放置 10mm Trocar 为观察孔，剑突下两横指处置入 12mm Trocar 为术者主操作孔，右侧锁骨中线肋弓下 2cm 放置 5mm Trocar 为副操作孔，助手的操作孔位于右腋前线肋弓下 2cm（图 6-1-2）。

（五）手术步骤

1. **分离胆囊三角**　通过头高左侧位的体位改变显露术野，获得良好暴露。助手钳夹胆囊底部向肝脏表面头侧方向轻轻提起，术者左手将夹住胆囊管向右下方轻轻牵拉，暴露胆囊三角（图 6-1-3）。打开胆囊前后三角浆膜层，仔细辨认胆囊动脉、肝右动脉、胆囊管、胆总管，确认无误后，结扎离断胆囊动脉、胆囊管（图 6-1-4）。在解剖胆囊三角时注意在 Rouviere’s 沟与肝圆韧带连线的腹侧进行，这样能防止胆总管的损伤。注意为防止胆道损伤，在贴近胆管时谨慎使用电刀。

2. 沿着胆囊颈部到底部的腹侧与背侧浆膜预定切开线，自肝床将胆囊完整剥离。注意在切除胆囊时要在正确的层次内进行，避免因层次过深切开了肝包膜导致大出血。

（六）术者寄语

腹腔镜胆囊切除术是肝胆外科医师的入门手术，但也存在一定的风险。近年来随着腔镜器械和腔镜技术的提高，腹腔镜胆囊切除术逐渐在基层医院普及，但胆道损伤却时有发生，因此腹腔镜胆囊切除应谨慎对待。腹腔镜胆囊切除如遇术中粘连或炎症水肿严重，难以明确胆管的走行，应及时中转为开腹。

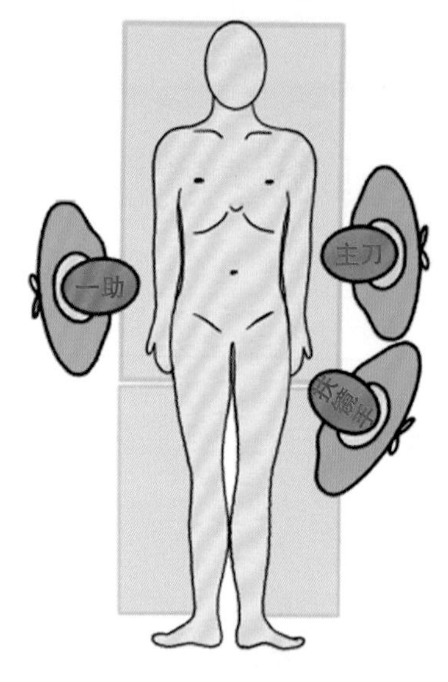

图 6-1-1 术者站位

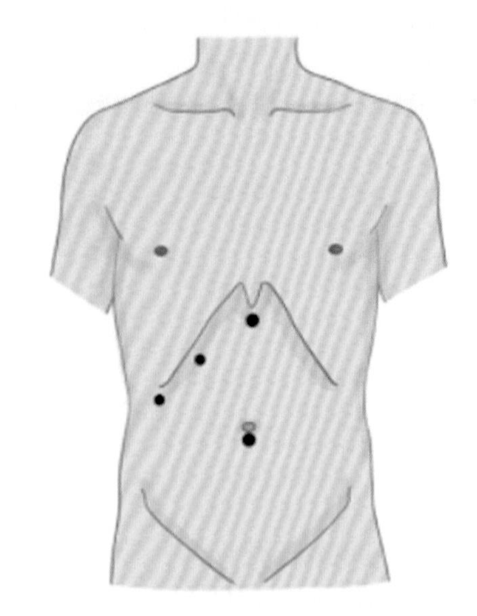

图 6-1-2 Trocar 布局

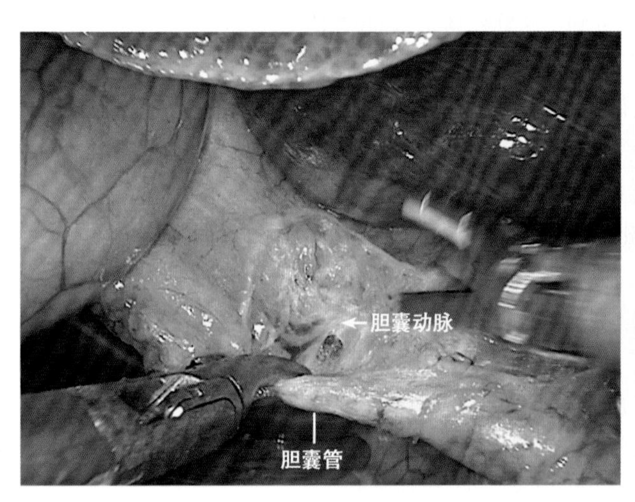

图 6-1-3 胆囊三角

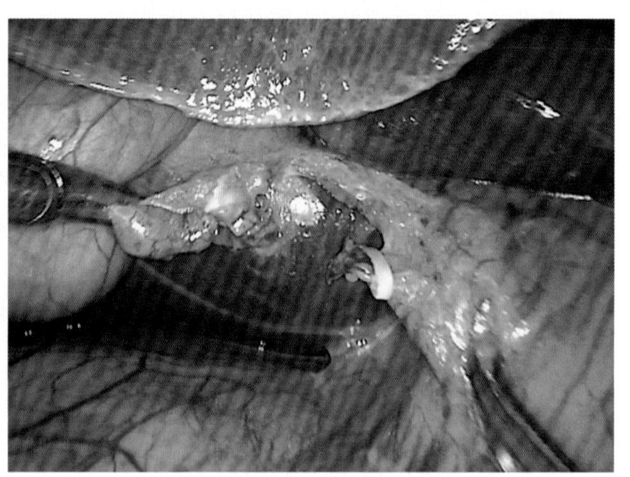

图 6-1-4 离断胆囊管

第二节 腹腔镜胆总管切开胆道镜取石术

(一) 适应证

腹腔镜胆总管切开胆道镜取石术适用于肝内胆管无扩张，胆总管结石较大，无合并胆总管下段狭窄或者并发急性化脓性胆管炎行暂时的胆道减压和引流。

(二) 禁忌证

1. 既往多次胆道手术。
2. 术前检查考虑合并胆道肿瘤者。
3. 心肺功能差不能耐受手术者。

(三) 术前准备及评估

1. **影像学检查** 术前充分评估影像学诊断结果(腹部彩超、CT，MRCP 等)，并确认胆囊结石和胆管结石的大小、形态及数量。

2. **全身评估** 心、肺、肾功能，合并症(高血压、糖尿病、营养不良等)。

(四) 术者站位和 Trocar 布局

详见本章第一节。

（五）手术步骤

1. 分离胆囊三角、切除胆囊同腹腔镜胆囊切除术。

2. 切开剥离胆总管左侧及十二指肠侧肝十二指肠韧带，显露胆总管十二指肠上部分（图 6-2-1）。在胆总管表面正中纵行切开（图 6-2-2），切开的长度根据胆总管结石的大小确定，注意切开时应在胆总管的中部，靠近肝门时注意有肝右动脉从胆总管表面横过，向十二指肠侧时应注意保护十二指肠上的血供和避免损伤十二指肠。从主操作孔置入胆道镜，取石网篮取尽结石。最后观察胆总管的近端、远端及壶腹部括约肌，确认无结石残留。

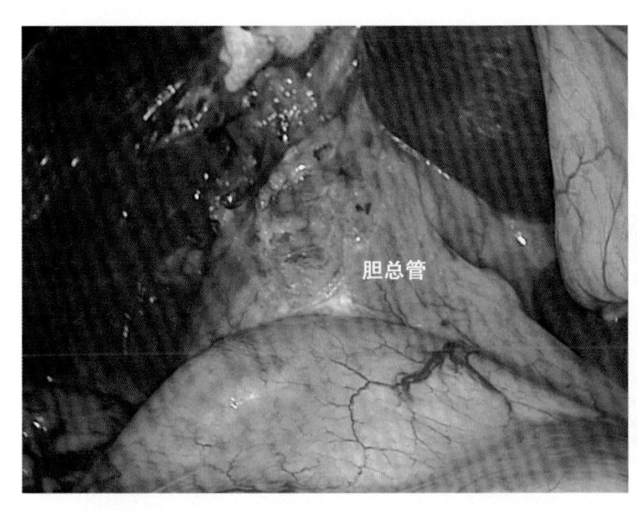

图 6-2-1 **显露胆总管十二指肠上部分**

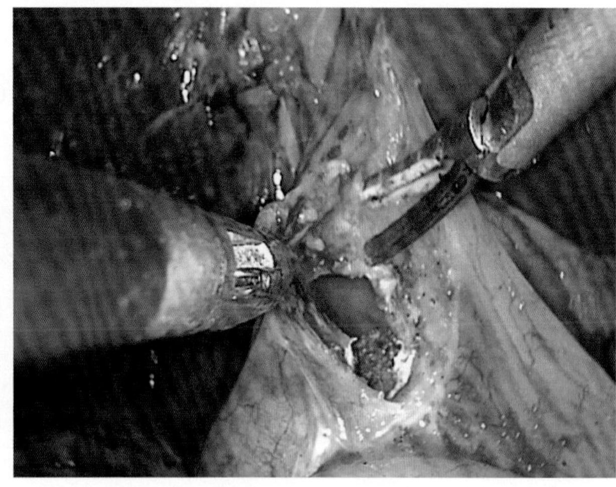

图 6-2-2 **切开胆总管**

3. 放置 T 管不仅可以行胆道减压、引流胆总管，还可以术后经 T 管窦道取石。根据胆总管的直径选择相应的 T 管，减掉横臂的一半，保证上下臂的长度在 15mm 左右。首先在胆管的近端方向插入 T 管（图 6-2-3），然后向胆总管的远端插入。腹腔镜下的 T 管置入有一定的难度，需要一定的操作技巧和耐心，如置入困难可考虑延长胆总管的开口。

4. 用 4-0 PDS Ⅱ缝线缝合 T 管（图 6-2-4），如胆总管直径较宽可采用连续缝合，如胆总管直径较窄（<1cm），为避免术后胆总管的狭窄，应采用间断缝合。注意在缝合时不要将 T 管缝住，缝合完毕后注意注入亚甲蓝，检查缝合效果，必要时间断缝合加固。

5. 放置小网膜孔引流管，取出胆囊标本。

（六）术者寄语

随着腹腔镜技术的发展和胆道外科理念的更新，腹腔镜胆总管切开探查取石一期缝合的术式在临床

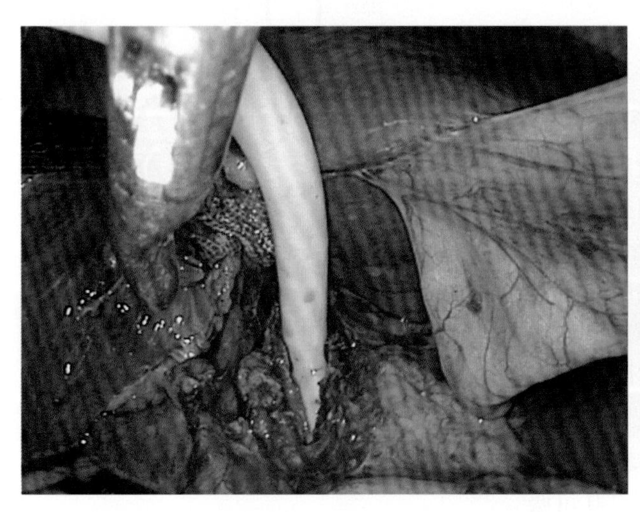

图 6-2-3 **置入 T 管**

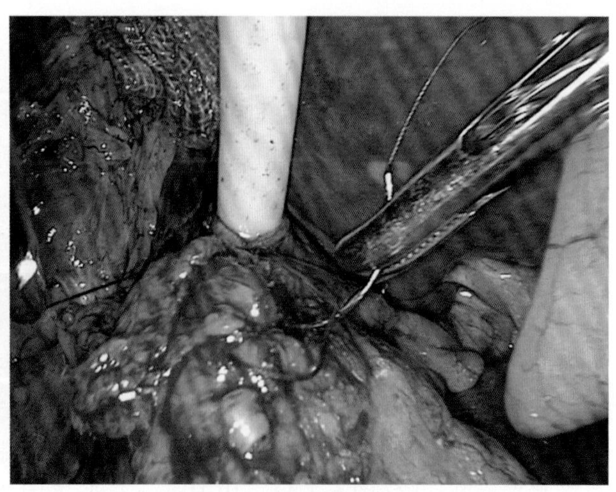

图 6-2-4 **缝合胆总管**

的运用也越来越广泛，但其安全性及可行性仍存在争议。一期缝合需要掌握严格的适应证，包括：①术中胆道结石完全取净无残留；②胆道未见明显狭窄或畸形，胆管最好有轻度扩张，直径在 1cm 以上；③无合并肝内胆管结石、胆总管及其周围恶性肿瘤；④Oddi 括约肌无明显狭窄，胆总管壁无明显急性炎症及水肿；⑤无胰腺炎和胰头水肿。

第三节 腹腔镜胆总管囊肿切除术

（一）适应证

1. 胆道扩张（直径≥10mm）。

2. 有临床症状，胆道轻度扩张或不扩张（直径<10mm），或者临床症状缓解期胆道不扩张，合并胰胆合流异常者。

3. 胆总管囊肿外引流术后 2~8 周无腹膜炎者。

4. 腹腔镜或开放手术后肝管空肠吻合口周围狭窄胆道梗阻。

5. 产前诊断胆总管囊肿者，如果肝功能损害应该尽早手术，如果无损害表现建议在 3 个月内行根治手术。

（二）禁忌证

1. 肝功能严重损害，肝功能不全；凝血功能不良，术前无法矫正。

2. 反复胆管炎，囊肿炎症重，壁内异常增生血管丰富。

3. 胰管结石伴扩张。

4. 囊肿肠管内引流术后。

5. 囊肿穿孔生命指征不稳定。

6. 不能耐受气腹。

7. 合并门静脉海绵样变性。

（三）术前准备及评估

1. **影像学检查** 术前充分评估影像学诊断结果（腹部彩超、CT、MRCP、ERCP 等），并确认胆总管囊肿的范围，明确是否存在肝内胆管扩张、狭窄合并肝内胆管结石。

2. **全身评估** 心、肺、肾功能，合并症（高血压、糖尿病、营养不良等）。

（四）术者站位和 Trocar 布局

患者取平卧分腿位，术者站于患者的右侧，第一助手站于患者的左侧，扶镜手站于患者两腿之间（图 6-3-1）。观察孔位于脐下 2cm，右侧主操作孔位于锁骨中线与脐水平，右侧副操作孔位于右肋缘下腋前线水平。左侧 2 孔位置在右侧对应位置。每孔间距约 10cm。

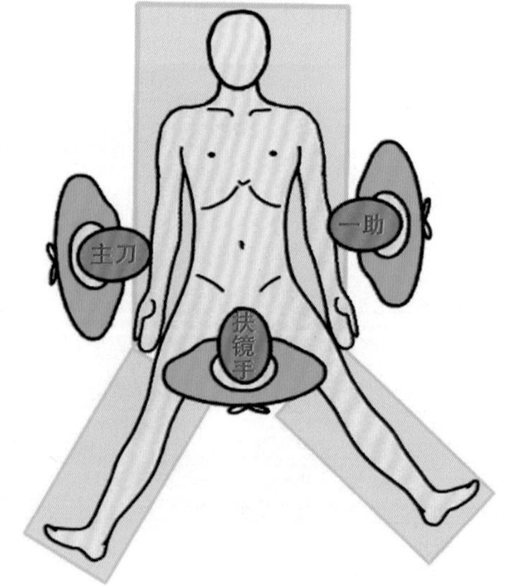

图 6-3-1 术者站位

（五）手术步骤

1. 分离胆囊三角、切除胆囊同腹腔镜胆囊切除术（图 6-3-2）。

2. 囊肿型游离的顺序为由右前外侧壁开始，逐渐向远端游离至与共同管（肝总管或胆总管）的交界部，横断变细狭窄的远端，然后向头侧提起远端游离后壁至近端正常肝总管水平（图 6-3-3）；梭形囊肿游离的顺序为胆总管右前壁开始，在胆总管的前壁中部横行切开，放大视野下横断后壁，提起远端囊肿壁，由近端向远端环周游离至胆总管接近胰管的汇合处，在胆总管远端近胰管的变细处横断胆管。在断离囊肿近端前，先切开囊肿前壁，从内部观察明确没有迷走胆管开口后，在近端较正常肝总管水平横断切除（图 6-3-4）。用 Hem-o-lock 夹闭或 2-0 可吸收线连续缝合横断远端胆管（图 6-3-5）。

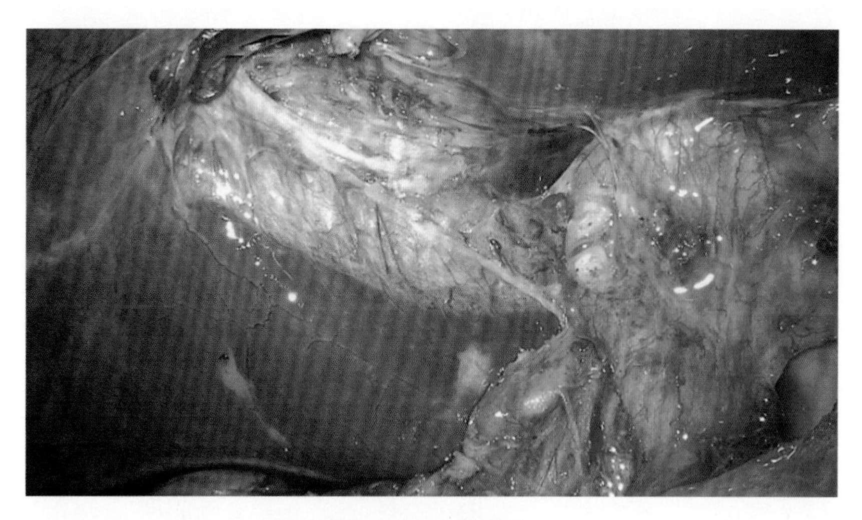

图 6-3-2 切除胆囊

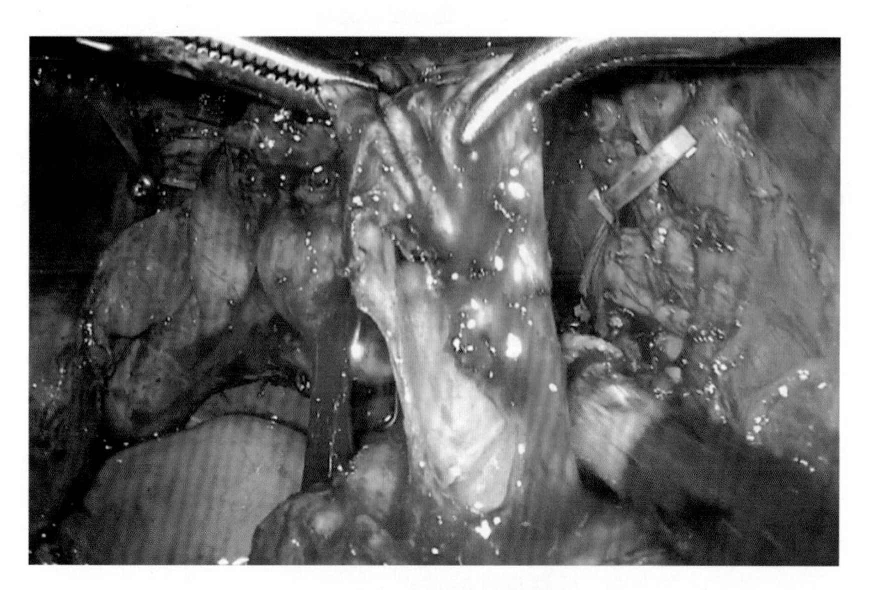

图 6-3-3 分离胆总管囊肿

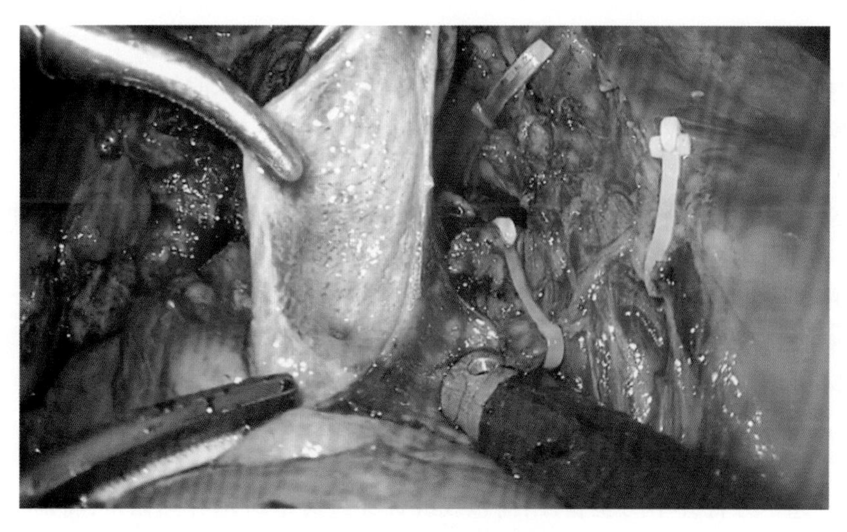

图 6-3-4 根部离断囊肿

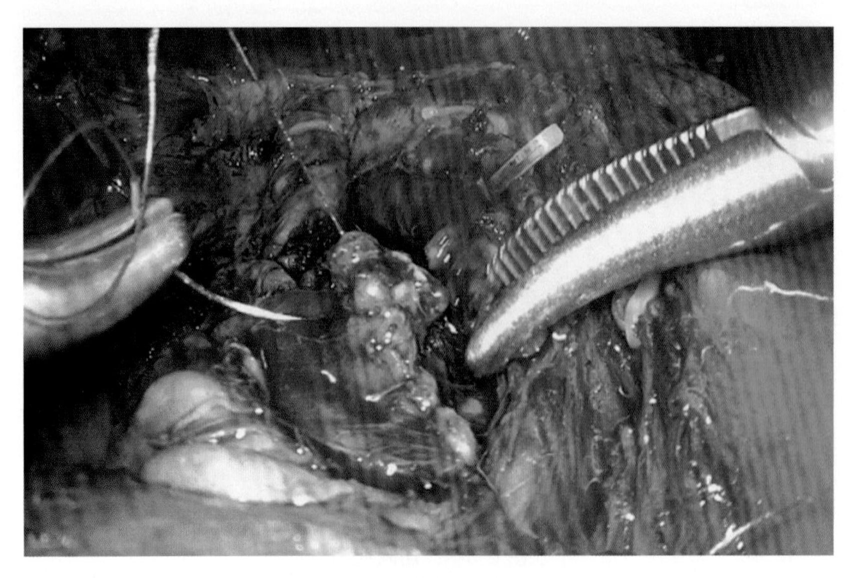

图 6-3-5 **缝合胆管远端**

3. **胆肠吻合** 具体步骤详见本章第四节。

（六）术者寄语

胆总管囊肿手术并发症，包括囊肿未切除或切除不彻底所致并发症和切除术后并发症，主要有反复发作胆管感染、囊肿癌变、胆管结石、吻合口狭窄及逆行性胆道感染等。为了避免再次手术，应结合影像学，根据不同分型选择合适的手术方案将囊肿完整切除。

第四节 腹腔镜胆肠重建术

（一）适应证

1. 肝外或肝门部胆管病变，包括肿瘤、先天性胆管囊性扩张征、炎性狭窄，病变胆管需切除后重建胆道引流者。

2. 医源性胆管损伤后不能行胆管局部修复者。

3. 晚期壶腹周围癌，肿瘤不能切除，行姑息性减黄者。

4. 肝内胆管结石合并肝门部胆管狭窄，需切除狭窄胆管或切开整形者，而且要力保吻合口以上胆管无狭窄。

（二）禁忌证

合并梗阻化脓性胆管炎及休克，全身情况差、严重心肺功能障碍、不能耐受全麻及二氧化碳气腹，晚期胆管或壶腹周围癌及出现腹水或广泛转移。

（三）术前准备及评估

1. **影像学检查** 术前充分评估影像学诊断结果（腹部彩超、CT、MRCP、ERCP 等），并确认胆总管囊肿的范围，明确是否存在肝内胆管扩张、狭窄合并肝内胆管结石。

2. 术前晚应用口服洗肠液行肠道准备，以减轻肠管胀气，利于术者操作。

3. **全身评估** 心、肺、肾功能，合并症（高血压、糖尿病、营养不良等）。

（四）术者站位和 Trocar 布局

详见本章第三节。

（五）手术步骤

1. **肝门显露** 超声刀打开小网膜囊，用荷包线缝针穿过腹壁跨越肝圆韧带，将荷包线用 Hem-o-lock 固定在左侧肝胃韧带上，并经由右侧肋缘下穿出腹壁外，缓收紧荷包线将肝脏拉向腹壁并将荷包线打结固定于腹壁（图 6-4-1）。

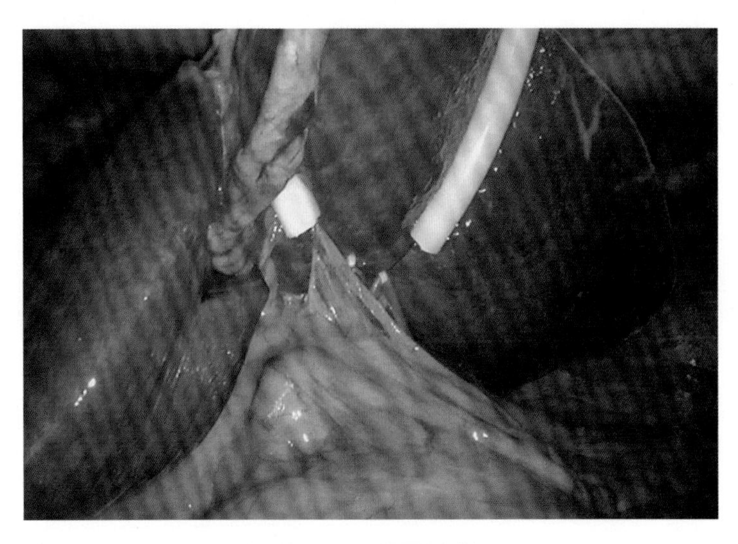

图 6-4-1 **悬吊肝脏**

2. 切开胆总管周围的浆膜,用分离钳由左向右分离胆管后壁与门静脉之间的间隙,在条件允许的情况下,胆管的离断位置应尽量靠近胆道下端,目的是保留尽可能长的肝外胆管,既方便胆肠吻合的操作,又可在一定程度上降低吻合口张力,减少术后胆漏的风险。特别需注意的是在离断胆管时避免直接使用电钩离断,因热力损伤导致术后吻合口瘢痕严重,亦可发生远期术后吻合口狭窄。此时最好使用剪刀锐性离断,用纱布压迫断端细小渗血多可自行止血。对于较明显的胆管壁滋养血管出血,应视胆道断端口径大小酌情处理(图 6-4-2)。

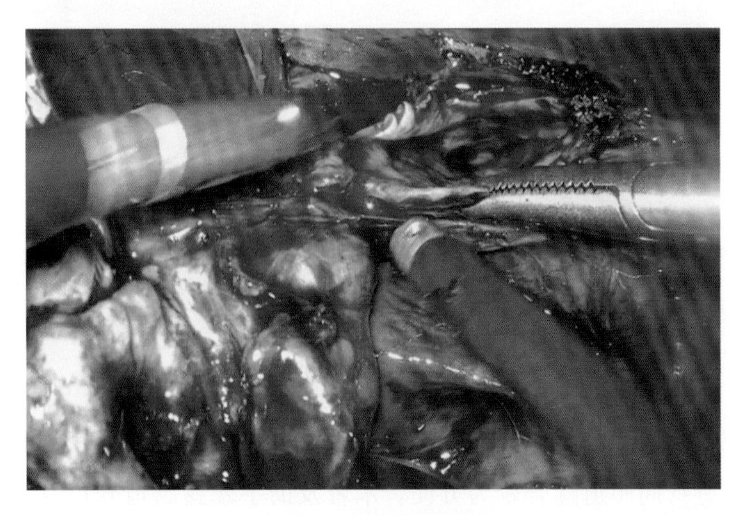

图 6-4-2 **近端胆管处理**

3. 将大网膜推向上腹部,助手用肠钳提起横结肠及其系膜并向患者头侧牵拉,术者将小肠推向下腹部,于横结肠系膜根部找到 Treitz 韧带,确认空肠起始部。进行横断肠管的操作时,术者使用左手通过患者脐旁右侧的主操作孔进行主要操作比较方便。首先,助手协助术者提起近端空肠并向相反的方向用力牵拉,使小肠系膜展开并维持适度的张力。距 Treitz 韧带约 15cm 处用超声刀贴近肠壁于小肠系膜边缘切开一小口,然后使用直线切割闭合器垂直于肠管长轴方向离断空肠(图 6-4-3)。空肠离断后,为了便于上提输胆肠袢至肝门部,将空肠两断端向相反方向牵拉,向小肠系膜根方向劈开肠系膜,注意勿损伤主要动脉弓。

4. 将远端肠管经结肠后或结肠前上提至肝门部以备胆肠吻合。结肠前吻合操作简单,结肠后吻合符合生理。除非横结肠系膜特别肥厚或局部严重粘连,应首选结肠后吻合方式。将输胆肠袢经横结肠系膜裂孔上提接近胆管断端,判断胆肠吻合后是否存在张力。确定吻合位置后,在肠管对系膜缘用电钩切开,

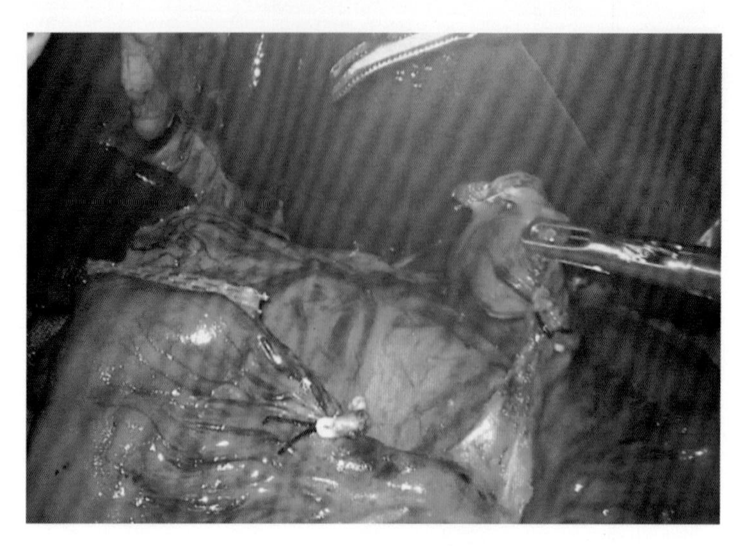

图 6-4-3　**吻合肠袢的准备**

因小肠壁有较大的伸展性，肠壁切开口径应略小于胆道断端口径，避免肠壁过长给胆肠吻合带来不必要的麻烦（图 6-4-4）。

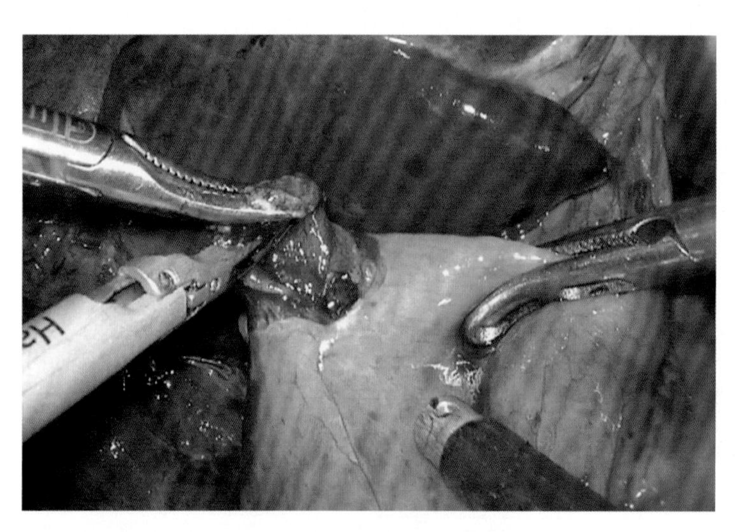

图 6-4-4　**输入袢小肠切开备吻合**

5. 胆肠吻合一般选用 4-0 倒刺线单层连续缝合，后壁采用连续缝合（图 6-4-5）。因肠管游离，胆道位置相对固定，由肠道进针向胆道缝合较为方便。术者及助手暴露肠道开口，第一针由内向外缝肠道开口的左侧角，然后助手和术者分别夹持胆道开口的前壁和后壁，缝针由外向内缝胆道断端的左侧角。出针后收紧缝线，助手夹持线尾侧缝线并向患者头侧牵引，保持一定张力，这样既能防止已收紧的缝线滑脱松动，又能为术者提供良好的吻合口显露。术者继续缝合吻合口后壁，针距及缘距均保持在 2～3mm。缝至后壁右侧端时，将缝针由胆道壁右侧角穿出，转为吻合口前壁的缝合。缝合前壁时由右向左进行，缝合肠壁由外向内进针，缝合胆道壁由内向外出针，每缝一针后同样需要助手协助收紧缝线，直至吻合口左侧端与线尾打结，完成胆管空肠端侧吻合。仔细检查吻合口，如发现有胆汁溢出，可局部追加缝合一针加固（图 6-4-6）。

6. 空肠间的侧侧吻合主要通过腔镜直线切割闭合器（45mm）来完成。因为肠管活动度大，可以将其摆放至腹腔内方便操作的位置，一般放置在右上腹。将预吻合部位的空肠互相靠近、并拢，用电钩分别在肠管对系膜缘全层切开一小口，然后用 5mm 分离钳略行扩张即可满足 Endo-GIA 吻合的需要。将 Endo-GIA 的两臂分别经空肠切口插入，助手协助术者理顺肠管，使切割缝合线位于肠管对系膜缘（图 6-4-7）。

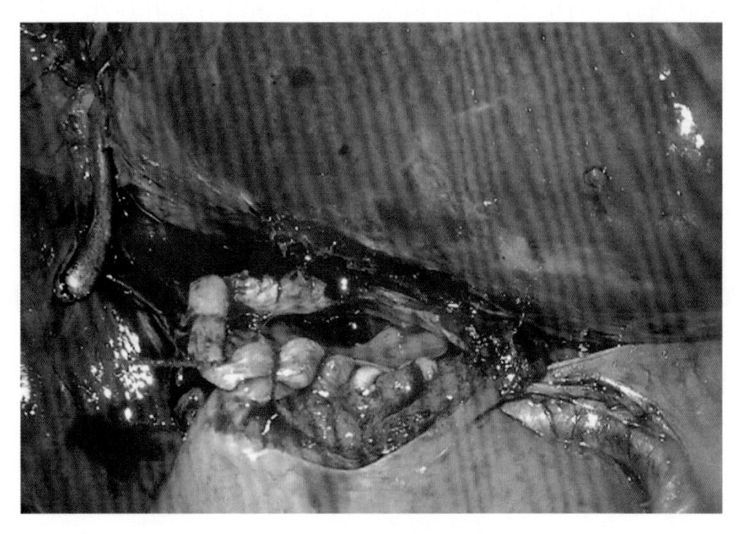

图 6-4-5 胆肠后壁连续缝合

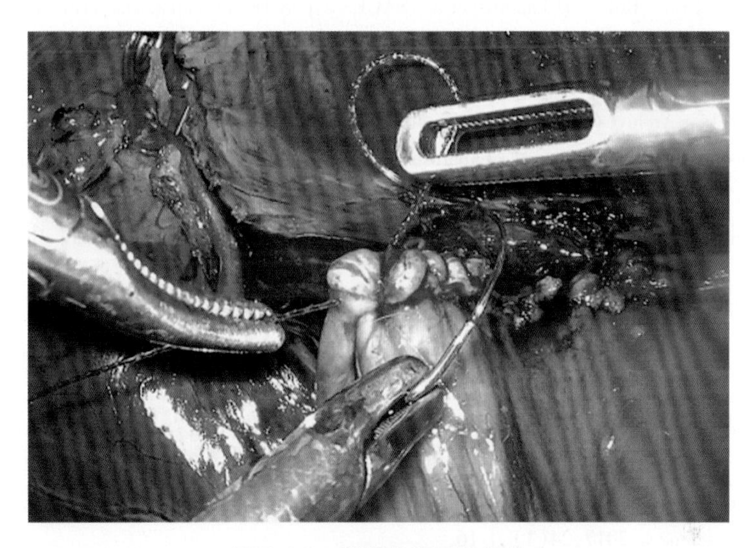

图 6-4-6 胆肠前壁连续缝合

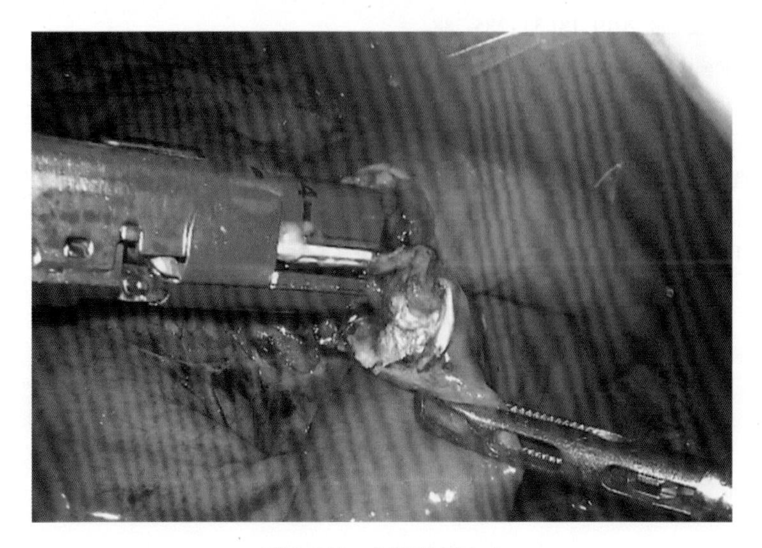

图 6-4-7 小肠侧侧吻合

击发 Endo-GIA 后即可完成吻合口后壁及大部分前壁的吻合，残留前壁开口用 3-0 倒刺线连续全层缝合加浆肌层缝合关闭。与胆肠吻合相同，缝合时同样需要助手协助术者收紧缝线。最后将肠肠吻合口近端空肠与输胆肠袢浆肌层并行缝合 3 针，防止反流，并结节缝合数针关闭横结肠系膜裂孔。

7. 留置胆肠吻合口后方放置胶管引流一枚，经右侧腋前线戳孔引出体外。

（六）术者寄语

完全腹腔镜下胆肠 Roux-en-Y 吻合术，应用于胆道结石、胆管肿瘤、胆道损伤、胆管囊肿的手术治疗，实践证实是完全可行的。但要完成这种手术首先要具备必要的设备条件和技术条件。完成这种手术还应该具备以下腹腔镜下的操作技术：腹腔镜下胆管游离及取石，游离囊性扩张的胆管，切除胆管肿瘤，清扫肝门区纤维脂肪组织及淋巴结，切除尾状叶，或左右半肝切除等。只要具备条件，完成完全腹腔镜下胆肠 Roux-en-Y 吻合术，是可行的，安全的。

参考文献

1. 谢文强，邓弘扬，魏丰贤，等. 腹腔镜胆囊切除术的研究现状[J]. 临床肝胆病杂志，2020，36(5)：1190-1192.
2. Philip H Pucher，L Michael Brunt，Robert D Fanelli. et al. SAGES expert Delphi consensus：critical factors for safe surgical practice in laparoscopic cholecystectomy[J]. Surgical Endoscopy，2015，29(11)：3074-3085.
3. Ferdinando Agresta，Fabio Cesare Campanile，Nereo Vettoretto，et al. Laparoscopic cholecystectomy：consensus conference-based guidelines[J]. Langenbeck's Archives of Surgery，2015，400(4)：429-453.
4. Hasabelnabi M，El-Khateeb A，Makhiouf G，et al. Laparoscopic common bile duct exploration for choledocholithiasis(primary repair vs T-tube drainage)[J]. The Egyptian Journal of Surgery，2020，39(2)：317-324.
5. 计嘉军，付建柱，栗光明，等. 胆囊管汇入部微切开在腹腔镜胆总管探查取石术中的应用[J]. 中华肝胆外科杂志，2019，25(7)：518-520.
6. 田雨，吴硕东. 肝内外胆管结石微创治疗方法和技术的改进[J]. 临床肝胆病杂志，2017，33(2)：253-255.
7. 於敏，俞世安，厉学民，等. 完全腹腔镜胆总管囊肿切除及消化道重建的手术技巧[J]. 中华肝胆外科杂志，2017，23(8)：557-558.
8. 董家鸿，霍枫，季茹. 胆管扩张症诊断与治疗指南(2017 版)[J]. 中华消化外科杂志，2017，16(8)：767-774.
9. 杨晓平，王伟，王勇，等. 完全腹腔镜成人胆总管囊肿切除术的技术改进[J]. 中国微创外科杂志，2017，17(7)：657-661.
10. Ishibashi H，Shimada M，Kamisawa T，et al. Japanese clinical practice guidelines for congenital biliary dilatation[J]. Journal of hepato-biliary-pancreatic sciences，2017，24(1)：1-16.
11. Tomohide Hori，Yuki Aisu，Michihiro Yamamoto，et al. Laparoscopic approach for choledochojejunostomy[J]. Hepatobiliary & Pancreatic Diseases International，2019，18(3)：285-288.
12. Tomohide Hori. Comprehensive and innovative techniques for laparoscopic choledocholithotomy：A surgical guide to successfully accomplish this advanced manipulation[J]. World Journal of Gastroenterology. 2019，25(13)：1531-1549.
13. 陆一盟，张俊晶，孟兴凯. 胆道重建的现状与展望[J]. 肝胆胰外科杂志，2018，30(2)：173-176.
14. 刘金钢. 全腹腔镜下胆肠吻合术合理选择及操作要点. [J]中国实用外科杂志，2014(10)：927-929.
15. 陈德兴，朱安东，张志博. 完全腹腔镜下 Roux-en-Y 胆管空肠吻合术在胆系疾病中的应用[J]. 中华腔镜外科杂志(电子版)，2013，6(3)：169-176.

第七章

腹壁疝外科

第一节 经腹腹膜前腹股沟疝修补术（TAPP）

（一）适应证

1. 能耐受全麻与气腹的成人腹股沟疝患者，包括直疝、斜疝、股疝、复合疝、双侧疝。
2. 难复性疝（包括滑动疝）。
3. 复发疝。

（二）禁忌证

1. 老龄患者应谨慎，需要进行衰弱评估、心肺功能评估。
2. 各种原因导致有中量以上腹水患者。
3. 多次腹腔内手术或曾有腹膜炎病史，估计粘连严重者应谨慎。
4. 心、肺功能不全，或不能耐受全麻和气腹者。

（三）术前准备及评估

1. **全身评估** 心、肺、肝、肾功能，合并症（高血压、糖尿病、营养不良等）。
2. 口服抗凝和（或）抗血小板等药物的患者，根据具体情况决定停用及桥接。
3. 慢性便秘者、慢性肺部疾病合并感染者、前列腺增生合并尿潴留者给予治疗；尿潴留严重者术前留置导尿管。
4. 术前腹股沟区彩超或（和）下腹部 CT 明确解剖结构，脏器比邻关系。

（四）术者站位和 Trocar 布局

患者平卧位，头低脚高，患侧稍高，这样有利于暴露患侧肌耻骨孔区域；术者位于健侧，扶镜手站于患者的患侧或头侧（图 7-1-1）。采用三孔法，脐下 1cm 置入 10mm Trocar 为观察孔，患侧腹直肌外侧平脐水平和对侧腹直肌外侧脐下水平分别置入 5mm Trocar 作为操作孔（图 7-1-2）。双侧疝时两侧的 Trocar 应置

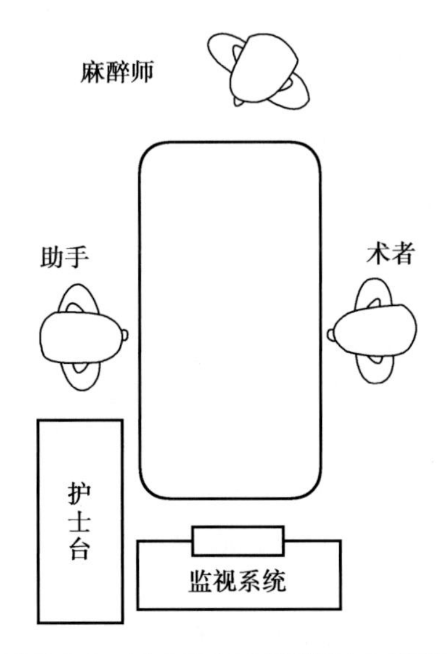

图 7-1-1 手术室布局示意图（右侧疝）

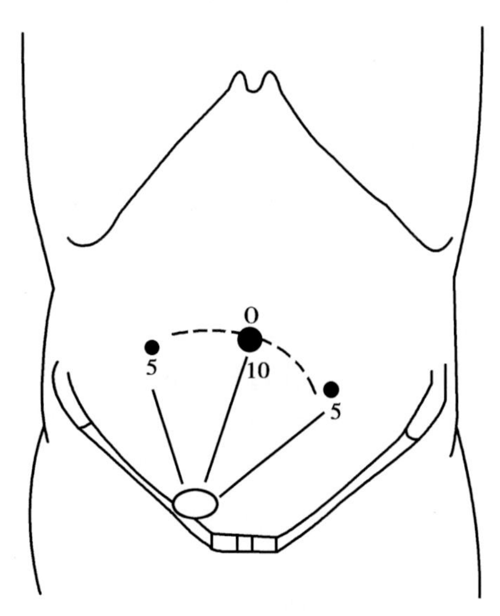

图 7-1-2 Trocar 部位示意图（右侧疝）

于对称的位置。

（五）手术步骤

1. 脐孔穿刺，建立 CO_2 气腹至 15mmHg。常规置入 Trocar。

2. **腹腔探查**　进入腹腔后，首先辨认 5 条皱襞和 2 个陷窝；分别是位于中央的脐中皱襞、脐中皱襞的两侧是脐内侧皱襞，脐外侧皱襞位于脐内皱襞的外侧，其后方是腹壁下动静脉。这 5 条皱襞将该部位的腹膜前区域分为三个陷窝：①膀胱上窝：位于两条脐内侧皱襞之间，后方有膀胱，前方有腹直肌保护；②内侧陷窝：位于脐内侧皱襞与脐外侧皱襞之间，是腹股沟直疝突出的部位；③外侧陷窝：位于脐外侧皱襞的外侧，是腹股沟斜疝突出的部位（图 7-1-3）。

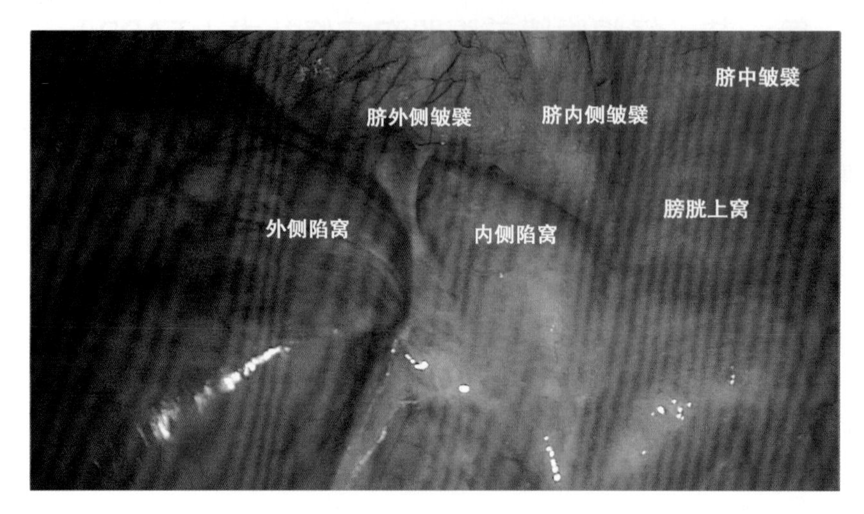

图 7-1-3　皱襞和陷窝（左侧观）

3. **腹膜切开**　在疝缺损上缘 1～2cm 处弧形切开腹膜，内侧至脐内侧皱襞，外侧至髂前上棘，需要注意的是，内侧不能超过脐内侧皱襞，以免损伤膀胱；切开脐外侧皱襞所在区域的腹膜时应避免损伤腹壁下动静脉。游离上、下缘的腹膜瓣，进入腹膜前间隙，所有的操作均在腹横筋膜后方进行，不切开腹横筋膜。

4. **疝囊的处理**

（1）斜疝疝囊：位于腹壁下动脉的外侧，由内环口进入腹股沟管，其后方有输精管和精索血管，疝囊外如有腹膜外脂肪，应考虑切除，避免其滑入腹股沟管，引起类似"腹膜外滑疝"的复发。将斜疝疝囊从腹股沟管内拉回并向腹腔内高位回纳，回纳后的疝囊无需高位结扎，操作一般用左手无损伤钳夹持疝囊并牵拉保持一定的张力，右手持分离钳分离疝囊与周围的粘连，先由疝囊颈部前方向两侧扩展一直到疝囊后方，将输精管和精索血管分开，再分离疝囊顶部；此过程两手交替进行，力度适中，操作轻柔，避免撕破疝囊或撕裂精索血管引起出血。将疝囊自内环口水平与其后方的精索血管和输精管分离 6cm 左右，这种"超高位"游离疝囊的方法称为"精索腹壁化"（perietalization of spermatic cord）（图 7-1-4），其目的是保证足够大的补片能够平铺在精索上而不会卷曲。一般来说，要求将疝囊完整剥离，因为残留的囊壁会增加术后血清肿的概率。但对于某些较大、病程较长的斜疝疝囊，疝囊与周围组织粘连致密，强行分离可能会引起创面渗血，导致术后血肿，这种情况下采取横断疝囊，疝囊远端残端旷置，再"精索腹壁化"的办法。此过程先在疝囊中部的前壁至后壁充分分离，然后纵行切开疝囊前壁 3～4cm，再横行做水平切断（环状），切除了位于腹股沟管的大部分疝囊，需要注意的是，疝囊远端的残端要充分止血。在"精索腹壁化"过程中，有时会看到一条连接于腹膜和输精管、精索血管后方的环状纤维索带，该结构可能来源于胚胎发育时期的腹横筋膜深层，称为腹膜前环（图 7-1-5）。腹膜前环会影响腹膜和输精管的分离，可以切断。

（2）直疝疝囊：位于腹壁下动脉内侧的直疝三角内，处理较为方便，因为其后方没有输精管和精索血管，只需将腹膜瓣（疝囊）和腹膜前脂肪组织从直疝三角中全部回纳，疝囊不需要结扎。直疝疝囊都能完

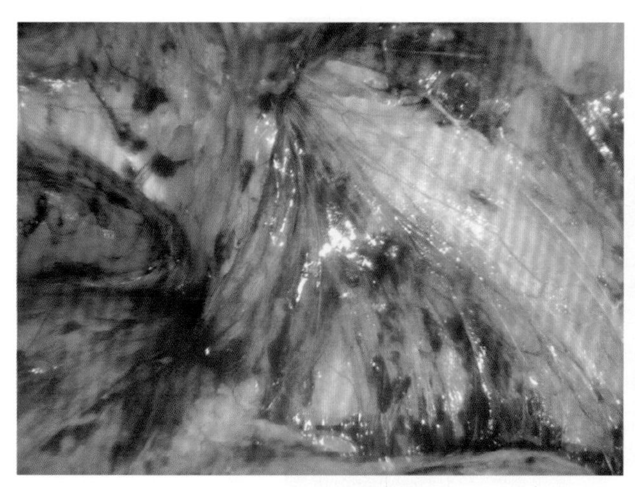

图 7-1-4 **精索腹壁化**

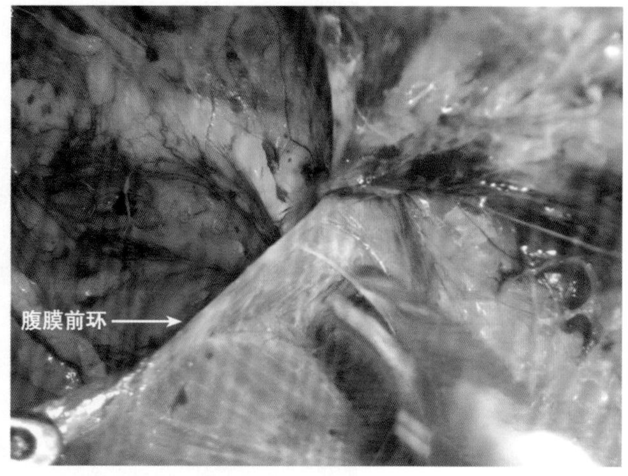

图 7-1-5 **腹膜前环**

全回纳，无需横断（图 7-1-6）。完全解剖出疝囊后，即可全程显露耻骨支和髂耻束。髂耻束是腔镜视野下特有的解剖结构，是覆盖在腹股沟韧带上的腹横筋膜，其走向和腹股沟韧带完全相同。直疝缺损处的腹横筋膜明显增厚，称为“假性疝囊”（图 7-1-7），不要误认为是疝囊而强行剥离。较大的直疝缺损在术后会留有一个空腔，会导致术后血清肿，文献报道有不同的处理办法，最普遍的办法是将“假性疝囊”拉出后与陷窝韧带或耻骨梳韧带钉合固定，即可将松弛的腹横筋膜拉紧，又可以降低术后血清肿的发生率，此方法操作简便，效果可靠理想，但因为固定的螺旋钉价格十分昂贵，该方法在临床上有相当的限制；也可采用将“假性疝囊”贯穿缝合或荷包缝合，再固定悬吊于腹直肌边缘的方法。

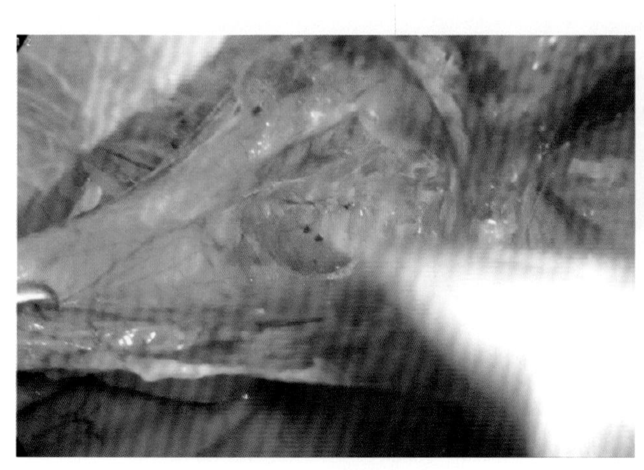

图 7-1-6 **直疝疝囊分离**

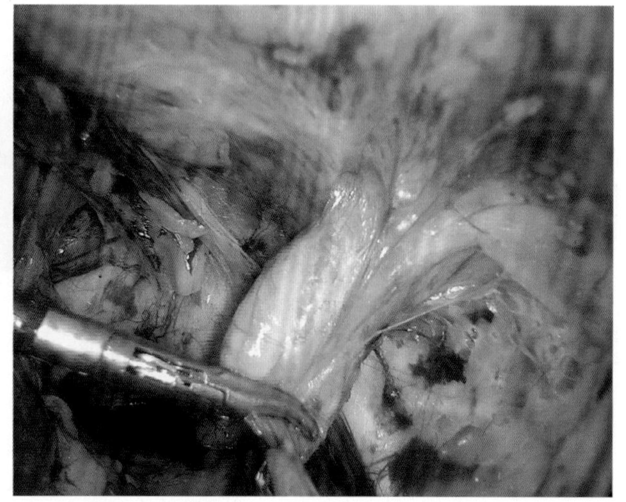

图 7-1-7 **直疝假性疝囊**

（3）股疝疝囊：处理原则与直疝相同。完成直疝三角区的解剖后，应检查股环。股疝的疝囊和腹膜前脂肪往往会嵌顿于股环中，如果回纳困难，可松解直疝和股疝之间的髂耻束，将嵌顿的组织回纳。

5. 腹膜前间隙的解剖和分离范围

（1）斜疝疝囊充分游离后可见其后方的精索血管和输精管，外侧的是精索血管，内侧的是输精管，两者在内环口水平会合后进入腹股沟管。在精索血管和输精管围成的三角形间隙称为危险三角（Doom 三角）（图 7-1-8），此处内有髂外动静脉穿过，严禁过度分离和钉合补片，否则会引起致命的出血。

（2）继续向内侧分离，进入耻骨膀胱间隙（Retzius 间隙），解剖暴露整个耻骨联合和耻骨梳韧带（Cooper's 韧带），在耻骨梳韧带的外侧靠近髂静脉的区域，有时会有一根粗大的动脉吻合支跨过，这是一

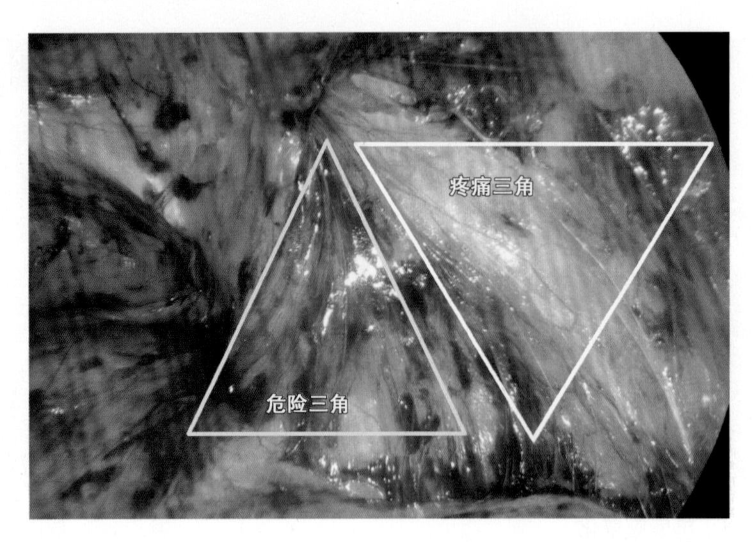

图 7-1-8　**危险三角，疼痛三角**

支异常的闭孔动脉，上方与腹壁下动脉相连，下方与闭孔动脉相连，一旦损伤，会引起相当麻烦的出血，曾经有死亡的报道，故称之为死亡冠（corona mortis）（图 7-1-9）。在耻骨膀胱间隙的深面，耻骨后静脉丛向会阴方向汇集成阴茎背侧静脉丛，这是一些横行粗壮密集的静脉血管支。在分离耻骨膀胱间隙时不能过于深入，如果超过了耻骨支的纵轴面，就有可能损伤耻骨后静脉丛。一旦损伤，止血非常困难，必须引起重视。

（3）然后再向外侧分离进入 Bogros 间隙。精索血管的外侧，髂耻束的下方，有股外侧皮神经和生殖股神经股支穿过，称为“疼痛三角”（图 7-1-8），损伤此处可引起术后术区的疼痛。

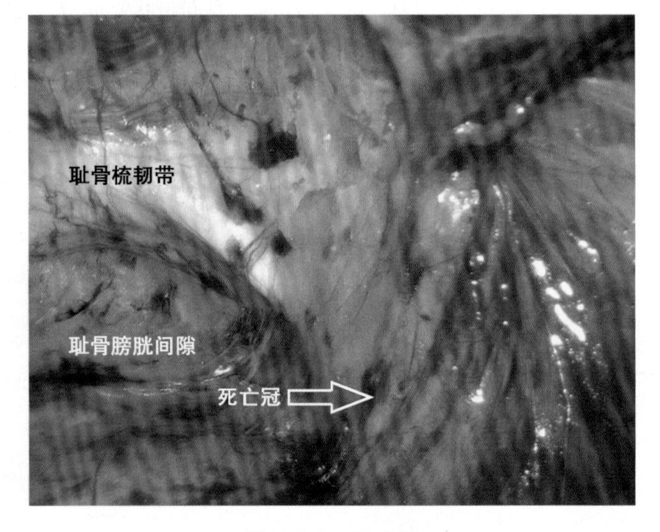

图 7-1-9　**死亡冠**

（4）腹膜前间隙的分离范围大致为：内侧至耻骨联合并越过中线，外侧至髂腰肌和髂前上棘，上方至联合肌腱上 2~3cm，内下方至耻骨梳韧带下方约 2cm，外下方至精索腹壁化。此范围的分离是要保证能置入足够大的补片。

6. 补片的覆盖范围

（1）腹膜前间隙的分离完成以后，可以看到在人体的腹股沟部位有一个薄弱的区域，内界为腹直肌，外界为髂腰肌，上界为联合肌腱，下界为耻骨支和耻骨梳韧带，这个被肌肉和耻骨围成的区域称为肌耻骨孔（图 7-1-10）。补片修复的原则就是要替代腹横筋膜来覆盖住整个肌耻骨孔并与周围的肌性和骨性组织有一定的重叠。补片覆盖的范围即上述腹膜前间隙分离的范围（图 7-1-11），具体来说，补片的上方要覆盖联合肌腱 2~3cm，外侧要至髂前上棘，内侧必须要插入腹直肌和耻骨结节并超过中线，下方的内侧要插入耻骨膀胱间隙而不能直接覆盖在膀胱上，下方的外侧必须做到精索的“腹壁化”。建议使用 10cm×15cm 的补片。

（2）补片覆盖的方法在男女之间是不同的。男性患者，精索的“腹壁化”后，将补片平铺在精索上即可；女性患者，子宫圆韧带类似于腹膜间位结构，腹壁化困难。为了平铺补片，通常需要予以横断。国际指南指出，开放手术应尽量保留子宫圆韧带，腔镜手术可予横断。切断子宫圆韧带可以简化操作，理论上可降低复发率。子宫圆韧带具有保护子宫前倾位等多种意义，对于青年女性，尤其是有生育需求的女性保护

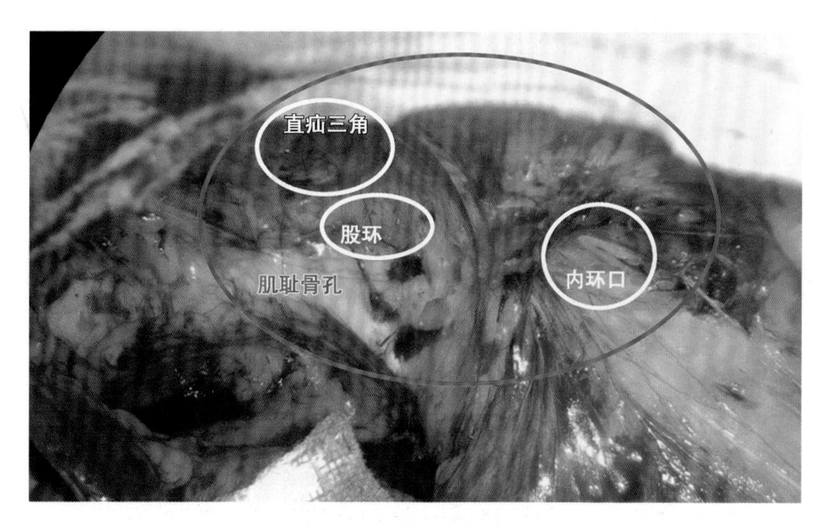

图 7-1-10　**肌耻骨孔**

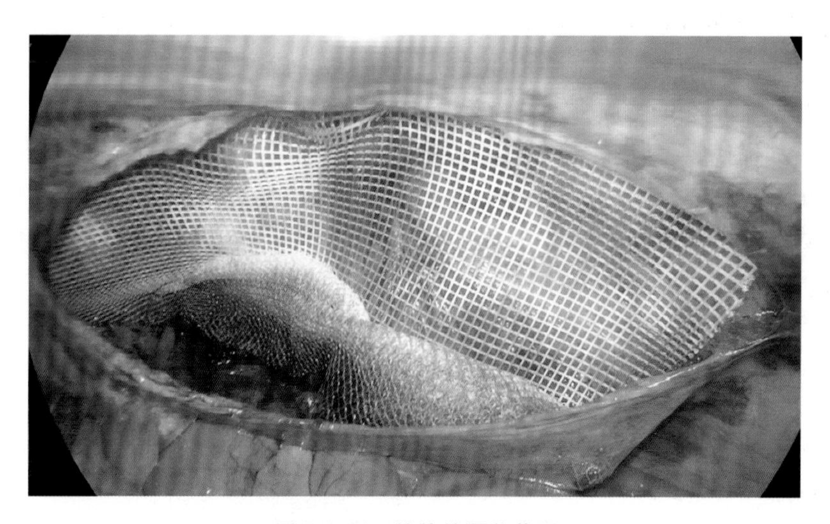

图 7-1-11　**补片的覆盖范围**

子宫圆韧带可能更加合理。可采用内环口成型(Keyhole)和腹膜切开再缝合(称为"T形切开"法)等两种方法保留子宫圆韧带。前者是将补片剪一开口,使子宫圆韧带从开口中通过,然后再用缝合、医用胶等方法关闭开口。后者是在子宫圆韧带的两侧切开腹膜,替代壁化过程,平铺补片后再缝合关闭腹膜。

7. **补片的固定**　补片是否需要固定,根据术者的经验、疝的类型分型、补片的种类来决定,有文献报道,如果选用足够大的补片(10cm×15cm),小于4cm的斜疝可以不固定补片。补片的固定可采用缝合、疝固定器、医用胶等各种方法,如果采用缝合和螺旋钉,固定区域仅限于联合肌腱、腹直肌、陷窝韧带、耻骨梳韧带四处,严禁在危险三角、死亡冠、神经区域内钉合补片。有些学者认为,使用医用胶固定补片可以减少并发症和减轻术后疼痛。

8. **腹膜的关闭**　可用缝合或疝固定器等方法来关闭腹膜。缝线缝合是最常用的办法,由于缝合角度的影响,腹膜缝合有一定困难,初学者可能在此会花费相当多的时间。在此推荐直针缝合法,采用3-0可吸收缝线,缝针掰直,缝线长约20cm,夹持近针端缝线,将针线送入腹腔内,右侧疝从腹膜切口外缘开始缝合,左侧疝从腹膜切口内侧开始缝合,8字缝合腹膜上下瓣并打结,右手固定针持和直针,将直针针尖上下摆动,左手钳子夹持腹膜的上下缘,将其间断送入直针针尖内,右手针持将直针穿过腹膜,如此反复数次,将部分腹膜的上下缘间断交替穿入直针后,将直针抽出,收紧缝线,此时可将部分腹膜关闭,重复3~4次即可将腹膜完整关闭,打结固定(图7-1-12)。操作过程要注意动作轻柔,勿撕破腹膜;术后仔细探查腹膜关闭是否紧密、横断的疝囊是否关闭,以免发生术后肠粘连。

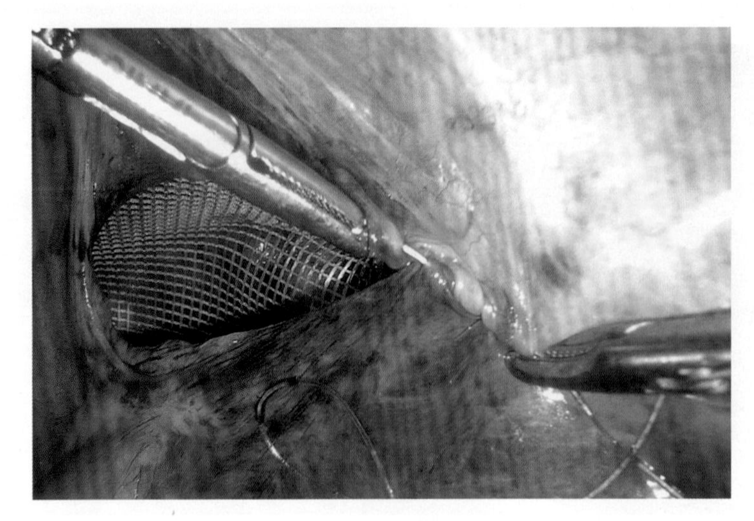

图 7-1-12 **腹膜的关闭**

（六）术者寄语

TAPP 可以探查腹腔内的情况，有利于鉴别诊断，对于难复性疝、复发疝，以及巨大、粘连严重的疝囊的处理，较大的补片的放置，较完全腹膜外疝修补术（totally extraperitoneal，TEP）有优势，手术的难度也低于 TEP，罕见的并发症（如损伤腹腔内脏器）的发生率较 TEP 要高，是腹腔镜腹股沟疝修补术初学者的入门术式。腹膜前空间的建立是手术成败的关键，其中难点在于斜疝疝囊的分离，直疝“假性疝囊”的固定，精索的“腹壁化”，耻骨膀胱前间隙的充分游离，以及腹膜的缝合修补，这要求术者熟悉解剖结构，选择适当的操作器械，以及拥有娴熟的腔镜分离缝合技术。

第二节 腹腔镜下完全腹膜外腹股沟疝修补术（TEP）

（一）适应证

详见本章第一节。

（二）禁忌证

1. 详见本章第一节。
2. 曾行 TEP 手术的复发疝。
3. 患侧下腹部手术史留有瘢痕者。

（三）术前准备及评估

详见本章第一节。

（四）术者站位和 Trocar 布局

1. **术者站位** 详见本章第一节。
2. **Trocar 布局如下**

（1）第一个 Trocar（观察孔）的置管技巧：采用开放式方法，于脐孔下约 0.5cm 处行 1cm 左右的弧形小切口，直至白线。不要直接建立在脐孔部位。因为脐孔处是腹直肌前后鞘的融合部，很容易切开腹直肌后鞘。将皮肤和皮下组织用皮肤拉钩向两侧牵拉，显露腹直肌前鞘。切开白线，暴露两侧腹直肌，用皮肤拉钩将腹直肌向两侧牵开，手指或弯钳伸入腹直肌背面与腹直肌后鞘之间的间隙，扩大此间隙，将 10mm Trocar 置入腹膜前间隙（图 7-2-1）。注意此处切开白线时切勿进入腹腔。

（2）第二、第三个 Trocar 的置入主要有以下几种方法

1）中线位：第二与第三个 Trocar 均使用 5mm Trocar，在脐孔与耻骨联合正中连线约上 1/3 和下 1/3 处穿刺入腹膜前间隙（图 7-2-2）。Trocar 安置在中线最为方便，且直视下操作不易穿破腹膜，是目前最常用的方法。此方法适用于单侧或双侧腹股沟疝，缺点是第二、三个 Trocar 距离过近容易相互干扰。

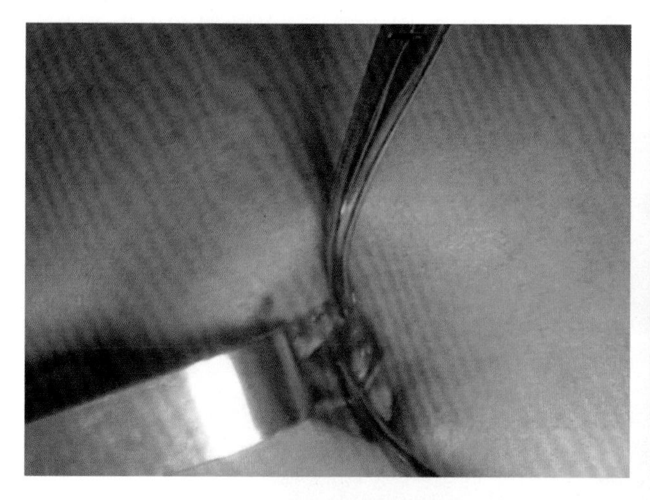

图 7-2-1　**脐下分离进入腹膜前间隙**

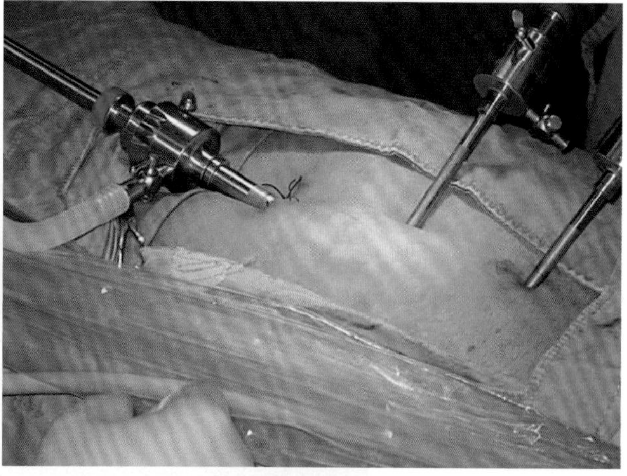

图 7-2-2　**中线位 Trocar 部位**

2）中侧位：第二个 Trocar 穿刺在脐孔与耻骨联合正中连线上 1/3 处。置入器械后向患侧分离扩大腹膜前间隙，然后在腹直肌外侧脐下水平穿刺入第三个 Trocar（图 7-2-3）。该方法仅适用于单侧腹股沟疝手术。

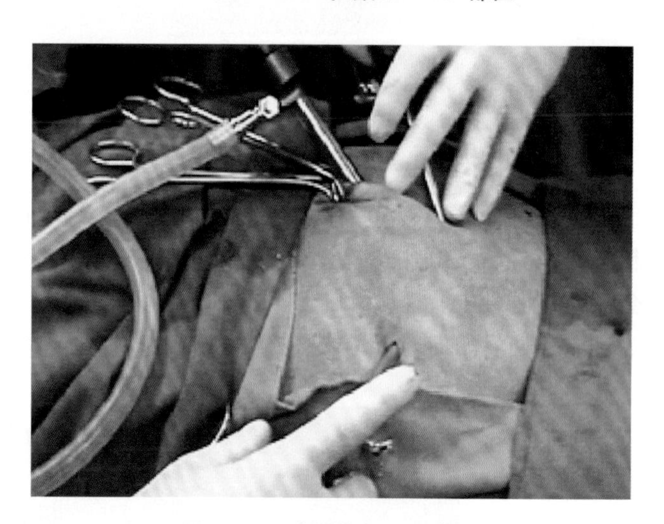

图 7-2-3　**中侧位 Trocar 部位**

3）双侧位：在第一个 Trocar 的穿刺部位伸入手指，于腹膜前间隙两侧作钝性分离，然后在手指的引导下于两侧腹直肌外侧平脐或脐下水平分别穿刺入第二和第三个 Trocar（图 7-2-4）。该方法器械之间保持一定的操作角度，不易互相干扰，但必须用手指预先进行腹膜前间隙的分离。此方法在 TEP 难以完成手术改为 TAPP 时较为适用。

（五）手术步骤

1. 脐孔穿刺，建立腹膜前间隙 CO_2 气腹至 6～7mmHg。常规置入 Trocar，Trocar 布局如前所述。

2. **腹膜前间隙的建立**　可采用镜推法或球囊分离器分离扩大腹膜前间隙。镜推法由于操作简单，是目前最常用的方法。腹膜前间隙可分为以下四个区域：

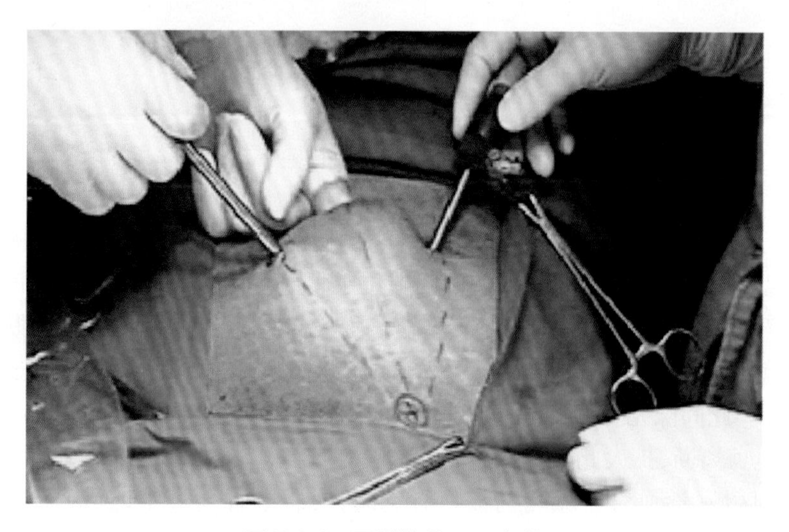

图 7-2-4　**双侧位 Trocar 部位**

（1）腹腔镜初始区域（脐下或腹直肌后间隙）：为手术的初始空间，用于 Trocar 的放置和作为手术空间的入路，标志性结构为腹直肌后鞘（图 7-2-5）。

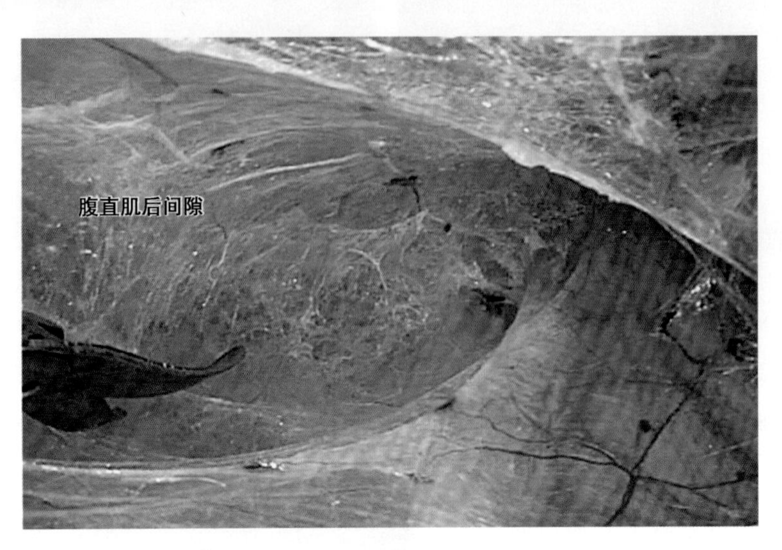

图 7-2-5　腹直肌后间隙

（2）耻骨区域（Retzius 间隙或耻骨后间隙）：为肌耻骨孔的上半区的内侧，标志性结构为耻骨结节、耻骨梳韧带和直疝三角（图 7-2-6）。此间隙的分离采用钝性或锐性分离均可，注意细小血管支的出血，尽可能分离超过耻骨中线，以保证补片修补有足够的区域。在这一过程中应完成直疝和股疝的探查和处理。直疝和股疝疝囊的处理与 TAPP 相同。

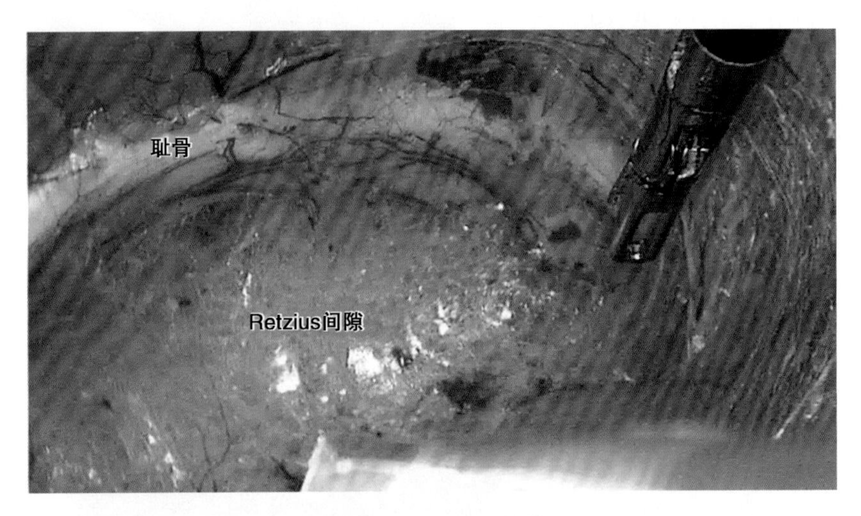

图 7-2-6　Retzius 间隙

（3）肌耻骨孔上区域（髂窝间隙、Bogros 间隙）：为肌耻骨孔外侧，上有内环和斜疝三角，下有疼痛三角，标志性结构为腹壁下血管、髂窝和内环。这一间隙位于腹壁下血管与髂前上棘之间，是 Retzius 间隙向外侧的延续（图 7-2-7）。在腹壁下动脉的外侧推开覆盖在联合肌腱上的腹横筋膜与腹直肌后鞘及腹膜之间的粘连，充分显露髂窝间隙，此时斜疝的外缘自然就显露出来。在分离髂窝间隙的过程中注意不要损伤“疼痛三角”内的神经。此间隙尤为需要注意的是后鞘弓状缘的分离，向外向下推离腹膜后，暴露半环线外侧，可使用电钩或电剪离断，扩大此间隙。

（4）肌耻骨孔下区域（髂血管区域）：为髂血管空间，为肌耻骨孔下半区域，标志性结构为危险三角（图 7-2-8）和髂血管（图 7-2-9）。此处尤为需要注意切勿损伤“死亡冠”及髂血管。

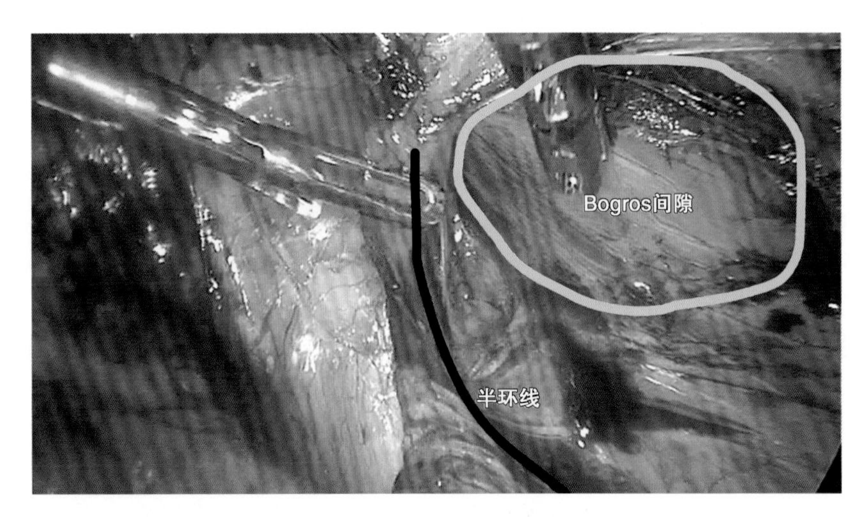

图 7-2-7　Bogros 间隙

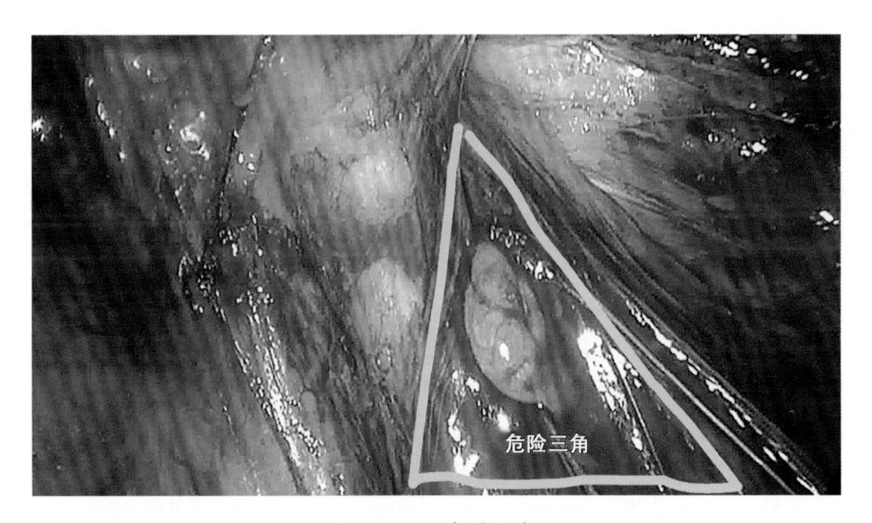

图 7-2-8　危险三角

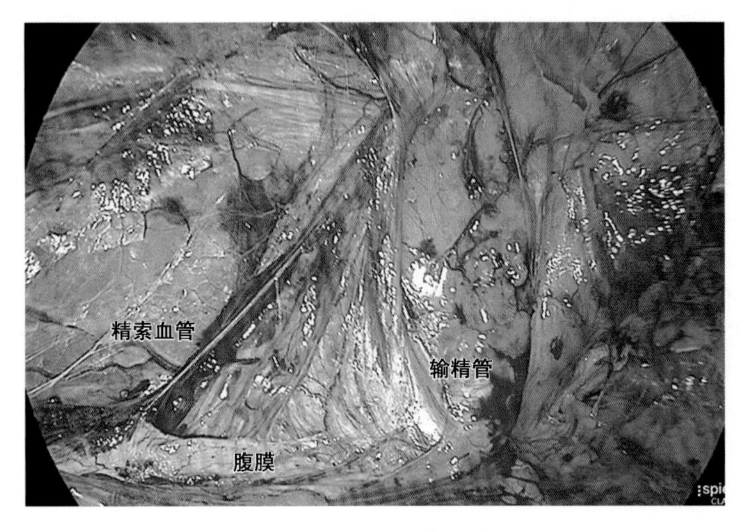

图 7-2-9　髂血管区域

3. **疝囊的处理**

（1）耻骨膀胱间隙和髂窝间隙分离后，可以很方便地找到斜疝疝囊。斜疝疝囊如能完全游离，处理也与 TAPP 相同；如疝较大不能完全回纳，在横断疝囊后要关闭近端腹膜，以免补片外露与肠管发生粘连。如腹膜破损“漏气”时会影响手术视野，不必急于中转开放或 TAPP，可于脐孔插入气腹针，以缓解气腹，腹膜破损内外腹压平衡时仍可留有一定的空间完成手术。

（2）直疝假疝囊的处理：直疝疝囊分离后，于腹壁会遗留“假疝囊”，若不处理，术后较易形成血清肿，导致感染或被患者误认为复发，目前较常规的处理是缝合关闭腹壁“假疝囊”，具体可采用可吸收线或倒刺线贯穿缝合后固定于腹直肌，或使用钉枪固定至耻骨梳韧带下方。

4. **补片的覆盖范围和固定** 详见本章第一节。

5. **CO_2 气体的释放** 用器械将补片的下缘压住，将疝囊提起，放置于补片内侧，在直视下将 CO_2 气体缓缓放出，这样可保证补片被腹膜覆盖而不会引起卷曲。TEP 中阴囊气肿的发生率高于 TAPP，因此在拔除 Trocar 之前不要忘记将阴囊内的气体释放。如腹腔内存在 CO_2 气体，可用气腹针或 5mm Trocar 释放气体。

6. **术后检查** 术后可进入腹腔，检查有无腹膜破损、补片是否展平、有无疝内容物损伤等情况。此步骤并非必需。

7. **术后处理** 详见本章第一节。

（六）术者寄语

腹股沟疝的手术方式有数十种，每种方法都有其特点，腹腔镜是一种辅助器械，我们做的仍然是疝修补术，是“后入路”“直视操作”“腹膜前”“无张力”的修补方式，也是目前最符合人体解剖结构的理想手术方式。TEP 手术是在腹膜前间隙进行操作的，因此腹膜前间隙的分离是手术成功的关键。常见的难点在于出血、腹膜分破、层次走错等，因此要注重解剖，重视解剖标志，勿触碰危险区域，及时调整，完成一定的手术积累后，通常都能熟练掌握这一术式。

参考文献

1. Alexandre JH, Bouillot JL, Dupin P, et al. Cure of inguinal hernias with large preperitoneal prosthesis: experience of 2312 cases [J]. Journal of Minimal Access Surgery. 2006, 2(3): 134-138.
2. Mainik F, Quast G, Flade-Kuthe R, et al. The preperitoneal loop in inguinal hernia repair following the totally extraperitoneal technique[J]. Hernia. 2010, 14(4): 361-367.
3. Reddy VM, Sutton CD, Bloxham L, et al. Laparoscopic repair of direct inguinal hernia: a new technique that reduces the development of postoperative seroma[J]. Hernia, 2007, 11(5): 393-396.
4. Bo Feng, Zi-Rui He, Jian-Wen Li, et al. Feasibility ofincremental laparoscopic inguinal hernia repair development in China: an 11-Year experience[J]. Journal of the American College of Surgeons, 2013, 216(2): 258-265.
5. HerniaSurge Group. International guidelines for groin hernia management[J]. Hernia, 2018, 22(1): 1-165.
6. Sajid MS, Ladwa N, Kalra L, et al. A meta-analysis examining the use of tacker fixation of mesh in laparoscopic inguinal hernia repair[J]. International Journal of Surgery, 2012, 10(5): 224-231.
7. Moreno-Egea A, Paredes PG, Perello JM, et al. Vascular injury by tacks during totally extraperitoneal endoscopic inguinal hernioplasty[J]. Surgical Laparoscopy Endoscopy & Percutaneous Techniques, 2010, 20(3): 129-131.
8. He Z, Hao X, Feng B, et al. Laparoscopic repair for groin hernias in female patients: a single-center experience in 15 years[J]. Journal of Laparoendoscopic & Advanced Surgical Techniques, 2019, 29(1): 55-59.
9. 中国医师协会外科医师分会疝和腹壁外科学组，中华医学会外科学分会疝与腹壁外科学组，全国卫生产业企业管理协会疝和腹壁外科产业及临床研究分会，等. 腹股沟疝日间手术规范化流程专家共识（2020 版）[J]. 中华消化外科杂志，2020, 19(7): 714-719.

第八章

消化内镜

第一节　胃镜下早癌黏膜剥离术

（一）定义

内镜黏膜下剥离术（endoscopic submucosal dissection，ESD）是在进行黏膜下注射后使用特殊电刀逐渐分离黏膜层与固有肌层之间的组织，将病变黏膜和黏膜下层完整剥离的方法。

（二）适应证

1. 绝对适应证

（1）早期食管癌病变局限在上皮层或黏膜固有层（M1、M2）。

（2）食管黏膜重度异型增生。

（3）早期胃癌

1）病灶大小≤2cm、无合并溃疡的分化型黏膜内癌。

2）胃黏膜高级别上皮内瘤变。

2. 相对适应证

（1）早期食管癌病变浸润黏膜肌层或黏膜下浅层（M3、SM1），未发现淋巴结转移的临床证据。

（2）早期胃癌

1）病灶大小>2cm、无溃疡的分化型黏膜内癌。

2）病灶大小≤3cm、溃疡的分化型黏膜内癌。

3）病灶大小≤2cm、无溃疡的未分化型黏膜内癌。

4）病灶大小≤3cm、无溃疡的分化型浅层黏膜下癌。

5）除以上条件外的早期胃癌，伴有一般情况差、外科手术禁忌证或拒绝外科手术者可视为 ESD 相对适应证。

（三）禁忌证

1. 明确发生淋巴结转移的病变。
2. 术前判断病变浸润至黏膜下层深层或固有肌层。
3. 一般情况差、无法耐受内镜手术者。
4. 凝血功能障碍以及服用抗凝剂的患者，在凝血功能纠正前不宜手术。

（四）术前准备及评估

1. **评估全身状况**　查凝血功能，血小板；停用抗凝、抗血小板聚集药物 5～7 天；排除麻醉和内镜下治疗禁忌证。

2. 向患者和家属详细讲述预期结果、并发症、可能存在复发或转移的风险以及需追加外科手术或其他治疗的指征等，并签署知情同意书。

3. 术前 12h 禁食禁水，全程心电监护，可应用气管插管或静脉麻醉等。

（五）操作步骤

1. **病变周围标记**　白光内镜、电子染色内镜及化学染色内镜下确定肿瘤的范围及边界，食管早癌（图 8-1-1）和胃早癌（图 8-1-2），应用针形切开刀或氩离子凝固术（argon plasma coagulation，APC）于病灶边缘 0.5～1cm 处进行环周电凝标记（图 8-1-3）。

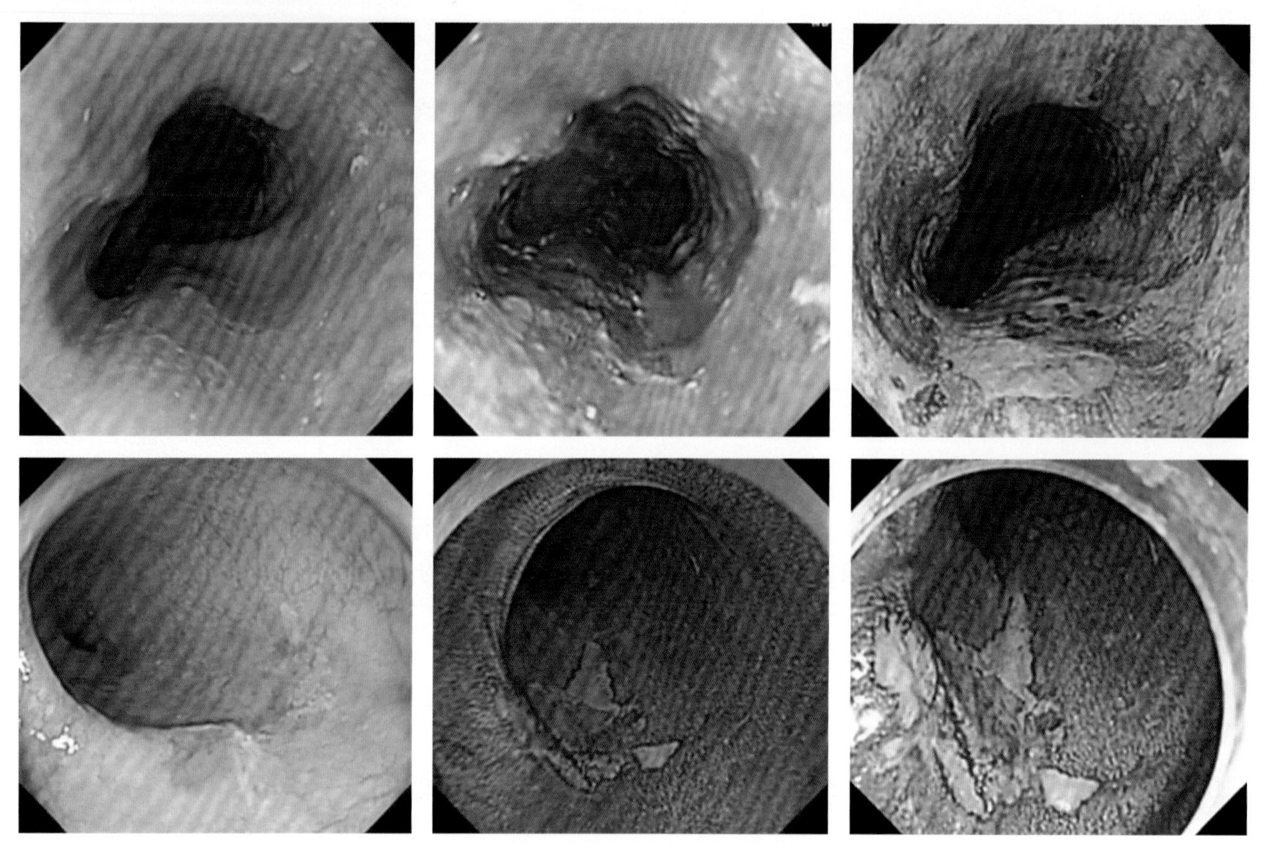

图 8-1-1 食管早癌:确定肿瘤的范围及边界

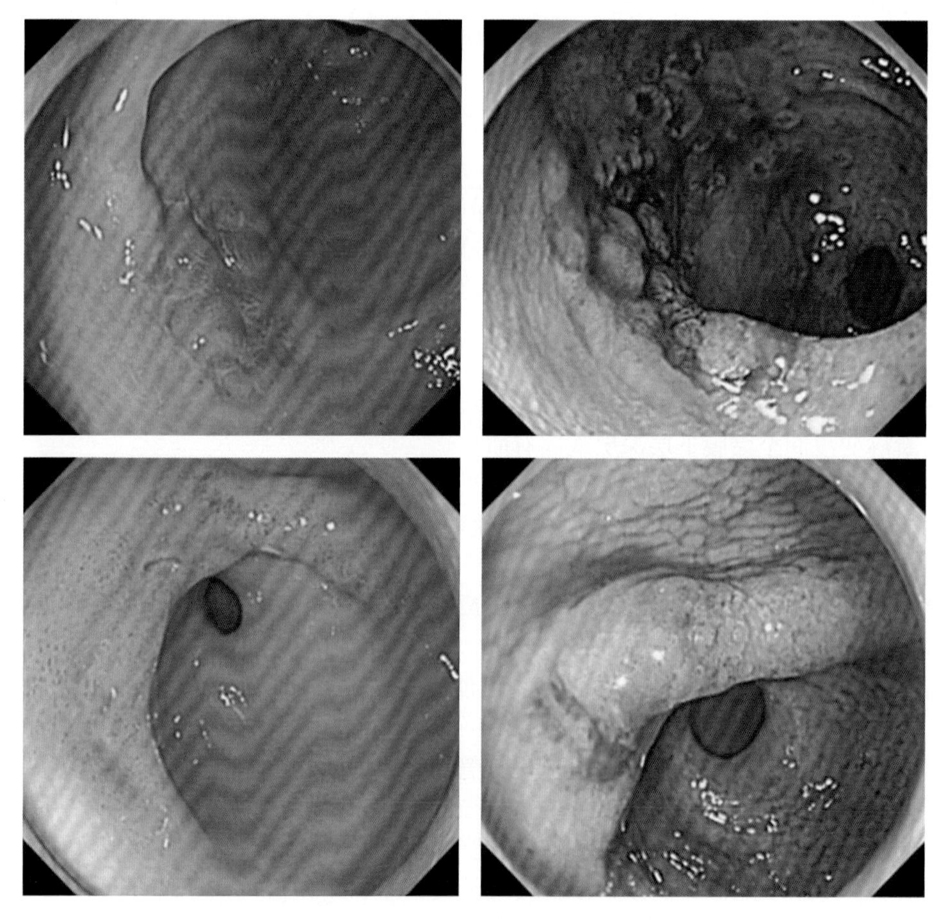

图 8-1-2 胃早癌:确定肿瘤的范围及边界

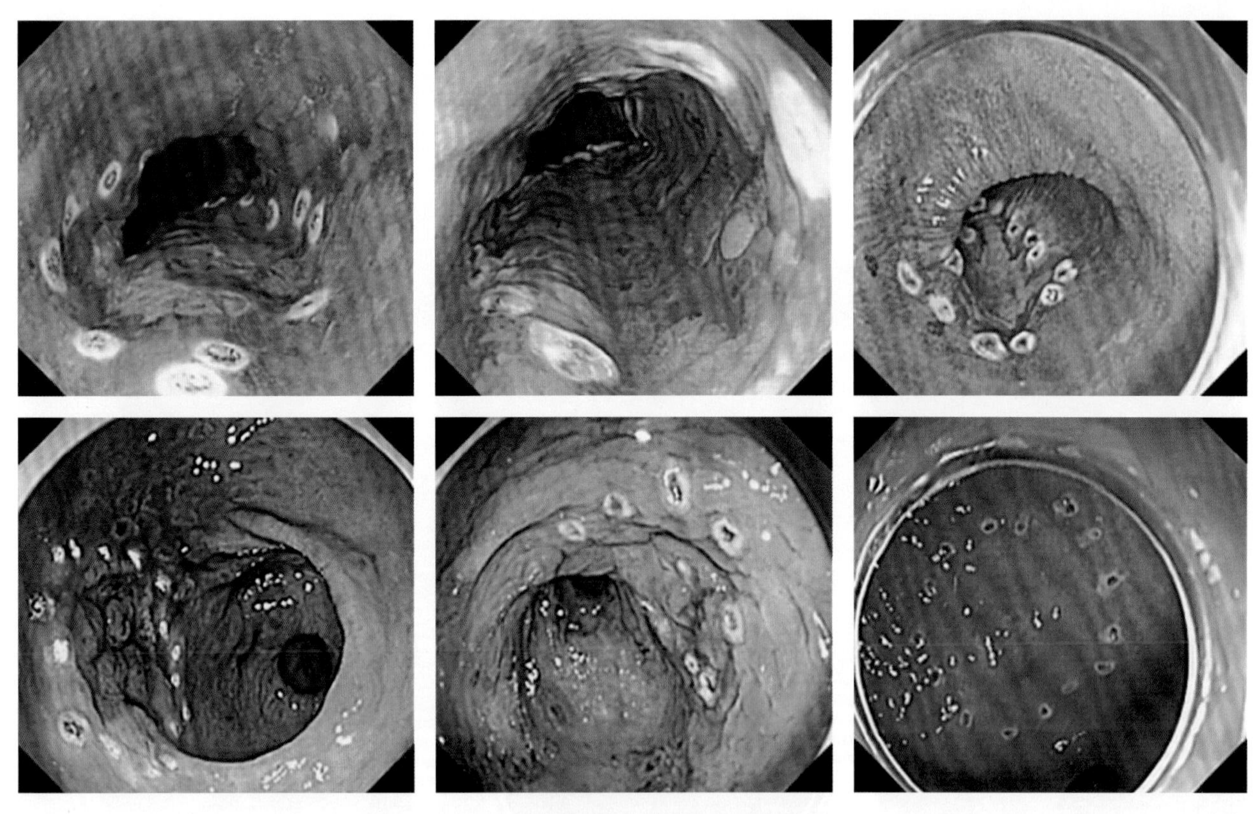

图 8-1-3 对病灶进行环周电凝标记

2. **黏膜下注射、抬起** 于病灶边缘标记点外侧进行多点黏膜下注射,局注液使用生理盐水+甘油果糖+玻璃酸钠+肾上腺素+靛胭脂;每点约 2ml,先肛侧,后口侧,可重复注射,直至病变明显抬起(图 8-1-4)。

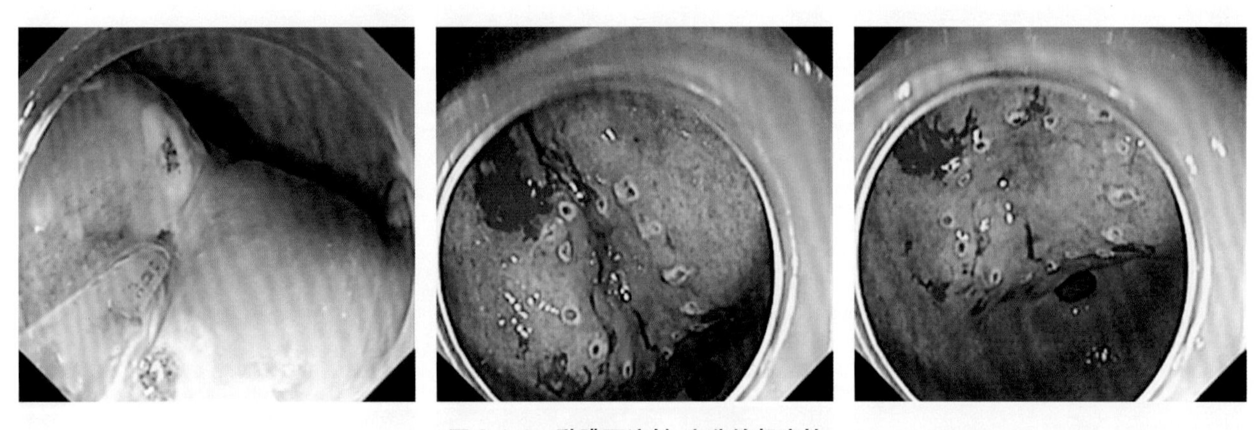

图 8-1-4 黏膜下注射,充分抬起病灶

3. **环周切开黏膜** 应用针形切开刀、HOOK 刀、IT 刀沿标记点外侧约 5mm 开始进行环周黏膜切开(图 8-1-5)。

4. **黏膜下层的切开、剥离** 全周切开完成后,可间断局部注射使病变全体膨隆,一边确认黏膜下层,一边进行黏膜下层的切开、剥离,术中出血可用治疗器械电凝止血或热活检钳电凝止血(图 8-1-6)。

5. **创面处理** 术后应对创面所有裸露的小血管进行处理、药物止血粉喷洒、金属夹夹闭创面等(图 8-1-7)。

(六)并发症及其处理

1. **出血** ESD 术中出血常见,术中应用热活检钳对可疑血管进行钳夹电凝处理等。病变切除后仔细处理创面,对可见血管进行预凝,有助于预防术后出血。术后出血相对少见,经保守治疗或内镜下止血可恢复,极少需要外科手术。

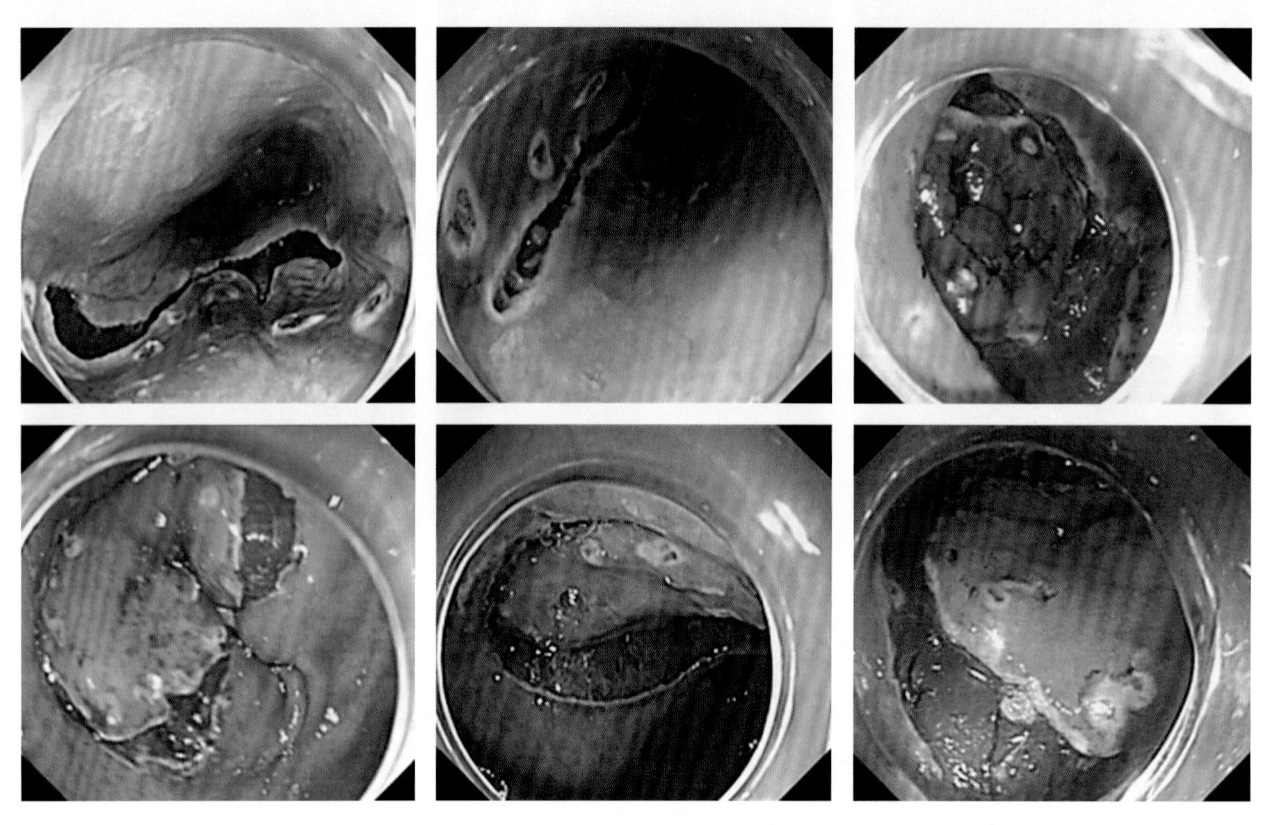

图 8-1-5 应用切开刀行环周黏膜切开

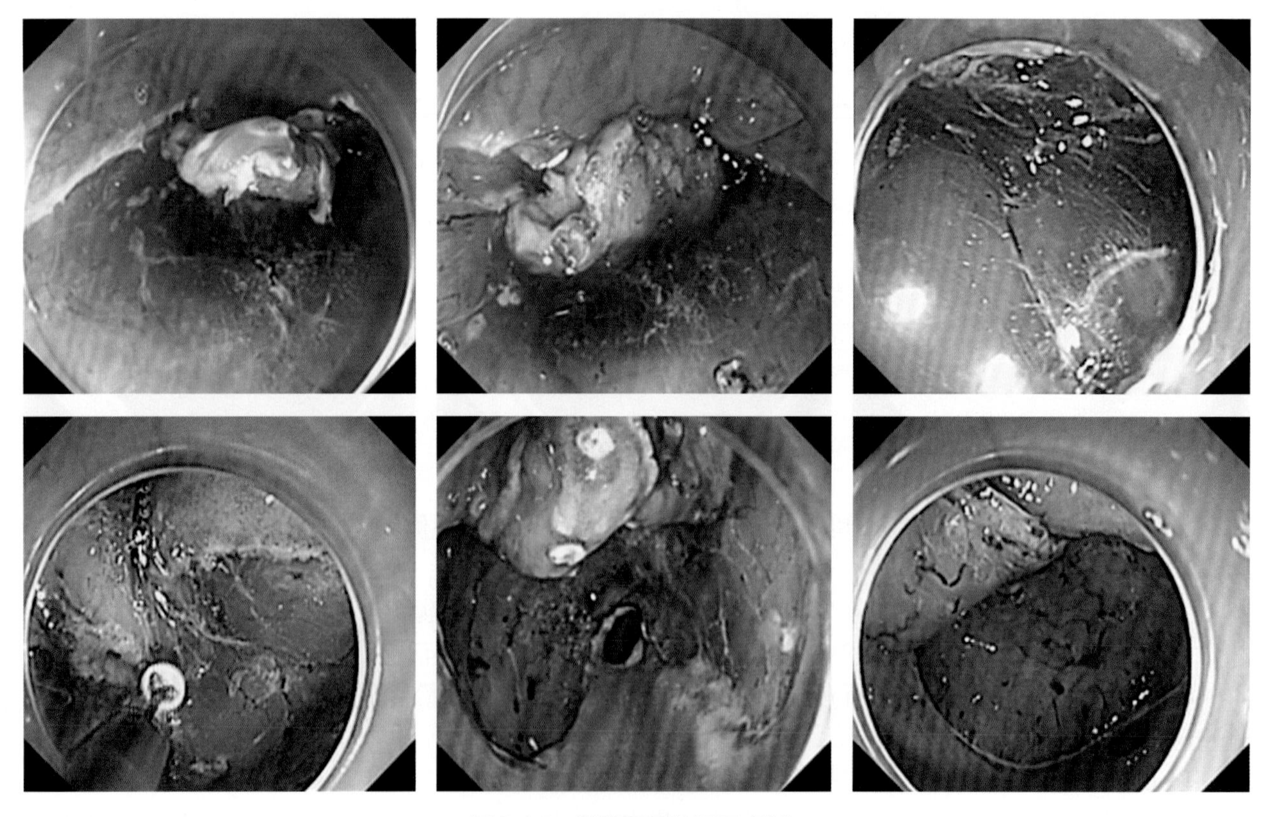

图 8-1-6 黏膜下层的切开、剥离

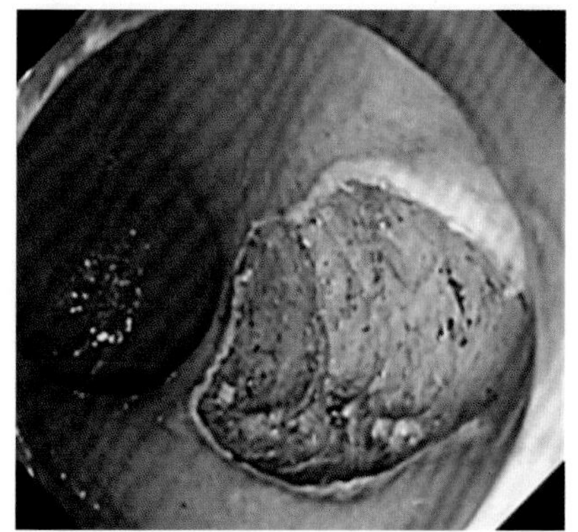
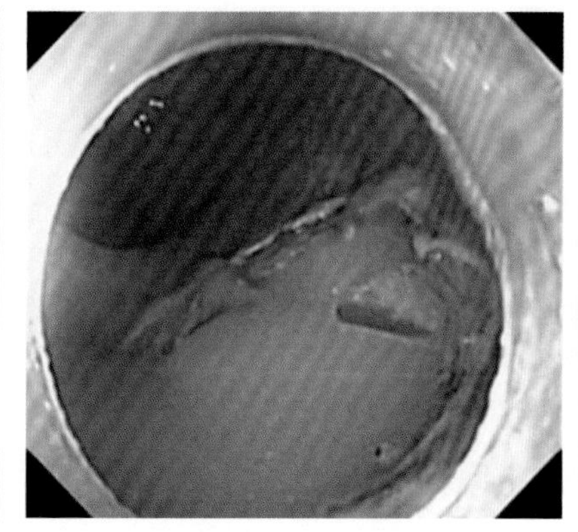
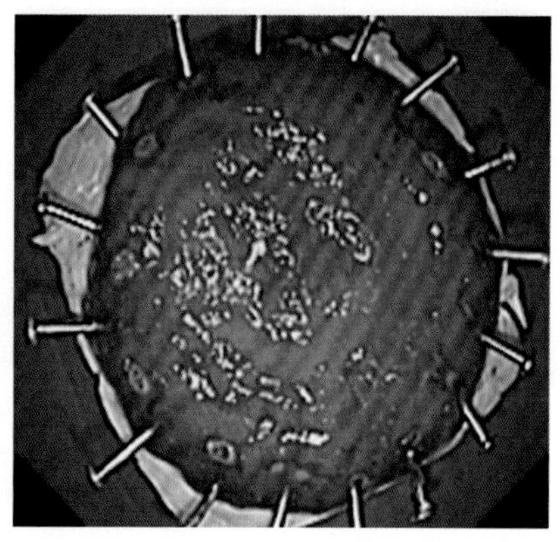

图 8-1-7 术后使用电凝处理裸露血管后喷洒止血药粉并规范处理术后标本

2. **穿孔** 术中发现穿孔，后续操作减少注气注水，切除结束后行内镜下夹闭，术后予禁食、胃肠减压、静脉使用广谱抗生素和支持治疗等保守治疗多可恢复。内镜下夹闭失败或穿孔较大无法夹闭时，可能需行外科手术。

3. **食管狭窄** 主要发生在病灶面积大、切除范围大于3/4 环周的患者。术后激素的使用有预防作用。狭窄一旦形成，内镜下食管狭窄扩张术是最常规的方法。难治性病例可选择支架置入。

第二节 肠镜下早癌黏膜剥离术

（一）定义

结直肠癌前病变：指已证实与结直肠癌的发生密切相关的病理变化，包括腺瘤、腺瘤病及炎症性肠病相关的异型增生；畸变隐窝灶，尤其伴有异型增生者，皆视为癌前病变。

早期结直肠癌：指浸润深度局限于黏膜及黏膜下层的任意大小的结直肠上皮性肿瘤，无论有无淋巴结转移。

（二）适应证

1. **绝对适应证** 结直肠腺瘤、黏膜内癌。

2. **相对适应证** 黏膜下层浅层浸润的黏膜下层癌（黏膜下浸润小于 1 000μm）。

（三）禁忌证

1. 有出血倾向，正在使用抗凝药，在凝血功能纠正前不宜手术。

2. 严重心肺疾病不能耐受内镜治疗者。

3. 有可靠证据提示肿瘤已浸润至固有肌层或怀疑黏膜下层深层浸润者。

（四）术前准备及评估

1. **评估全身状况** 完善术前相关检查；停用抗凝、抗血小板聚集药物 5~7 天；排除麻醉和内镜下治疗禁忌证。

2. 向患者和家属详细讲述预期结果、并发症、可能存在复发或转移的风险以及需追加外科手术或其他治疗的指征等，并签署知情同意书。

3. 术前 12h 禁食禁水，做好充分肠道准备，心电监护，可应用镇静或静脉麻醉等。

（五）操作步骤

1. 标记 高分辨率白光内镜、电子染色内镜及靛胭脂染色剂等确定病灶的边界后（图 8-2-1），应用针形切开刀或氩离子凝固术（argon plasma coagulation，APC）于病灶边缘约 5mm 处进行标记；对于界限清楚的下消化道病灶，可不做标记。

2. **黏膜下注射、抬起** 于病灶边缘标记点外侧进行多点黏膜下注射（图 8-2-2），局注液使用生理盐水+甘油果糖+玻璃酸钠+肾上腺素+靛胭脂；每点约 2ml，先口侧，后肛侧，可重复注射，直至病变明显抬起。

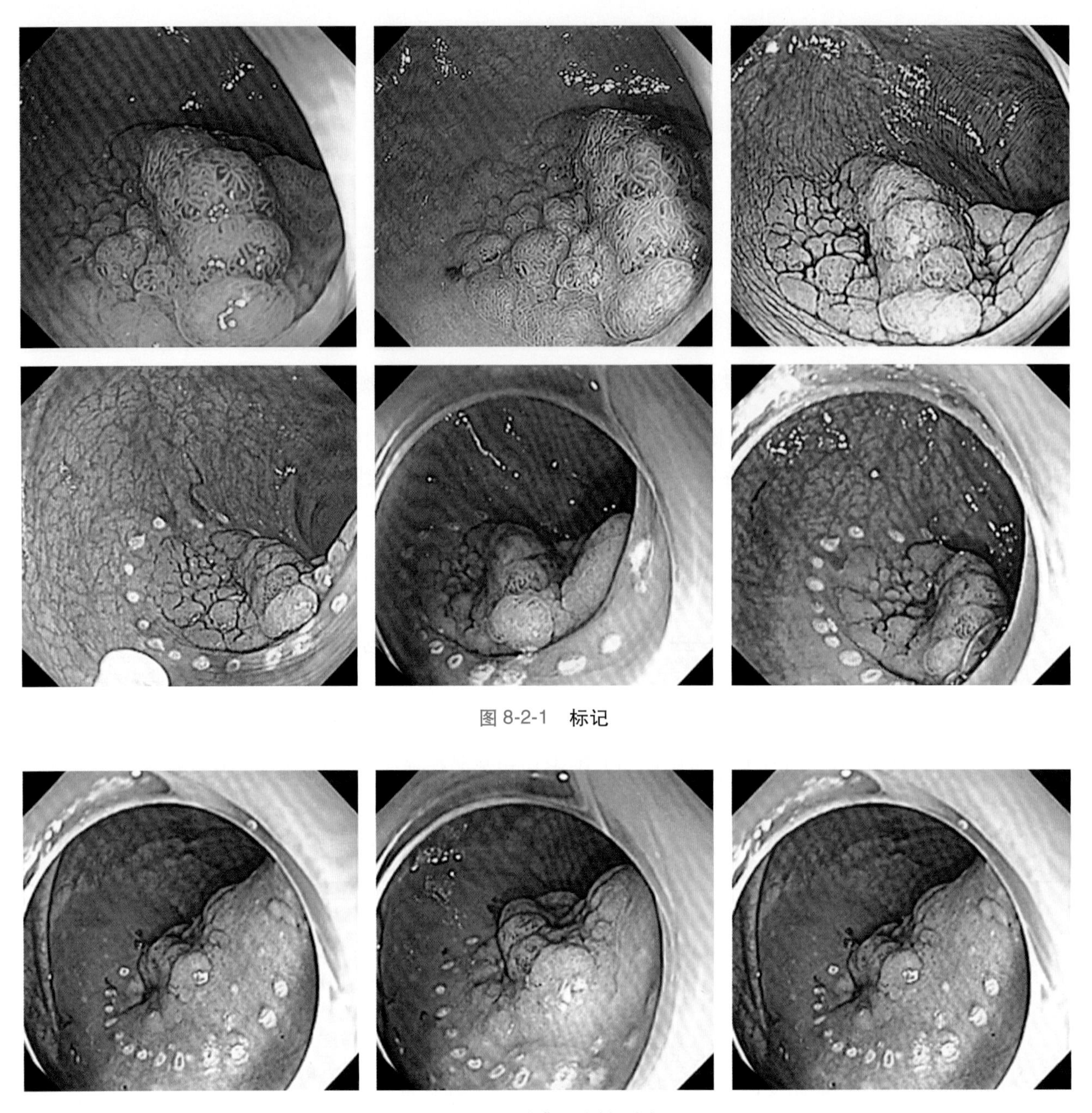

图 8-2-1 标记

图 8-2-2 黏膜下注射、抬起

3. **环周切开黏膜** 应用针形切开刀、HOOK 刀、IT 刀沿标记点外侧约 5mm 处开始进行环周黏膜切开(图 8-2-3),结直肠 ESD 中,可先进行部分的环周切开。

4. **黏膜下层的切开、剥离** 环周切开完成后,可间断局部注射使病变全体膨隆,一边确认黏膜下层,一边进行黏膜下层的切开、剥离(图 8-2-4),术中出血可用治疗器械电凝止血或热活检钳电凝止血。

5. **创面处理** 病变剥离后,对创面上所有可见血管行预防性止血处理;对可能发生渗血的部位采用止血钳、APC 等处理,创面可使用金属夹、尼龙绳等缝合夹闭(图 8-2-5)。

(六)并发症及其处理

1. **出血** ESD 术中出血常见,术中应用热活检钳对可疑血管进行钳夹电凝处理等。病变切除后仔细处理创面,对可见血管进行预凝,有助于预防术后出血。

2. **穿孔** 术中发现穿孔,后续操作减少注气注水,可用金属夹缝合裂口后继续剥离病变,也可先行剥离再缝合裂口。术后予禁食、胃肠减压、静脉使用广谱抗生素和支持治疗等治疗。

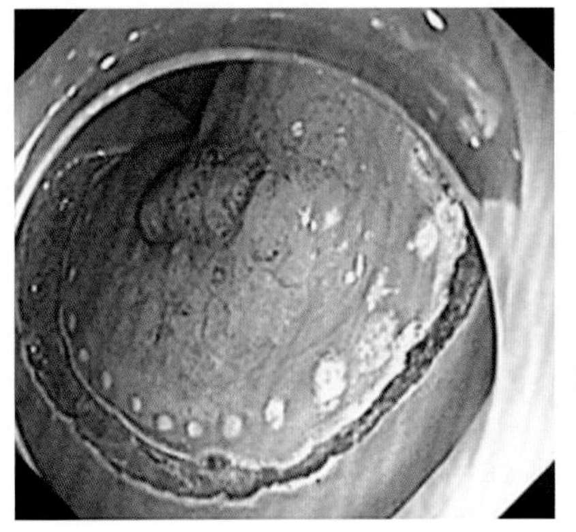
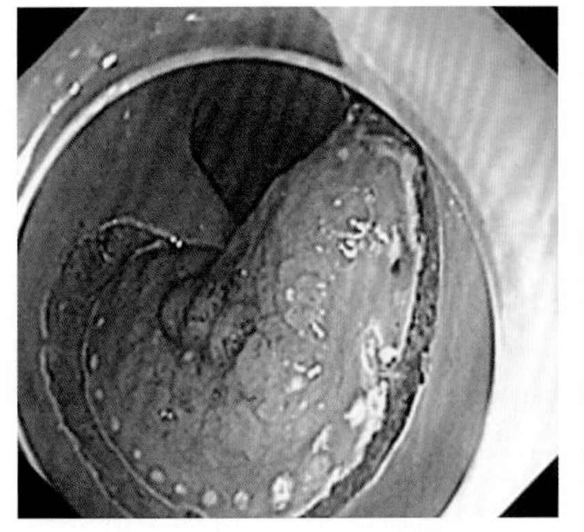
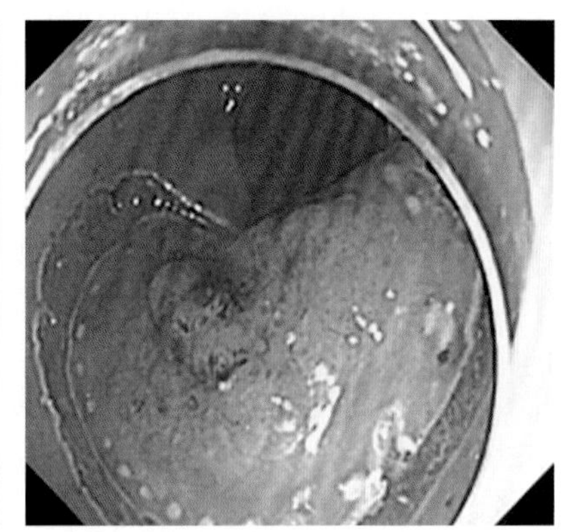

图 8-2-3 环周切开黏膜

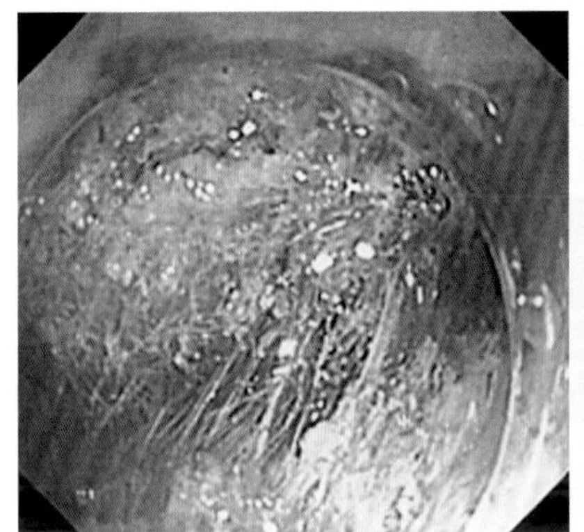
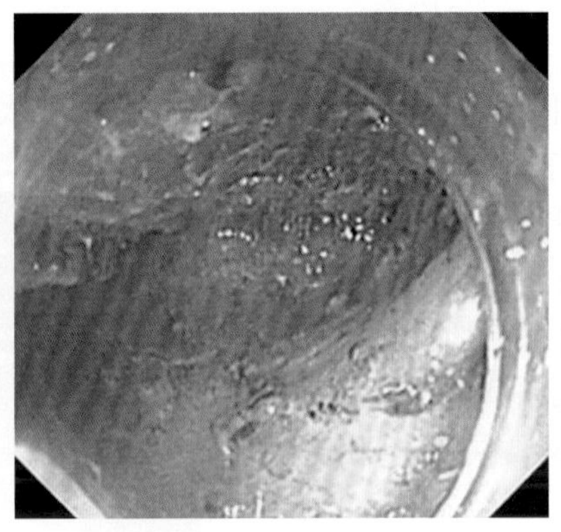
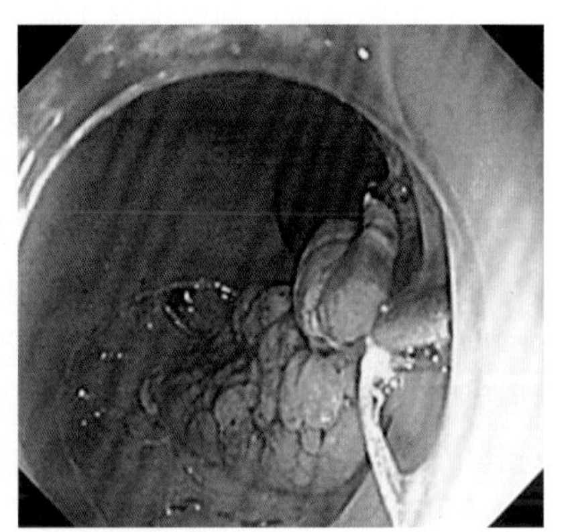

图 8-2-4 黏膜下层的切开、剥离

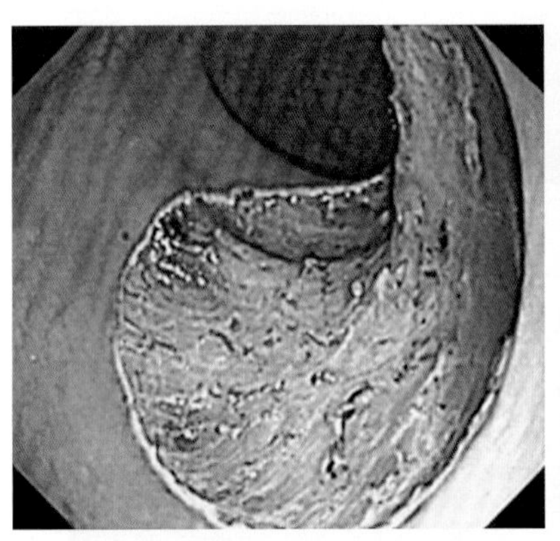
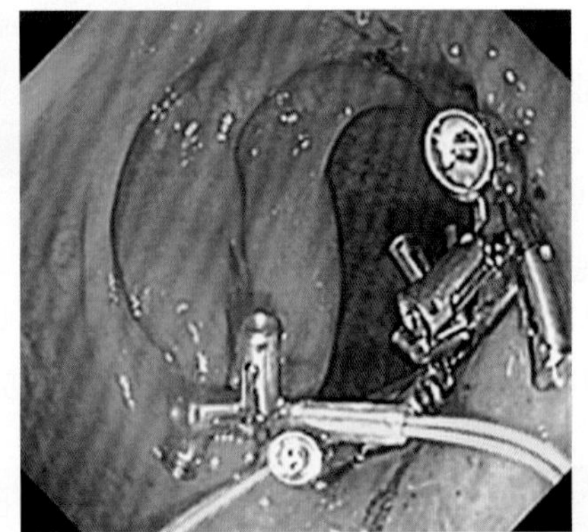
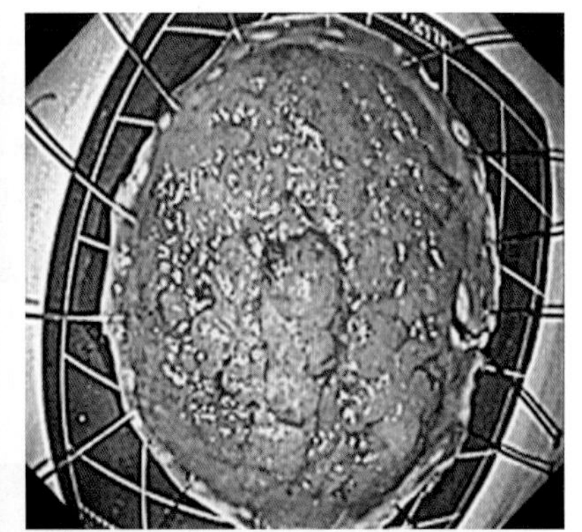

图 8-2-5 创面处理

第三节 内镜下胃肠息肉切除术

一、高频电切除术

（一）适应证

胃及大肠的有蒂息肉（巴黎分型 0- Ⅰp 型）。

（二）禁忌证

1. 内镜下形态表现已有明显恶变倾向者。
2. **内镜检查禁忌证** 如全身情况不良和（或）合并严重心、肺、肝、肾疾病不能耐受者。

3. 凝血功能障碍、有出血倾向者。

（三）术前准备及评估

1. **大肠息肉的术前肠道准备** 术前3天少渣半流饮食，术前1天口服泻药，目前常用的药物是复方聚乙二醇电解质散。甘露醇进入肠道后因细菌发酵可产生氢气和甲烷，在高频电切时可能发生爆炸，故不建议将其用于大肠息肉切除的术前肠道准备。

2. **胃息肉的术前准备** 手术日空腹，术前使用口咽部局部麻醉药物如达克罗宁胶浆，改善检查视野的祛泡剂以及链霉蛋白酶颗粒等。

3. **肿瘤学评估** 术前肠镜、胃镜明确无明显恶变倾向者。

4. **抗凝及抗血小板药物的围术期应用** 术前充分评估患者基础病血栓风险，视病情许可情况，停用抗凝药、抗血小板聚集药物5~7天，对血栓高风险患者，可给予低分子肝素桥接方案。

5. **全身评估** 心、肺、肝、肾功能，合并症（高血压、糖尿病、营养不良等）。

6. **器械准备** 高频电发生器、圈套器、钛夹。

（四）手术步骤

常规完成胃镜检查或全大肠及回肠末端黏膜检查，明确胃息肉或大肠息肉部位、大小、形态，并尽量调整内镜角钮或改变患者体位，使息肉暴露于视野6点位以利于操作。插入圈套器，助手打开圈套器，完整套住息肉，并缓慢收紧圈套器，切忌过快、用力过猛的收紧，尤其是蒂部比较细小的息肉可能会在电切之前被机械性切割，引起即时出血。圈套器收紧后即可通电，一般选择混合电切方式，即电凝和电切交替实施，如息肉较大，蒂部粗大者，可以先电凝预防出血然后再混合电切方式执行。通电的同时圈套器逐步收紧切割息肉，注意控制勒除速度，过慢可能导致创面大且深，术后出血、穿孔风险升高。通电过程中注意保持一定的充气以维持消化管腔的适度充盈，以免灼伤正常胃壁或肠壁。切除完毕后，息肉回收送病理检查（图8-3-1~图8-3-7）。参考2017年欧洲胃肠内镜学会关于结直肠息肉切除术的指南，一般息肉头端直径<2cm和息肉蒂部直径<1cm者高频电凝切除即可，术后创面可不进一步处理；息肉头端直径>2cm或息肉蒂部直径>1cm者，建议电切前进行1∶10 000肾上腺素黏膜下注射和（或）电切后进行机械止血预防术后出血。

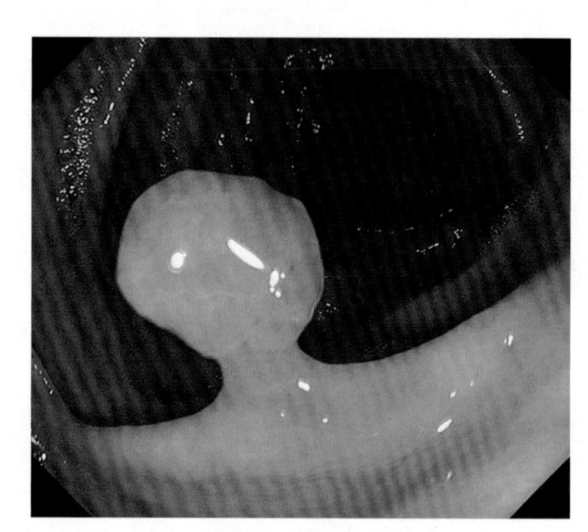

图8-3-1 结肠息肉

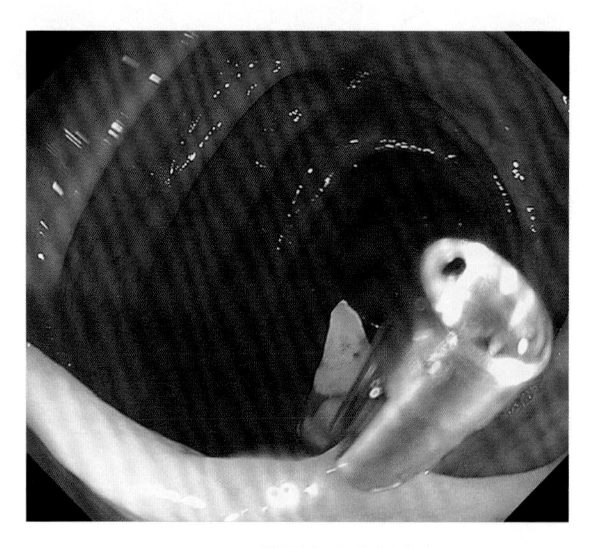

图8-3-2 结肠息肉高频电切

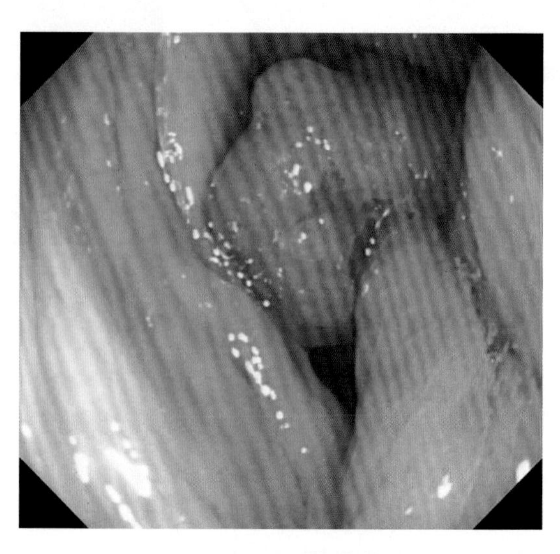

图8-3-3 结肠息肉

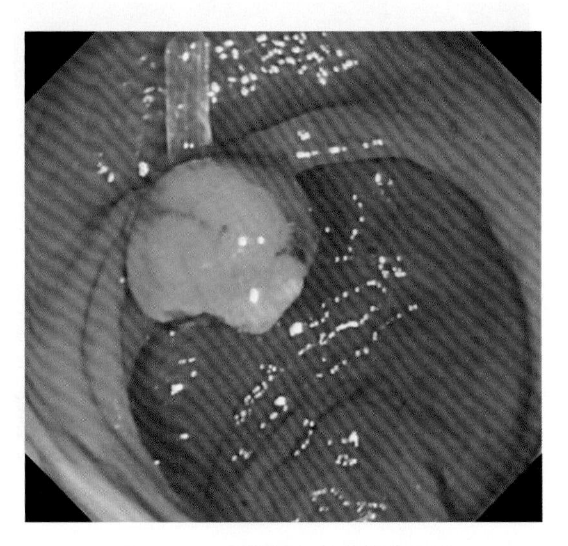

图 8-3-4　尼龙绳套扎高频电切除

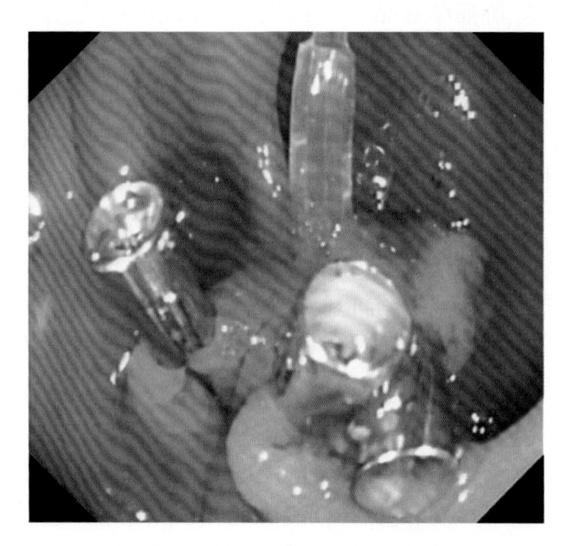

图 8-3-5　尼龙绳套扎电切钛夹夹闭

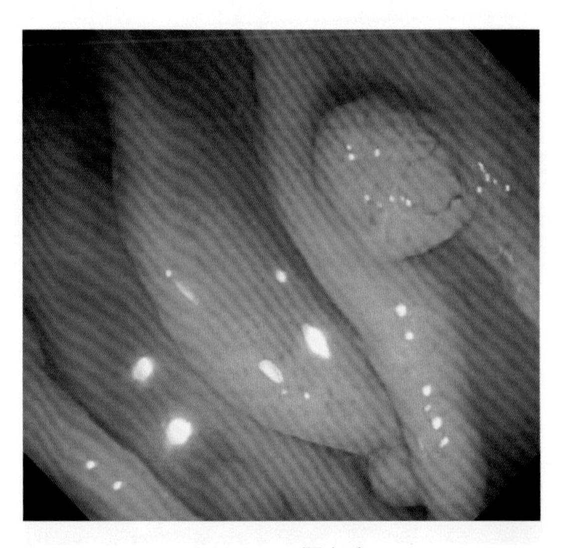

图 8-3-6　胃息肉

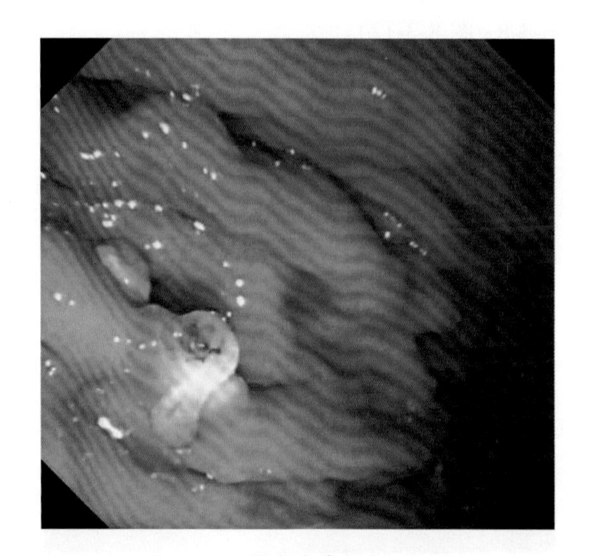

图 8-3-7　胃息肉高频电凝切除

二、内镜下黏膜切除术

（一）适应证

内镜下黏膜切除术（endoscopic mucosal resection，EMR）适用于直径>1cm 且<2cm 的大肠无蒂广基息肉、胃无蒂广基息肉（巴黎分型 0-Ⅱ型或 0-Ⅰs 型）。

（二）禁忌证

1. 内镜下形态表现已有明显恶变倾向者。

2. 内镜检查禁忌证：如全身情况不良和（或）合并严重心、肺、肝、肾疾病不能耐受者。

3. 凝血功能障碍、有出血倾向者。

（三）术前准备及评估

1. **大肠息肉的术前肠道准备**　术前 3 天少渣半流饮食，术前 1 天口服泻药、祛泡剂；泻药选择详见本节第一部分相关内容。

2. **胃息肉的术前准备**　手术日空腹，术前使用口咽部局部麻醉药物如达克罗宁胶浆，改善检查视野的祛泡剂以及链霉蛋白酶颗粒等。

3. 肿瘤学评估　术前肠镜、胃镜明确无明显恶变倾向者。

4. 抗凝及抗血小板药物的围术期应用　术前充分评估患者基础病血栓风险，视病情许可情况，停用抗凝药、抗血小板聚集药物 5~7 天，对血栓高风险患者，可给予低分子肝素桥接方案。

5. 全身评估　心、肺、肝、肾功能，合并症（高血压、糖尿病、营养不良等）。

6. 器械准备　高频电发生器、圈套器、一次性注射针、钛夹。

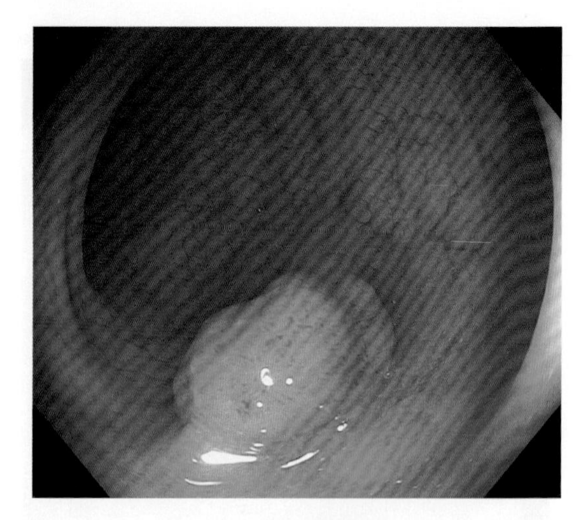

图 8-3-8　结肠息肉

（四）手术步骤

常规胃镜或肠镜检查，发现息肉，明确息肉大小、位置及边界。用染色剂（如靛胭脂）在息肉边界进行黏膜下注射，通常遵循先远端后近端的原则，使病灶充分抬举，然后用圈套器套紧后进行电切除，术后创面可予钛夹夹闭、APC 处理裸露血管等处理预防术后出血（图 8-3-8~图 8-3-12）。

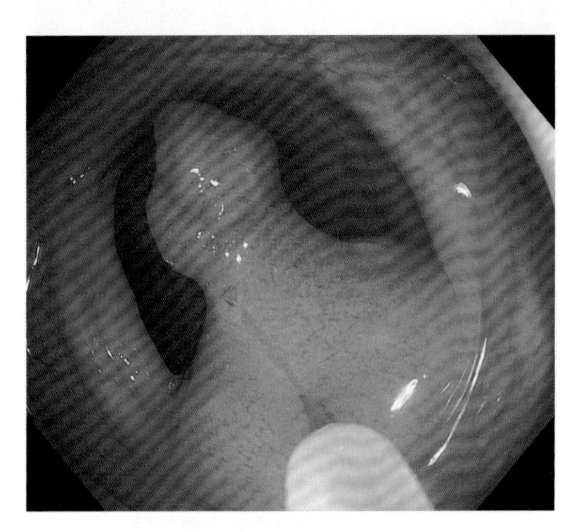

图 8-3-9　黏膜下注射

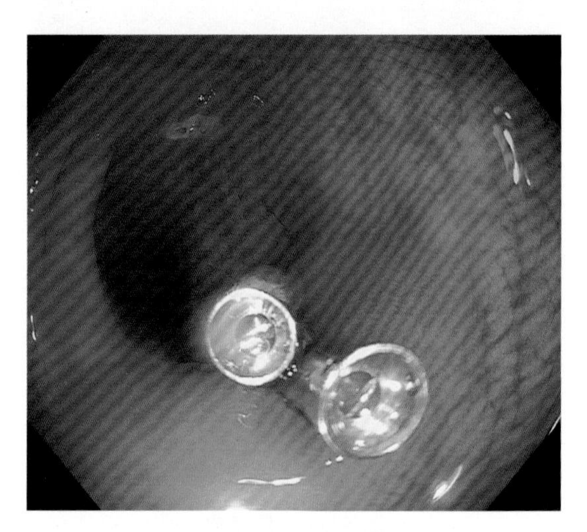

图 8-3-10　结肠息肉 EMR

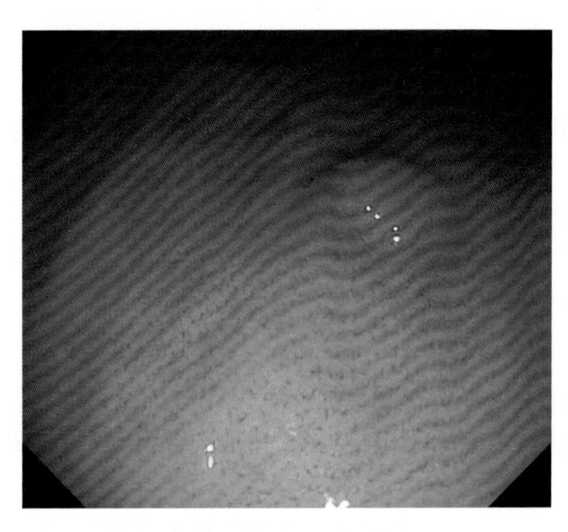

图 8-3-11　胃息肉

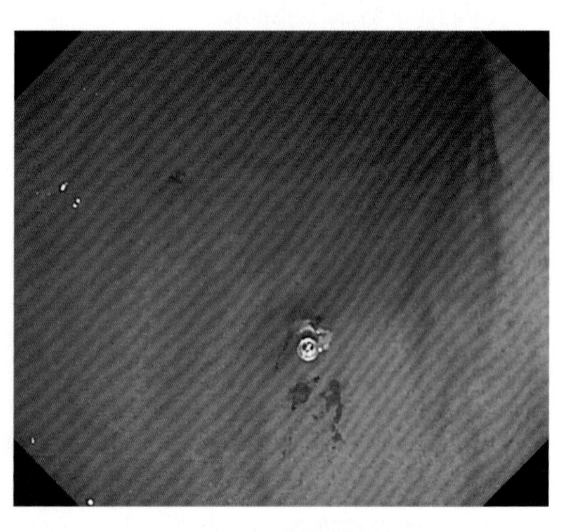

图 8-3-12　胃息肉 EMR

三、氩离子凝固术

（一）适应证

直径<1cm 的胃或大肠无蒂广基息肉（巴黎分型 0-Ⅱ型或 0-Ⅰs 型）。

（二）禁忌证

1. 内镜下形态表现已有明显恶变倾向者。

2. **内镜检查禁忌证** 如全身情况不良和（或）合并严重心、肺、肝、肾疾病不能耐受者。

3. 凝血功能障碍、有出血倾向者。

（三）术前准备及评估

1. **大肠息肉的术前肠道准备** 术前 3 天少渣半流饮食，术前 1 天口服泻药、祛泡剂。术前停用抗凝药、抗血小板聚集药物。

2. **胃息肉的术前准备** 手术日空腹，术前使用口咽部局部麻醉药物如达克罗宁胶浆，改善检查视野的祛泡剂以及链霉蛋白酶颗粒等。

3. **肿瘤学评估** 术前肠镜、胃镜明确无明显恶变倾向者。

4. **全身评估** 心、肺、肝、肾功能，合并症（高血压、糖尿病、营养不良等）。

5. **抗凝及抗血小板聚集药物的围术期应用** 术前充分评估患者基础病血栓风险，视病情许可情况，停用抗凝药、抗血小板聚集药物 5~7 天，对血栓高风险患者，可给予低分子肝素桥接方案。

6. **器械准备** 高频电发生器、氩气刀、氩气。

（四）手术步骤

常规胃镜或肠镜检查，发现息肉，明确息肉大小、位置及边界。氩离子凝固术（argon plasma coagulation，APC）是一种通过电离的氩离子体，对病变组织发挥凝固作用的非接触性治疗技术，术中伸出 APC 氩气管道头端至病灶上方 0.3~0.5cm 处，以每次 1~3s 的时间施以氩离子凝固治疗，术后组织变白。APC 的凝固深度一般≤3mm，故不易出现穿孔；但其缺点是直接毁损病灶，不能取得组织标本。APC 适用于扁平、广基息肉，尤其是不易进行圈套治疗的息肉（图 8-3-13~图 8-3-16）。

四、冷圈套、冷活检钳切除术

（一）适应证

直径<1cm 的胃或大肠无蒂广基息肉（巴黎分型Ⅱ型或Ⅰs 型）。

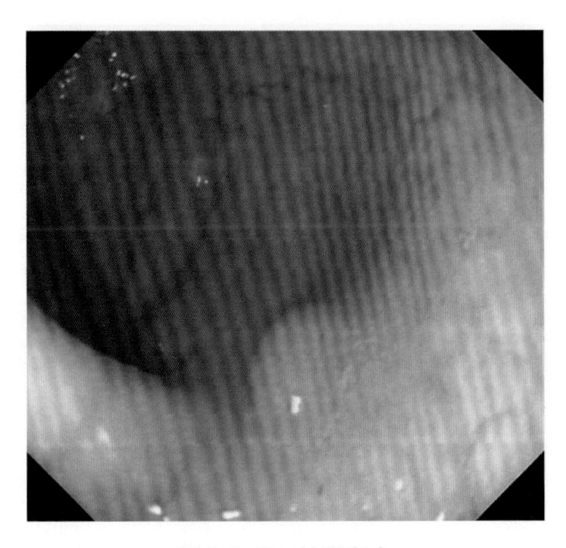

图 8-3-13 结肠息肉

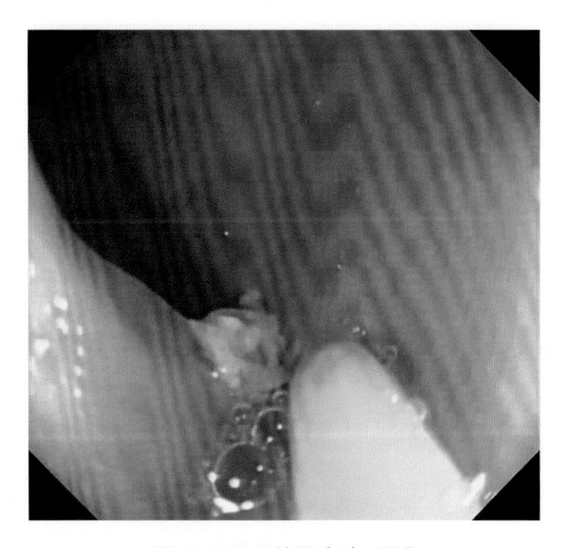

图 8-3-14 结肠息肉 APC

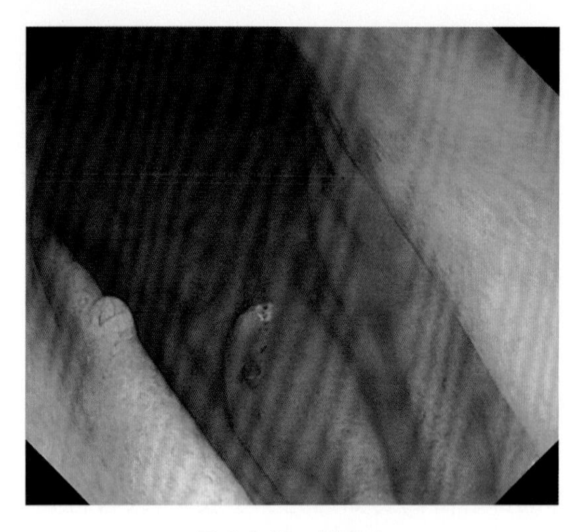
图 8-3-15 胃息肉

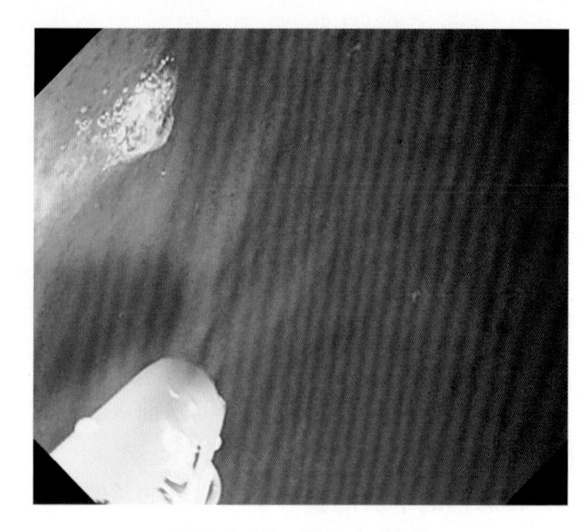
图 8-3-16 胃息肉 APC

（二）禁忌证

1. 内镜下形态表现已有明显恶变倾向者。

2. **内镜检查禁忌证** 如全身情况不良和(或)合并严重心、肺、肝、肾疾病不能耐受者。

（三）术前准备及评估

1. **大肠息肉的术前肠道准备** 术前 3 天少渣半流饮食,术前 1 天口服泻药、祛泡剂。

2. **胃息肉的术前准备** 手术日空腹,术前使用口咽部局部麻醉药物如达克罗宁胶浆,改善检查视野的祛泡剂以及链霉蛋白酶颗粒等。

3. **肿瘤学评估** 术前肠镜、胃镜明确无明显恶变倾向者。

4. **全身评估** 心、肺、肝、肾功能,合并症(高血压、糖尿病、营养不良等)。

5. **器械准备** 圈套器、活检钳。

（四）手术步骤

冷切除指直接用活检钳、圈套器钳除或勒除息肉的治疗方式。常规胃镜或肠镜检查,发现息肉,明确息肉大小、位置及边界。助手将活检钳或圈套器由活检孔道伸出,完整钳除或勒除息肉,息肉回收送病理检查(图 8-3-17～图 8-3-20)。冷切除所需器械简单,操作简易,且可获取组织行病理检查,临床应用广泛。

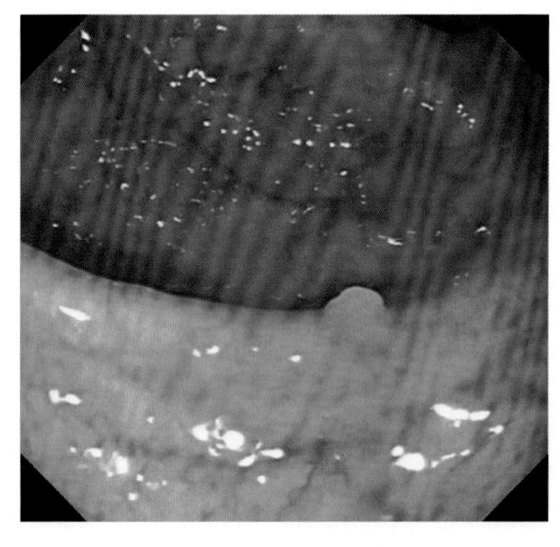
图 8-3-17 结肠息肉

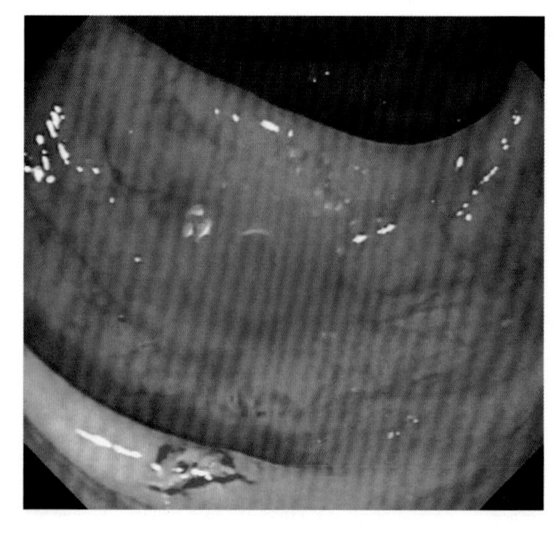
图 8-3-18 结肠息肉钳除

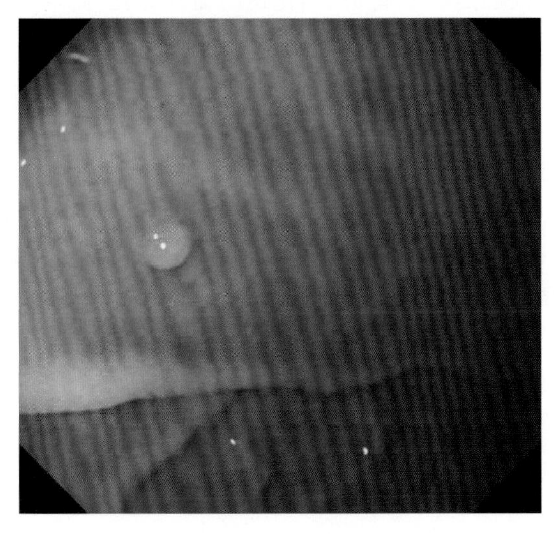

图 8-3-19　胃息肉

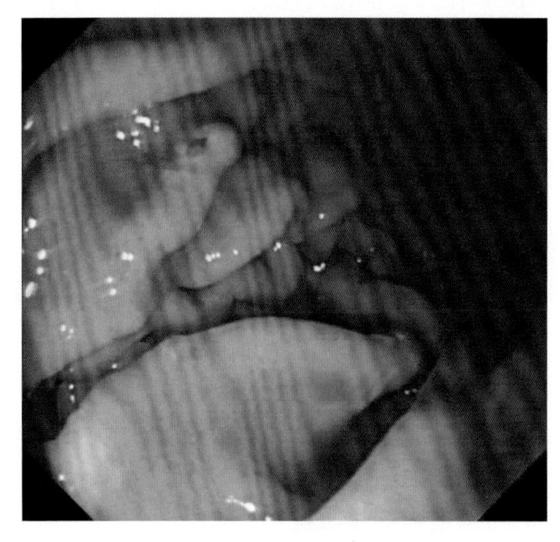

图 8-3-20　胃息肉钳除

（五）术者寄语

胃肠息肉内镜下切除术的关键在于完整切除病灶以及如何有效预防并发症的发生。术前良好的肠道准备，祛泡剂、链霉蛋白酶等的使用为内镜下手术提供了最有利的条件，必须重视。术中操作最好能用二氧化碳替换空气以提高手术的舒适性以及安全性。术后认真检查创面有无裸露血管，以及对于较大息肉使用钛夹夹闭是预防术后出血的重要措施。术后根据息肉多少、大小决定饮食情况，一般高频电凝切除以及黏膜切除的患者需要禁食 6~24 小时，逐步开放饮食，胃息肉术后需要应用质子泵抑制剂抑制胃酸，预防术后出血，注意术后半月内避免剧烈运动以免发生迟发性出血。术后注意观察有无腹痛等情况，及时发现消化道穿孔、电凝综合征的患者，及时处理。

结肠息肉术后，需要确认息肉病理类型，必要时追加外科手术。术后追加外科手术指征：当垂直切缘阳性时，需追加外科手术。如存在以下征象，建议行结肠切除+淋巴结清扫术：黏膜下浸润深度≥1 000μm，淋巴管、血管浸润阳性；低分化腺癌，印戒细胞癌或黏液癌，浸润最深部位有高级别肿瘤芽（2 级或 3 级），带蒂息肉如有蒂浸润。

结直肠腺瘤性息肉的术后随访非常重要，美国结直肠癌多学会工作组 2020 年发布了关于结肠息肉术后随访的共识意见，该共识主要根据结直肠息肉的数量、大小、病理类型推荐随访时间。小于 10mm 的息肉按息肉数目推随访周期（1~2 个管状腺瘤者，7~10 年；3~4 个管状腺瘤者 3~5 年）；大于 10mm 的息肉一般建议随访周期为 3 年，首次检查发现 10 个以上的腺瘤建议随访周期为 1 年，直径>20mm 的或分次切除的息肉建议随访周期为 6 个月。我国专家多数建议，单发性腺瘤术后 1~2 年随访 1 次，多发性息肉每年随访，基底部较广的息肉术后 3~6 个月随访复查。

第四节　经内镜逆行性胰胆管造影术（ERCP）

一、总论

经内镜逆行性胰胆管造影术（endoscopic retrograde cholangiopancreatography，ERCP）于 20 世纪 60 年代问世，随着医学材料科学、影像学的发展及临床经验的积累，括约肌切开术、扩张、引流等 ERCP 相关的治疗技术也逐渐开始涌现，ERCP 在胆胰疾病中的临床应用也得到不断地发展。

我国从 1974 年开始开展 ERCP，目前我国 ERCP 的插管成功率可达 95%，已经达到了国际先进水平。ERCP 目前已经成为诊治胆胰疾病的重要手段，尤其是在清除肝外胆管结石、缓解梗阻性黄疸等方面，其有效性及安全性得到广泛的认可。

ERCP 作为一项侵入性的操作,其并发症主要包括急性胰腺炎、胆管炎、消化道出血及穿孔等。

(一) 适应证

1. 胆管结石、肿瘤、炎症、寄生虫等。
2. 梗阻性黄疸。
3. 复发性胰腺炎、胆源性胰腺炎、慢性胰腺炎、胰腺肿瘤导致胰管狭窄和梗阻。
4. 胆胰手术及外伤后胆漏、胰瘘、狭窄。
5. 胰管结石、胰管狭窄。
6. Oddi 括约肌功能紊乱,十二指肠乳头、壶腹部肿瘤。

(二) 禁忌证

1. 严重的心、肺或肾功能不全者。
2. 急性胰腺炎或慢性胰腺炎急性发作(胆源性除外)。
3. 严重凝血功能障碍者。
4. 对碘造影剂过敏者。

(三) 术前准备及评估

1. 严格把握手术适应证,排除禁忌证,了解患者既往史、腹部手术史及药物过敏史,认真阅读患者的相关影像学资料,进行术前讨论,评估手术风险、难度,根据患者病情及状态选择手术操作时机、制订手术方案。
2. 如需行乳头切开术或扩张术,术前需停用抗凝、抗血小板聚集药物 1 周以上。
3. 完善心电图、血常规、凝血功能等一般基础检查。
4. 详细的术前谈话,签署手术知情同意书。
5. 患者术前禁食 6~8h。术前直肠应用吲哚美辛和术中留置胰管支架能降低术后胰腺炎的发生率。
6. 对患者病情及全身状态作全面评估,根据实际情况选择合适的镇静和麻醉方式;实施深度镇静或静脉麻醉须有麻醉医生在场并负责麻醉管理及监护。
7. 术前建立静脉通道。

(四) 患者体位及布局

于介入室或配备有 DSA 机的内镜室进行手术,患者通常取俯卧位(部分取左侧卧位),头偏向左侧,操作者位于患者的左侧约平于患者的肩部,内镜主机位于患者左侧约平于患者头顶,以操作者适合为度。

(五) 手术步骤

1. **插镜** 电子十二指肠镜经口依次经过食管、胃、十二指肠球部到达十二指肠降部,发现十二指肠乳头。
2. **插管** 成功的选择性插管是 ERCP 诊断和治疗的前提和基础,经内镜活检孔道插入弓状切开刀(或导管)携带导丝,通过微调镜身、角钮及抬钳器,把弓状切开刀(或导管)插入十二指肠乳头,并送导丝,让导丝选择性地进入胆管或胰管方向。
3. **造影摄片** 导丝进入后,先以 X 线透视明确导丝到达部位,注射器回抽或在乳头外排空附件内的空气,再注入造影剂进行造影、摄片、保存图片。注意切开刀或导管的插入深度及推注造影剂的力度。
4. **治疗** 根据患者胰胆管病变的不同,选择适当的治疗措施(如乳头括约肌切开取石、放置鼻胆引流管或胆道支架缓解胆道梗阻、放置胰管支架缓解胰管狭窄等)。

二、胆总管结石的治疗

(一) 插镜发现十二指肠乳头

十二指肠镜循腔进镜至十二指肠降段发现十二指肠乳头(图 8-4-1),通过拉镜、调整旋钮,把十二指肠乳头调整在合适的镜下视野中(通常把乳头位置调整在镜下视野偏右上象限处会比较有利于胆管插管)。

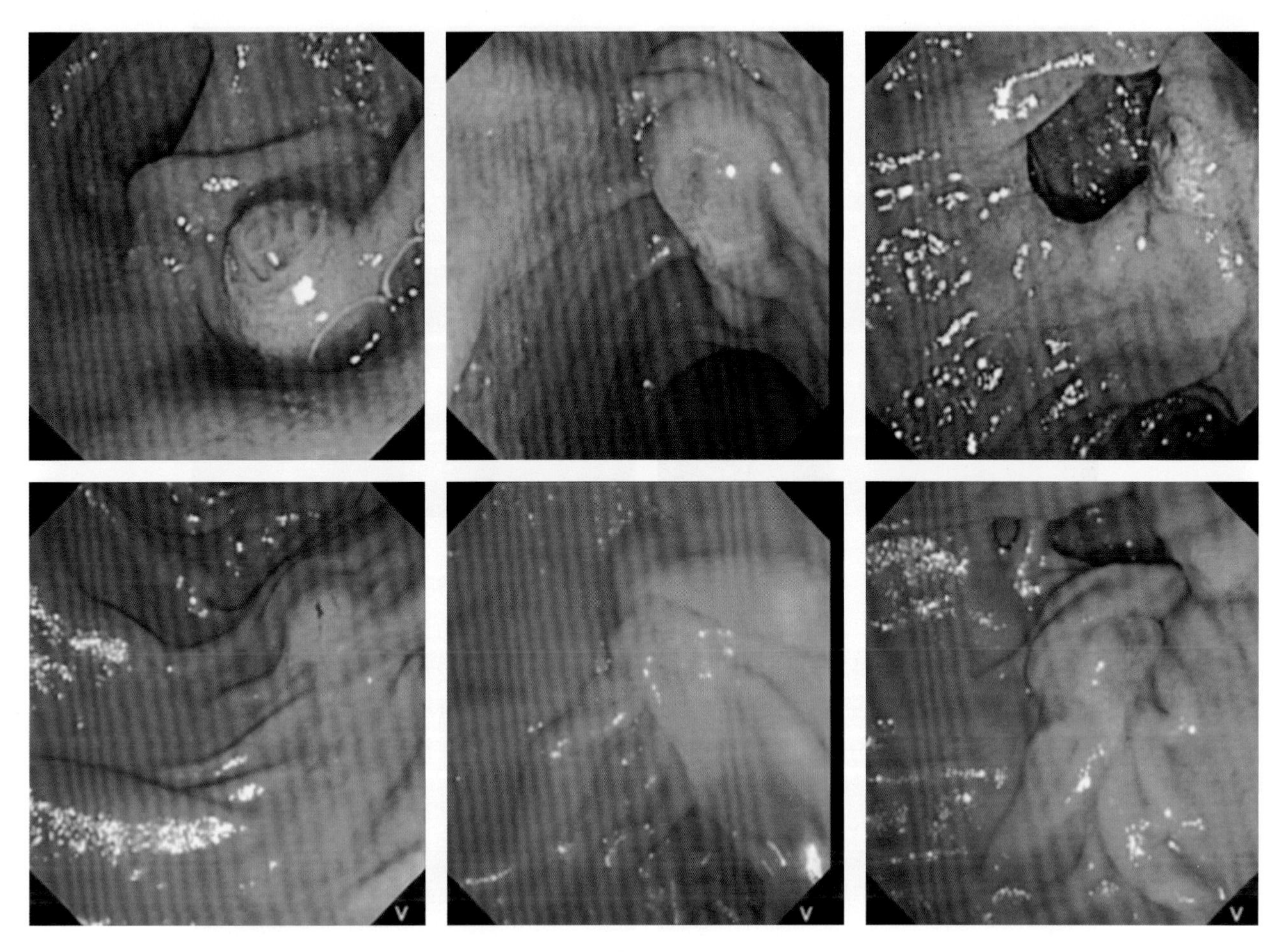

图 8-4-1　各种形态的十二指肠乳头

（二）胆管插管

首先观察十二指肠乳头外形，了解其胆管大致走向（图 8-4-2），通过微调镜子、大小角钮、抬钳器，对好轴向，通常以弓状切开刀携带导丝，微调镜子让切开刀靠近乳头开口后，然后适当让乳头套住切开刀，调整镜子、下压大旋钮让切开刀在乳头开口朝向 9～11 点钟方向浅插管，然后送导丝，导丝会比较容易进入胆总管（图 8-4-3）。ERCP 过程中，左手持握内镜操作部注意保持手腕稍向右旋，可以使内镜先端部不容易滑出十二指肠。插管经验：切开刀是被十二指肠乳头含住或者套入的，而不是用切开刀直接插入的。

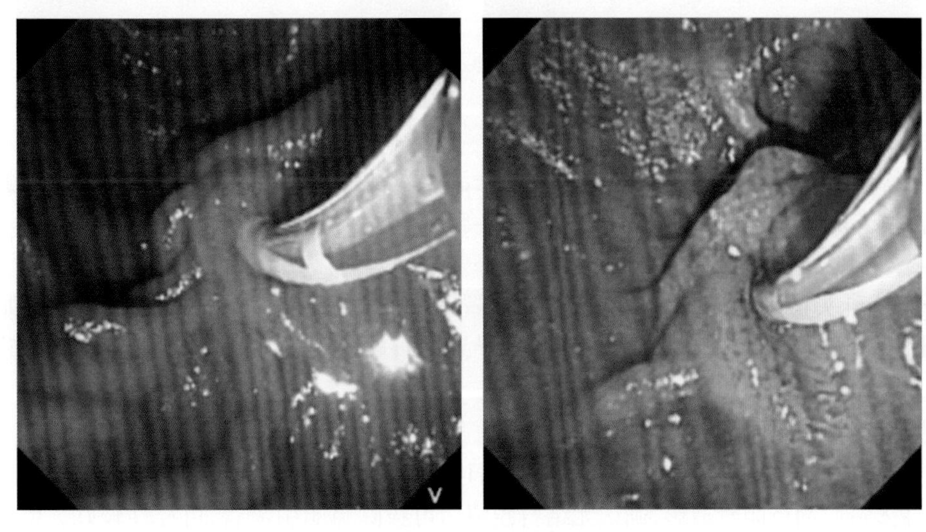

图 8-4-2　胆管方向插管

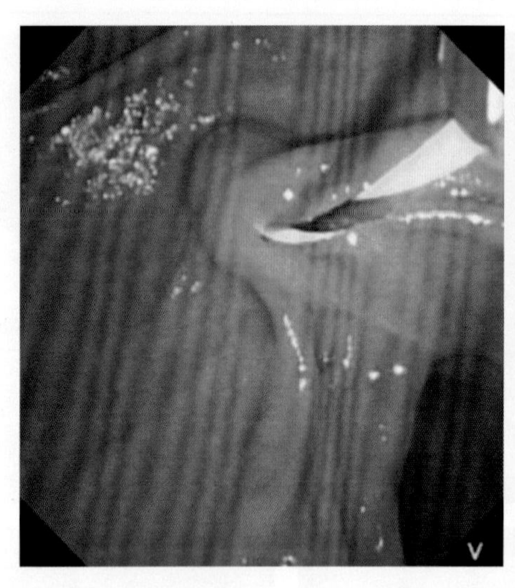
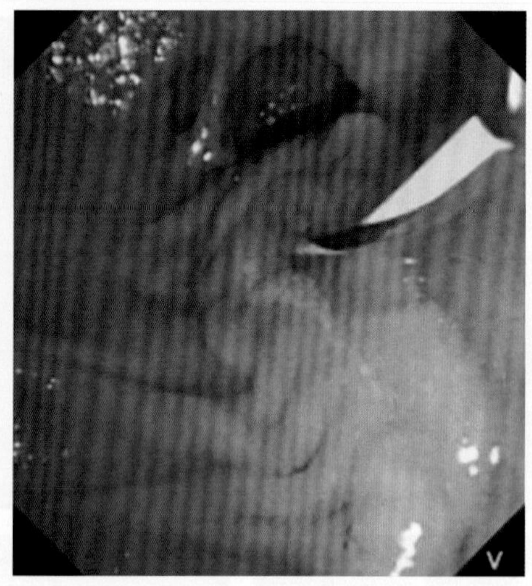

图 8-4-3　**胆管留置导丝**

（三）胆管造影

X 线透视下确认导丝进入胆总管方向后，可继续送入导丝至左、右肝管甚至肝内胆管处，弓状切开刀头端先退出十二指肠乳头外，排空空气后再循导丝进入胆总管，注入造影剂并行胆管造影，如果胆管内存在结石，造影会呈现充盈缺损（图 8-4-4）。注意切开刀的插入深度及推注造影剂的力度，避免把石头推至胆管上段而导致后续的取出困难。

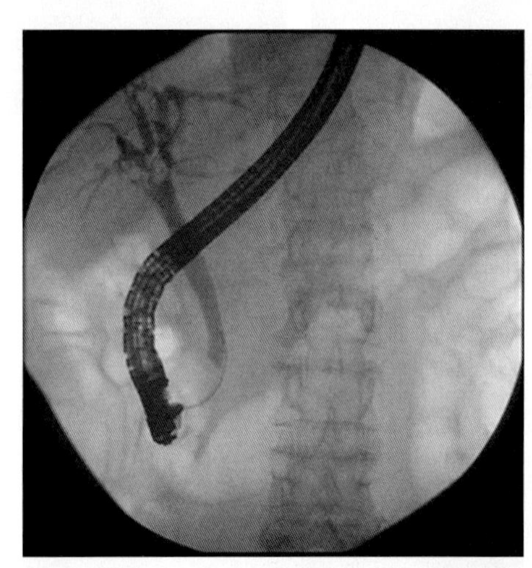
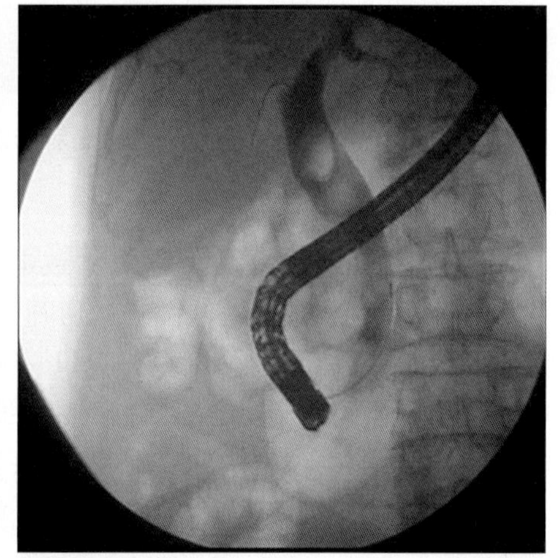

图 8-4-4　**胆管造影-充盈缺损影（结石影）**

（四）乳头切开术、扩张术

根据胆管造影了解结石大小、胆总管扩张情况来决定乳头切开或乳头扩张的程度。对于较大的胆总管结石，可行乳头小切开术+乳头球囊扩张术（图 8-4-5）。

（五）取石术

退出切开刀或乳头扩张球囊，留置导丝，循导丝置入取石球囊或者取石网篮取出结石，如果结石太大（如结石直径超过 15mm 或超过胆总管下段管径），导致结石取出困难，则可使用碎石网篮绞碎结石后取出（图 8-4-6）。

（六）鼻胆引流管置入术

取石术后，可留置鼻胆引流管（图 8-4-7），并可每日冲洗引流管，保证胆道通畅，观察引流量及性质，并可择期经引流管注入造影剂行胆管造影，确认无结石残留后可拔除鼻胆引流管，可控性较好。留置鼻胆引流管外引流会导致胆汁丢失，可引起水电解质紊乱，部分患者还有咽部不适，一般留置时间不宜超过 1 个月。

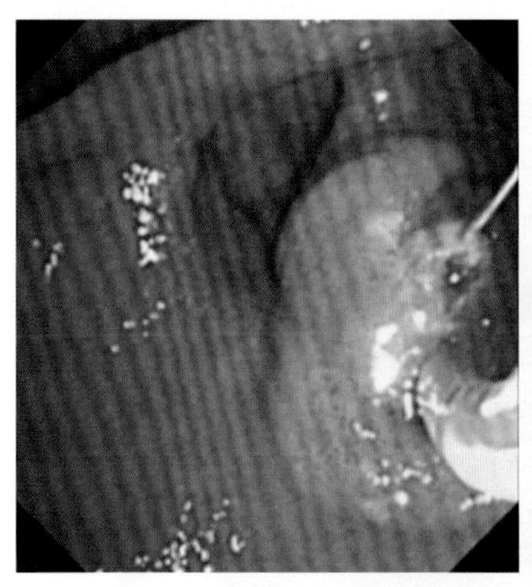
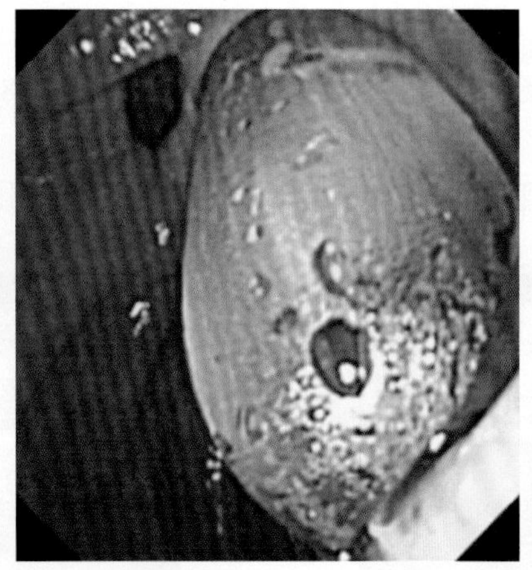
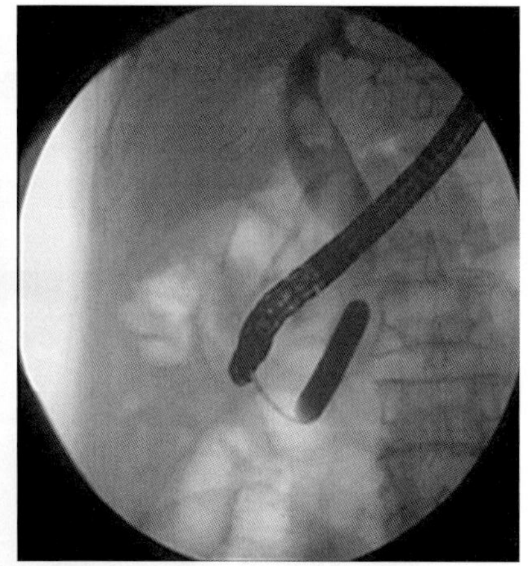

图 8-4-5　十二指肠乳头小切开+乳头球囊扩张术

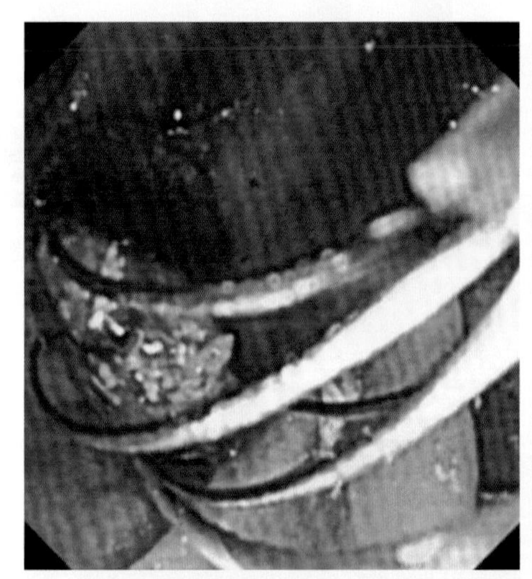
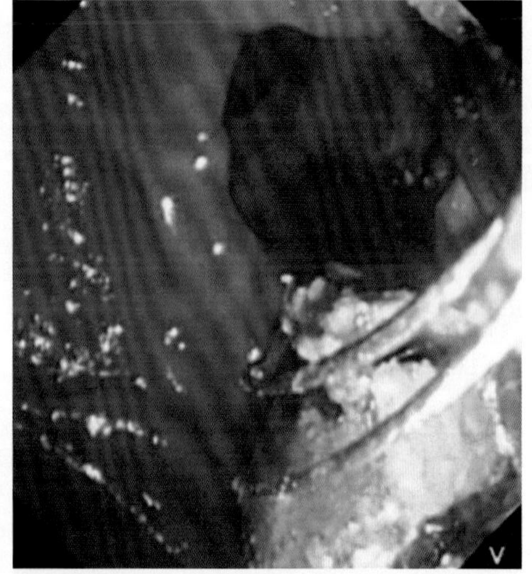

图 8-4-6　取石网篮取出取石

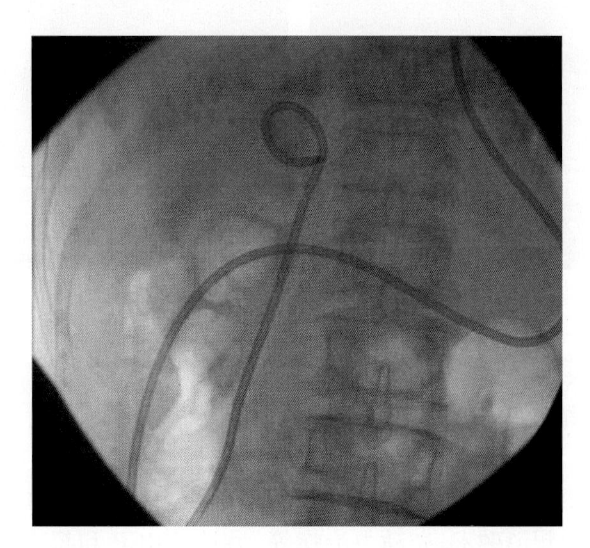

图 8-4-7　鼻胆引流管置入术后(X 线透视)

三、胆道恶性梗阻的治疗

（一）插镜发现十二指肠乳头

通过置入观察镜，进入十二指肠降段，仔细寻找十二指肠乳头（图 8-4-8）。

（二）插管成功后胆管造影

通过十二指肠乳头，置入造影管，打入造影剂后，可明确胆总管梗阻部位（图 8-4-9）。

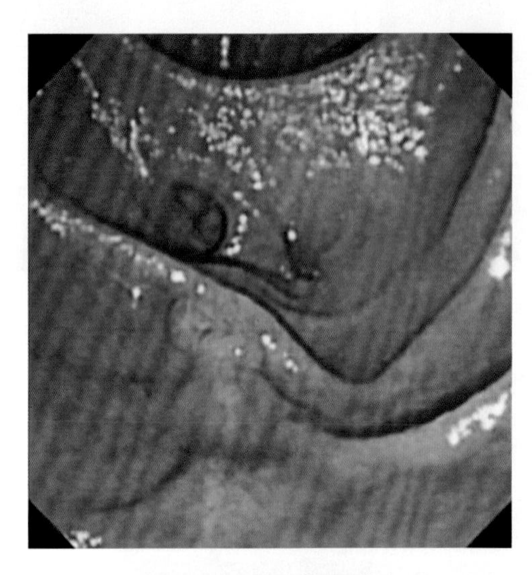

图 8-4-8 十二指肠乳头

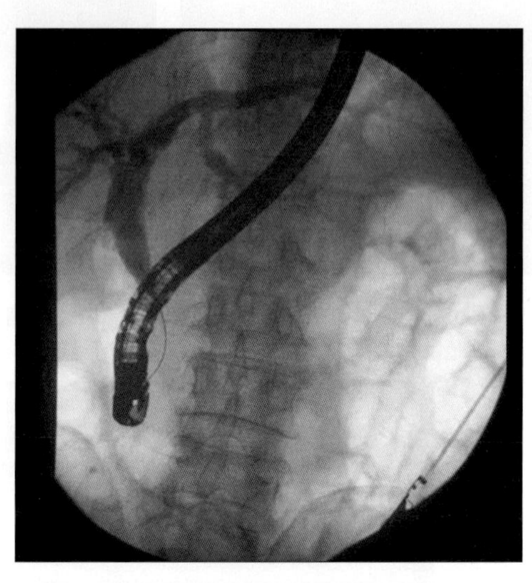

图 8-4-9 胆总管下段梗阻（胆管造影）

（三）乳头小切开

内镜下切开十二指肠乳头（图 8-4-10）。

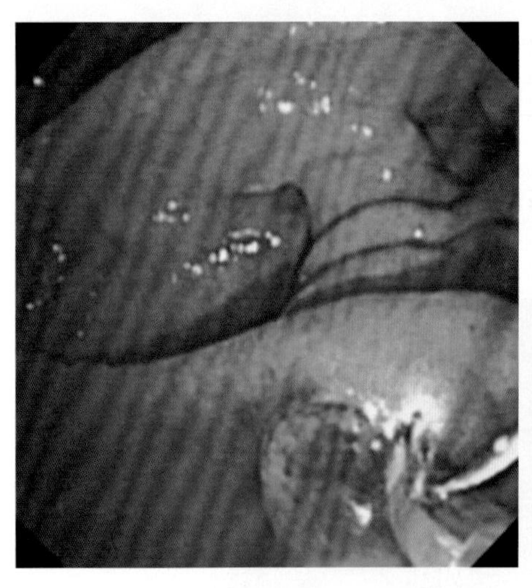

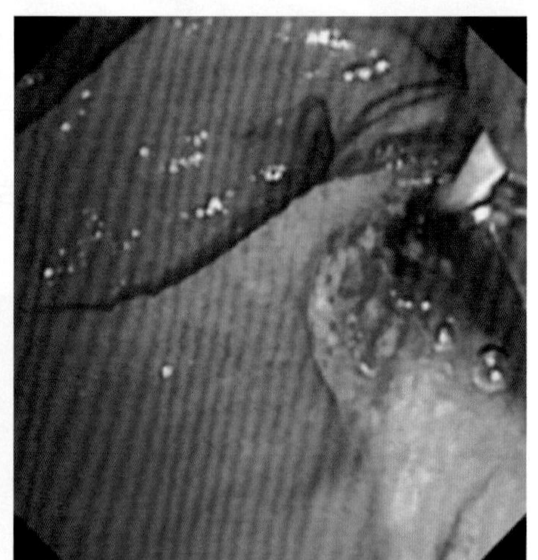

图 8-4-10 乳头小切开

（四）胆道金属支架置入

经切开的十二指肠乳头置入胆道金属支架（图 8-4-11）。

（五）术者寄语

随着内镜设备及器械的不断更新，目前在 ERCP 的基础上发展出了经口胆管镜诊疗、经口胰管镜诊疗、胆胰管腔内超声、胆管内射频消融术、光动力治疗等，另外，ERCP 和超声内镜的联合应用也是当前的前沿热门技术。而这些操作技术极大地丰富了胆胰疾病的诊断方式，提高了治疗效果，具有较高的临床价值。

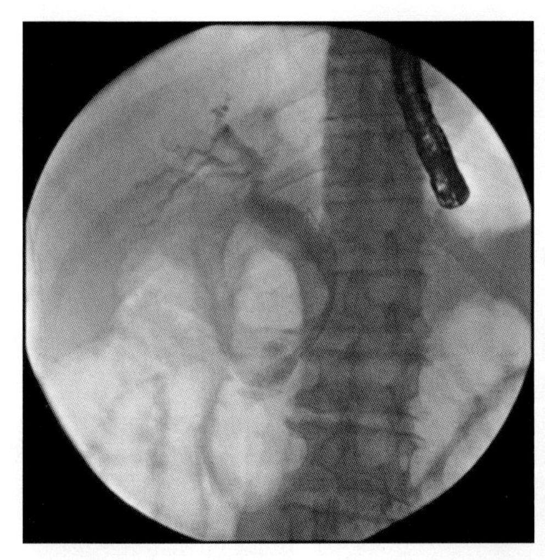
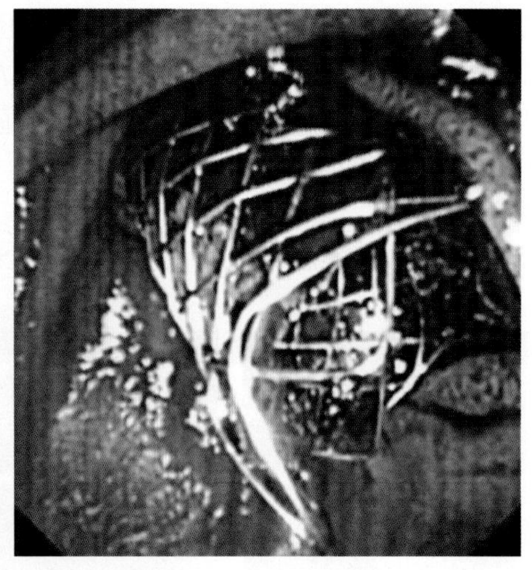

图 8-4-11 胆道金属支架置入后

第五节 恶性消化道梗阻内镜下支架置入术

(一) 支架及输送系统描述

自膨式弹性支架由一根镍钛合金线编织而成。支架设计为可缩短。支架总长由内导管上的不透射线标记标示,表示在额定支架直径情况下支架的实际长度。支架装在一个可容纳 0.035 英寸(0.89mm)导丝的内导管上,并由一个外鞘管夹住。支架处于导管内时,可以通过黄色标记(内镜和透视可见)确认支架近端。通过手枪握把式输送手柄,可展开或收回支架。

(二) 适应证

1. 恶性肿瘤所致的消化道梗阻或狭窄的姑息治疗。

2. 在恶性肿瘤所致消化道狭窄(如肠道恶性梗阻)的术前缓解局部梗阻。

(三) 禁忌证

1. 内镜检查以及将支架放置同时执行的任何程序的特有禁忌证。

2. 其他禁忌证(包括但不限于)

(1) 可疑穿孔或即将穿孔。

(2) 导丝或支架无法通过梗阻区。

(3) 禁忌内镜操作的患者。

(4) 腹内脓肿/穿孔。

(5) 肠缺血。

(6) 凝血障碍。

(7) 良性疾病。

(四) 潜在并发症

1. 与胃肠道内镜有关的并发症包括(但不限于)穿孔、出血、发热、感染、药物过敏、低血压、呼吸抑制或停止、心律失常或心脏骤停等。

2. 其他并发症包括(但不限于)穿孔、疼痛、扩张不足、支架误放或移位、肿瘤向内生长、肿瘤向外生长、支架堵塞、溃疡、压力坏死、内腔黏膜糜烂、败血症、异物感、肠嵌塞、腹泻、便秘、腹膜炎、里急后重或尿急尿失禁、死亡(而非因一般疾病恶化)。

(五) 其他注意事项

1. 支架放置后,则不能实施诸如化疗、放射疗法等其他治疗方法,因为这样可能因肿瘤萎缩、支架腐蚀或黏膜出血而增加支架移位的风险。

2. 基于不同病因学原因置入支架治疗良性梗阻已有尝试,但是其有关并发症发生率较高仍是其应用于临床治疗的一大限制,其长期安全性仍缺乏足够的数据支持。

3. 支架置放后，试图去除或移动有可能导致周围组织或黏膜受损。

4. 如所使用金属支架含镍，可能对镍金属敏感人群会有过敏反应。

5. 对于以下情况的患者，应在仔细考虑之后，谨慎使用支架装置：放射治疗后局部黏膜炎症的患者；出血次数上升，凝血紊乱的患者。

（六）手术步骤

1. 内镜检查，明确狭窄部位，如食管狭窄（图 8-5-1）、肠道狭窄（图 8-5-2），送入导丝穿过狭窄区域。

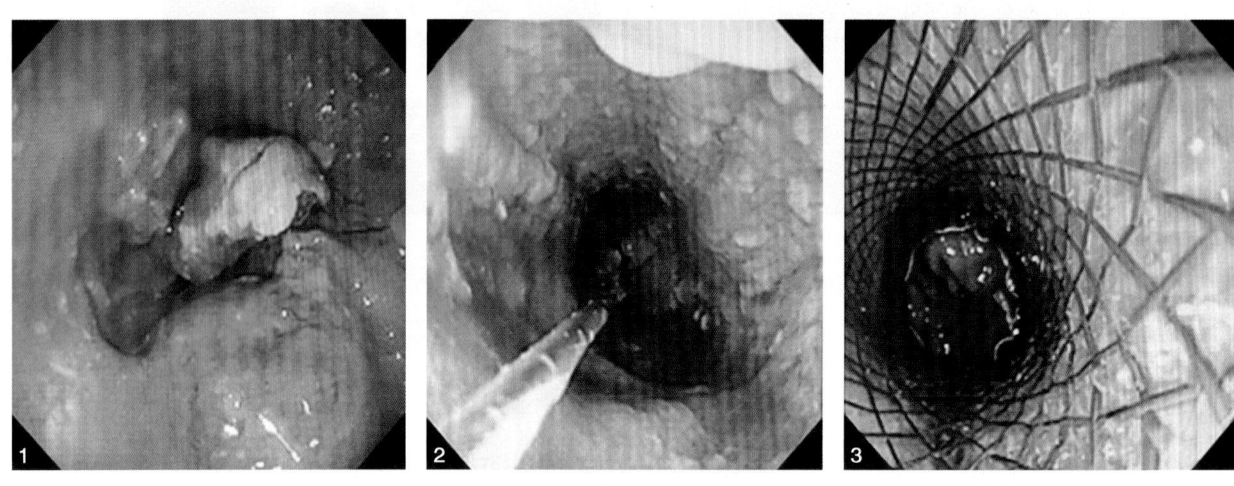

图 8-5-1　**食管支架置入术**
1. 食管狭窄口侧；2. 导丝通过狭窄段；3. 食管支架展开良好

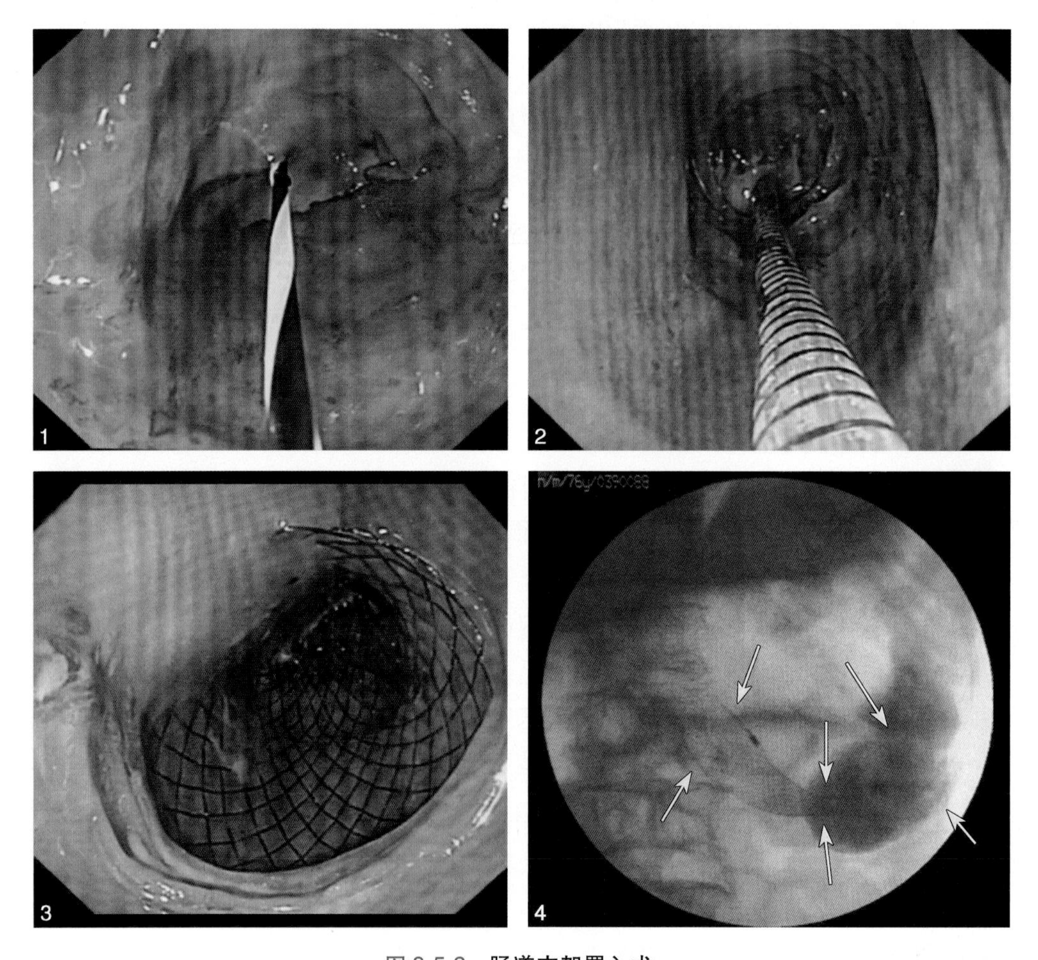

图 8-5-2　**肠道支架置入术**
1. 导丝通过狭窄段；2. 导管通过狭窄段；3. 支架展开、大量粪水涌出；4. 透视下确认支架展开

2. 除去支架的保护管。

3. 沿导丝小幅推送输送系统，将其导入活检通道，直到从内镜中看到其伸出内镜。

4. 为确保支架放置后能够打通狭窄，在透视监测下将内导管上不透射线标记放置于待跨越的狭窄区的两边端点之外。备注：支架近端，输送系统上的黄色标记也可以作为用内镜/透视定位（相对于狭窄处）支架近端（靠近使用者）时的参考物。

5. 在透视监测下确认所需支架位置，移除手柄上的红色安全装置，展开支架。

6. 挤压触发装置，继续展开支架。

7. 导入器顶部的红色标记超过手柄上的不可返回点前，如果展开过程中需要对支架进行重新定位，可收回支架。

8. 若要收回支架，将输送系统侧面的方向按钮推向对侧。备注：用拇指按住按钮，同时开始挤压触发装置，以收回支架。

9. 超过支架不可返回点时，将安全线从导丝孔附近的输送手柄中拉出来。

10. 支架展开后，通过透视确认支架完全展开。确认完全展开后，可安全地移除导入系统。

（七）术者寄语

消化道恶性梗阻支架置入术对于缓解梗阻和减压总体上是一种安全和有效的治疗方法。目前支架置入的适应证包括恶性梗阻及腔外恶性肿瘤的姑息治疗，手术高风险患者的术前过渡治疗。虽然消化道支架拥有较多的临床优势，并且其置入安全、简捷，但需进行更多的调查研究克服其局限性以在不久的将来进一步扩大其临床应用。

第六节 消化内镜护理

一、消化内镜检查护理配合

（一）胃肠镜检查评估

1. 患者的意识状态、年龄、病情等情况。

2. 患者对检查的目的、重要性及注意事项的认知程度。

3. 药物过敏史。

4. **环境** 温度、湿度、清洁及隐私保护程度。

（二）胃肠镜检查准备

1. **护士** 着装整洁，洗手，戴口罩，戴手套。

2. **物品** 治疗碗、弯盘、清洁方纱、注射器、一次性手套。准备器材包括胃肠镜、光源主机、活检钳、细胞刷以及必要的各种治疗器械。此外，还应准备表面麻醉剂，各种急救药品（备用）以及内镜清洗消毒设备。

3. **环境** 内镜室布局，温度及湿度适宜，清洁整齐，光线充足，关好门窗。

4. **患者**

（1）胃镜患者术前禁食 6~8h，已做钡餐检查者须待钡剂排空后再做胃镜检查；幽门梗阻患者应禁食 2~3 天，必要时术前洗胃。排空大小便。检查体位取左侧卧位。

（2）肠镜患者检查前 1 天半流质饮食，不食含纤维食物，检查日上午禁食，术前 2h 禁饮水；检查前晚和当天服用泻药清肠或清洁灌肠；检查体位取左侧卧位。

（3）取下活动性义齿。

（三）操作程序

1. **操作前准备**

（1）核对患者，注意禁忌证、药物过敏史。

（2）嘱患者和(或)家属签署消化道内镜检查同意书。

（3）向患者说明检查目的及配合检查需注意的事项。

（4）胃镜检查前 10min 按医嘱含服达克罗宁胶浆等局部麻醉剂，肠镜检查前更换好检查专用的开洞长裤，左侧卧于床上。

2. **器械准备**

（1）把胃肠镜与光源、吸引器、注水瓶连接好，注水瓶内装蒸馏水。

（2）用拭镜纸将镜头擦拭干净。

（3）检查胃肠镜角度控制旋钮、注气、注水、吸引等功能及光源工作是否正常。

（4）电子镜做白平衡调节。

3. **操作中配合**

（1）协助患者取左侧卧位(图 8-6-1)，头部略向前倾，解开衣领和裤带。

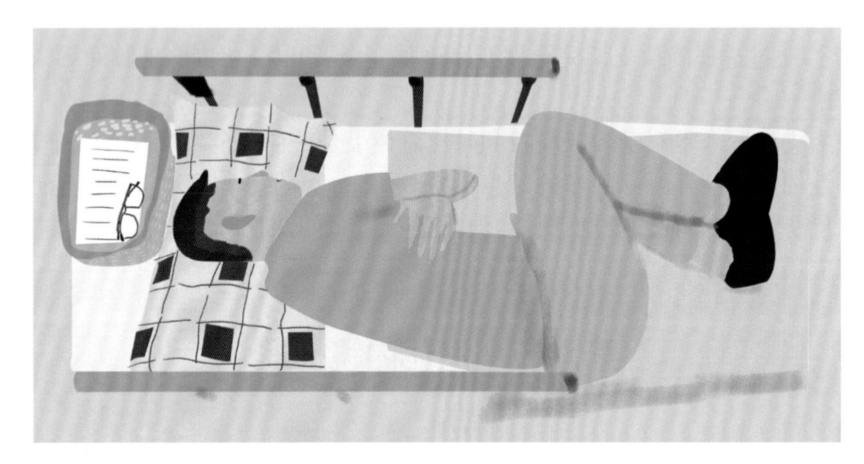

图 8-6-1　**患者胃肠镜检查体位**

（2）插镜的配合

1）单人插镜法，由医生独立完成，护士位于患者头侧或医生旁，保持患者头侧位置。

2）双人插镜法，医生持镜，护士作为助手，持镜身前端负责插镜，镜子插入后护士继续负责送镜扶镜至操作完毕。

（3）检查结束退镜时，助手应手持酶纱布将镜身外黏附的黏液、血迹擦掉，在床旁进行内镜床前预处理，送气送水管道抽吸配置好的酶液至少 10s。

二、胃肠镜下早癌黏膜剥离术护理配合

（一）胃肠早癌黏膜剥离术评估

1. 患者的意识状态、年龄、病情等情况。

2. 患者对检查的目的、重要性及注意事项认知程度。

3. 药物过敏史。

4. **环境**　温度、湿度、清洁及隐私保护程度。

（二）胃肠早癌黏膜剥离术准备

1. **护士**　着装整洁，洗手，戴口罩，戴手套。

2. **物品**　治疗碗、弯盘、清洁方纱、注射器、一次性手套。准备器材包括胃肠镜、光源主机、HOOK 刀、IT 刀等以及必要的各种治疗器械以及内镜消毒设备。

3. **药品**　准备表面麻醉剂、祛泡剂、祛黏液剂、0.9%生理盐水、甘油果糖、玻璃酸钠注射液、肾上腺素注射液、染色剂等，以及各种急救药品(备用)。

4. **环境**　内镜室布局，温度及湿度适宜，清洁整齐，光线充足，关好门窗。

5. 患者

(1) 胃镜患者术前禁食6~8h,已做钡餐检查者须待钡剂排空后再做胃镜检查;幽门梗阻患者应禁食2~3天,必要时术前洗胃;排空大小便。

(2) 肠镜患者检查前1天半流质饮食,不食含纤维食物,检查日上午禁食,术前2h禁饮水。检查前晚和当天服用泻药清肠或清洁灌肠。检查体位取左侧卧位。

(3) 取下活动性义齿。

(三) 操作程序

1. 操作前准备

(1) 核对患者,注意禁忌证、药物过敏史。

(2) 嘱患者或家属签手术同意书。

(3) 向患者说明检查目的及配合检查需注意的事项。

(4) 胃镜检查前10min按医嘱含服达克罗宁胶浆等局部麻醉剂;肠镜检查前更换好检查专用的开洞长裤,左侧卧于床上。

2. 器械准备

(1) 把胃肠镜与光源、吸引器、注水瓶连接好,注水瓶内装蒸馏水。

(2) 用拭镜纸将镜头擦拭干净。

(3) 检查胃肠镜角度控制旋钮、注气、注水功能,选取治疗内镜。

(4) 检查内镜的吸引等功能及光源工作是否正常。

(5) 电子镜做白平衡调节。

3. 操作中配合

(1) 协助患者取左侧卧位,头部略向前倾,解开衣领和裤带。

(2) 操作过程中根据医生需要,采用相应器械进行黏膜下注射、标记、切开、剥离、止血、缝合等操作。

(3) 检查结束退镜时,助手应手持酶纱布将镜身外黏附的黏液、血迹擦掉,在床旁进行内镜床前预处理,送气送水管道抽吸配置好的酶液至少10s。

三、经内镜逆行胰胆管造影检查(ERCP)护理配合

(一) 经内镜逆行胰胆管造影检查(ERCP)评估

1. 患者的意识状态、年龄、病情等情况。

2. 患者对做内镜逆行胰胆管造影检查目的的认知。

3. 患者心理状态,及对检查的认知程度、合作程度。

4. 药物过敏史。

5. **环境** 温度、湿度、清洁及隐私保护程度。

(二) 经内镜逆行胰胆管造影检查(ERCP)准备

1. **护士** 着装整洁,洗手、戴口罩、戴无菌手套。

2. **物品** 治疗碗、弯盘、75%乙醇方纱、注射器、无菌手套。备好经高水平消毒的电子十二指肠镜和经灭菌处理的导管、导丝等配件和表面麻醉及无菌包。备好各种急救药品(备用),如镇静药(地西泮、哌替啶)、抑制肠蠕动药(阿托品、东莨菪碱)、止血药(去甲肾上腺素、肾上腺素、凝血酶、立止血)、液体(注射用生理盐水、葡萄糖注射液),造影剂(76%泛影葡胺)以及内镜消毒设备。

3. **环境** 清洁、舒适、有序。

4. **患者** 取俯卧位,头部偏向右侧。术前禁食6~8h,排空大、小便。取出活动义齿。

(三) 操作程序

1. 操作前准备

(1) 核对患者,注意禁忌证、药物过敏史。

(2) 嘱患者或家属签手术同意书。

（3）向患者说明检查目的及配合检查需注意的事项。

（4）咽部麻醉，检查前10min含服麻醉润滑药物。

（5）检查前15min行清醒镇静麻醉。

（6）协助患者摆好体位。

（7）连接好心电监护各电极，全程监测血压、脉搏、呼吸和血氧。

（8）建立静脉通路。

2. 器械准备

（1）把十二指肠与光源、吸引器、注水瓶连接好，注水瓶内装蒸馏水。

（2）用拭镜纸将镜头擦拭干净。

（3）检查十二指肠镜角度控制旋钮、注气、注水、吸引等功能及光源工作是否正常。

（4）电子镜做白平衡调节。

3. 操作中配合

（1）在患者头下放治疗巾，固定牙垫。

（2）操作时，护士位于患者头侧或医生旁，保持患者头侧位置。

（3）必要时协助镜面注水冲洗。

（4）配合插管稀释好的造影剂将导管充满。将ERCP导管递与术者。导管插入胰胆管后，在透视下轻推造影剂。

（5）造影成功后，缓慢拔出造影导管，取出十二指肠镜。

（6）检查结束退镜时，助手应手持酶纱布将镜身外黏附的黏液、血迹擦掉，在床旁进行内镜床旁预处理，送气送水管道抽吸配制好的酶液至少10秒。

四、尼龙绳缝合护理配合

（一）概念

随着内镜技术不断发展，ESD、内镜下黏膜挖除术（endoscopic submucosal excavation，ESE）、内镜下全层切除术（endoscopic full-thick resection，EFTR）等的开展，术后存在巨大黏膜缺损或发生医源性穿孔的风险，需要及时有效地行内镜下缝合、修补治疗，避免外科手术，减少患者痛苦，降低医疗费用等，对消化内镜技术发展及新技术开展提供技术保障。

（二）尼龙绳缝合准备

1. 护士 着装整洁，洗手，戴口罩，戴手套。

2. 物品 治疗碗、弯盘、清洁方纱、注射器、一次性手套。准备器材包括胃肠镜、光源主机、尼龙绳装置、钛夹或金属夹等；此外，还应准备各种急救药品（备用）以及内镜消毒设备。

3. 环境 内镜室布局，温度及湿度适宜，清洁整齐，光线充足，关好门窗。

4. 患者 手术相应体位要求。

（三）操作程序

1. 操作前准备

（1）内镜退出患者体外，安装好尼龙绳释放装置（图8-6-2，图8-6-3）。

（3）利用释放器的外套管将尼龙绳收小（假收），套住单通道内镜的前端。

2. 操作中配合

（1）插入单通道内镜到手术部位，同时将尼龙绳带入。

（2）打开尼龙绳释放器外套管，释放尼龙绳到达创面。

（3）经内镜活检孔道置入钛夹或金属夹，钛夹或金属夹夹住尼龙绳及创面边缘组织（图8-6-4）。

（4）在内镜直视下通过尼龙绳释放器收紧尼龙绳完成缝合，释放尼龙绳（图8-6-5）。

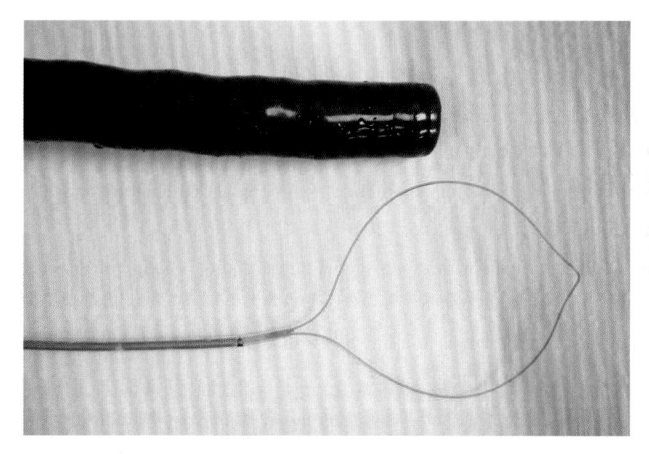

图 8-6-2 消化内镜与安装好的尼龙绳装置

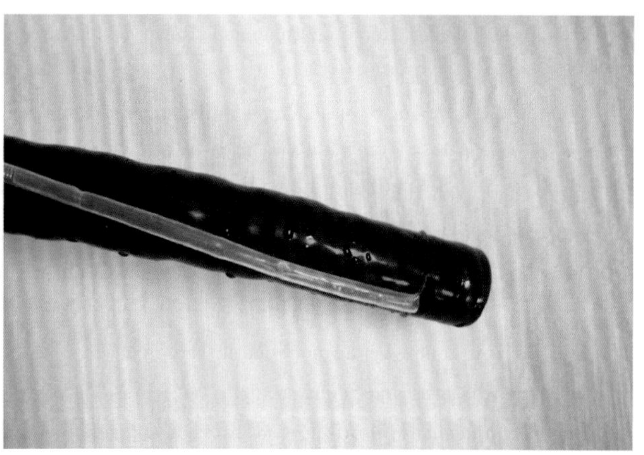

图 8-6-3 尼龙绳装置套于内镜前端

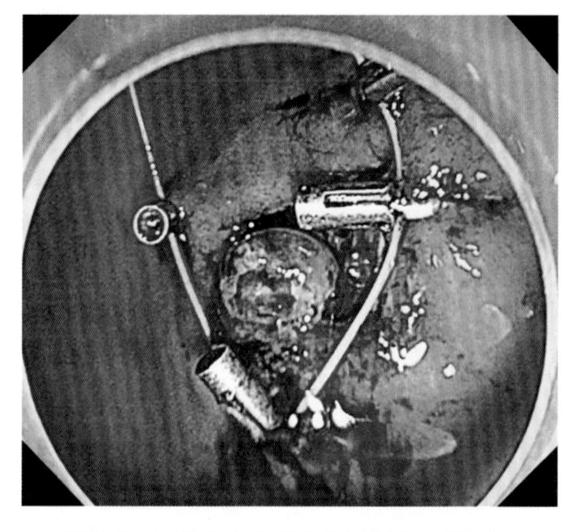

图 8-6-4 钛夹夹住尼龙绳及创面边缘组织

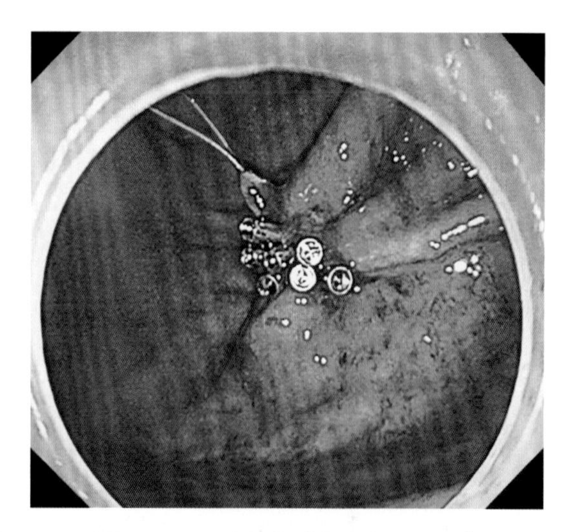

图 8-6-5 尼龙绳释放器收紧完成缝合

（四）术者寄语

近年来消化内镜下缝合技术及内镜缝合器械研发不断发展，专用的缝合器械价格昂贵，缝合创面后，患者 3~12 个月随访，该缝合器残留体内，未见脱落，除增加患者经济负担，还带来一定的心理负担。使用尼龙绳缝合，3~6 个月随访，钛夹及尼龙绳均已脱落，创面愈合良好，未见明显并发症。单通道内镜钳道下引导尼龙绳缝合巨大黏膜缺损的方法简单、方便、快捷，价格低廉，值得临床推广应用。

参考文献

1. 内镜黏膜下剥离术专家协作组. 消化道黏膜病变内镜黏膜下剥离术治疗专家共识[J]. 中华胃肠外科杂志，2012，15(10)：1083-1086.
2. 周平红，姚礼庆，陈巍峰，等. 结直肠腺瘤性息肉和早期癌的内镜下治疗[J]. 中华外科杂志，2008，46(18)：1386-1389.
3. 王小云，徐美东，姚礼庆，等. 内镜黏膜下剥离术治疗结直肠侧向发育型肿瘤的疗效[J]. 中华消化外科杂志，2013，12(11)：862-866.
4. 中华医学会消化内镜学分会，中国抗癌协会肿瘤内镜学专业委员会. 中国早期结直肠癌筛查及内镜诊治指南(2014 年，北京)[J]. 胃肠病学，2015，20(6)：345-365.
5. Ferlitsch M，Moss A，Hassan C，et al. Colorectal polypectomy and endoscopic mucosal resection(EMR)：European Society of Gastrointestinal Endoscopy (ESGE) clinical guideline[J]. Endoscopy，2017，49(3)：270-297.

6. Samir G, David L, Joseph CA, et al. Recommendations for follow-up after colonoscopy and polypectomy: a consensus update by the US multi-society task force on colorectal cancer[J]. Gastroenterology, 2020, 158(4): 1131-1153.
7. 李鹏,王拥军,王文海. 中国 ERCP 指南(2018 版)[J]. 中国医刊,2018,53(11):1185-1215+1180.
8. Huang X, Lv B, Zhang S, et al. Preoperative colonic stents versus emergency surgery for acute left-sided malignant colonic obstruction: a meta-analysis[J]. Journal of Gastrointestinal Surgery, 2014, 18(3): 584-591.
9. van Hooft JE, van Halsema EE, Vanbiervliet G, et al. Self expandable metal stents for obstructing colonic and extracolonic cancer: European Society of Gastrointestinal Endoscopy (ESGE) clinical guideline[J]. Endoscopy, 2014, 46(11): 990-1053.
10. Yang L, Ma W, Wang M, et al. Efficacy of intestinal obstruction stent combined with laparoscopic surgery and neoadjuvant chemotherapy in patients with obstructive colorectal cancer[J]. Oncology Letters, 2019, 18(2): 1931-1937.
11. Minervini A, Lauro A, Pagano N, et al. The great view forward: the use of a colonoscope for distal duodenal stent placement[J]. Digestive Diseases and Sciences, 2019, 64(9): 2445-2448.
12. Pandit S, Samant H, Morris J, et al. Efficacy and safety of standard and anti-reflux self-expanding metal stent: a systematic review and meta-analysis of randomized controlled trials[J]. World Journal of Gastrointestinal Endoscopy. 2019, 11(4): 271-280.
13. Kang Y. Areview of self-expanding esophageal stents for the palliation therapy of inoperable esophageal malignancies[J]. BioMed Research International, 2019(8): 1-11.
14. Bakheet N, Park JH, Hu HT, et al. Fully covered self-expandable esophageal metallic stents in patients with inoperable malignant disease who survived for more than 6 months after stent placement[J]. The British Journal of Radiology, 2019, 92(1100): 20190321.
15. 中华医学会消化内镜学分会,中国抗癌协会肿瘤内镜专业委员会. 中国早期胃癌筛查及内镜诊治共识意见[J]. 中华消化内镜杂志,2014,31(7):361-377.
16. Luo H, Zhao L, Leung J, et al. Routine pre-procedural rectal indometacin versus selective post-procedural rectal indometacin to prevent pancreatitis in patients undergoing endoscopic retrograde cholangiopancreatography: a multicentre, single-blinded, randomised controlled trial[J]. The Lancet, 2016, 387(10035): 2293-2301.